蒙古贞蒙医药经典丛书

民族文字出版专项资金资助项目

图书在版编目(CIP)数据

蒙古贞蒙医方剂选：蒙古文 / 李晓波，邢志阳主编.
沈阳：辽宁民族出版社，2024. 10. --（蒙古贞蒙医药
经典丛书 / 吴晓英主编). -- ISBN 978-7-5497-3111-4

Ⅰ. R291.2

中国国家版本馆 CIP 数据核字第 20245K3F67 号

蒙古贞蒙医方剂选
MENGGUZHEN MENGYI FANGJI XUAN

出版发行者：辽宁民族出版社有限公司
地　　　址：沈阳市和平区十一纬路 25 号　邮编：110003
印　刷　者：辽宁新华印务有限公司
幅面尺寸：170mm×240mm
印　　张：34
字　　数：620 千字
插　　页：8
出版时间：2024 年 10 月第 1 版
印刷时间：2024 年 10 月第 1 次印刷
责任编辑：特日格乐
封面设计：杜　江
责任校对：代智敏

标准书号：ISBN 978-7-5497-3111-4
定　　价：240.00 元

邮购热线：024-23284335
淘宝网店：http://lnmz2013.taobao.com
如有印装质量问题，请与出版社联系调换，联系电话：024-23284340

ᠲᠣᠯᠢᠯᠠᠭᠤᠯᠤᠭᠰᠠᠨ ᠪᠦᠭᠡᠳ ᠤᠨ ᠲᠠᠢᠯᠪᠤᠷᠢ᠄ (ᠲᠡᠭᠦᠨᠴᠢᠯᠡᠨ ᠮᠣᠩᠭᠣᠯ ᠤᠨ ᠡᠷᠲᠡᠨ ᠦ ᠰᠣᠶᠣᠯ ᠳᠤ ᠬᠣᠯᠪᠣᠭᠳᠠᠬᠤ ᠳᠤ ᠲᠣᠬᠢᠷᠠᠭᠤᠯᠤᠨ)

ᠪᠤᠤ ᠳᠦ ᠪᠦᠭᠦ ᠲᠡᠢ ᠳᠠᠭᠠᠭᠤᠯᠤᠭᠰᠠᠨ ᠪᠦᠭᠡᠳ ᠦᠨ ᠮᠡᠳᠡᠭᠡᠯᠡᠯ ᠢ ᠲᠠᠢᠯᠪᠤᠷᠢᠯᠠᠭᠰᠠᠨ ᠪᠦᠭᠡᠳ ᠦᠨ ᠮᠡᠳᠡᠭᠡᠯᠡᠯ ᠢ ᠲᠣᠯᠢᠯᠠᠭᠤᠯᠤᠭᠰᠠᠨ ᠪᠦᠭᠡᠳ ᠤᠳ ᠠᠴᠠ ᠪᠦᠭᠦ ᠨᠦᠭᠦᠳ᠃)

ᠨᠠᠢᠷᠠᠭᠤᠯᠤᠭᠰᠠᠨ ᠦᠨᠳᠦᠰᠦᠨ ᠤ ᠲᠠᠢᠯᠪᠤᠷᠢ᠄ (ᠲᠡᠭᠦᠨᠴᠢᠯᠡᠨ ᠮᠣᠩᠭᠣᠯ ᠤᠨ ᠡᠷᠲᠡᠨ ᠦ ᠰᠣᠶᠣᠯ ᠳᠤ ᠬᠣᠯᠪᠣᠭᠳᠠᠬᠤ ᠳᠤ ᠲᠣᠬᠢᠷᠠᠭᠤᠯᠤᠨ)

ᠬᠡᠪ ᠮᠡᠳᠡᠭᠦ ᠨᠠᠢᠷᠠᠭᠤᠯᠤᠭᠰᠠᠨ᠄ ᠬᠡᠪᠯᠡᠯᠦᠨ ᠪᠦᠭᠦ ᠡᠳ᠋ ᠲᠡᠢ

ᠬᠡᠪᠯᠡᠯ ᠨᠠᠢᠷᠠᠭᠤᠯᠤᠭᠴᠢ᠄ ᠪᠦ ᠳᠦᠨᠠᠨ ᠬᠦᠦ

ᠳᠡᠯᠭᠡᠷᠡᠭᠦᠯᠦ ᠲᠣᠯᠢᠯᠠᠭᠤᠯᠤᠭᠴᠢ᠄ ᠬᠦᠦ ᠲᠦ ᠪᠦᠬᠡ

《 ᠨᠠᠢᠷᠠᠭᠤᠯᠤᠭᠴᠢ ᠶ᠋ᠢᠨ ᠦᠭᠡᠰ 》 ᠤᠨ ᠮᠣᠩᠭᠣᠯ ᠳ᠋ᠤᠷ᠂ ᠨᠠᠢᠷᠠᠭᠤᠯᠤᠭᠰᠠᠨ᠂ ᠬᠡᠪᠯᠡᠯ ᠬᠠᠷᠢᠭᠤᠴᠠᠭᠰᠠᠨ᠂ ᠲᠣᠯᠢᠯᠠᠭᠤᠯᠤᠭᠰᠠᠨ ᠦᠭᠡᠰ

ᠬᠤᠶᠠᠷ ᠳᠦᠷᠪᠡ ᠳᠠᠪᠤ

ᠬᠤᠷᠢᠨ ᠨᠢᠭᠡ ᠠᠷᠪᠠᠨ ᠨᠢᠭᠡ ᠬᠤᠷᠢᠨ ᠬᠤᠶᠠᠷ ᠠᠷᠪᠠᠨ ᠬᠤᠶᠠᠷ

ᠳᠤᠩᠭᠤᠳᠬᠠᠬᠤ ᠪᠤᠶᠤ ᠲᠡᠭᠦᠯᠡᠷ ᠨᠢ ᠳᠤᠭᠤᠯᠠᠬᠤ ᠄ (ᠳᠤᠳᠤᠷᠠᠬᠢ ᠬᠡᠪᠯᠡᠯ ᠢᠶᠡᠷ ᠳᠤᠭᠤᠯᠤᠭᠰᠠᠨ ᠨᠤᠮᠢᠨᠴᠢᠯᠠᠭᠰᠠᠨ ᠢᠶᠡᠷ ᠦᠭᠡᠷᠡᠴᠢᠯᠡᠭᠰᠡᠨ)

ᠨᠢᠭᠡᠳᠦᠭᠡᠷ ᠳᠤᠭᠤᠯᠠᠬᠤᠯᠠᠭᠰᠠᠨ ᠄ ᠬᠤᠶᠠᠳᠤᠭᠠᠷ ᠪᠦᠷ ᠤᠨ ᠳᠤᠭᠤᠯᠠᠬᠤ

ᠭᠤᠷᠪᠠᠳᠤᠭᠠᠷ ᠳᠤᠭᠤᠯᠠᠬᠤᠯᠠᠭᠳᠠᠭᠰᠠᠨ ᠄ ᠨᠢᠭᠡ ᠳᠤᠭᠤᠯᠠᠭᠰᠠᠨ ᠨᠢᠭᠡ ᠪᠡ ᠨᠢᠭᠡ

《 ᠳᠤᠭᠤᠯᠤᠭᠳᠠᠬᠤ ᠪᠠ ᠳᠤᠯᠤᠢᠳᠠᠵᠤ ᠰᠢᠭᠦᠳᠡᠷᠯᠡᠭᠡ ᠳᠤᠷ ᠳᠦᠷ ᠤᠨ ᠰᠤᠳᠤᠯᠤᠭᠴᠢ 》 ᠳᠤᠷ ᠳᠤᠩᠭᠤᠳᠬᠠᠬᠤ ᠪᠤᠶᠤ ᠲᠡᠭᠦᠯᠡᠷ

《蒙古贞蒙医方剂选》编写委员会

主　编：李晓波　邢志阳

副 主 编：宝音朝古拉　包金全

编写委员：（按姓氏笔划为序）

马珍珍　白建新　吴洋涛

海明月　黄　梅

ᠮᠣᠩᠭᠣᠯ ᠰᠣᠶᠣᠯ

1

ᠬᠤᠶᠠᠷ ᠂ ᠠᠷᠠᠳ᠎ᠦᠨ ᠠᠮᠠᠨ ᠵᠣᠬᠢᠶᠠᠯ ᠤᠨ ᠶᠡᠬᠡ ᠠᠭᠤᠯᠠᠮᠵᠢ ᠶᠢᠨ ᠲᠤᠬᠠᠢ᠂ ᠡᠬᠡ ᠬᠡᠯᠡᠨ ᠦ《ᠵᠠᠩᠭᠠᠷ》ᠤᠨ ᠲᠤᠬᠠᠢ᠂ ᠬᠢᠲᠠᠳ ᠬᠡᠯᠡ᠎ᠪᠡᠷ ᠪᠢᠴᠢᠭᠰᠡᠨ《ᠵᠠᠩᠭᠠᠷ》ᠤᠨ ᠲᠤᠬᠠᠢ᠂ ᠬᠢᠳᠠᠳ ᠬᠡᠯᠡ ᠪᠠᠷ ᠤᠷᠴᠢᠭᠤᠯᠤᠭᠰᠠᠨ《ᠵᠠᠩᠭᠠᠷ》 ᠤᠨ ᠲᠤᠬᠠᠢ᠂《ᠵᠠᠩᠭᠠᠷ》(ᠨᠠᠢᠷᠠᠭᠤᠯᠤᠯᠭ᠎ᠠ᠂ ᠵᠠᠰᠠᠪᠤᠷᠢ᠂ ᠬᠠᠪᠰᠤᠷᠭᠠᠯᠲᠠ ᠲᠠᠢ᠎ᠶᠢᠨ) ᠦᠨᠳᠦᠰᠦᠨ ᠨᠣᠮ ᠤᠨ ᠲᠤᠬᠠᠢ᠂ ᠠᠷᠠᠳ ᠤᠨ ᠬᠡᠪᠯᠡᠯ ᠦᠨ ᠬᠣᠷᠢᠶᠠᠨ᠎ᠠᠴᠠ ᠬᠡᠪᠯᠡᠭᠦᠯᠦᠭᠰᠡᠨ ᠲᠤᠬᠠᠢ᠂᠂

ᠭᠤᠷᠪᠠᠨ᠂ ᠬᠢᠲᠠᠳ ᠬᠡᠯᠡᠨ ᠳᠡᠬᠢ ᠪᠠ ᠬᠢᠲᠠᠳᠴᠢᠯᠠᠭᠰᠠᠨ ᠮᠣᠩᠭᠣᠯ ᠦᠨᠳᠦᠰᠦᠲᠡᠨ ᠦ《ᠵᠠᠩᠭᠠᠷ》ᠤᠨ ᠪᠠᠢᠳᠠᠯ ᠤᠨ ᠲᠤᠬᠠᠢ᠂ ᠪᠠᠰᠠ ᠬᠢᠲᠠᠳ ᠬᠡᠯᠡ᠎ᠪᠡᠷ᠎ᠢᠶᠡᠨ《ᠵᠠᠩᠭᠠᠷ》ᠢ ᠪᠢᠴᠢᠭᠰᠡᠨ《ᠵᠠᠩᠭᠠᠷ》ᠤᠨ ᠲᠤᠬᠠᠢ᠂ ᠬᠢᠲᠠᠳ ᠬᠡᠯᠡ ᠪᠡᠷ ᠤᠷᠴᠢᠭᠤᠯᠤᠭᠰᠠᠨ᠎ᠪᠠᠨ ᠬᠢᠲᠠᠳᠴᠢᠯᠠᠭᠰᠠᠨ ᠮᠣᠩᠭᠣᠯ᠎ᠤᠨ ᠳᠤᠮᠳᠠ ᠳᠡᠯᠭᠡᠷᠡᠭᠰᠡᠨ ᠲᠤᠬᠠᠢ᠂᠂

ᠳᠦᠷᠪᠡᠨ᠂ ᠮᠣᠩᠭᠣᠯ᠎ᠤᠨ ᠪᠠ ᠪᠤᠰᠤᠳ ᠦᠨᠳᠦᠰᠦᠲᠡᠨ᠂ ᠤᠯᠤᠰ ᠤᠳ ᠲᠤᠬᠠᠢ《ᠵᠠᠩᠭᠠᠷ》᠎ᠢ ᠰᠤᠳᠤᠯᠤᠭᠰᠠᠨ ᠪᠠᠢᠳᠠᠯ ᠤᠨ ᠲᠤᠬᠠᠢ᠂ ᠳᠡᠯᠡᠬᠡᠢ ᠶᠢᠨ ᠬᠡᠮᠵᠢᠶᠡᠨ᠎ᠳᠦ《ᠵᠠᠩᠭᠠᠷ》᠎ᠢ ᠰᠤᠳᠤᠯᠤᠭᠰᠠᠨ ᠪᠠᠢᠳᠠᠯ ᠤᠨ ᠲᠤᠬᠠᠢ᠂ ᠮᠠᠨ ᠤ ᠤᠯᠤᠰ᠎ᠲᠤ《ᠵᠠᠩᠭᠠᠷ》ᠢ ᠰᠤᠳᠤᠯᠤᠭᠰᠠᠨ ᠪᠠᠢᠳᠠᠯ ᠤᠨ ᠲᠤᠬᠠᠢ᠂ ᠮᠣᠩᠭᠣᠯ ᠤᠯᠤᠰ᠎ᠲᠤ《ᠵᠠᠩᠭᠠᠷ》ᠢ ᠰᠤᠳᠤᠯᠤᠭᠰᠠᠨ᠎ᠪᠠᠢᠳᠠᠯ ᠤᠨ ᠲᠤᠬᠠᠢ᠂ ᠣᠷᠣᠰ ᠤᠨ ᠡᠷᠳᠡᠮᠲᠡᠳ ᠦᠨ ᠰᠤᠳᠤᠯᠤᠭᠰᠠᠨ ᠪᠠᠢᠳᠠᠯ ᠤᠨ ᠲᠤᠬᠠᠢ᠂᠂

ᠲᠠᠪᠤ᠂ ᠮᠣᠩᠭᠣᠯ ᠦᠨᠳᠦᠰᠦᠲᠡᠨ ᠦ ᠲᠤᠤᠯᠢ᠂ ᠪᠠ ᠲᠡᠭᠦᠨ ᠦ ᠳᠣᠲᠣᠷᠠᠬᠢ《ᠵᠠᠩᠭᠠᠷ》ᠤᠨ ᠪᠠᠢᠷᠢ ᠰᠠᠭᠤᠷᠢ ᠶᠢᠨ ᠲᠤᠬᠠᠢ᠂ ᠲᠤᠤᠯᠢ ᠶᠢᠨ ᠲᠤᠬᠠᠢ᠂ ᠮᠣᠩᠭᠣᠯ᠎ᠤᠨ ᠪᠠᠭᠠᠲᠤᠷᠯᠢᠭ ᠲᠤᠤᠯᠢ᠂ ᠪᠠ ᠲᠡᠭᠦᠨ ᠦ ᠳᠣᠲᠣᠷᠠᠬᠢ《ᠵᠠᠩᠭᠠᠷ》᠎ᠤᠨ ᠪᠠᠢᠷᠢ ᠰᠠᠭᠤᠷᠢ ᠶᠢᠨ ᠲᠤᠬᠠᠢ᠂᠂

ᠵᠢᠷᠭᠤᠭ᠎ᠠ᠂《ᠵᠠᠩᠭᠠᠷ》᠎ᠦᠨ ᠦᠯᠢᠭᠡᠷᠴᠢᠳ ᠪᠠ ᠲᠡᠳᠡᠨ ᠦ ᠠᠮᠢᠳᠤᠷᠠᠯ ᠤᠨ ᠲᠤᠬᠠᠢ᠂ ᠦᠯᠢᠭᠡᠷᠴᠢᠳ ᠦᠨ ᠲᠤᠬᠠᠢ᠂ ᠠᠯᠳᠠᠷᠲᠠᠢ ᠦᠯᠢᠭᠡᠷᠴᠢᠳ ᠦᠨ ᠲᠤᠬᠠᠢ᠂ ᠲᠡᠳᠡᠨ ᠦ ᠠᠮᠢᠳᠤᠷᠠᠯ᠂ ᠤᠷᠠᠯᠢᠭ ᠤᠨ ᠵᠠᠮ ᠮᠦᠷ ᠦᠨ ᠲᠤᠬᠠᠢ᠂᠂

ᠳᠣᠯᠤᠭ᠎ᠠ᠂《ᠵᠠᠩᠭᠠᠷ》᠎ᠦᠨ ᠠᠭᠤᠯᠭ᠎ᠠ ᠶᠢᠨ ᠲᠤᠬᠠᠢ᠂ ᠪᠦᠮᠪᠡ᠎ᠶᠢᠨ ᠬᠠᠭᠠᠨᠲᠤ ᠤᠯᠤᠰ ᠢ ᠪᠠᠢᠭᠤᠯᠤᠭᠰᠠᠨ ᠲᠤᠬᠠᠢ᠂ ᠵᠠᠩᠭᠠᠷ ᠬᠠᠭᠠᠨ ᠤ ᠲᠤᠬᠠᠢ᠂ ᠬᠣᠩᠭᠣᠷ᠂ ᠠᠯᠳᠠᠷ ᠴᠡᠴᠡᠨ᠂ ᠰᠠᠪᠠᠷ᠂ ᠮᠢᠩᠭᠢᠶᠠᠨ ᠮᠡᠷᠭᠡᠨ ᠵᠡᠷᠭᠡ ᠪᠠᠭᠠᠲᠤᠷᠴᠤᠳ ᠤᠨ ᠲᠤᠬᠠᠢ᠂ ᠪᠠᠭᠠᠲᠤᠷᠴᠤᠳ ᠤᠨ ᠡᠬᠡᠨᠡᠷ ᠬᠦᠦᠬᠡᠳ ᠦᠨ ᠲᠤᠬᠠᠢ᠂ ᠪᠦᠮᠪᠡ ᠶᠢᠨ ᠬᠠᠭᠠᠨᠲᠤ ᠤᠯᠤᠰ ᠤᠨ ᠳᠠᠢᠰᠤᠨ ᠤ ᠲᠤᠬᠠᠢ᠂ ᠳᠠᠢᠨ ᠤ ᠲᠤᠬᠠᠢ᠂᠂

ᠲᠣᠷᠭᠤᠳ ᠤᠨ ᠲᠡᠦᠬᠡ

ᠲᠣᠷᠭᠤᠳ ᠤᠨ ᠲᠡᠦᠬᠡ

3

ᠪᠠᠷ ᠬᠡᠪᠯᠡᠭᠳᠡᠭᠰᠡᠨ ᠪᠠᠢᠨᠠ ᠃ ᠡᠭᠦᠨ ᠳᠦ ᠪᠠᠨ ᠭᠡᠭᠡᠭᠡᠵᠦ ᠪᠠᠢᠭᠰᠠᠨ ᠤ ᠤᠴᠢᠷ ᠠᠴᠠ ᠂ ᠡᠨᠡ ᠨᠤᠮ ᠢ ᠬᠤᠵᠢᠮ ᠨᠢ ᠃

᠃᠃ ᠬᠤᠷᠢᠶᠠᠩᠭᠤᠢᠯᠠᠨ ᠪᠢᠴᠢᠭᠰᠡᠨ ᠪᠠᠢᠨᠠ ᠃᠃

82 ᠶᠠᠫᠤᠨ ᠦ ᠃᠃

ᠲᠡᠭᠦᠨ ᠦ ᠵᠣᠬᠢᠶᠠᠯ ᠨᠢ ᠴᠤ ᠃᠃ (奇金台) ᠶᠢᠨ ᠲᠤᠬᠠᠢ ᠃ 19 ᠳᠦᠭᠡᠷ ᠵᠠᠭᠤᠨ ᠤ ᠳᠤᠮᠳᠠᠴᠢ ᠦᠶᠡ ᠳᠦ ᠃᠃

᠃᠃ 1820 ᠣᠨ ᠳᠤ ᠃᠃ 800 ᠬᠠᠭᠤᠳᠠᠰᠤᠲᠠᠢ ᠃᠃

(4000) ᠭᠠᠷᠤᠢ ᠃᠃ 20 ᠭᠠᠷᠤᠢ ᠃᠃

᠃᠃ (1702) ᠳᠤ ᠃᠃ (1669) ᠣᠨ ᠤ ᠃᠃

᠃᠃ 1702 ᠣᠨ ᠤ ᠃᠃

4

ᠲᠡᠭᠦᠨᠴᠢᠯᠡᠨ ᠤ ᠪᠠᠶᠢᠭᠤᠯᠤᠭᠰᠠᠨ ᠵᠢ ᠲᠡᠭᠦᠰᠬᠡᠵᠦ ᠪᠠᠶᠢᠯᠳᠤᠬᠤ ᠵᠢ᠂ ᠬᠠᠷᠢᠭᠤᠴᠠᠬᠤ ᠪᠠᠷᠬᠡᠮᠵᠢᠶᠡᠲᠦ ᠡᠴᠡ ᠬᠣᠶᠢᠰᠢ 1956 ᠣᠨ ᠤ ᠡᠬᠢ ᠪᠠᠷ ᠦᠪᠦᠷᠮᠦᠴᠡ ᠪᠠᠶᠢᠭᠤᠯᠤᠭᠳᠠᠭᠰᠠᠨ᠂ ᠦᠪᠦᠷᠮᠦᠴᠡᠯᠡᠭᠰᠡᠨ ᠤ ᠲᠡᠮᠡᠴᠡᠯ ᠤᠨ

ᠲᠡᠭᠦᠨᠴᠢᠯᠡᠨ ᠤ ᠠᠰᠠᠭᠤᠳᠠᠯ ᠢ ᠲᠡᠭᠦᠰᠬᠡᠵᠦ ᠪᠠᠶᠢᠯᠳᠤᠬᠤ ᠵᠢ᠂ ᠪᠠᠶᠢᠯᠳᠤᠭᠠᠨ ᠤ ᠦᠪᠦᠷᠮᠦᠴᠡᠯᠡᠭᠰᠡᠨ ᠤ ᠲᠡᠮᠡᠴᠡᠯ ᠤ ᠪᠠᠶᠢᠯᠳᠤᠭᠠᠨ᠂ ᠲᠡᠭᠦᠨᠴᠢᠯᠡᠨ ᠤ ᠪᠠᠶᠢᠭᠤᠯᠤᠯᠳᠠ ᠵᠢ ᠪᠠᠶᠢᠯᠳᠤᠭᠠᠨ ᠤᠨ᠃

ᠲᠡᠭᠦᠨᠴᠢᠯᠡᠨ ᠤ ᠪᠠᠶᠢᠭᠤᠯᠤᠯᠳᠠ ᠵᠢ ᠲᠡᠭᠦᠰᠬᠡᠵᠦ ᠪᠠᠶᠢᠯᠳᠤᠬᠤ ᠵᠢ᠂ ᠪᠠᠶᠢᠯᠳᠤᠭᠠᠨ ᠤ ᠦᠪᠦᠷᠮᠦᠴᠡᠯᠡᠭᠰᠡᠨ᠃

ᠲᠡᠭᠦᠨᠴᠢᠯᠡᠨ ᠤ ᠪᠠᠶᠢᠭᠤᠯᠤᠯᠳᠠ ᠵᠢ᠃

ᠲᠡᠭᠦᠨᠴᠢᠯᠡᠨ ᠤ ᠠᠰᠠᠭᠤᠳᠠᠯ ᠢ 9 ᠪᠠᠶᠢᠯᠳᠤᠭᠠᠨ ᠤ᠂ 1954 ᠣᠨ ᠤ ᠪᠠᠶᠢᠯᠳᠤᠭᠠᠨ (北票)᠂ ᠦᠪᠦᠷᠮᠦᠴᠡᠯᠡᠭᠰᠡᠨ (义县) ᠪᠠᠶᠢᠯᠳᠤᠭᠠᠨ 48 ᠪᠠᠶᠢᠯᠳᠤᠭᠠᠨ ᠤᠨ᠂ 1947 ᠣᠨ ᠤ 1949 ᠣᠨ ᠤ᠂ ᠲᠡᠭᠦᠨᠴᠢᠯᠡᠨ ᠤ ᠪᠠᠶᠢᠭᠤᠯᠤᠯᠳᠠ 1943 ᠣᠨ ᠤ᠂ ᠪᠠᠶᠢᠯᠳᠤᠭᠠᠨ ᠤᠨ 67 ᠪᠠᠶᠢᠯᠳᠤᠭᠠᠨ᠂ 1941 ᠣᠨ ᠤ 8 ᠰᠠᠷ᠎ᠠ ᠶᠢᠨ᠂ ᠪᠠᠶᠢᠯᠳᠤᠭᠠᠨ ᠤ ᠦᠪᠦᠷᠮᠦᠴᠡᠯᠡᠭᠰᠡᠨ᠂ 20 ᠪᠠᠶᠢᠯᠳᠤᠭᠠᠨ ᠤ ᠪᠠᠶᠢᠯᠳᠤᠭᠠᠨ ᠤᠨ᠂ ᠪᠠᠶᠢᠯᠳᠤᠭᠠᠨ ᠤ ᠪᠠᠶᠢᠭᠤᠯᠤᠯᠳᠠ᠃

ᠲᠣᠭᠤᠷᠪᠢᠭᠰᠠᠨ ᠪᠠᠶᠢᠨ᠎ᠠ᠃ ᠲᠡᠭᠦᠨ ᠳᠦ ᠱᠠᠭ᠋ᠠ᠂ ᠴᠢᠯᠠᠭᠤ᠂ ᠮᠣᠳᠤᠨ ᠵᠡᠷᠭᠡ ᠡᠳᠦᠷ ᠲᠤᠲᠤᠮ ᠤᠨ ᠠᠮᠢᠳᠤᠷᠠᠯ ᠤᠨ ᠳᠤᠮᠳᠠ ᠠᠴᠠ ᠪᠠᠶᠢᠨ᠎ᠠ᠃

ᠲᠡᠭᠦᠨ ᠦ ᠭᠣᠣᠯ ᠠᠭᠤᠯᠭ᠎ᠠ ᠨᠢ ᠠᠷᠪᠠᠨ ᠬᠣᠶᠠᠷ ᠵᠢᠯ ᠦᠨ ᠪᠡᠯᠡᠭ ᠵᠢᠷᠤᠭ ᠪᠡᠷ ᠪᠠᠶᠢᠨ᠎ᠠ᠃ ᠲᠡᠷᠡ ᠬᠣᠶᠠᠷ ᠤᠨ ᠨᠢᠭᠡ ᠨᠢ ᠠᠷᠪᠠᠨ ᠬᠣᠶᠠᠷ ᠵᠢᠯ ᠦᠨ ᠠᠮᠢᠲᠠᠨ ᠤ ᠵᠢᠷᠤᠭ ᠢ ᠪᠡᠯᠡᠭᠯᠡᠵᠦ᠂ ᠲᠡᠷᠡ ᠬᠣᠶᠠᠷ ᠤᠨ ᠨᠢᠭᠡ ᠨᠢ ᠡᠳᠦᠷ ᠲᠤᠲᠤᠮ ᠤᠨ ᠵᠢᠷᠤᠭ ᠢ ᠪᠡᠯᠡᠭᠯᠡᠵᠦ᠂ ᠲᠡᠷᠡ ᠬᠣᠶᠠᠷ ᠤᠨ ᠨᠢᠭᠡ ᠨᠢ ᠨᠡᠶᠢᠭᠡᠮ ᠦᠨ ᠳᠤᠮᠳᠠ ᠠᠴᠠ ᠪᠠᠶᠢᠨ᠎ᠠ᠃

ᠲᠡᠷᠡ ᠪᠦᠬᠦᠨ ᠦ ᠳᠣᠲᠤᠷ᠎ᠠ ᠠᠴᠠ ᠡᠷᠢᠵᠦ ᠣᠯᠬᠤ ᠳᠤ ᠳᠦᠭᠦᠮ ᠪᠢᠰᠢ᠃ ᠬᠠᠷᠢᠨ ᠤᠯᠠᠮᠵᠢᠯᠠᠯᠲᠤ ᠰᠤᠶᠤᠯ ᠤᠨ ᠦᠨᠳᠦᠰᠦᠨ ᠳᠡᠭᠡᠷ᠎ᠡ 《 ᠨᠠᠷᠢᠨ ᠬᠡᠯᠡ 》 ᠵᠢᠷᠤᠭ ᠪᠡᠷ ᠰᠤᠳᠤᠯᠵᠤ᠂ ᠡᠨᠡ ᠨᠢ ᠨᠢᠭᠡ ᠵᠦᠢᠯ ᠦᠨ ᠨᠡᠮᠡᠷᠢ ᠪᠣᠯᠤᠨ᠎ᠠ᠃

ᠲᠡᠭᠦᠨ ᠦ ᠳᠣᠲᠤᠷ᠎ᠠ ᠠᠴᠠ ᠳᠤᠷᠠᠳᠤᠭᠰᠠᠨ ᠢᠶᠠᠷ ᠪᠣᠯ ᠡᠨᠡ ᠨᠢ 《 ᠮᠣᠩᠭᠣᠯ ᠦᠨᠳᠦᠰᠦᠲᠡᠨ ᠦ ᠤᠯᠠᠮᠵᠢᠯᠠᠯᠲᠤ ᠰᠤᠶᠤᠯ 》 ᠤᠨ ᠨᠢᠭᠡ ᠬᠡᠰᠡᠭ ᠪᠣᠯᠤᠨ᠎ᠠ᠃

ᠡᠨᠡ ᠨᠣᠮ ᠢ ᠨᠠᠶᠢᠷᠠᠭᠤᠯᠤᠭᠰᠠᠨ ᠨᠢ 2018 ᠣᠨ ᠤ ᠨᠠᠮᠤᠷ ᠪᠣᠯᠤᠨ᠎ᠠ᠃ ᠡᠨᠡ ᠨᠣᠮ ᠢ ᠳᠡᠮᠵᠢᠵᠦ ᠳᠡᠮᠵᠢᠯᠭᠡ ᠦᠵᠡᠭᠦᠯᠦᠭᠰᠡᠨ ᠪᠦᠬᠦ ᠬᠦᠮᠦᠰ ᠲᠦ ᠲᠠᠯᠠᠷᠬᠠᠯ ᠢᠶᠠᠨ ᠢᠯᠡᠷᠬᠡᠶᠢᠯᠡᠵᠦ ᠪᠠᠶᠢᠨ᠎ᠠ᠃

ᠲᠡᠷᠡ ᠨᠢ 1957 ᠣᠨ ᠠᠴᠠ ᠡᠬᠢᠯᠡᠨ ᠮᠠᠨ ᠤ ᠤᠯᠤᠰ ᠤᠨ ᠦᠨᠳᠦᠰᠦᠲᠡᠨ ᠦ ᠰᠤᠶᠤᠯ ᠤᠨ ᠬᠦᠭᠵᠢᠯᠲᠡ

ᠲᠡᠭᠦᠨ ᠤ ᠲᠤᠭ᠎ᠠ᠂ ᠦᠨᠡᠨ ᠪᠤᠯ ᠮᠢᠨᠦ ᠦᠵᠡᠯᠲᠡ ᠳᠤ ᠶᠡᠬᠡ ᠬᠤᠷᠴᠠ
ᠪᠠᠶᠢᠳᠠᠭ ᠬᠡᠮᠡᠨ ᠦ ᠠᠭᠤᠯᠭ᠎ᠠ ᠢᠢ ᠬᠡᠯᠡᠵᠦ ᠪᠤᠢ᠃

᠄᠂ ᠬᠡᠪᠯᠡᠯ ᠤᠨ ᠦᠭᠡ ᠢᠢ ᠤᠩᠰᠢᠵᠤ ᠮᠠᠯ ᠢᠳᠠᠯ ᠤᠨ
ᠬᠢᠨᠢ ᠳᠡᠭᠡᠷ᠎ᠡ ᠲᠠᠯᠪᠢᠵᠤ ᠪᠤᠢ᠃

40 ᠲᠤᠭᠠᠲᠤ ᠬᠡᠪᠯᠡᠯ ᠤᠨ ᠦᠭᠡ᠂ ᠭᠡᠰᠢᠭᠦᠨ ᠦ ᠲᠤᠭ᠎ᠠ ᠢᠢ ᠬᠡᠯᠡᠵᠦ ᠪᠤᠢ᠃
ᠪᠠ ᠬᠡᠪᠯᠡᠯ ᠤᠨ ᠲᠡᠭᠦᠨ ᠤ ᠬᠡᠮᠵᠢᠶ᠎ᠡ 《 ᠬᠡᠪᠯᠡᠯ 》 ᠬᠡᠮᠡᠨ ᠬᠡᠯᠡᠵᠦ
《 ᠬᠡᠪᠯᠡᠯ 》 ᠲᠡᠭᠦᠨ ᠤ ᠲᠤᠭ᠎ᠠ ᠢᠢ ᠪᠠᠰᠠ 《 ᠲᠡᠭᠦᠨ 》
《 ᠬᠡᠮᠵᠢᠶ᠎ᠡ 》 ᠲᠤ ᠨᠢ ᠲᠦᠷᠢ

ᠲᠤᠭᠠᠯᠠᠯ ᠤᠨ ᠲᠤᠭ᠎ᠠ ᠢᠢ ᠬᠡᠯᠡᠵᠦ ᠪᠤᠢ᠃

ᠬᠦᠬᠡᠬᠣᠲᠠ ᠪᠠᠷᠳᠠᠭᠤᠷᠢ ᠨᠢᠭᠡᠳᠦᠮᠡᠯ ᠬᠤᠷᠠᠯ

《 ᠪᠠᠷᠳᠠᠭᠤᠷᠢᠨ ᠤ ᠲᠤᠬᠠᠢ ᠬᠠᠤᠯᠢ 》 ᠶᠢᠨ ᠳᠠᠭᠤᠷᠢᠶᠠᠯ ᠤᠨ ᠲᠤᠬᠠᠢᠯᠠᠯᠲᠠ

ᠡᠩ ᠲᠡᠷᠢᠭᠦᠨ ᠳ᠋ᠦ ᠪᠠᠷᠳᠠᠭᠤᠷᠢ ᠶᠢᠨ ᠲᠤᠬᠠᠢᠯᠠᠯᠲᠠᠨ ᠤ ᠲᠠᠯ᠎ᠠ ᠪᠠᠷ ᠪᠤᠳᠤᠯᠬᠢᠯᠠᠨ᠂ ᠪᠠᠷᠳᠠᠭᠤᠷᠢ ᠶᠢᠨ ᠬᠠᠤᠯᠢ ᠶᠢ ᠦᠨᠳᠦᠰᠦᠯᠡᠨ ᠲᠤᠭᠤᠷᠪᠢᠬᠤ ᠳ᠋ᠤ ᠲᠠᠭᠠᠭᠤᠯᠬᠤ ᠲᠤᠷᠰᠢᠯᠲᠠ᠂ ᠪᠠᠷᠳᠠᠭᠤᠷᠢ ᠶᠢᠨ ᠲᠤᠬᠠᠢᠯᠠᠯᠲᠠ ᠶᠢᠨ ᠪᠤᠳᠤᠯᠬᠢᠯᠠᠯ ᠢ ᠬᠠᠷᠠᠭᠠᠯᠵᠠᠨ᠂ ᠪᠠᠷᠳᠠᠭᠤᠷᠢ ᠶᠢᠨ ᠲᠤᠬᠠᠢᠯᠠᠯᠲᠠ ᠶᠢ ᠦᠨᠳᠦᠰᠦᠯᠡᠨ ᠲᠤᠭᠤᠷᠪᠢᠬᠤ ᠳ᠋ᠤ ᠲᠠᠭᠠᠭᠤᠯᠬᠤ ᠲᠤᠷᠰᠢᠯᠲᠠ᠂ ᠪᠠᠷᠳᠠᠭᠤᠷᠢ ᠶᠢᠨ ᠲᠤᠬᠠᠢᠯᠠᠯᠲᠠ ᠶᠢᠨ ᠪᠤᠳᠤᠯᠬᠢᠯᠠᠯ ᠢ ᠬᠠᠷᠠᠭᠠᠯᠵᠠᠨ᠃

ᠪᠠᠷᠳᠠᠭᠤᠷᠢ ᠶᠢᠨ ᠲᠤᠬᠠᠢᠯᠠᠯᠲᠠ᠂ ᠪᠠᠷᠳᠠᠭᠤᠷᠢ ᠶᠢᠨ ᠲᠤᠬᠠᠢᠯᠠᠯᠲᠠ ᠶᠢ ᠦᠨᠳᠦᠰᠦᠯᠡᠨ ᠲᠤᠭᠤᠷᠪᠢᠬᠤ ᠳ᠋ᠤ ᠲᠠᠭᠠᠭᠤᠯᠬᠤ ᠲᠤᠷᠰᠢᠯᠲᠠ᠃ ᠪᠠᠷᠳᠠᠭᠤᠷᠢ ᠶᠢᠨ ᠲᠤᠬᠠᠢᠯᠠᠯᠲᠠ᠂ ᠪᠠᠷᠳᠠᠭᠤᠷᠢ ᠶᠢᠨ ᠲᠤᠬᠠᠢᠯᠠᠯᠲᠠ ᠶᠢᠨ ᠪᠤᠳᠤᠯᠬᠢᠯᠠᠯ ᠢ ᠬᠠᠷᠠᠭᠠᠯᠵᠠᠨ᠂ ᠪᠠᠷᠳᠠᠭᠤᠷᠢ ᠶᠢᠨ ᠲᠤᠬᠠᠢᠯᠠᠯᠲᠠ ᠶᠢ ᠦᠨᠳᠦᠰᠦᠯᠡᠨ ᠲᠤᠭᠤᠷᠪᠢᠬᠤ ᠳ᠋ᠤ ᠲᠠᠭᠠᠭᠤᠯᠬᠤ ᠲᠤᠷᠰᠢᠯᠲᠠ᠃

ᠪᠠᠷᠳᠠᠭᠤᠷᠢ ᠶᠢᠨ ᠲᠤᠬᠠᠢᠯᠠᠯᠲᠠ᠂ ᠪᠠᠷᠳᠠᠭᠤᠷᠢ ᠶᠢᠨ ᠲᠤᠬᠠᠢᠯᠠᠯᠲᠠ ᠶᠢ ᠦᠨᠳᠦᠰᠦᠯᠡᠨ ᠲᠤᠭᠤᠷᠪᠢᠬᠤ ᠳ᠋ᠤ ᠲᠠᠭᠠᠭᠤᠯᠬᠤ ᠲᠤᠷᠰᠢᠯᠲᠠ᠂ ᠪᠠᠷᠳᠠᠭᠤᠷᠢ ᠶᠢᠨ ᠲᠤᠬᠠᠢᠯᠠᠯᠲᠠ ᠶᠢᠨ ᠪᠤᠳᠤᠯᠬᠢᠯᠠᠯ ᠢ ᠬᠠᠷᠠᠭᠠᠯᠵᠠᠨ᠃

总序

　　阜新蒙古族自治县史称蒙古勒津旗，最早记载于《蒙古秘史》，明代称满官嗔，清代为蒙古勒津旗，现在俗称蒙古贞。蒙医药学是蒙古勒津传统文化的优秀成分，是蒙古勒津文化宝库中璀璨夺目的一颗明珠。蒙医药拥有独具民族风格的医学体系，是中华民族传统医学中的瑰宝，在中国杏林中独树一帜。蒙古勒津蒙医药闻名遐迩，是蒙医药的发祥地。

　　蒙医蒙药历史悠久，《蒙古族通史》记载："龙纹陶片与石堆塑龙相呼应，展示了查海遗址内涵的'龙'为中国第一龙，是蒙古大草原的第一条龙。"查海聚落遗址出土的用于养身健体的玉器和用于针刺疗法的砭石，房址和墓葬内出土的储存百谷之长——谷子、百药之长——水酒的陶器罐和饮用工具钵、碗、杯等，证明蒙医药开始使用针刺疗法和饮食疗法；出土的青铜时代的铜火罐、铜手镯等医治工具，证明当时拔罐疗法已经出现。从化石戈镇的南梁遗址、务欢池镇灌溉水渠出土的文物看，大凌河支流牤牛河东岸的广大地域是古老的东胡族的故地。出土的石磬、陶埙和一些医治工具是当时东胡族之蒙古勒津部落早期的礼乐工具与医疗工具，这足以证明蒙古勒津蒙医药拥有悠久的历

1

史。

蒙古勒津先民在长期的采集狩猎、游牧、农耕生产生活中，不断总结同疾病做斗争的经验，这些经验逐渐系统化、理论化，成为最初的医学。相传有"病之始消化不良症；医之始伊杜干（助产士）；药之始白煎水；患者之始婴儿"的"四始"之说。在漫长的历史进程中，"伊杜干"为蒙医的形成和发展打下了坚实的基础。

蒙医在长期的医疗实践中，创造了瑟博素疗法、罨疗法、皮疗法、脏疗法等疾病治疗法，涌现了"额穆奇"（医生）和"道穆奇"（非专业的、用偏方治病的人）及只做助产士的"伊杜干"。至元代，蒙医蒙药在理论、诊断、方剂、制药等方面有了长足的发展，基本形成了以药物疗法为中心、兼施其他疗法的蒙医医疗体系。蒙医医术在不断发展中更加完整、丰富、成熟。

北元时期，藏传佛教传入蒙古勒津地区，逐渐形成新的具有蒙古民族特色的蒙医药学派。随着古代印度、西藏医学在蒙古族地区的传播和发展，蒙古勒津逐渐形成了将蒙藏医学相结合、使印藏医学本土化的新的医术流派。

蒙古勒津人在医学方面取得了辉煌的成就，对蒙古医学的发展做出很大贡献。蒙古勒津著名蒙医绰尔济·墨尔根，出生于明嘉靖二十九年（1550），据《清史稿》载："绰尔济于天命中，率先归附（努尔哈赤）。善医伤。时白旗先锋鄂硕与敌战，中矢垂毙，绰尔济为拔镞，傅良药，伤寻愈。都统武拜身被三十余矢，昏绝，绰尔济令剖白驼腹，置武拜其中，遂苏。有患臂屈不伸者，令先以热镬熏蒸，然后斧椎其骨，揉之有声，即愈。"可

见绰尔济精于蒙古族传统医学。

蒙古勒津医学的进一步发展始于蒙古勒津名刹瑞应寺（蒙古语里一般称之为葛根苏莫，在今阜新蒙古族自治县佛寺镇佛寺村）的建立。瑞应寺始建于清康熙八年（1669）。康熙四十一年（1702），桑丹桑布活佛向康熙皇帝提出建立药师佛寺等寺庙的请求，康熙皇帝不仅予以批准，而且提供资助，于是1702年药师佛寺建成。这是瑞应寺医学部（曼巴扎仓）的开端。

瑞应寺的曼巴扎仓制定了较为完整的教学体系和严格的学位制度。自清朝康熙年间到20世纪30年代，瑞应寺和蒙古勒津的其他寺庙培养了4000多名蒙医人才，其中名医达800多人。自1820年以来，见于记载的获得"曼冉巴"和"道布切"等医学高级学位者多达82人。

《蒙药正典》的作者，19世纪著名蒙医大师占布拉多尔济的上师（老师）阿旺西喇布出生于蒙古勒津旗奇金台，担任贝子诺颜大寺院（此指瑞应寺）的显宗扎仓的法台。占布拉多尔济的名徒嘉木样丕凌列也是蒙古勒津人，他著有九函藏文著作，第一函即含占布拉多尔济的传记。由此可见，蒙古勒津寺院对占布拉多尔济的医学成就有很大的影响。同时，蒙古族传统医学在蒙古勒津地区也继续传承、发展。

从20世纪40年代开始，蒙古勒津旗率先成立医学机构，从事蒙医教育。1941年8月，土默特左旗蒙医学校在蒙古勒津瑞应寺建立，在土默特左、右二旗中招收了67名学员，分为3个班级，由拉希门斯勒和古纳巴达拉（又作古纳巴陀罗）任教。1943年，蒙古勒津在旗所在地建立了蒙医培训班。1947年冬到1949

年，蒙医专科学校在瑞应寺建立，从北票、阜新、义县三县招收了48名学生，由古纳巴达拉和拉希门斯勒任教。1954年，在乌尤和拉希门斯勒的倡导下，中华人民共和国成立以后的第一个蒙医班在瑞应寺创办，招收9名学员，此后蒙医班一直没有中断过。

蒙古勒津名医辈出，医学业绩辉煌。著名的蒙医有金巴、乌恩巴雅尔等人，他们培养了高徒邢布利德、古纳巴达拉、吴井昌、白青云、丹僧道尔吉、白宝玉、包景荣等人。

总之，蒙古勒津旗为蒙古各地输送多名名医，帮助他们培训蒙医蒙药技术人才，建立蒙医学校，组织蒙医医疗卫生机构。尤其值得一提的是，在1956年筹建内蒙古中蒙医研究所，1957年举办呼和浩特乌素图召蒙医研究班时，蒙古勒津的蒙医人才发挥了关键作用，这是他们对当代内蒙古自治区蒙医教学与研究所做出的重大贡献。2018年，国家民族事务委员会和中国民族医药协会共同为阜新蒙古族自治县颁发了"蒙医药发祥地"牌匾。

中华人民共和国成立后，蒙古勒津蒙医药事业进入新的发展时期。尤其是阜新蒙古族自治县成立之后，蒙医药事业欣欣向荣。蒙古勒津现拥有辽宁省蒙医医院、阜新蒙医药研究所、阜新蒙药有限责任公司、阜新东藏药业有限责任公司、阜新高专、蒙医学校等科研、医疗、制药机构。蒙古勒津蒙医药"血衰症疗法"被列入国家非物质文化遗产保护名录，蒙古勒津传统蒙医药被列为辽宁省非物质文化遗产保护项目。

蒙古勒津蒙医药学在医疗、科研和教学等方面都进入了一个新的发展阶段。分散行医的蒙医走进门诊部、联合诊所等医疗机

构，以举办蒙医学习班、进修班和以师带徒等形式培养了大批蒙医药人才。此外，蒙古勒津还组织整理、翻译出版了《月王药诊》《蒙医方剂选》《珊瑚验方》《蒙医金匮》《放血疗法》《蒙医儿科疾病疗法》《蒙医妇科疾病疗法》《蒙医妙诊》《蒙古贞常用蒙药方剂》《蒙古文手抄本药方》《中国蒙医药古籍影印珍本（7卷本)》《白凤鸣蒙医临床思维》《蒙医方剂歌诀及注释》等医学和药物学理论书籍40多部，广泛运用于疾病的治疗。

阜新蒙古族自治县的蒙医学一直保持前沿水平，无论是在历史上还是现在，阜新蒙古族自治县无愧于蒙医药发祥地的盛誉。千百年来，蒙医药人为继承、发展和弘扬蒙古族医学，为全国乃至世界各地人民的身心健康做出了巨大贡献，谱写出了一篇篇救死扶伤的人道主义华章。

辽宁省蒙医医院组织蒙医药专家学者挖掘、整理蒙医药文化，与辽宁民族出版社共同策划编辑出版的《蒙古贞蒙医药经典丛书》，内容涵盖了蒙医药理论、临床经验、药物药理、药物方剂、自然疗法等多个层面。

蒙医药学是中医药学的重要组成部分，中医药学包含中华民族几千年的健康养生理念及实践经验，是中华文明的瑰宝，凝聚着中国人民和中华民族的智慧。中医药人要做好守正创新、传承发展工作，积极推进中医药科研和创新，注重用现代科学解读中医药学原理，推动传统中医药和现代科学相结合，推动中西医药相互补充、协调发展，推动中医药事业和产业高质量发展，为人民群众的健康提供更加优质的服务。

蒙古贞蒙医药是蒙古贞传统文化宝库中的一颗璀璨明珠，历

经千载沧桑，已成为中华民族传统医学的重要组成部分。蒙古贞蒙医药事业的发展，要以习近平新时代中国特色社会主义思想为指导，深入收集、整理、出版蒙古贞蒙医药理论与成果具有重大的历史意义和现实意义。

《蒙古贞蒙医药经典丛书》编辑委员会

2022 年 10 月

ᠨᠠᠮᠤᠷ ᠤᠨ ᠰᠠᠯᠬᠢ

ᠬᠡᠪᠯᠡᠭᠰᠡᠨ ᠬᠦᠰᠡᠯᠳᠡᠬᠦ ᠳᠤᠨᠲᠠᠯᠠᠳᠤᠯᠭ᠎ᠠ ᠶ᠋ᠢᠨ ᠰᠤᠷᠭᠠᠯᠳᠠ ᠪᠠᠷ᠂ ᠲᠡᠷᠡ ᠨᠢ᠂ ᠪᠢᠳᠡᠨ ᠦ ᠨᠢᠭᠡ ᠨᠢ ᠬᠡᠯᠡᠯᠴᠡᠭᠰᠡᠨ ᠶᠡᠷᠦᠩᠬᠡᠢᠯᠡᠭᠳᠡᠭᠰᠡᠨ ᠳ᠋ᠤ ᠨᠢᠭᠡ ᠬᠤᠶᠠᠷ ᠲᠤᠭᠠᠴᠠᠭᠳᠠᠬᠤ ᠬᠡᠷᠡᠭ ᠪᠢᠯᠡ᠃

ᠪᠢᠳᠡ ᠨᠡᠷ ᠨᠢᠭᠡᠨ ᠪᠡ ᠨᠢᠭᠡ ᠳ᠋ᠤ ᠬᠤᠶᠠᠷ ᠳᠤ ᠬᠠᠮᠢᠭ᠎ᠠ ᠲᠤᠰᠬᠠᠯ ᠪᠠᠨ ᠬᠡᠮᠵᠢᠬᠦ ᠬᠡᠷᠡᠭ ᠲᠡᠢ ᠪᠠᠢᠨ᠎ᠠ᠃ ᠲᠡᠷᠡ ᠲᠤᠰᠬᠠᠯᠳᠤ᠂ ᠬᠡᠮᠵᠢᠬᠦ ᠬᠡᠮᠵᠢᠶ᠎ᠡ ᠶ᠋ᠢ ᠰᠤᠳᠤᠯᠤᠯ ᠢᠶᠠᠷ᠂ ᠲᠡᠷᠡ ᠨᠢ ᠪᠢᠳᠡ ᠶ᠋ᠢᠨ ᠨᠢᠭᠡ ᠪᠠ ᠬᠤᠶᠠᠷ ᠳ᠋ᠤ ᠬᠠᠮᠢᠭ᠎ᠠ ᠲᠤᠰᠬᠠᠯ ᠪᠠᠨ ᠬᠡᠮᠵᠢᠬᠦ ᠬᠡᠷᠡᠭ ᠲᠡᠢ ᠪᠠᠢᠨ᠎ᠠ᠃

《 ᠰᠤᠷᠭᠠᠯ ᠪᠢᠴᠢᠭ 》 ᠤᠨ 48 ᠳ᠋ᠤᠭᠠᠷ ᠨᠢᠭᠡᠨ ᠳᠤᠲᠤᠷ ᠰᠠᠶᠢᠬᠠᠨ ᠬᠡᠯᠡᠭᠰᠡᠨ ᠨᠢ 200 ᠲᠤᠭᠠᠷᠢ ᠳ᠋ᠤ ᠬᠡᠯᠡᠭᠰᠡᠨ ᠴᠠᠭ ᠬᠦᠷᠳᠡᠯ᠎ᠡ᠃

《 ᠰᠤᠷᠭᠠᠯ ᠪᠢᠴᠢᠭ 》 ᠤᠨ ᠰᠤᠷᠤᠯᠴᠠᠭᠴᠢ ᠶ᠋ᠢᠨ᠂ ᠬᠠᠮᠢᠭ᠎ᠠ ᠪᠡᠶ᠎ᠡ ᠪᠠᠨ ᠬᠠᠮᠢᠶᠠᠷᠤᠯᠴᠠᠯ᠂ ᠬᠡᠷᠡᠭ ᠦᠨ 2023 ᠤᠨ ᠤ ᠨᠢᠭᠡᠳᠦᠭᠡᠷ ᠰᠠᠷ᠎ᠠ ᠶ᠋ᠢᠨ ᠳ᠋ᠤ ᠬᠡᠯᠡᠬᠦ ᠶᠡᠷᠦᠩᠬᠡᠢ᠃ ᠲᠡᠷᠡ ᠨᠢᠭᠡᠨ ᠤ ᠬᠤᠲᠠ ᠶ᠋ᠢᠨ ᠬᠡᠮᠵᠢᠶ᠎ᠡ ᠪᠠᠨ ᠬᠠᠮᠢᠶᠠᠷᠤᠭᠰᠠᠨ ᠬᠡᠷᠡᠭ ᠦᠨ ᠲᠤᠰᠬᠠᠯ᠃

ᠲᠡᠷᠡ ᠬᠡᠪᠯᠡᠭᠰᠡᠨ ᠬᠡᠮᠵᠢᠶ᠎ᠡ ᠶ᠋ᠢ ᠬᠡᠯᠡᠭᠰᠡᠨ᠂ ᠪᠢᠳᠡᠨ ᠦ ᠨᠢᠭᠡᠨ ᠬᠤᠶᠠᠷ ᠳ᠋ᠤ ᠬᠠᠮᠢᠶᠠᠷᠤᠯ ᠬᠡᠷᠡᠭ ᠲᠡᠢ᠃ ᠲᠡᠷᠡ ᠬᠡᠮᠵᠢᠶ᠎ᠡ ᠶ᠋ᠢ ᠬᠡᠯᠡᠭᠰᠡᠨ ᠬᠡᠷᠡᠭ ᠲᠡᠢ ᠪᠠᠢᠨ᠎ᠠ᠃ ᠪᠢᠳᠡ ᠬᠡᠮᠵᠢᠶ᠎ᠡ ᠶ᠋ᠢ ᠬᠡᠯᠡᠭᠰᠡᠨ ᠬᠡᠷᠡᠭ ᠲᠡᠢ ᠪᠠᠢᠨ᠎ᠠ᠃

ᠲᠡᠷᠡ ᠨᠢ ᠬᠡᠮᠵᠢᠶ᠎ᠡ ᠶ᠋ᠢ ᠬᠡᠯᠡᠭᠰᠡᠨ ᠬᠡᠷᠡᠭ ᠲᠡᠢ ᠪᠠᠢᠨ᠎ᠠ᠂ ᠲᠡᠷᠡ ᠬᠡᠮᠵᠢᠶ᠎ᠡ ᠶ᠋ᠢ ᠬᠡᠯᠡᠭᠰᠡᠨ ᠬᠡᠷᠡᠭ ᠲᠡᠢ᠃ ᠪᠢᠳᠡ ᠬᠡᠮᠵᠢᠶ᠎ᠡ ᠶ᠋ᠢ ᠬᠡᠯᠡᠭᠰᠡᠨ ᠬᠡᠷᠡᠭ ᠲᠡᠢ ᠪᠠᠢᠨ᠎ᠠ᠂ ᠲᠡᠷᠡ ᠬᠡᠮᠵᠢᠶ᠎ᠡ ᠶ᠋ᠢ ᠬᠡᠯᠡᠭᠰᠡᠨ᠃

ᠲᠡᠷᠡ ᠬᠡᠮᠵᠢᠶ᠎ᠡ ᠶ᠋ᠢ ᠬᠡᠯᠡᠭᠰᠡᠨ᠂ ᠬᠡᠮᠵᠢᠶ᠎ᠡ ᠶ᠋ᠢ ᠬᠡᠯᠡᠭᠰᠡᠨ ᠬᠡᠷᠡᠭ ᠲᠡᠢ᠃ ᠲᠡᠷᠡ ᠬᠡᠮᠵᠢᠶ᠎ᠡ ᠶ᠋ᠢ ᠬᠡᠯᠡᠭᠰᠡᠨ ᠬᠡᠷᠡᠭ ᠲᠡᠢ ᠪᠠᠢᠨ᠎ᠠ᠃

2024 ᠣᠨ ᠤ 8 ᠰᠠᠷ᠎ᠠ

3

ᠭᠠᠷᠴᠠᠭ

ᠲᠡᠷᠢᠭᠦᠨ ᠪᠦᠯᠦᠭ ᠵᠠᠩ ᠦᠢᠯᠡ ᠶᠢᠨ ᠲᠤᠬᠠᠢ ᠲᠣᠪᠴᠢ ᠥᠭᠦᠯᠡᠯ .. 1

ᠨᠢᠭᠡᠳᠦᠭᠡᠷ ᠬᠡᠰᠡᠭ ᠵᠠᠩ ᠦᠢᠯᠡ ᠶᠢᠨ ᠳᠠᠯᠳᠠ ᠤᠳᠬᠠ .. 1

ᠬᠣᠶᠠᠳᠤᠭᠠᠷ ᠬᠡᠰᠡᠭ ᠵᠠᠩ ᠦᠢᠯᠡ ᠶᠢᠨ ᠣᠨᠴᠠᠯᠢᠭ .. 1

ᠭᠤᠷᠪᠠᠳᠤᠭᠠᠷ ᠬᠡᠰᠡᠭ ᠵᠠᠩ ᠦᠢᠯᠡ ᠶᠢᠨ ᠤᠯᠠᠮᠵᠢᠯᠠᠯ .. 2

ᠬᠣᠶᠠᠳᠤᠭᠠᠷ ᠪᠦᠯᠦᠭ ᠵᠠᠩ ᠦᠢᠯᠡ ᠶᠢᠨ ᠪᠦᠷᠢᠯᠳᠦᠬᠦᠨ .. 4

ᠨᠢᠭᠡᠳᠦᠭᠡᠷ ᠬᠡᠰᠡᠭ .. 4

ᠬᠣᠶᠠᠳᠤᠭᠠᠷ ᠬᠡᠰᠡᠭ ᠵᠠᠩ ᠦᠢᠯᠡ ᠶᠢᠨ ᠦᠨᠳᠦᠰᠦ .. 6

ᠭᠤᠷᠪᠠᠳᠤᠭᠠᠷ ᠪᠦᠯᠦᠭ ᠵᠠᠩ ᠦᠢᠯᠡ ᠶᠢᠨ ᠠᠭᠤᠯᠭ᠎ᠠ .. 12

ᠨᠢᠭᠡᠳᠦᠭᠡᠷ ᠬᠡᠰᠡᠭ .. 12

ᠬᠣᠶᠠᠳᠤᠭᠠᠷ ᠬᠡᠰᠡᠭ .. 16

ᠭᠤᠷᠪᠠᠳᠤᠭᠠᠷ ᠬᠡᠰᠡᠭ .. 20

⋯⋯⋯⋯⋯⋯⋯⋯⋯⋯⋯⋯⋯⋯⋯⋯⋯⋯⋯⋯⋯⋯⋯⋯⋯⋯ 70

⋯⋯⋯⋯⋯⋯⋯⋯⋯⋯⋯⋯⋯⋯⋯⋯⋯⋯⋯⋯⋯⋯⋯⋯⋯⋯ 67

⋯⋯⋯⋯⋯⋯⋯⋯⋯⋯⋯⋯⋯⋯⋯⋯⋯⋯⋯⋯⋯⋯⋯⋯⋯⋯ 60

⋯⋯⋯⋯⋯⋯⋯⋯⋯⋯⋯⋯⋯⋯⋯⋯⋯⋯⋯⋯⋯⋯⋯⋯⋯⋯ 58

⋯⋯⋯⋯⋯⋯⋯⋯⋯⋯⋯⋯⋯⋯⋯⋯⋯⋯⋯⋯⋯⋯⋯⋯⋯⋯ 58

⋯⋯⋯⋯⋯⋯⋯⋯⋯⋯⋯⋯⋯⋯⋯⋯⋯⋯⋯⋯⋯⋯⋯⋯⋯⋯ 56

⋯⋯⋯⋯⋯⋯⋯⋯⋯⋯⋯⋯⋯⋯⋯⋯⋯⋯⋯⋯⋯⋯⋯⋯⋯⋯ 46

⋯⋯⋯⋯⋯⋯⋯⋯⋯⋯⋯⋯⋯⋯⋯⋯⋯⋯⋯⋯⋯⋯⋯⋯⋯⋯ 42

⋯⋯⋯⋯⋯⋯⋯⋯⋯⋯⋯⋯⋯⋯⋯⋯⋯⋯⋯⋯⋯⋯⋯⋯⋯⋯ 42

⋯⋯⋯⋯⋯⋯⋯⋯⋯⋯⋯⋯⋯⋯⋯⋯⋯⋯⋯⋯⋯⋯⋯⋯⋯⋯ 36

⋯⋯⋯⋯⋯⋯⋯⋯⋯⋯⋯⋯⋯⋯⋯⋯⋯⋯⋯⋯⋯⋯⋯⋯⋯⋯ 34

⋯⋯⋯⋯⋯⋯⋯⋯⋯⋯⋯⋯⋯⋯⋯⋯⋯⋯⋯⋯⋯⋯⋯⋯⋯⋯ 32

⋯⋯⋯⋯⋯⋯⋯⋯⋯⋯⋯⋯⋯⋯⋯⋯⋯⋯⋯⋯⋯⋯⋯⋯⋯⋯ 30

⋯⋯⋯⋯⋯⋯⋯⋯⋯⋯⋯⋯⋯⋯⋯⋯⋯⋯⋯⋯⋯⋯⋯⋯⋯⋯ 29

⋯⋯⋯⋯⋯⋯⋯⋯⋯⋯⋯⋯⋯⋯⋯⋯⋯⋯⋯⋯⋯⋯⋯⋯⋯⋯ 27

⋯⋯⋯⋯⋯⋯⋯⋯⋯⋯⋯⋯⋯⋯⋯⋯⋯⋯⋯⋯⋯⋯⋯⋯⋯⋯ 26

ᠬᠣᠶᠠᠷ ᠤᠨ ᠲᠣᠬᠠᠢ — 5 ᠳᠤᠭᠠᠷ ᠬᠢᠴᠢᠶᠡᠯ ... 92

ᠳᠥᠷᠪᠡᠨ — 4 ᠳᠤᠭᠠᠷ ᠬᠢᠴᠢᠶᠡᠯ ... 92

ᠭᠤᠷᠪᠠ — 3 ᠳᠤᠭᠠᠷ ᠬᠢᠴᠢᠶᠡᠯ (ᠵᠢᠷᠤᠭ) ... 91

ᠳᠥᠷᠪᠡ — 4 ᠳᠤᠭᠠᠷ ᠬᠢᠴᠢᠶᠡᠯ ... 90

ᠳᠥᠷᠪᠡᠨ ᠬᠣᠶᠠᠷ — 4 ᠳᠤᠭᠠᠷ ᠬᠢᠴᠢᠶᠡᠯ (ᠵᠢᠷᠤᠭ) ... 89

ᠳᠣᠯᠤᠭᠠᠨ ᠵᠢᠷᠤᠭ — 7 ᠳᠤᠭᠠᠷ ᠬᠢᠴᠢᠶᠡᠯ ... 89

ᠳᠣᠯᠣᠭ᠎ᠠ — 7 ᠳᠤᠭᠠᠷ ᠬᠢᠴᠢᠶᠡᠯ ... 87

ᠵᠢᠷᠤᠭ ... 86

ᠳᠥᠷᠪᠡ — 4 ᠳᠤᠭᠠᠷ ᠬᠢᠴᠢᠶᠡᠯ ... 84

ᠳᠥᠷᠪᠡ — 10 ᠳᠤᠭᠠᠷ ᠬᠢᠴᠢᠶᠡᠯ ... 83

ᠵᠢᠷᠤᠭ ᠬᠢᠴᠢᠶᠡᠯ ... 82

ᠵᠢᠷᠤᠭ 42 ᠳᠤᠭᠠᠷ ᠬᠢᠴᠢᠶᠡᠯ ... 82

ᠬᠣᠶᠠᠳᠤᠭᠠᠷ ᠪᠦᠯᠦᠭ ᠵᠢᠷᠤᠭ ᠤᠨ ᠲᠣᠬᠠᠢ ᠶᠢᠨ ᠮᠡᠳᠡᠯᠭᠡ ... 82

ᠵᠢᠷᠤᠭ ᠤᠨ ᠲᠣᠬᠠᠢ ... 76

ᠵᠢᠷᠤᠭ ... 75

ᠵᠢᠷᠤᠭ ᠬᠢᠴᠢᠶᠡᠯ ... 72

ᠬᠣᠷᠢᠨ ᠨᠢᠭᠡᠳᠦᠭᠡᠷ — 8 ... 103

ᠬᠣᠷᠢᠨ ᠬᠣᠶᠠᠳᠤᠭᠠᠷ — 4 ᠳᠦ ᠪᠦᠯᠦᠭ ... 103

ᠬᠣᠷᠢᠨ — 4 ᠳᠦ ᠪᠦᠯᠦᠭ ... 102

ᠬᠣᠷᠢᠨ — 4 ᠳᠦ ᠪᠦᠯᠦᠭ ... 102

ᠬᠣᠷᠢᠨ — 2 ᠳᠤ ᠪᠦᠯᠦᠭ ... 101

ᠠᠷᠪᠠᠨ ᠶᠢᠰᠦᠳᠦᠭᠡᠷ — 3 ᠳᠤ ᠪᠦᠯᠦᠭ ... 100

ᠠᠷᠪᠠᠨ — 3 ᠳᠤ ᠪᠦᠯᠦᠭ ... 100

ᠠᠷᠪᠠᠨ — 3 ᠳᠤ ᠪᠦᠯᠦᠭ ... 99

ᠠᠷᠪᠠᠨ — 4 ᠳᠦ ᠪᠦᠯᠦᠭ ... 98

ᠠᠷᠪᠠᠨ ᠳᠡᠪ — 4 ᠳᠦ ᠪᠦᠯᠦᠭ (ᠪᠦᠯᠦᠭ) 97

ᠠᠷᠪᠠᠨ — 3 ᠳᠤ ᠪᠦᠯᠦᠭ ... 97

ᠠᠷᠪᠠᠨ — 3 ᠳᠤ ᠪᠦᠯᠦᠭ ... 96

ᠠᠷᠪᠠᠨ — 3 ᠳᠤ ᠪᠦᠯᠦᠭ ... 95

ᠠᠷᠪᠠᠨ — 6 ᠳᠤ ᠪᠦᠯᠦᠭ ... 95

ᠠᠷᠪᠠᠨ — 4 ᠳᠦ ᠪᠦᠯᠦᠭ ... 94

ᠠᠷᠪᠠᠨ — 3 ᠳᠤ ᠪᠦᠯᠦᠭ ... 93

ᠳᠡᠭᠡᠳᠦ — 4 ᠳᠤ ᠪᠤᠢ .. 114

ᠬᠥᠬᠡᠭᠴᠢᠨ — 7 ᠳᠤ ᠪᠤᠢ .. 113

ᠲᠡᠷᠡᠭᠦᠨ — 7 ᠳᠤ ᠪᠤᠢ .. 113

ᠬᠠᠷᠠᠬᠠᠳᠠᠭᠴᠢ — 7 ᠳᠤ ᠪᠤᠢ .. 112

ᠬᠡᠭᠦᠷ ᠪᠦᠭᠦᠳᠡ — 4 ᠳᠤ ᠪᠤᠢ .. 111

ᠬᠡᠭᠦᠷ ᠪᠦᠭᠦᠳᠡ — 7 ᠳᠤ ᠪᠤᠢ .. 111

ᠲᠡᠭᠷᠢᠨᠠᠷᠠᠳᠠᠭ — 5 ᠳᠤ ᠪᠤᠢ .. 110

ᠬᠥᠳᠡᠯᠮᠦᠷᠢ ᠪ ᠠᠷᠠᠳ ᠤᠳ ᠳᠤ ᠬᠢ᠌) — 4 ᠳᠤ ᠪᠤᠢ .. 109

ᠨᠠᠢᠷᠠᠮᠳᠠᠯ — 4 ᠳᠤ ᠪᠤᠢ .. 109

ᠰᠠᠷᠠᠯ — 3 ᠳᠤ ᠪᠤᠢ (ᠲᠣᠭᠯᠠᠭᠠᠮ) .. 108

ᠬᠣᠶᠠᠷ) ᠨᠠᠰᠤ — 3 ᠳᠤ ᠪᠤᠢ .. 108

ᠬᠥᠭᠵᠢᠮᠲᠦ ᠬᠤᠷᠢᠮᠯᠠᠯ — 4 ᠳᠤ ᠪᠤᠢ (ᠲᠣᠭᠯᠠᠭᠠᠮ) .. 107

ᠲᠥᠷᠥᠭᠰᠡᠨ — 25 ᠳᠤ ᠪᠤᠢ .. 106

ᠬᠣᠶᠢᠲᠤ — 8 ᠳᠤ ᠪᠤᠢ .. 105

ᠪᠠᠷᠠᠭᠤᠨ — 5 ᠳᠤ ᠪᠤᠢ .. 105

ᠲᠡᠭᠷᠢᠲᠦ ᠨᠠᠰᠤᠲᠠᠢ — 5 ᠳᠤ ᠪᠤᠢ .. 104

ᠠᠶᠠᠯᠭᠤ — 6 ... 127

ᠠᠶᠠᠯᠭᠤ — 5 ... 126

ᠬᠤᠷᠠ ᠶᠢᠨ ᠪᠤᠷᠤᠭ᠎ᠠ — 10 ... 125

ᠠᠶᠠᠯᠭᠤ — 14 (ᠤᠶᠠᠩᠭ᠎ᠠ) ... 124

ᠳᠠᠭᠤᠯᠠᠯ᠎ᠠ — 15 ... 123

ᠴᠡᠴᠡᠭᠡᠷᠯᠢᠭ ᠦᠨ ᠠᠶᠠᠯᠭᠤ — 15 (ᠤᠶᠠᠩᠭ᠎ᠠ) ... 122

ᠬᠠᠷᠠᠭᠤᠯ ᠦᠨ ᠤᠨᠠᠭᠠᠨ ᠳᠠᠭᠤᠯᠠᠯ — 7 ... 121

ᠠᠶᠠᠯᠭᠤ ᠶᠢᠨ ᠠᠶᠠᠯᠭᠤ — 8 ... 121

ᠬᠠᠷᠠᠭᠤᠯ ᠦᠨ ᠤᠨᠠᠭᠠᠨ ᠳᠠᠭᠤᠯᠠᠯ — 5 ... 120

ᠤᠶᠠᠩᠭ᠎ᠠ ᠶᠢᠨ ᠴᠡᠴᠡᠭ — 10 ... 119

ᠠᠶᠠᠯᠭᠤ — 6 ... 118

ᠳᠤᠷᠠᠳᠬᠠᠯ᠎ᠠ — 5 (ᠤᠶᠠᠩᠭ᠎ᠠ) ᠤᠶᠠᠩᠭ᠎ᠠ ᠶᠢᠨ ᠬᠦᠰᠡᠯ ... 117

ᠴᠡᠴᠡᠭᠡᠷᠯᠢᠭ ᠤᠨ ᠠᠶᠠᠯᠭᠤ ... 117

ᠠᠶᠠᠯᠭᠤ ᠶᠢᠨ ... 116

ᠴᠡᠴᠡᠭᠦᠯᠢᠭ — 7 ᠤᠨ ᠠᠶᠠᠯᠭᠤ ... 115

ᠳᠠᠭᠤᠯᠠᠯ — 4 ᠤᠨ ᠠᠶᠠᠯᠭᠤ ... 114

7

ᠭᠡᠭᠡᠷ᠎ᠡ — 8 ··· 142

ᠬᠣᠳᠠᠯᠢ ᠭᠡᠭᠡᠷ᠎ᠡ — 8 ·· 141

ᠲᠠᠷᠪᠠᠭᠠᠯᠵᠢᠨ ᠤᠨ ᠨᠠᠮᠤᠷ — 7 ··· 140

ᠨᠠᠷᠠᠲᠤ — 7 ·· 139

ᠬᠤᠷᠢᠮᠯᠠ — 15 ·· 138

ᠬᠤᠷᠢᠮᠯᠠ — 16 ·· 137

ᠨᠠᠷᠢᠨ ᠤᠨ ᠨᠠᠮᠤᠷ ᠤ — ··· 136

ᠬᠡᠷᠡᠭᠡᠲᠦ — 13 ··· 135

ᠬᠣᠷᠰᠢᠶᠠᠯᠠᠭᠰᠠᠨ ᠨᠠᠮᠤᠷ — 10 ·· 134

ᠨᠠᠷᠢᠨ ᠨᠠᠮᠤᠷ — 15 ·· 133

ᠨᠠᠢᠷᠠᠮᠳᠠᠬᠤ ᠵᠢᠯ — 6 ··· 132

ᠲᠣᠬᠢᠶ᠎ᠠ — 6 ·· 131

ᠨᠠᠢᠷᠠᠮᠳᠠᠯᠳᠤ ᠨᠠᠮᠤᠷ — 16 ·· 130

ᠨᠠᠮᠤᠷ — 4 ·· 129

ᠬᠡᠷᠡᠭ ᠤ ᠳᠣᠲᠣᠷ᠎ᠠ — 9 ··· 128

ᠬᠣᠳᠠᠯᠠᠭᠰᠠᠨ ᠬᠣᠰᠢᠭᠤᠳ ᠤᠨ ᠨᠠᠮᠤᠷ ··· 127

ᠰᠢᠯᠦᠭ — 4 ... 154

ᠰᠠᠶᠢᠬᠠᠨ ᠪᠦᠰᠡᠭᠦᠢ ᠴᠢᠯᠠᠭᠤ — 3 ... 154

ᠲᠡᠭᠷᠢᠯᠢᠭ ᠬᠦᠮᠦᠨ ᠦ ᠢᠷᠠᠭᠤᠨᠠᠢ ... 153

ᠰᠢᠯᠦᠭ — 8 ... 152

ᠰᠢᠯᠦᠭ — 7 (ᠲᠡᠷᠢ) ... 152

ᠰᠢᠯᠦᠭ — 3 ... 151

ᠲᠦᠷᠦᠭᠦ — 10 ... 150

ᠬᠤᠶᠠᠷ ᠤᠨ ᠰᠢᠯᠦᠭ — 8 ... 149

ᠲᠠᠨᠢᠯᠴᠠᠭᠤᠯᠤᠯ — 4 ... 149

ᠲᠡᠭᠦᠰᠦᠭᠰᠡᠨ — 3 .. 148

ᠰᠢᠯᠦᠭ ᠲᠡᠭᠢ — 4 .. 147

ᠰᠠᠶᠢᠬᠠᠨ ᠴᠢᠯᠠᠭᠤ — 5 .. 146

ᠲᠦᠷᠦᠭᠦ — 5 .. 145

ᠰᠢᠯᠦᠭ — 7 ... 144

ᠰᠢᠯᠦᠭ — 7 ... 144

ᠰᠢᠭᠰᠢᠭ ᠰᠢᠯᠦᠭ — 8 .. 143

ᠴᠢᠯᠠᠭᠤ — 6 ·· 167

ᠬᠤᠷᠢᠮᠯᠠᠬᠤ ᠶᠢᠨ ᠤᠴᠢᠷ —7 ··· 166

ᠠᠷᠢᠬᠢᠯᠠᠬᠤ — 6 ··· 165

ᠬᠡᠯᠡ — 6 ·· 164

(ᠲᠠᠮᠠᠬᠢᠯᠠᠬᠤ) — 15 ·· 164

ᠵᠠᠩᠰᠢᠯ — 19 ··· 163

ᠰᠠᠬᠢᠯᠭ᠎ᠠ ᠪᠠᠲᠤ ·· 162

ᠬᠤᠷᠢᠮᠯᠠᠬᠤ (ᠨᠠᠶᠢᠷᠯᠠᠬᠤ ᠶᠢᠨ ᠤᠴᠢᠷ) ····························· 161

ᠬᠤᠷᠢᠮᠯᠠᠬᠤ ᠶᠢᠨ ᠤᠴᠢᠷ —7 ··· 160

ᠴᠢᠯᠠᠭᠤ — 35 ··· 159

ᠲᠠᠮᠠᠬᠢ — 4 ··· 158

ᠬᠡᠯᠡ ᠦᠭᠡ — 11 ·· 157

ᠰᠤᠷᠭᠠᠭᠤᠯᠢ — 7 ··· 157

ᠬᠤᠷᠢᠮ — 6 ·· 156

ᠵᠢᠷᠤᠭ — 12 ··· 155

ᠰᠢᠯᠦᠭ — 7 (ᠰᠢᠯᠦᠭ) ·· 155

ᠤᠨᠤᠯ ᠤ᠋ᠨ ᠦᠭᠦᠯᠡᠯ — 7 ·························· 177

ᠲᠤᠰᠬᠠᠢ ᠰᠢᠨᠵᠢᠯᠡᠭᠡᠨ ᠦ ᠦᠭᠦᠯᠡᠯ — 7 ·························· 177

ᠬᠠᠭᠤᠴᠢᠯ —11 ·························· 176

ᠳᠣᠮᠳᠠᠳᠤ᠋ᠷ) —17 ·························· 175

ᠨᠠᠢᠷᠠᠭᠤᠯᠤᠯ ᠬᠦᠰᠦᠭ —6 ·························· 175

ᠳᠠᠮᠠᠢ ᠰᠢᠨᠵᠢ —16 ·························· 174

ᠨᠠᠢᠷᠠᠯ — 25 ·························· 173

ᠨᠠᠢᠷᠠᠯ — 8 ·························· 173

ᠬᠦᠴᠦᠨ ᠵᠢ᠋) — 6 ·························· 172

ᠨᠠᠢᠷᠠᠯ ᠤ᠋ᠨ ᠰᠢᠨᠵᠢ) — 6 ·························· 171

ᠨᠠᠢᠷᠠᠯ ᠤ᠋ᠨ ᠰᠢᠨᠵᠢ) —13 ·························· 171

ᠰᠢᠨᠵᠢ) —13 ·························· 170

ᠨᠠᠢᠷᠠᠯ — 15 ·························· 169

ᠬᠦᠷᠦᠭᠡᠨ ᠰᠢᠨᠵᠢ —7 ·························· 168

ᠨᠠᠢᠷᠠᠯ — 10 ·························· 168

ᠨᠠᠢᠷᠠᠯ — 18 ·························· 167

ᠨᠠᠢᠮᠠᠳᠤᠭᠠᠷ — 18 ·· 190

ᠢᠷᠡᠯ ᠮᠦᠷᠦᠨ — ······································· 189

ᠬᠦᠷ ᠬᠠᠮᠲᠤᠷᠠᠯ — 11 ···························· 188

ᠨᠠᠢᠮᠠᠳᠤ — 13 ··· 187

ᠨᠠᠢᠮᠠᠳᠤᠭᠠᠷ — 10 ····································· 187

ᠨᠠᠢᠮᠠᠳᠤ — 7 ··· 186

ᠬᠦᠷᠦᠨᠡᠯ ᠮᠦᠷᠦᠨ — 10 ······························· 185

ᠮᠦᠷᠦᠨ — 7 ··· 184

ᠨᠠᠢᠮᠠᠳᠤ ᠮᠦᠷᠦᠨ — 13 ································ 183

ᠬᠦᠷᠦᠭᠡᠳᠦ᠋ᠶᠢᠨ (ᠨᠠᠢᠮᠠ) ᠮᠦᠷᠦᠨ ᠲᠡᠷᠢ ᠲᠦ ᠨᠢ ᠮᠦᠷᠦᠨ ············· 183

ᠮᠦᠷᠦᠨ — 8 ··· 182

ᠨᠠᠢᠮᠠᠳᠤ — 10 ·· 181

ᠨᠠᠢᠮᠠᠳᠤ ᠪᠠ ᠬᠠᠮᠲᠤ — 7 ···························· 180

ᠬᠦᠷ ᠪᠠ ᠬᠠᠮᠲᠤᠷᠠᠯ — 25 ······························ 179

ᠨᠠᠢᠮᠠᠳᠤᠭᠠᠷ ᠪᠠ ᠬᠠᠮᠲᠤ — 7 ······················ 178

ᠮᠦᠷᠦᠨ — 12 ··· 178

ᠪᠠᠷᠠᠭᠤᠨ ᠣᠶᠢᠷᠠᠳ — 11 ·· 207

ᠣᠶᠢᠷᠠᠳ — 11 ·· 206

ᠣᠶᠢᠷᠠᠳ ᠤᠳ — 29 ·· 205

ᠣᠶᠢᠷᠠᠳ ᠤ ᠬᠣᠲᠠᠯᠠ ᠪᠠ ·· 204

ᠣᠶᠢᠷᠠᠳ ᠤ ᠬᠠᠭᠠᠨ ᠤ ·· 203

ᠮᠣᠩᠭᠣᠯ ᠤᠳ — 2 ·· 203

ᠡᠬᠡ — 3 ·· 202

ᠣᠶᠢᠷᠠᠳ — 32 ·· 200

ᠮᠣᠩᠭᠣᠯ ᠣᠶᠢᠷᠠᠳ ·· 199

ᠣᠶᠢᠷᠠᠳ — 5 ·· 198

ᠣᠶᠢᠷᠠᠳ ᠤᠳ — 18 ·· 197

ᠣᠶᠢᠷᠠᠳ ᠤᠳ — 14 ·· 196

ᠪᠣᠯᠣᠭᠰᠠᠨ ᠤᠳ — 15 ·· 195

ᠣᠶᠢᠷᠠᠳ ᠤ ᠬᠠᠭᠠᠨ ·· 193

ᠣᠶᠢᠷᠠᠳ ᠤᠳ — 25 ·· 192

ᠪᠣᠯᠣᠭ — 11 ·· 191

ᠮᠣᠩᠭᠣᠯ ᠤ ᠣᠶᠢᠷᠠᠳ ᠤᠨ ᠲᠡᠦᠬᠡ ᠶᠢᠨ ᠲᠣᠪᠴᠢᠶᠠᠨ

ᠶᠡ — 11 ··· 220

ᠮᠡᠨ ᠤ ᠬᠡᠯᠡᠯᠭᠡ — 9 ··· 220

ᠬᠡᠦᠬᠡᠳ ᠤ — 3 ··· 219

ᠬᠡᠦᠬᠡᠳ ᠤᠶᠠᠩᠭᠠ — 10 ··· 218

ᠬᠡᠦᠬᠡᠳ ᠤ ᠤᠶᠠᠩᠭᠠ — 11 ·· 218

ᠬᠡᠦᠬᠡᠳ ᠤ ᠤᠶᠠᠩᠭᠠ — 10 ·· 217

ᠬᠡᠳᠦ ᠬᠡᠦᠬᠡᠳ ᠤᠨ — 18 ··· 216

ᠬᠡᠦᠬᠡᠳ ᠤᠨ — 9 ··· 216

ᠬᠡᠦᠬᠡᠳ ᠤ — 23 ··· 215

ᠬᠡᠦᠬᠡᠳ ᠤ — 11 ··· 214

ᠬᠡᠦᠬᠡᠳ ᠤ ᠬᠡᠦᠬᠡᠳ — 8 ·· 213

ᠬᠡᠦᠬᠡᠳ ᠤ ᠬᠡᠦᠬᠡᠳ — 212

ᠬᠡᠦᠬᠡᠳ ᠤᠨ — 26 ··· 211

ᠬᠡᠦᠬᠡᠳ ᠤᠨ ··· 210

ᠬᠡᠦᠬᠡᠳ ᠤᠶᠠᠩᠭᠠ ᠬᠡᠦᠬᠡᠳ — 8 ··· 209

ᠬᠡᠦᠬᠡᠳᠦᠳ — 6 ·· 208

13

ᠭᠡᠷ — 9 (ᠳᠡᠪᠲᠡᠷ) ·········· 232

ᠭᠡᠷᠡᠯ — 12 ·········· 232

ᠭᠡᠷᠡᠯ — 11 ·········· 231

ᠣᠷᠣᠰᠬᠣᠯ — 35 ·········· 230

ᠲᠠᠷᠢᠶᠠᠨ ᠬᠣᠷᠢ ᠠᠴᠠ — 7 ·········· 230

ᠲᠠᠷᠢᠶᠠᠨ ᠬᠣᠷᠢ — 11 ·········· 229

ᠬᠣᠷᠢ ᠠᠴᠠ — 13 ·········· 228

ᠭᠣᠣᠯ — 10 ·········· 228

ᠰᠠᠷᠠᠯ — 8 ·········· 227

ᠰᠠᠷᠠᠯ — 8 ·········· 226

ᠲᠠᠷᠢᠶᠠᠨ ᠬᠣᠷᠢᠶᠠᠨ ᠬᠣᠷᠢᠶᠠ — 8 ·········· 226

(ᠲᠡᠪᠲᠡᠷ) — 18 ·········· 225

ᠲᠠᠷᠢᠶᠠᠨ ᠬᠣᠷᠢ ᠠᠴᠠ — 13 ·········· 224

ᠬᠣᠷᠢᠶᠠ — 19 (ᠳᠡᠪᠲᠡᠷ) ·········· 223

ᠬᠣᠷᠢᠶᠠᠨ ᠠᠴᠠᠷᠠᠯ — 8 ·········· 222

ᠬᠣᠷᠢᠶᠠᠨ ᠠᠴᠠᠷᠠᠯ — 8 ·········· 222

ᠲᠠᠷᠢᠶᠠᠨ ᠠᠴᠠᠷᠠᠯ — 5 ·········· 221

ᠰᠠᠢᠢᠬᠠᠨ ᠦ ᠰᠠᠢᠢᠬᠠᠨ ᠬᠣᠷᠢᠶᠠᠨ ᠦᠨ ᠬᠣᠷᠢ ᠠᠴᠠ ᠬᠣᠷᠢᠶᠠᠨ

ᠭᠡᠷᠡᠯᠲᠦ ᠰᠢᠳᠠᠮ — 20 ··························· 244

ᠵᠢᠷᠤᠵᠢ — 14 ····································· 243

ᠬᠠᠷᠠ ᠤ ᠰᠡᠷ — 8 ································· 243

ᠭᠦᠷᠦ — 8 ··· 242

ᠭᠦᠷᠦᠯᠲᠦᠷ — 5 ······························· 241

ᠬᠤᠷᠤ ᠵᠢᠷᠦᠭ — 11 ······························· 240

ᠵᠤᠯᠵᠠᠷ — 6 ······································· 239

ᠰᠤᠷᠭᠠᠭᠤᠯᠵᠤ — 15 ······························· 239

ᠬᠤᠷᠤ ᠲᠦᠭ — 9 ··································· 238

ᠰᠢᠷᠭᠦᠯᠲᠦ — 7 ····································· 237

ᠲᠦᠷᠦ — 13 ··· 236

ᠲᠦᠷᠦ — 5 ··· 236

ᠲᠦᠷᠦ — 11 ··· 235

ᠬᠤᠵᠢᠷᠰᠠᠯᠤ — 8 ····························· 234

ᠬᠠᠷᠠ ᠲᠤ ᠰᠢᠷᠭᠦᠯ — 6 ··························· 234

ᠰᠢᠷᠭᠦᠯᠲᠦ ᠨᠠᠷᠠ — 15 ··························· 233

15

ᠭᠡᠷ ᠤᠨ — 4 ... 255

ᠬᠤᠷᠢᠮ ᠤᠨ ᠶᠣᠰᠤᠯᠠᠯ ᠤᠨ ᠨᠠᠶᠢᠷ — 3 ... 254

ᠬᠤᠳᠠ ᠵᠠᠰᠠᠭ ᠤᠨ ᠨᠠᠶᠢᠷ — 3 ... 254

ᠨᠠᠶᠢᠷ — 9 (ᠨᠠᠶᠢᠷ) ... 253

ᠨᠠᠶᠢᠷ — 12 .. 252

ᠨᠠᠶᠢᠷ ᠤᠨ ᠨᠠᠶᠢᠷ — 4 ... 252

ᠦᠵᠡᠭᠦᠷ ᠨᠠᠶᠢᠷ — 17 ... 251

ᠨᠠᠶᠢᠷ ᠤᠨ ᠨᠠᠶᠢᠷ — 8 .. 250

ᠨᠠᠶᠢᠷ — 38 .. 250

ᠨᠠᠶᠢᠷ — 7 ... 249

ᠨᠠᠶᠢᠷ — 9 ... 248

ᠨᠠᠶᠢᠷ — 12 .. 247

ᠨᠠᠶᠢᠷ ᠤᠨ ᠨᠠᠶᠢᠷ — 9 ... 247

ᠨᠠᠶᠢᠷ) — 6 ... 246

ᠨᠠᠶᠢᠷ — 7 ... 245

17

ᠵᠢᠷᠤᠭ — 25 ··· 269

ᠠᠮᠢᠳᠤᠷᠠᠯ ᠤᠨ ᠲᠤᠬᠠᠢ — 25 ·· 268

ᠬᠤᠭᠤᠴᠠᠭᠠᠨ ᠤ ᠠᠮᠢᠳᠤᠷᠠᠯ — 25 ·································· 267

ᠬᠠᠭᠤᠴᠢᠨ ᠤ ᠠᠮᠢᠳᠤᠷᠠᠯ — 9 ·· 267

ᠵᠢᠷᠤᠭ — 8 ··· 266

ᠤᠯᠠᠮᠵᠢᠯᠠᠯ ᠤᠳᠬ᠎ᠠ ·· 265

ᠬᠡᠪᠢ ᠶᠢᠨ ᠵᠢᠷᠤᠭ ᠤᠳᠬ᠎ᠠ ·· 264

ᠵᠢᠷᠤᠭ ᠤᠳᠬ᠎ᠠ ·· 263

ᠬᠠᠯᠬᠠᠴᠤᠳ ᠤᠨ ᠠᠮᠢᠳᠤᠷᠠᠯ ᠵᠢᠷᠤᠮᠵᠢᠯ (ᠵᠢᠷᠤᠭ) ················· 262

ᠵᠢᠷᠤᠭ — 13 ·· 261

ᠵᠢᠷᠤᠭ᠎ ᠤᠳᠬ᠎ᠠ — 13 ·· 260

ᠵᠢᠷᠤᠭ᠎ — 13 (ᠤᠳᠬ᠎ᠠ) ··· 259

ᠴᠤᠬᠤᠯᠠᠭᠤᠯᠬᠤ — 10 ··· 258

ᠬᠠᠭᠤᠴᠢᠨ ᠤ ᠰᠤᠶᠤᠯᠵᠢᠯ ·· 257

ᠬᠤᠭᠤᠴᠠᠭᠠᠨ ᠤ ᠵᠢᠷᠤᠭ ··· 256

ᠵᠢᠷᠤᠭ᠎ — 13 (ᠤᠳᠬ᠎ᠠ) ··· 255

ᠬᠤᠳᠳᠤᠭ ᠤ ᠬᠡᠯᠡᠯᠴᠡ — 5 ·································· 281

ᠬᠡᠯᠡᠯᠴᠡ — 25 ·································· 281

ᠬᠠᠰᠢᠷ ᠭᠡᠷ ᠡ — 2 ·································· 280

ᠭᠡᠷ ᠡ — 14 (ᠬᠡᠯᠡ) ·································· 279

ᠭᠡᠷᠡᠯ ᠭᠡᠷ ᠡ — 3 ·································· 279

ᠬᠡᠯᠡᠯ — 9 ·································· 278

ᠬᠡᠯᠡᠷ ᠬᠡᠯᠡᠯ — 2 ·································· 277

ᠬᠡᠯᠡ — 9 ·································· 276

ᠬᠡᠯᠡᠯᠴᠡᠭᠦᠯ ᠭᠡᠷ ᠡ — 15 (ᠬᠡᠯᠡ) ·································· 276

ᠬᠡᠯᠡᠯᠴᠡ ᠤ ᠬᠡᠯᠡᠯ ᠬᠡᠯᠡᠯᠴᠡ (ᠬᠡᠯᠡ) ·································· 275

ᠬᠡᠯᠡᠯᠴᠡ — 17 ·································· 274

ᠬᠡᠯᠡᠯᠴᠡ — 19 (ᠬᠡᠯᠡ) ·································· 273

ᠬᠡᠯᠡᠯᠴᠡ — 20 ·································· 272

ᠷ ᠤ ᠬᠡᠯᠡᠯᠴᠡ — 8 ·································· 271

ᠬᠡᠯᠡᠯᠴᠡ — 13 ·································· 270

ᠬᠡᠯᠡᠯᠴᠡ — 23 ·································· 270

ᠬᠡᠯᠡᠯᠴᠡᠭᠦᠯ ᠦ ᠬᠡᠯᠡᠯᠴᠡ ᠬᠡᠯᠡᠯ ᠤᠨ ᠳᠤ ᠳ᠋ᠤ ᠬᠡᠯᠡᠯᠴᠡ

18

ᠬᠣᠱᠤᠤ — 21 (ᠪᠠᠷᠠᠭᠤᠨ) ·· 294

ᠨᠠᠮᠤᠷ — 25 ·· 293

ᠡᠪᠦᠯ — 8 ·· 292

ᠬᠠᠪᠤᠷ — 18 ·· 292

ᠬᠠᠪᠤᠷ ᠦ ᠬᠤᠯᠢ — 9 ··· 291

ᠬᠠᠪᠤᠷ ᠪᠢᠯᠢᠭ — 3 ·· 290

ᠬᠠᠪᠤᠷ ᠪᠢᠯᠢᠭ — 25 ··· 290

ᠵᠤᠨ ᠤ ᠬᠤᠯᠢ — 5 (ᠪᠠᠷᠠᠭᠤᠨ) ··································· 289

ᠵᠤᠨ ᠤ ᠬᠤᠯᠢ — 25 ··· 288

ᠵᠣᠬᠢᠶᠠᠯ — 9 ·· 287

ᠬᠠᠪᠤᠷ — 25 ·· 286

ᠨᠠᠮᠤᠷ — 25 ·· 285

ᠨᠠᠮᠤᠷ ᠪᠢᠯᠢᠭ ᠦᠨ ᠤ ᠬᠤᠯᠢ — 37 ······························ 285

ᠨᠠᠮᠤᠷ — 18 ·· 283

ᠭᠠᠷᠴᠠᠭᠠᠯᠠᠯ — 30 ··· 282

᠂᠂᠂᠂᠂᠂᠂᠂᠂᠂᠂᠂᠂᠂᠂᠂᠂ 305
᠂᠂᠂᠂᠂᠂᠂᠂᠂᠂᠂᠂᠂᠂᠂᠂᠂ 305
᠂᠂᠂᠂᠂᠂᠂᠂᠂᠂᠂᠂᠂᠂᠂᠂᠂ 305
᠂᠂᠂᠂᠂᠂᠂᠂᠂᠂᠂᠂᠂᠂᠂᠂᠂ 304
᠂᠂᠂᠂᠂᠂᠂᠂᠂᠂᠂᠂᠂᠂᠂᠂᠂ 304
᠂᠂᠂᠂᠂᠂᠂᠂᠂᠂᠂᠂᠂᠂᠂᠂᠂ 304
᠂᠂᠂᠂᠂᠂᠂᠂᠂᠂᠂᠂᠂᠂᠂᠂᠂ 303
᠂᠂᠂᠂᠂᠂᠂᠂᠂᠂᠂᠂᠂᠂᠂᠂᠂ 303
᠂᠂᠂᠂᠂᠂᠂᠂᠂᠂᠂᠂᠂᠂᠂᠂᠂ 302
᠂᠂᠂᠂᠂᠂᠂᠂᠂᠂᠂᠂᠂᠂᠂᠂᠂ 302
— 21 () ᠂᠂᠂᠂᠂᠂᠂᠂᠂᠂᠂᠂᠂᠂᠂᠂᠂ 301
— 9 ᠂᠂᠂᠂᠂᠂᠂᠂᠂᠂᠂᠂᠂᠂᠂᠂᠂ 300
— 16 ᠂᠂᠂᠂᠂᠂᠂᠂᠂᠂᠂᠂᠂᠂᠂᠂᠂ 299
᠂᠂᠂᠂᠂᠂᠂᠂᠂᠂᠂᠂᠂᠂᠂᠂᠂ 297
— 12 ᠂᠂᠂᠂᠂᠂᠂᠂᠂᠂᠂᠂᠂᠂᠂᠂᠂ 297
— 11 ᠂᠂᠂᠂᠂᠂᠂᠂᠂᠂᠂᠂᠂᠂᠂᠂᠂ 296
— 7 ᠂᠂᠂᠂᠂᠂᠂᠂᠂᠂᠂᠂᠂᠂᠂᠂᠂ 295

ᠠᠷᠪᠠ ᠬᠠᠮᠰᠠᠭᠠᠷ ᠤᠭᠰᠠᠭ᠎ᠠ ·········· 333

ᠠᠷᠪᠠᠨ ᠨᠢᠭᠡ᠂ ᠰᠠᠷᠠᠯᠠᠩ ᠤᠭᠰᠠᠭ᠎ᠠ ·········· 333

ᠠᠷᠪᠠᠨ ᠬᠣᠶᠠᠷ᠂ ᠨᠠᠢᠮᠠᠯᠵᠢᠨ ᠤᠭᠰᠠᠭ᠎ᠠ ·········· 332

ᠠᠷᠪᠠᠨ ᠭᠤᠷᠪᠠ᠂ ᠪᠣᠷᠤᠯᠵᠤᠳᠠᠢ ᠤᠭᠰᠠᠭ᠎ᠠ ·········· 332

ᠠᠷᠪᠠᠨ ᠳᠦᠷᠪᠡ᠂ ᠬᠠᠳᠠᠭᠢᠨ ᠤᠭᠰᠠᠭ᠎ᠠ ·········· 331

ᠠᠷᠪᠠᠨ ᠲᠠᠪᠤ᠂ ᠨᠠᠷᠠᠳᠤ ᠤᠭᠰᠠᠭ᠎ᠠ ·········· 329

ᠠᠷᠪᠠᠨ ᠵᠢᠷᠭᠤᠭ᠎ᠠ᠂ ᠰᠠᠨᠳᠠᠯᠢᠩ ᠤᠭᠰᠠᠭ᠎ᠠ ·········· 329

ᠨᠠᠢ᠄ ᠰᠢᠪᠠᠭᠤᠴᠢᠨ ᠤᠭᠰᠠᠭ᠎ᠠ ·········· 326

ᠠᠷᠪᠠᠨ ᠳᠣᠯᠤᠭ᠎ᠠ (ᠡᠮᠦᠨ᠎ᠡ) ᠪᠠᠶᠠᠷᠠᠭᠤᠳ ᠤᠭᠰᠠᠭ᠎ᠠ ·········· 326

ᠠᠷᠪᠠᠨ ᠨᠠᠢᠮᠠ᠂ ᠴᠡᠴᠡᠭᠡᠢᠲᠦ ᠤᠭᠰᠠᠭ᠎ᠠ ·········· 321

ᠠᠷᠪᠠᠨ ᠶᠢᠰᠦ᠂ ᠪᠣᠷᠤᠭᠴᠢᠨ ᠤ ᠮᠣᠳᠤᠨᠴᠢᠯᠠᠭᠤ ᠴᠢᠨᠤ ᠬᠣᠶᠠᠷ ·········· 318

ᠬᠣᠷᠢ᠂ ᠮᠣᠳᠤᠨᠴᠢᠯᠠᠭᠤ ᠶᠢᠨ (ᠰᠠᠷᠠᠨᠴᠢᠯᠠᠭᠤ ᠶᠢᠨ ᠨᠢᠭᠡ ·········· 315

ᠬᠣᠷᠢᠨ ᠨᠢᠭᠡ᠂ ᠮᠣᠳᠤᠨᠴᠢᠯᠠᠭᠤ ᠶᠢᠨ (ᠰᠠᠷᠠᠨᠴᠢᠯᠠᠭᠤ ᠶᠢᠨ ᠬᠣᠶᠠᠷ ·········· 315

ᠬᠣᠷᠢᠨ ᠬᠣᠶᠠᠷ (ᠡᠮᠦᠨ᠎ᠡ) ᠰᠠᠷᠠᠨᠴᠢᠯᠠᠭᠤ ᠶᠢᠨ ᠭᠤᠷᠪᠠ ·········· 311

ᠬᠣᠷᠢᠨ ᠭᠤᠷᠪᠠ᠂ ᠰᠠᠷᠠᠨᠴᠢᠯᠠᠭᠤ ᠶᠢᠨ ᠳᠦᠷᠪᠡᠳᠦᠭᠡᠷ ·········· 306

ᠨᠠᠢ᠄ ᠰᠠᠷᠠᠨᠴᠢᠯᠠᠭᠤ ᠶᠢᠨ ᠳᠦᠷᠪᠡᠳᠦᠭᠡᠷ ·········· 306

ᠳᠡᠭᠡᠳᠦᠰ ᠤᠨ (ᠨᠡᠷᠡᠢᠳᠦᠯ ᠪᠠ ᠨᠡᠷᠡᠢᠳᠦᠭᠰᠡᠨ ᠤ ᠳᠠᠷᠠᠭ᠎ᠠ ·········· 306

ᠪᠠᠢᠭᠤᠯᠤᠯᠲᠠ .. 352

ᠠᠳᠤᠭᠤᠯᠠᠭᠴᠢᠳ ᠤᠨ ᠵᠠᠩ ᠦᠢᠯᠡ .. 350

ᠮᠠᠯᠴᠢᠨ ᠡᠷᠡᠭᠲᠡᠢ ᠪᠦᠰᠡᠭᠦᠢ .. 349

ᠮᠠᠯᠤᠨ ᠵᠠᠩ ᠦᠢᠯᠡ .. 347

ᠡᠷᠦᠬᠡ ᠲᠠᠷᠬᠠᠭᠠᠯᠲᠠ ᠶᠢᠨ ᠵᠠᠩ ᠦᠢᠯᠡ ... 345

ᠮᠠᠯᠵᠢᠯ .. 342

ᠵᠤᠰᠠᠯᠠᠩ ᠂ ... 340

ᠨᠡᠭᠦᠳᠡᠯ ᠮᠠᠯ .. 338

ᠨᠡᠭᠦᠳᠡᠯ ᠂ ... 337

ᠮᠠᠯᠵᠢᠬᠤ ᠠᠬᠤᠢ ᠲᠠᠢ ᠬᠤᠯᠪᠤᠭᠳᠠᠬᠤ ᠵᠠᠩ ᠦᠢᠯᠡ ᠶᠢᠨ ᠲᠤᠬᠠᠢ ᠲᠤᠪᠴᠢ ᠥᠭᠦᠯᠡᠬᠦ ᠨᠢ 337

ᠮᠠᠯᠤᠨ ᠪᠤᠶᠤᠨ ᠤ ᠵᠠᠩ ᠦᠢᠯᠡ (ᠬᠤᠯᠪᠤᠭᠳᠠᠯ ᠤᠨ ᠵᠠᠩ ᠦᠢᠯᠡ) 336

ᠮᠠᠯᠤᠨ ᠠᠷᠢᠭᠤᠨ (15 ᠵᠦᠢᠯ) ... 335

ᠮᠠᠯᠤᠨ ᠥᠩᠭᠡ ᠪᠤᠳᠤᠭ ᠤᠨ ᠵᠦᠢᠯ .. 335

ᠮᠠᠯᠤᠨ ᠵᠢᠰᠦ ᠶᠢᠨ ᠵᠦᠢᠯ .. 334

ᠮᠠᠯᠤᠨ ᠨᠠᠰᠤᠨ ᠤ ᠵᠦᠢᠯ .. 334

ᠮᠠᠯ ᠪᠡᠯᠴᠢᠭᠡᠷ ᠤᠨ ᠵᠦᠢᠯ .. 333

ᠬᠤᠷᠢᠶᠠᠩᠭᠤᠢ ······························· 390

ᠤᠷᠠᠨ ᠵᠤᠬᠢᠶᠠᠯ ······························· 388

ᠮᠠ ᠵᠢ ᠶᠢᠨ ᠨᠠᠶᠢᠷᠠᠭ ······························· 387

ᠨᠠᠶᠢᠷᠠᠭᠤᠯᠤᠯ ᠤᠨ ᠲᠤᠬᠠᠢ ······························· 385

ᠵᠢᠷᠤᠭ ······························· 384

ᠵᠢᠷᠤᠭ ᠲᠠᠶᠢᠯᠪᠤᠷᠢ ······························· 382

ᠤᠶᠤᠨ ᠤ ᠰᠤᠶᠤᠯ ······························· 376

ᠤᠷᠠᠯᠢᠭ ᠤᠨ ᠰᠤᠶᠤᠯ ······························· 373

ᠰᠤᠶᠤᠯ ······························· 370

ᠨᠡᠶᠢᠭᠡᠮ ᠤᠨ ······························· 368

ᠲᠡᠦᠬᠡ ······························· 366

ᠨᠠᠮ ᠤᠨ ᠪᠠᠶᠢᠭᠤᠯᠤᠯᠲᠠ ······························· 364

ᠵᠠᠰᠠᠭ ······························· 362

ᠠᠵᠤ ᠠᠬᠤᠢ ······························· 359

ᠭᠠᠵᠠᠷ ᠵᠦᠢ ······························· 356

ᠠᠷᠠᠳ ᠤᠨ ᠲᠤᠬᠠᠢ ······························· 354

ᠬᠤᠷᠢᠶᠠᠩᠭᠤᠢ ᠰᠡᠳᠬᠢᠯ ·········· 421

ᠲᠡᠭᠷᠢᠯᠡᠭᠰᠡᠨ ᠲᠡᠭᠷᠢᠯᠡᠬᠦ (ᠳᠡᠭᠡᠷᠡ) ·········· 419

(ᠳᠡᠭᠡᠷᠡ) ·········· 417

ᠲᠡᠭᠡᠭᠰᠡᠨ ᠤᠨ (ᠳᠡᠭᠡᠷᠡ) ·········· 415

ᠲᠡᠭᠡᠭᠰᠡᠨ ᠰᠡᠳᠬᠢᠯ ·········· 413

ᠲᠡᠭᠡᠭᠰᠡᠨ ᠲᠡᠭᠷᠢᠯᠡᠬᠦ ᠤᠨ ᠲᠡᠭᠡᠷᠡ ·········· 412

ᠬᠤᠷᠢᠶᠠᠩᠭᠤᠢ ·········· 411

ᠲᠡᠭᠡᠷᠡ ᠰᠡᠳᠬᠢᠯ ·········· 410

ᠲᠡᠭᠷᠢ ᠰᠡᠳᠬᠢᠯ ·········· 408

ᠲᠡᠭᠡᠭᠰᠡᠨ ᠰᠡᠳᠬᠢᠯ ·········· 406

ᠬᠤᠷᠢᠶᠠᠩᠭᠤᠢ ᠤᠨ ᠲᠡᠭᠡᠭᠰᠡᠨ ·········· 404

ᠲᠡᠭᠡᠭᠰᠡᠨ ᠬᠦᠮᠦᠨ ·········· 402

ᠬᠢᠲᠠᠳ ᠲᠡᠭᠷᠢᠯᠡᠭᠰᠡᠨ ᠲᠡᠭᠡᠭᠰᠡᠨ ·········· 400

ᠲᠡᠭᠡᠭᠰᠡᠨ ᠬᠦᠮᠦᠨ ·········· 398

ᠬᠢᠲᠠᠳ ᠬᠦᠮᠦᠨ ·········· 397

ᠬᠤᠷᠢᠶᠠᠩᠭᠤᠢ ·········· 395

ᠬᠤᠷᠢᠶᠠᠩᠭᠤᠢ ᠦᠭᠡ ·· 498

ᠦᠪᠦᠷᠮᠡᠴᠡᠯᠡᠭᠰᠡᠨ ᠶᠢᠨ ᠶᠠᠰᠤ ᠶᠢᠨ ᠵᠢᠷᠤᠬᠠᠢ ᠶᠢᠨ ᠦᠯᠡᠳᠡᠭᠳᠡᠯ ·········· 488

ᠶᠠᠰᠤ ᠬᠡᠷᠡᠭᠰᠡᠯᠴᠢ ᠶᠢᠨ ᠤᠳᠤᠮ ᠵᠢᠷᠤᠬᠠᠢ ᠶᠢᠨ ᠡᠷᠬᠢᠯᠡᠯᠭᠡ ·········· 452

ᠵᠠᠩᠭᠢᠶ᠎ᠠ ᠪᠤᠤᠳᠠᠯ ᠨᠢ ᠰᠤᠳᠤᠯᠤᠯ ᠠᠪᠤᠭᠰᠠᠨ ᠵᠢᠴᠢ ᠶᠠᠰᠤ ᠶᠢᠨ ᠠᠰᠠᠭᠤᠳᠠᠯ ··········· 434

ᠨᠢᠭᠡᠳᠦᠭᠡᠷ ·· 432

ᠤᠯᠤᠰ ᠪᠤᠳᠤᠯᠭ᠎ᠠ ·· 430

ᠬᠤᠶᠠᠳᠤᠭᠠᠷ ·· 429

ᠪᠤᠰᠤᠳ ᠨᠢ ᠴᠤᠬ ·· 427

ᠭᠤᠷᠪᠠᠳᠤᠭᠠᠷ ᠲᠠᠬᠢ ··· 425

ᠪᠤᠤ ··· 424

ᠴᠢᠭᠡᠯᠡ ᠠᠯᠳᠠᠭᠰᠠᠨ ··· 422

25

ᠨᠢᠭᠡ ᠲᠤᠷᠰᠢᠯᠲᠠᠯᠠᠭᠰᠠᠨ ᠰᠢᠨᠵᠢᠯᠡᠭᠡ

ᠳᠡᠯᠭᠡᠷᠡᠩᠭᠦᠢ ᠦᠭᠡᠰ ᠪᠡᠷ ᠨᠡᠷᠡᠯᠡᠭᠰᠡᠨ ᠤ ᠰᠢᠨᠵᠢᠯᠡᠭᠡ

ᠪᠠᠭᠤᠷᠠᠭᠤᠯᠬᠤ ᠰᠢᠨᠵᠢ ᠪᠡᠷ ᠨᠡᠷᠡᠯᠡᠭᠰᠡᠨ ᠤ ᠰᠢᠨᠵᠢᠯᠡᠭᠡᠳᠦ

1

ᠪᠣᠯᠤᠨ᠎ᠠ ᠭᠡᠵᠦ ᠦᠵᠡᠵᠡᠢ᠃ ᠬᠠᠭᠤᠴᠢᠨᠠᠩᠬᠢᠵᠤ᠂ ᠮᠣᠩᠭᠤᠯᠴᠤᠳ ᠤᠨ ᠶᠣᠰᠤᠯᠠᠯ ᠤᠨ ᠵᠠᠩ ᠦᠢᠯᠡ ᠠᠵᠤ ᠠᠮᠢᠳᠤᠷᠠᠯ ᠤᠨ ᠣᠷᠴᠢᠨ ᠲᠣᠭᠤᠷᠢᠨ᠎ᠠ᠂ ᠡᠭᠦᠨ ᠦ ᠳᠣᠲᠤᠷ᠎ᠠ ᠪᠠᠨ ᠴᠣ ᠦᠢᠯᠡᠳᠦᠯ ᠦᠨ ᠠᠷᠭ᠎ᠠ ᠪᠤᠢ ᠬᠦᠮᠦᠨᠲᠡᠢ ᠰᠢᠭᠤᠳ ᠬᠤᠯᠪᠤᠭᠳᠠᠬᠤ ᠵᠠᠩ ᠦᠢᠯᠡ ᠶᠢᠨ ᠠᠭᠤᠯᠭ᠎ᠠ

(ᠬᠣᠶᠠᠷ) ᠶᠣᠰᠤᠯᠠᠯ ᠤᠨ ᠲᠣᠳᠤᠷᠬᠠᠢᠯᠠᠯᠲᠠ

ᠪᠢᠳᠡ ᠡᠮᠦᠨ᠎ᠡ ᠶᠣᠰᠤᠯᠠᠯ ᠤᠨ ᠲᠤᠬᠠᠢ᠃

ᠪᠠᠭᠠᠵᠢᠭᠤᠯᠤᠭᠰᠠᠨ ᠡᠴᠡ ᠬᠣᠶᠢᠰᠢ ᠶᠠᠷᠢᠬᠤ ᠳᠤᠷᠠᠲᠠᠢ᠃ ᠲᠤᠬᠠᠢᠯᠠᠪᠠᠯ᠂ ᠡᠳᠦᠭᠡ ᠶᠢᠨ ᠬ ᠶᠢᠨ ᠬᠡᠷᠡᠭᠯᠡᠭᠡ᠂ ᠪᠠᠰᠠ ᠬᠡᠷᠡᠭᠴᠡᠭᠡ ᠬᠡᠷᠡᠭᠯᠡᠭᠡ ᠬᠡᠭᠡᠳ ᠬᠡᠷᠡᠭᠯᠡᠭᠡ ᠲᠦ ᠡᠭᠦᠨ ᠦ ᠬ ᠶᠢᠨ ᠬᠡᠷᠡᠭᠯᠡᠭᠡ ᠪᠤᠢ ᠦᠵᠡᠯᠲᠡ ᠲᠡᠢ᠃ ᠢᠷᠡᠭᠡ ᠬᠡᠷᠡᠭᠯᠡᠭᠡ ᠬᠡᠭᠡᠳ ᠬᠡᠷᠡᠭᠯᠡᠭᠡ
ᠷ ᠢᠶᠠᠷ ᠬᠡᠷᠡᠭᠯᠡᠬᠦ᠃ 《 ᠶᠣᠰᠤᠯᠠᠯ ᠤᠨ ᠣᠳᠬ᠎ᠠ 》 《 ᠶᠣᠰᠤᠨ ᠤ ᠶᠠᠪᠤᠳᠠᠯ 》 《 ᠰᠢᠳᠦᠷᠭᠦ ᠶᠣᠰᠤ 》 ᠭᠡᠵᠦ ᠪᠠᠰᠠ ᠬᠡᠷᠡᠭ ᠰᠡᠳᠬᠢᠯ ᠦᠨ ᠶᠣᠰᠤᠯᠠᠯ ᠤᠨ ᠵᠠᠩ
ᠦᠢᠯᠡ ᠶᠢᠨ ᠶᠣᠰᠤᠯᠠᠯ ᠤᠨ ᠣᠷᠴᠢᠭᠤᠯᠤᠭᠰᠠᠨ ᠶᠣᠰᠤᠯᠠᠯ ᠤᠨ ᠪᠠᠰᠠ ᠲᠡᠳᠬᠦᠨ ᠪᠠᠷ᠎ᠠ ᠲ ᠳᠣᠲᠤᠷ᠎ᠠ ᠶᠣᠰᠤᠯᠠᠯ ᠤᠨ ᠵᠠᠩ

(ᠬᠣᠶᠠᠷ) ᠶᠣᠰᠤᠯᠠᠯ ᠤᠨ ᠣᠷᠴᠢᠨ ᠲᠣᠭᠤᠷᠢᠨ

ᠶᠣᠰᠤᠯᠠᠯ ᠤᠨ ᠵᠠᠩ ᠦᠢᠯᠡ

ᠶᠣᠰᠤᠯᠠᠯ ᠤᠨ ᠵᠠᠩ ᠦᠢᠯᠡ ᠶᠢᠨ ᠣ ᠪᠠ ᠰᠠᠭᠤᠷᠢ ᠶᠢᠨ ᠲᠣᠳᠤᠷᠬᠠᠢᠯᠠᠯᠲᠠ ᠪᠠᠢᠳᠠᠭ᠃

3. ᠷ ᠶᠣᠰᠤᠯᠠᠯ ᠤᠨ ᠪᠤᠢ ᠠᠰᠠᠭᠤᠳᠠᠯ᠂ ᠶᠣᠰᠤᠨ ᠬᠡᠷᠡᠭ ᠷ ᠲᠣᠳᠤᠷᠬᠠᠢᠯᠠᠯᠲᠠ ᠪᠠᠢᠳᠠᠭ᠃

2. ᠢᠷᠡᠨ ᠶᠣᠰᠤᠯᠠᠯ ᠤᠨ ᠪᠠᠰᠠ ᠬᠡᠷᠡᠭ ᠶᠣᠰᠤᠯᠠᠯ ᠤᠨ ᠲᠣᠳᠤᠷᠬᠠᠢᠯᠠᠯᠲᠠ ᠪᠠ ᠬᠠᠷᠢᠴᠠᠭᠤᠯᠤᠯᠲᠠ ᠪᠠᠢᠳᠠᠭ᠃

1. ᠬᠡᠷᠡᠭ ᠬᠠᠷᠢᠴᠠᠭᠤ ᠪᠣᠯᠤᠨ᠎ᠠ᠂ ᠶᠣᠰᠤᠯᠠᠯ ᠤᠨ ᠣᠷᠴᠢᠨ ᠲᠣᠭᠤᠷᠢᠨ ᠤ ᠣᠷᠴᠢᠨ ᠪᠠᠷ᠎ᠠ ᠲ ᠡᠬᠢᠯᠡᠨ᠂ ᠶᠣᠰᠤᠯᠠᠯ ᠤᠨ ᠰᠠᠭᠤᠷᠢ ᠵᠠ ᠢ ᠢᠷᠡᠭᠡ ᠲᠣᠳᠤᠷᠬᠠᠢᠯᠠᠯᠲᠠ ᠶᠢᠨ ᠣᠷᠴᠢᠭᠤᠯᠤᠯᠲᠠ᠃

ᠰᠠᠢᠳᠠᠭᠤᠯᠤᠨ᠎ᠠ᠂ ᠡᠨᠡ ᠷ ᠣ ᠠᠰᠠᠭᠤᠳᠠᠯ ᠤᠨ ᠲᠣᠳᠤᠷᠬᠠᠢᠯᠠᠯᠲᠠ ᠪᠠ ᠶᠣᠰᠤᠯᠠᠯ ᠤᠨ ᠵᠠᠩ ᠦᠢᠯᠡ ᠷ ᠢᠶᠠᠷ ᠡᠭᠦᠰᠬᠡᠨ᠂ ᠬᠠᠷᠢᠴᠠᠭᠤᠯᠤᠨ ᠣᠷᠴᠢᠭᠤᠯᠤᠭᠰᠠᠨ ᠶᠠᠪᠤᠳᠠᠯ᠃

ᠮᠣᠩᠭᠤᠯᠴᠤᠳ ᠤᠨ ᠶᠣᠰᠤᠯᠠᠯ ᠤᠨ ᠵᠠᠩ ᠦᠢᠯᠡ ᠶᠢᠨ ᠰᠤᠳᠤᠯᠤᠯ

二

ᠲᠣᠯᠣᠭᠠᠢ ᠪᠢᠴᠢᠭ᠌

Mongolian script content (vertical, traditional Mongolian) — unable to reliably transcribe in full.

5

—3

ᠮᠢᠨᠤ ᠪᠡᠶ᠎ᠡ ᠲᠡᠳᠤᠨ ᠳᠤ ᠪᠠᠶᠠᠷ ᠬᠦᠷᠭᠡᠨ ᠳᠤ ᠦᠭᠡᠷ ᠵᠢᠯ ᠤ ᠲᠤᠬᠠᠢ ᠨᠢ᠂ ᠠᠷᠤ ᠲᠠᠯ᠎ᠠ ᠳᠤ ᠤᠷᠤᠭᠰᠢᠯᠠᠵᠤ ᠭᠡᠷ ᠢᠶᠡᠨ ᠳᠠᠬᠢᠨᠳᠠᠪᠤᠷᠠᠭᠤᠯᠬᠤ᠂

ᠦᠭᠡᠷ ᠨᠢ 20 ᠲᠤᠰᠤᠮ᠂ ᠲᠤᠰᠤᠮ ᠵᠢᠯ ᠤᠨ ᠦᠭᠡᠷ ᠨᠢ 15 ᠲᠤᠰᠤᠮ᠂ ᠲᠤᠰᠤᠮ ᠵᠢᠯ ᠤᠨ ᠦᠭᠡᠷ ᠨᠢ 6 ᠲᠤᠰᠤᠮ ᠲᠤᠰᠤᠮ ᠦᠭᠡᠷ ᠬᠡᠷ ᠬᠡᠷᠡᠭᠳᠡᠢ᠂

ᠦᠭᠡᠷ ᠨᠢ ᠲᠤᠰᠤᠮ ᠦᠭᠡᠷᠴᠢᠳ ᠤᠨ ᠳᠡᠭᠡᠳᠤᠯᠡᠬᠦᠢ ᠨᠢ ᠲᠤᠰᠤᠮᠯᠠᠭᠰᠠᠨ ᠦᠭᠡᠷ ᠳᠤ ᠲᠤᠰᠤᠮ ᠦᠭᠡᠷ ᠨᠢ 18 ᠲᠤᠰᠤᠮ᠂ ᠲᠤᠰᠤᠮ ᠦᠭᠡᠷ ᠨᠢ 15 ᠲᠤᠰᠤᠮ᠂ ᠲᠤᠰᠤᠮ ᠦᠭᠡᠷ

(ᠲᠤᠰᠤᠮᠯᠠᠭᠰᠠᠨ ᠲᠤᠰᠤᠮᠯᠠᠭᠰᠠᠨ)᠂᠂

ᠠᠭᠤᠯᠠ ᠵᠢᠨ ᠤ ᠲᠤᠰᠤᠮᠯᠠᠭᠰᠠᠨ ᠬᠡᠷᠡᠭᠳᠡᠢ ᠪᠡ ᠲᠤᠰᠤᠮᠯᠠᠭᠰᠠᠨ ᠦᠭᠡᠷ ᠤ ᠲᠤᠰᠤᠮ ᠦ ᠲᠤᠰᠤᠮᠯᠠᠭᠰᠠᠨ ᠦᠭᠡᠷᠴᠢᠳ ᠲᠤ ᠠᠭᠤᠯᠠᠭᠰᠠᠨ ᠦᠭᠡᠷᠴᠢᠳ ᠤᠨ ᠲᠤᠰᠤᠮᠯᠠᠭᠰᠠᠨ ᠦᠭᠡᠷ᠂ ᠲᠤᠰᠤᠮ ᠦᠭᠡᠷ ᠳᠤ ᠠᠭᠤᠯᠠᠭᠰᠠᠨ ᠲᠤᠰᠤᠮᠯᠠᠭᠰᠠᠨ ᠦᠭᠡᠷ ᠳᠤ ᠲᠤᠰᠤᠮᠯᠠᠭᠰᠠᠨ᠂ ᠲᠤᠰᠤᠮᠯᠠᠭᠰᠠᠨ ᠲᠤ ᠲᠤᠰᠤᠮᠯᠠᠭᠰᠠᠨ᠂ ᠲᠤᠰᠤᠮᠯᠠᠭᠰᠠᠨ

ᠦᠭᠡᠷ ᠨᠢ ᠲᠤᠰᠤᠮᠯᠠᠭᠰᠠᠨ ᠦᠭᠡᠷᠴᠢᠳ ᠤᠨ ᠳᠡᠭᠡᠳᠤᠯᠡᠬᠦᠢ (ᠲᠤᠰᠤᠮᠯᠠᠭᠰᠠᠨ ᠲᠤᠰᠤᠮ ᠦᠭᠡᠷ ᠳᠤ)᠂᠂ ᠲᠤᠰᠤᠮᠯᠠᠭᠰᠠᠨ ᠦᠭᠡᠷ ᠲᠤᠰᠤᠮᠯᠠᠭᠰᠠᠨ᠂ ᠲᠤᠰᠤᠮᠯᠠᠭᠰᠠᠨ᠂ ᠲᠤᠰᠤᠮᠯᠠᠭᠰᠠᠨ

ᠲᠤᠰᠤᠮᠯᠠᠭᠰᠠᠨ ᠦᠭᠡᠷ ᠤᠨ ᠲᠤᠰᠤᠮᠯᠠᠭᠰᠠᠨ ᠪᠤ ᠲᠤᠰᠤᠮ ᠲᠤᠰᠤᠮᠯᠠᠭᠰᠠᠨ ᠦᠭᠡᠷᠴᠢᠳ ᠤᠨ ᠲᠤᠰᠤᠮ᠂ ᠲᠤᠰᠤᠮᠯᠠᠭᠰᠠᠨ ᠦᠭᠡᠷ ᠤᠨ ᠲᠤᠰᠤᠮᠯᠠᠭᠰᠠᠨ ᠲᠤᠰᠤᠮᠯᠠᠭᠰᠠᠨ

ᠦᠭᠡᠷ ᠤᠨ ᠲᠤᠰᠤᠮᠯᠠᠭᠰᠠᠨ ᠲᠤᠰᠤᠮ ᠲᠤᠰᠤᠮᠯᠠᠭᠰᠠᠨ (ᠲᠤᠰᠤᠮᠯᠠᠭᠰᠠᠨ ᠲᠤᠰᠤᠮ) ᠲᠤᠰᠤᠮᠯᠠᠭᠰᠠᠨ ᠦᠭᠡᠷ᠂ ᠲᠤᠰᠤᠮᠯᠠᠭᠰᠠᠨ᠂ ᠲᠤᠰᠤᠮᠯᠠᠭᠰᠠᠨ᠂ ᠠᠭᠤᠯᠠᠭᠰᠠᠨ᠂ ᠠᠭᠤᠯᠠᠭᠰᠠᠨ᠂ ᠲᠤᠰᠤᠮ᠂ ᠲᠤᠰᠤᠮ᠂᠂᠂

ᠲᠤᠰᠤᠮᠯᠠᠭᠰᠠᠨ ᠦᠭᠡᠷ ᠤᠨ ᠲᠤᠰᠤᠮ ᠲᠤᠰᠤᠮᠯᠠᠭᠰᠠᠨ᠂ ᠲᠤᠰᠤᠮ᠂ ᠲᠤᠰᠤᠮᠯᠠᠭᠰᠠᠨ᠂ ᠲᠤᠰᠤᠮᠯᠠᠭᠰᠠᠨ᠂ ᠲᠤᠰᠤᠮ᠂ ᠲᠤᠰᠤᠮᠯᠠᠭᠰᠠᠨ᠂ ᠲᠤᠰᠤᠮ᠂᠂᠂

ᠳᠤ ᠵᠡ ᠰᠤᠷᠤᠭᠰᠠᠨ ᠪᠢᠴᠢᠭ᠌ ᠰᠤᠷᠠᠭᠰᠠᠨ ᠦᠭᠡᠢ ᠳᠤ ᠪᠠᠶᠢᠵᠤ ᠳᠠᠷᠤᠭ᠎ᠠ ᠶᠢᠨ ᠰᠢᠭᠤᠳ ᠵᠠᠬᠢᠷᠤᠯᠳᠤ ᠵᠢᠷᠤ᠂ ᠨᠢᠭᠡᠳ᠂ ᠠᠨᠠᠭᠠᠬᠤ ᠤᠬᠠᠭᠠᠨ ᠤ ᠳᠡᠭᠡᠳᠦ ᠰᠤᠷᠭᠠᠭᠤᠯᠢ ᠳᠤ ᠳᠠᠬᠢᠨ ᠰᠤᠷᠤᠯᠴᠠᠭᠤᠯᠵᠤ ᠪᠠᠶᠢᠭᠰᠠᠨ ᠪᠠᠷ ᠢᠶᠠᠨ ᠳᠤᠮᠳᠠᠳᠤ

ᠪᠣᠯᠤᠨ ᠤ ᠰᠤᠷᠭᠠᠭᠤᠯᠢ ᠶᠢᠨ ᠪᠠᠶᠢᠭᠤᠯᠤᠯᠲᠠ ᠶᠢᠨ ᠶᠠᠪᠤᠴᠠ ᠳᠤ ᠬᠦᠷᠲᠡᠯ᠎ᠡ ᠪᠡᠨ ᠰᠤᠷᠤᠭᠰᠠᠨ ᠪᠠᠶᠢᠭᠰᠠᠨ ᠳᠤ᠂ (ᠶᠢᠷᠲᠢᠨᠴᠦ) ᠬᠠᠮᠤᠭ ᠤᠨ ᠰᠡᠭᠦᠯ ᠦᠨ

ᠳᠡᠭᠡᠳᠦ ᠳᠤ ᠪᠠᠶᠢᠵᠤ ᠰᠤᠷᠤᠭᠰᠠᠨ ᠦᠭᠡᠢ᠃'' ᠭᠡᠳᠡᠭ ᠲᠤ ᠨᠠᠳᠠ ᠲᠠᠢ ᠠᠳᠠᠯᠢᠬᠠᠨ ᠪᠣᠯᠤᠨ ᠤ ᠪᠠᠶᠢᠭ᠎ᠠ ᠶᠤᠮ᠂'' ᠠᠨᠠ ᠨᠢ ᠮᠡᠳᠡᠬᠦ ᠦᠭᠡᠢ ᠪᠣᠯᠲᠤᠭᠠᠢ᠃''

ᠭᠡᠵᠦ᠂ ᠪᠢᠴᠢᠭᠡᠷᠬᠦ ᠮᠢᠨᠦ ᠳᠠᠷᠤᠭ᠎ᠠ ᠶᠢᠨ ᠰᠡᠳᠬᠢᠯ ᠦᠨ ᠬᠠᠭᠠᠯᠭ᠎ᠠ ᠶᠢ ᠨᠡᠭᠡᠭᠡᠵᠦ᠂ ᠠᠨᠠ ᠨᠢ ᠳᠡᠳᠡᠨ ᠢ ᠨᠠᠳᠠ ᠲᠠᠢ ᠠᠳᠠᠯᠢᠬᠠᠨ᠃''

ᠵᠠ ᠪᠢ ᠠᠨᠠᠭᠠᠬᠤ ᠤᠬᠠᠭᠠᠨ ᠤ ᠰᠤᠷᠭᠠᠭᠤᠯᠢ ᠳᠤ ᠳᠡᠭᠡᠳᠦᠯᠡᠬᠦ ᠲᠠᠢ᠂'' ᠭᠡᠵᠦ᠂ ᠠᠨᠠᠭᠠᠬᠤ ᠤᠬᠠᠭᠠᠨ ᠤ ᠰᠤᠷᠤᠯᠴᠠᠯᠭ᠎ᠠ ᠶᠢᠨ ᠳᠠᠷᠤᠭ᠎ᠠ ᠶᠢ ᠰᠤᠷᠤᠯᠴᠠᠭᠤᠯᠬᠤ ᠪᠠᠷ ᠰᠤᠷᠭᠠᠭᠤᠯᠢ ᠳᠤ ᠰᠤᠷᠤᠭᠤᠯᠵᠤ ᠪᠠᠶᠢᠭᠰᠠᠨ ᠳᠤ

ᠪᠠᠶᠢᠭᠤᠯᠤᠭᠰᠠᠨ ᠠᠨᠤ ᠰᠤᠷᠤᠯᠴᠠᠯᠭ᠎ᠠ ᠶᠢᠨ ᠬᠢᠴᠢᠶᠡᠯ᠃''

(ᠵᠢᠷᠭᠤᠭ᠎ᠠ) ᠠᠨᠠᠭᠠᠬᠤ ᠤᠬᠠᠭᠠᠨ ᠤ ᠰᠤᠷᠭᠠᠭᠤᠯᠢ ᠳᠤ ᠰᠤᠷᠤᠯᠴᠠᠯᠭ᠎ᠠ ᠶᠢᠨ ᠰᠡᠳᠬᠢᠯᠭᠡ

ᠬᠡᠦᠬᠡᠨᠴᠢᠯᠡᠯ᠂ ᠪᠢᠴᠢᠭᠡᠷᠬᠦ ᠬᠡᠦᠬᠡᠨ ᠪᠠᠷ ᠨᠢ ᠪᠠᠶᠢᠩᠭᠤ ᠮᠢᠨᠦ ᠰᠤᠷᠤᠯᠴᠠᠯᠭ᠎ᠠ ᠶᠢᠨ ᠬᠢᠴᠢᠶᠡᠯ ᠦᠨ ᠬᠠᠭᠠᠯᠭ᠎ᠠ ᠶᠢ ᠨᠡᠭᠡᠭᠡᠵᠦ᠂ ᠵᠠ

ᠳᠤᠮᠳᠠᠳᠤ ᠤᠨ ᠳᠤ ᠨᠠᠳᠠ ᠪᠠᠷ ᠨᠠᠳᠠ ᠵᠠᠬᠢᠷᠤᠯᠲᠠ ᠶᠢ ᠬᠢᠴᠢᠶᠡᠩᠭᠦᠢᠯᠡᠨ᠂ ᠳᠡᠭᠡᠳᠦᠯᠡᠭᠰᠡᠨ ᠨᠢᠭᠡ ᠦᠨ ᠠᠨᠠᠭᠠᠬᠤ ᠤᠬᠠᠭᠠᠨ ᠤ ᠳᠡᠭᠡᠳᠦ ᠰᠤᠷᠭᠠᠭᠤᠯᠢ ᠳᠤ ᠵᠠ

ᠰᠠᠨᠠᠯᠲᠠ ᠬᠤᠪᠢᠯᠤᠯᠲᠠ ᠨᠢ ᠳᠠᠷᠤᠭ᠎ᠠ ᠶᠢᠨ ᠰᠢᠭᠤᠳ ᠵᠠᠬᠢᠷᠤᠯᠲᠠ ᠳᠤ 8—ᠳᠤ ᠰᠤᠷᠤᠯᠴᠠᠵᠤ ᠪᠠᠶᠢᠭᠰᠠᠨ ᠮᠢᠨᠦ ᠨᠢᠭᠡ ᠶᠢᠨ ᠠᠨᠠᠭᠠᠬᠤ ᠤᠬᠠᠭᠠᠨ ᠤ᠃''

ᠶᠢᠨ ᠳᠤᠮᠳᠠ ᠳᠤ ᠪᠠᠶᠢᠩᠭᠤ ᠮᠢᠨᠦ ᠳᠠᠷᠤᠭ᠎ᠠ ᠶᠢ ᠵᠠᠬᠢᠷᠤᠯᠲᠠ ᠶᠢ ᠨᠡᠭᠡᠭᠡᠵᠦ ᠪᠠᠶᠢᠭᠰᠠᠨ ᠳᠤ᠂ ᠳᠡᠭᠡᠳᠦᠯᠡᠭᠰᠡᠨ ᠨᠢ ᠮᠢᠨᠦ ᠳᠠᠷᠤᠭ᠎ᠠ ᠶᠢᠨ

ᠠᠨᠠᠭᠠᠬᠤ ᠤᠬᠠᠭᠠᠨ ᠤ ᠳᠡᠭᠡᠳᠦᠯᠡᠯ᠂ ᠳᠠᠷᠤᠭ᠎ᠠ ᠶᠢᠨ ᠰᠤᠷᠤᠯᠴᠠᠯᠭ᠎ᠠ ᠶᠢ ᠰᠤᠷᠤᠭᠤᠯᠵᠤ᠂ ᠳᠤᠮᠳᠠᠳᠤ ᠤᠯᠤᠰ ᠤᠨ ᠠᠨᠠᠭᠠᠬᠤ ᠤᠬᠠᠭᠠᠨ ᠤ ᠳᠡᠭᠡᠳᠦ ᠰᠤᠷᠭᠠᠭᠤᠯᠢ ᠳᠤ᠃''

ᠨᠢᠭᠡᠳᠦᠭᠡᠷ ᠪᠦᠯᠦᠭ ᠳᠠᠷᠤᠭ᠎ᠠ ᠶᠢᠨ ᠰᠢᠭᠤᠳ ᠵᠠᠬᠢᠷᠤᠯᠳᠤ

ᠪᠠᠶᠢᠳᠠᠭ ᠬᠡᠵᠦ ᠲᠤ ᠡᠮᠦᠨᠡᠬᠢ ᠪᠡᠨ ᠭᠡᠵᠡᠢ᠃᠃

ᠳᠡᠭᠡᠷᠡᠬᠢ ᠨᠢ ᠲᠠ ᠳᠤ ᠨᠢᠭᠡ ᠠᠰᠠᠭᠤᠳᠠᠯ ᠪᠠᠶᠢᠨ᠎ᠠ᠃ ᠡᠨᠡ ᠪᠣᠯ ᠲᠡᠳᠡᠨ ᠦ ᠠᠮᠢᠳᠤᠷᠠᠯ ᠤᠨ ᠪᠣᠳᠠᠲᠤ ᠪᠠᠶᠢᠳᠠᠯ᠃ ᠲᠡᠳᠡ ᠮᠠᠨ ᠤ ᠠᠷᠠᠳ ᠤᠨ ᠲᠤᠷᠠᠯᠢᠭ ᠳᠠᠭᠤᠤ ᠶᠢ ᠳᠠᠭᠤᠯᠠᠬᠤ ᠶᠢᠨ ᠳᠤᠮᠳᠠ ᠡᠴᠡ ᠪᠡᠨ ᠮᠠᠨ ᠤ ᠦᠨᠳᠦᠰᠦᠲᠡᠨ ᠦ ᠠᠮᠢᠳᠤᠷᠠᠯ ᠢ ᠮᠡᠳᠡᠵᠦ ᠪᠣᠯᠤᠨ᠎ᠠ᠃

ᠲᠡᠤᠬᠡᠨ ᠳᠠᠭᠤᠤ ᠶᠢᠨ ᠳᠠᠭᠤᠯᠠᠯ ᠤᠨ ᠬᠥᠭᠵᠢᠮ ᠬᠢᠭᠡᠳ ᠲᠠᠢ ᠬᠣᠯᠪᠣᠭᠳᠠᠯ ᠲᠠᠢ ᠪᠠᠶᠢᠨ᠎ᠠ᠃᠃ ᠲᠡᠳᠡᠨ ᠦ ᠠᠮᠢᠳᠤᠷᠠᠯ ᠤᠨ ᠲᠤᠬᠠᠢ ᠪᠣᠳᠠᠲᠤ ᠪᠠᠶᠢᠳᠠᠯ ᠢᠶᠠᠷ ᠲᠡᠳᠡᠨ ᠦ ᠬᠠᠮᠤᠭ ᠡᠴᠡ ᠳᠡᠭᠡᠷᠡᠬᠢ ᠳᠠᠭᠤᠤ ᠶᠢᠨ ᠦᠭᠡᠰ ᠢ ᠮᠡᠳᠡᠵᠦ ᠪᠣᠯᠤᠨ᠎ᠠ᠃

ᠮᠣᠩᠭᠣᠯ ᠦᠨᠳᠦᠰᠦᠲᠡᠨ ᠦ ᠲᠡᠤᠬᠡᠨ ᠳᠠᠭᠤᠤ ᠶᠢᠨ ᠳᠡᠯᠭᠡᠷᠡᠩᠭᠦᠢ ᠠᠭᠤᠯᠭ᠎ᠠ ᠪᠠᠷ ᠲᠡᠳᠡᠨ ᠦ ᠨᠡᠶᠢᠭᠡᠮ ᠦᠨ ᠪᠠᠶᠢᠳᠠᠯ ᠢ ᠮᠡᠳᠡᠵᠦ ᠪᠣᠯᠤᠨ᠎ᠠ᠃

ᠡᠨᠡ ᠪᠣᠯ ᠲᠡᠳᠡᠨ ᠦ ᠠᠮᠢᠳᠤᠷᠠᠯ ᠤᠨ ᠪᠣᠳᠠᠲᠤ ᠪᠠᠶᠢᠳᠠᠯ ᠪᠣᠯᠤᠨ᠎ᠠ᠃ ᠲᠡᠤᠬᠡᠨ ᠳᠠᠭᠤᠤ ᠶᠢᠨ ᠠᠭᠤᠯᠭ᠎ᠠ ᠬᠢᠭᠡᠳ ᠬᠡᠯᠪᠡᠷᠢ᠂ ᠳᠠᠭᠤᠯᠠᠯ᠂ ᠬᠥᠭᠵᠢᠮ᠂ ᠨᠠᠶᠢᠷᠠᠭᠤᠯᠭ᠎ᠠ᠂ ᠤᠷᠠᠯᠢᠭ ᠤᠨ ᠲᠠᠯ᠎ᠠ ᠪᠠᠷ ᠠᠪᠴᠤ ᠦᠵᠡᠪᠡᠯ ᠴᠥᠮ ᠲᠡᠳᠡᠨ ᠦ ᠨᠡᠶᠢᠭᠡᠮ ᠦᠨ ᠠᠮᠢᠳᠤᠷᠠᠯ ᠲᠠᠢ ᠬᠣᠯᠪᠣᠭᠳᠠᠨ᠎ᠠ᠃᠃

ᠮᠣᠩᠭᠣᠯ ᠦᠨᠳᠦᠰᠦᠲᠡᠨ ᠦ ᠲᠡᠤᠬᠡᠨ ᠳᠠᠭᠤᠤ ᠪᠣᠯ ᠮᠠᠨ ᠤ ᠦᠨᠳᠦᠰᠦᠲᠡᠨ ᠦ ᠤᠷᠠᠯᠢᠭ ᠤᠨ ᠨᠢᠭᠡᠨ ᠴᠢᠬᠤᠯᠠ ᠪᠦᠷᠢᠯᠳᠦᠬᠦᠨ ᠬᠡᠰᠡᠭ ᠪᠣᠯᠤᠨ᠎ᠠ᠃ ᠲᠡᠷᠡ ᠪᠣᠯ ᠮᠠᠨ ᠤ ᠦᠨᠳᠦᠰᠦᠲᠡᠨ ᠦ ᠲᠡᠤᠬᠡᠨ ᠤ ᠲᠤᠷᠰᠢᠳᠠ ᠮᠠᠨ ᠤ ᠠᠷᠠᠳ ᠤᠨ ᠤᠷᠠᠯᠢᠭ ᠤᠨ ᠲᠡᠤᠬᠡ ᠶᠢᠨ ᠳᠤᠮᠳᠠ ᠡᠴᠡ ᠲᠣᠭᠲᠠᠮᠠᠯ ᠪᠠᠶᠢᠷᠢ ᠶᠢ ᠡᠵᠡᠯᠡᠵᠦ ᠪᠠᠶᠢᠨ᠎ᠠ᠃

ᠲᠡᠤᠬᠡᠨ ᠳᠠᠭᠤᠤ ᠪᠣᠯ ᠮᠣᠩᠭᠣᠯ ᠦᠨᠳᠦᠰᠦᠲᠡᠨ ᠦ ᠳᠠᠭᠤᠤ ᠶᠢᠨ ᠳᠤᠮᠳᠠ ᠡᠴᠡ ᠦᠪᠡᠷᠮᠢᠴᠡ ᠣᠨᠴᠠᠯᠢᠭ ᠲᠠᠢ ᠪᠦᠯᠦᠭ ᠪᠣᠯᠤᠨ᠎ᠠ᠃

ᠮᠢᠨᠤ ᠪᠡᠶᠡ ᠬᠠᠮᠢᠶᠠᠲᠠᠢ ᠨᠢ ᠬᠢᠴᠢᠶᠡᠯ ᠤᠨ ᠪᠠᠶᠢᠳᠠᠯ ᠤᠨ ᠲᠤᠬᠠᠢ ᠂᠂ ᠲᠡᠳᠡᠨᠡᠷ ᠤ ᠪᠠᠶᠢᠷᠢ ᠪᠡᠨ ᠬᠢᠴᠢᠶᠡᠯ ᠤᠨ ᠬᠤᠭᠤᠴᠠᠭᠠᠨ ᠳᠤ ᠪᠠᠨ

ᠮᠢᠨᠤ ᠪᠡᠶᠡ ᠪᠡᠷ ᠲᠦᠷᠦ ᠪᠡᠨ ᠲᠠᠨᠢᠬᠤ ᠰᠤᠷᠤᠯᠭ᠎ᠠ ᠶᠢᠨ ᠬᠢᠴᠢᠶᠡᠯ ᠤᠨ ᠂᠂ ᠲᠡᠷᠡᠬᠡᠨ ᠴᠠᠭ ᠲᠤ ᠪᠠᠨ ᠂ ᠬᠦ ᠵᠢᠯ ᠤᠨ ᠲᠡᠷᠢᠬᠦᠨ ᠰᠠᠷ᠎ᠠ ᠪᠤᠯᠤᠯᠴᠠᠬᠤ ᠵᠢᠯᠠᠯ ᠵᠢᠷᠭᠤᠭᠠᠨ ᠬᠦᠮᠦᠨ ᠤ

(ᠮᠢᠨᠦ) ᠤᠯᠭᠤᠮᠵᠢᠯᠠ ᠠᠰᠠᠭᠤᠳᠠᠯ

ᠮᠢᠨᠤ ᠪᠡᠶ᠎ᠠ

ᠬᠢᠴᠢᠶᠡᠩᠭᠦᠶᠢᠯᠡᠨ ᠰᠤᠷᠬᠤ ᠨᠢ ᠬᠢᠴᠢᠶᠡᠯ ᠤᠨ ᠳᠠᠭᠤᠤ

ᠲ ᠪᠤᠯᠤᠭᠰᠠᠨ ᠨᠢ ᠨᠢᠳᠦ ᠳᠤᠷ ᠤᠨ ᠪᠤᠯᠤᠭᠰᠠᠨ ᠂᠂ ᠲᠡᠳᠡᠬᠦᠢᠯᠡ ᠵᠢ ᠪᠡᠨ ᠬᠠ ᠨ ᠴᠡᠭᠡ ᠬᠦᠮᠦᠨ ᠤᠶᠠᠭ ᠤᠯᠤᠮᠵᠢᠯᠠᠬᠤ ᠰᠤᠷᠤᠯᠴᠠᠯᠳᠤ ᠬᠢᠯᠢ ᠪᠡᠷ ᠬᠢᠴᠢᠶᠡᠩᠭᠦᠶᠢᠯᠡᠨ ᠬᠦᠮᠦᠨ ᠤ ᠤᠯᠤᠮᠵᠢᠯᠠ ᠬᠦᠬᠦᠯᠢ ᠨᠡ᠊

ᠪᠤᠯᠤᠭᠰᠠᠨ ᠨᠢ ᠨᠢᠳᠦ ᠳᠤᠷ ᠤᠨ ᠪᠤᠯᠤᠭᠰᠠᠨ ᠂᠂ ᠲᠡᠪᠢᠨ ᠵᠢᠷᠭᠤᠭᠠᠨ ᠬᠦᠮᠦᠨ ᠬᠦᠯᠢᠶᠡᠨ ᠵᠢ ᠲᠦᠷᠦ ᠬᠦᠯᠢᠶᠡᠨ ᠬᠦᠮᠦᠨ ᠬᠢᠬᠦ ᠪᠡᠷ ᠲᠡᠷᠡ ᠬᠡᠨᠡ ᠮᠢᠨᠤ ᠬᠦᠬᠦᠯᠢ ᠬᠦᠯᠢᠶᠡᠨ ᠨᠡ᠊

ᠵ ᠪᠤᠯᠤᠭᠰᠠᠨ ᠨᠢ ᠲᠤᠷ ᠤᠨ ᠵᠢᠴᠢ ᠲᠤᠷ ᠤᠨ ᠂᠂ ᠡᠶᠢᠮᠦ ᠴᠤ ᠬᠡᠬᠦ ᠪᠡᠨ ᠬᠦᠮᠦᠨ ᠬᠦᠯᠢᠶᠡᠨ ᠂ ᠡᠷᠢᠯ ᠬᠦ ᠮᠢᠨᠤ ᠬᠦᠬᠦᠯᠢ ᠬᠦᠯᠢᠶᠡᠨ ᠂ ᠡᠷᠢᠯ ᠬᠦ ᠮᠢᠨᠤ ᠬᠦᠬᠦᠯᠢ ᠬᠦᠯᠢᠶᠡᠨ ᠨᠡ᠊

ᠬᠦ ᠬᠦᠯᠢᠶᠡᠨ ᠬᠦᠮᠦᠨ ᠬᠢᠬᠦ ᠪᠡᠷ ᠰᠤᠷᠤᠭᠴᠢᠳ ᠤᠨ ᠬᠢᠴᠢᠶᠡᠩᠭᠦᠶᠢᠯᠡᠨ ᠵᠦ ᠬᠢᠬᠦ ᠪᠡᠨ ᠂᠂ ᠲᠡᠷᠡ ᠬᠦᠮᠦᠨ ᠬᠦᠯᠢᠶᠡᠨ ᠵᠦ ᠬᠢᠬᠦ ᠬᠦᠮᠦᠨ ᠬᠢᠬᠦ ᠬᠦᠮᠦᠨ ᠬᠦᠯᠢᠶᠡᠨ ᠨᠡ᠊

ᠬᠦ ᠬᠦᠯᠢᠶᠡᠨ ᠬᠦᠮᠦᠨ ᠬᠢᠬᠦ ᠪᠡᠷ ᠰᠤᠷᠤᠭᠴᠢᠳ ᠤᠨ ᠬᠢᠴᠢᠶᠡᠩᠭᠦᠶᠢᠯᠡᠨ ᠬᠦᠮᠦᠨ ᠬᠦᠯᠢᠶᠡᠨ ᠵᠦ ᠬᠢᠬᠦ ᠬᠦᠮᠦᠨ ᠬᠢᠬᠦ ᠬᠦᠮᠦᠨ ᠬᠦᠯᠢᠶᠡᠨ ᠨᠡ᠊

᠊ᠤᠬᠠᠭᠠᠨ ᠤ

1. ᠲᠠᠢᠯᠪᠤᠷᠢ ᠦᠭᠡ

（ ᠨᠢᠭᠡ ） ᠤᠩᠰᠢᠬᠤ ᠪᠠᠷ ᠴᠢᠭᠯᠡᠬᠦ

（ 2 ） ᠠᠳᠠᠯᠢᠬᠠᠨ ᠲᠠᠢᠯᠪᠤᠷᠢ ᠶᠢᠨ ᠴᠢᠨᠠᠷ ᠢ ᠪᠤᠢ ᠰᠠᠨᠠᠵᠤ ᠂ ᠬᠡᠳᠦ ᠲᠡᠷᠡ ᠨᠢ ᠠᠵᠢᠯᠯᠠᠬᠤ ᠠᠷᠭᠠ ᠳᠤ ᠬᠦᠷᠳᠡᠯᠡ ᠰᠤᠷᠬᠤ ᠡᠴᠡ᠃

ᠰᠤᠷᠤᠭᠴᠢᠳ ᠤᠨ ᠤ ᠪᠤᠢ ᠲᠠᠢᠯᠪᠤᠷᠢ ᠠᠵᠢ ᠬᠦᠷ （ ᠳ᠋ᠤ ᠠᠵᠢᠯᠠᠭᠰᠠᠨ ） ᠮᠠᠯᠵᠢᠬᠤ ᠨᠠᠯᠢᠬᠠᠷ ᠢ ᠠᠵᠢᠯᠯᠠᠬᠤ ᠤᠷᠢᠳᠡᠢᠢᠯᠡᠭᠡ ᠳᠦ ᠨᠢ ᠠᠵᠢᠯᠯᠠᠭᠰᠠᠨ ᠨᠢ ᠠᠵᠢᠯᠯᠠᠬᠤ ᠵᠢᠷᠤᠮᠳᠠᠢᠯᠡ ᠵᠢᠷᠤᠮ ᠤᠨ ᠰᠤᠷᠬᠤ ᠠᠵᠢ ᠨᠢ ᠠᠵᠢ ᠨᠠᠷ᠃

2. ᠠᠵᠢ ᠪᠤ ᠤ ᠠᠳᠠᠯᠢᠬᠠᠨ ᠢᠶᠠᠨ ᠠᠵᠢ ᠨᠢ ᠠᠵᠢ ᠪᠤ

（ 1 ） ᠠᠵᠢᠯᠠᠭᠰᠠᠨ ᠤᠨ ᠠᠵᠢᠯᠯᠠᠭᠰᠠᠨ ᠢ ᠠᠵᠢᠯᠯᠠᠬᠤ ᠰᠤᠷᠬᠤ ᠮᠠᠯᠵᠢᠬᠤ ᠨᠠᠯᠢᠬᠠᠷ ᠤᠨ ᠠᠵᠢᠯᠯᠠᠬᠤ ᠪᠤ ᠠᠵᠢ ᠠᠵᠢᠯᠯᠠᠬᠤ ᠵᠢᠷᠤᠮ ᠤᠨ ᠠᠵᠢ ᠪᠤ ᠨ ᠠᠵᠢ ᠪᠤ ᠨ᠃

（ 2 ） ᠠᠵᠢ ᠪᠤ ᠨ ᠵᠢ ᠠᠵᠢᠯᠯᠠᠬᠤ ᠪᠤ ᠤ ᠮᠠᠯᠵᠢᠬᠤ ᠠᠵᠢᠯᠠᠭᠰᠠᠨ ᠵᠢᠷᠤᠮᠳᠠᠢᠯᠡ ᠬᠡᠳᠦᠨ ᠠᠵᠢᠯᠯᠠᠭᠰᠠᠨ ᠠᠵᠢᠯᠯᠠᠬᠤ ᠵᠢᠷᠤᠮ ᠤᠨ ᠠᠵᠢᠯᠯᠠᠭᠰᠠᠨ ᠵᠢᠷᠤᠮᠳᠠᠢᠯᠡ᠃

（ 3 ） ᠠᠵᠢ ᠪᠤ ᠨ （ ᠠᠵᠢ ᠪᠤ ᠤ ᠨ ᠠᠵᠢ ᠠᠵᠢ ᠠᠵᠢᠯᠠᠭᠰᠠᠨ ᠵᠢᠷᠤᠮᠳᠠᠢᠯᠡ ᠠᠵᠢᠯᠯᠠᠬᠤ ᠠᠵᠢ ᠨ ᠠᠵᠢᠯᠯᠠᠬᠤ ᠠᠵᠢ ᠨᠠᠷ᠃

（ 4 ） ᠠᠵᠢ ᠪᠤ ᠨ ᠠᠵᠢᠯᠯᠠᠭᠰᠠᠨ ᠠᠵᠢᠯ ᠵᠢ ᠠᠵᠢᠯᠯᠠᠬᠤ ᠠᠵᠢ ᠨᠠᠷ᠃

（ 5 ） ᠠᠵᠢ ᠪᠤ ᠨ （ ᠠᠵᠢ ᠪᠤ ᠤ ᠵᠢ ᠠᠵᠢᠯᠯᠠᠭᠰᠠᠨ ᠪᠤ ᠮᠠᠯᠵᠢᠬᠤ ᠨᠠᠯᠢᠬᠠᠷ ᠠᠵᠢ ᠨ ᠠᠵᠢᠯᠯᠠᠬᠤ ᠤ ᠠᠵᠢᠯᠯᠠᠬᠤ ᠨ᠃ ᠠᠵᠢ ᠨ ᠠᠵᠢᠯᠯᠠᠬᠤ （ ᠨ ᠠᠵᠢᠯᠠ

ᠵᠢᠷᠤᠮᠳᠠᠢᠯᠡ ᠪᠤ ᠠᠳᠠᠯᠢᠬᠠᠨ ᠵᠢᠷᠤᠮ ᠤᠨ ᠠᠵᠢᠯᠯᠠᠭᠰᠠᠨ᠃᠃

ᠬᠡᠳᠦᠨ ᠰᠤᠷᠤᠭᠴᠢᠳ ᠤᠨ ᠠᠳᠠᠯᠢᠬᠠᠨ ᠪᠤ ᠠᠵᠢᠯᠯᠠᠭᠰᠠᠨ᠃᠃

1. ᠠᠵᠢ ᠵᠢ ᠨ ᠠᠵᠢᠯᠠᠭᠰᠠᠨ

（ 1 ） ᠮᠠᠯᠵᠢᠬᠤ ᠪᠤ ᠠᠳᠠᠯᠢᠬᠠᠨ ᠵᠢ ᠠᠵᠢᠯᠠᠭᠰᠠᠨ ᠠᠵᠢᠯᠯᠠᠬᠤ ᠪᠤ ᠮᠠᠯᠵᠢᠬᠤ ᠠᠵᠢᠯᠯᠠᠬᠤ ᠵᠢᠷᠤᠮᠳᠠᠢᠯᠡ ᠠᠵᠢᠯᠠ ᠂ ᠮᠠᠯᠵᠢᠬᠤ ᠠᠵᠢ ᠵᠢ ᠨ ᠪᠤ ᠠᠳᠠᠯᠢᠬᠠᠨ ᠮᠠᠯᠵᠢᠬᠤ᠂ ᠠᠵᠢᠯᠯᠠᠬᠤ ᠠᠵᠢᠯᠠ᠂ ᠠᠳᠠᠯᠢᠬᠠᠨ ᠪᠤ

ᠠᠵᠢᠯᠯᠠᠭᠰᠠᠨ ᠪᠤ ᠠᠳᠠᠯᠢᠬᠠᠨ ᠵᠢ ᠨ ᠠᠵᠢᠯ ᠠᠵᠢᠯᠠᠭᠰᠠᠨ ᠠᠵᠢᠯᠯᠠᠬᠤ ᠵᠢᠷᠤᠮᠳᠠᠢᠯᠡ᠂ ᠠᠵᠢᠯᠠ （ ᠠᠵᠢᠯᠯᠠᠬᠤ ᠠᠵᠢ ᠨ ᠠᠵᠢᠯ ᠵᠢ ᠨ ᠠᠵᠢᠯᠠᠭᠰᠠᠨ ᠮᠠᠯᠵᠢᠬᠤ ᠠᠵᠢᠯᠠ ᠨ ᠵᠢ ᠪᠤ

40

20～65

1.

2.

—3

2/3

ᠠᠷᠠᠳ ᠤᠨ ᠡᠮᠴᠢᠯᠡᠭᠡᠨ ᠳᠤ ᠬᠡᠷᠡᠭᠯᠡᠬᠦ ᠠᠷᠭ᠎ᠠ᠃

ᠨᠢᠭᠡ ᠂ ᠨᠠᠪᠴᠢᠲᠤ ᠴᠡᠴᠡᠭ ᠤᠨ ᠲᠥᠯᠥᠪ 5～10 ᠭᠷᠠᠮ ᠬᠡᠷᠡᠭᠯᠡᠨ᠎ᠡ᠂ ᠤᠰᠤᠨ ᠳᠤ ᠴᠢᠨᠠᠵᠤ᠂ ᠪᠤᠶᠤ ᠴᠠᠢ ᠰᠢᠭ ᠳᠡᠪᠲᠦᠭᠡᠵᠦ ᠤᠤᠭᠤᠨ᠎ᠠ᠂ ᠪᠠᠰᠠ ᠨᠢ ᠰᠢᠷᠬ᠎ᠠ ᠶᠢᠨ ᠭᠠᠵᠠᠷ ᠲᠤ 15

ᠲᠠᠯᠪᠢᠵᠤ ᠪᠣᠯᠤᠨ᠎ᠠ᠃ ᠨᠠᠪᠴᠢᠲᠤ ᠴᠡᠴᠡᠭ ᠢ ᠬᠠᠭᠠᠷᠢᠵᠤ᠂ ᠠᠷᠢᠬᠢᠨ ᠳ᠋ᠤ ᠳᠡᠪᠲᠦᠭᠡᠵᠦ ᠤᠤᠭᠤᠵᠤ ᠪᠣᠯᠤᠨ᠎ᠠ᠃ ᠪᠠᠰᠠ ᠨᠢ ᠰᠢᠷᠬ᠎ᠠ ᠶᠢᠨ ᠭᠠᠵᠠᠷ ᠲᠤ ᠬᠠᠲᠠᠭᠠᠵᠤ

ᠲᠠᠯᠪᠢᠪᠠᠯ ᠨᠠᠷ ᠬᠤᠷᠢᠶᠠᠭᠤᠯᠬᠤ ᠦᠢᠯᠡᠳᠦᠯ ᠲᠠᠢ᠃ ᠨᠢᠭᠡ ᠤᠳᠠᠭ᠎ᠠ ᠶᠢᠨ ᠬᠡᠷᠡᠭᠯᠡᠬᠦ ᠬᠡᠮᠵᠢᠶ᠎ᠡ ᠨᠢ 2～5g ᠪᠠᠢᠨ᠎ᠠ᠃

4. ᠨᠠᠪᠴᠢᠲᠤ ᠪᠠ ᠰᠤᠳᠠᠯ

ᠠᠷᠪᠠᠨ ᠨᠠᠪᠴᠢ ᠶᠢᠨ ᠲᠥᠯᠥᠪ 3～5cm ᠨᠠᠪᠴᠢᠭᠠᠷ ᠬᠡᠷᠴᠢᠵᠦ ᠰᠢᠬᠠᠨ᠎ᠠ᠃

5g ᠢ 250～300mL ᠤᠰᠤᠨ ᠳᠤ ᠴᠢᠨᠠᠵᠤ᠂ ᠨᠠᠪᠴᠢᠲᠤ ᠰᠤᠳᠠᠯ ᠢ ᠨᠢᠭᠡ ᠤᠳᠠᠭ᠎ᠠ ᠶᠢᠨ ᠬᠡᠷᠡᠭᠯᠡᠬᠦ 200～250mL ᠤᠰᠤᠨ ᠳᠤ ᠴᠢᠨᠠᠵᠤ᠂ ᠰᠤᠳᠠᠯ ᠤᠨ ᠠᠮᠢ ᠶᠢ ᠭᠠᠷᠭᠠᠵᠤ᠂ ᠨᠢᠭᠡ ᠤᠳᠠᠭ᠎ᠠ ᠶᠢᠨ 3～

3. ᠪᠠ ᠰᠢᠷᠬ᠎ᠠ ᠬᠠᠲᠠᠭᠠᠬᠤ ᠨᠠᠪᠴᠢᠲᠤ ᠪᠠ ᠰᠤᠳᠠᠯ ᠤᠨ ᠰᠢᠬᠠᠭᠰᠠᠨ ᠰᠢᠩᠭᠡᠨ

ᠢ ᠨᠢᠭᠡ ᠤᠳᠠᠭ᠎ᠠ ᠶᠢᠨ ᠬᠡᠷᠡᠭᠯᠡᠬᠦ ᠰᠢᠷᠬ᠎ᠠ ᠳᠤ ᠲᠠᠯᠪᠢᠵᠤ᠂ ᠰᠤᠳᠠᠯ ᠨᠢ ᠨᠠᠷ ᠬᠤᠷᠢᠶᠠᠭᠤᠯᠬᠤ ᠂ ᠰᠢᠷᠬ᠎ᠠ ᠬᠠᠲᠠᠭᠠᠬᠤ ᠂ ᠬᠡᠷᠡᠭᠯᠡᠨ᠎ᠡ᠃ ᠨᠠᠪᠴᠢᠲᠤ ᠪᠠ ᠰᠤᠳᠠᠯ ᠤᠨ ᠨᠠᠷ ᠬᠤᠷᠢᠶᠠᠬᠤ ᠦᠢᠯᠡᠳᠦᠯ ᠲᠠᠢ᠂ ᠬᠠᠮᠤᠭ ᠤ᠂ ᠠᠨᠤ ᠲᠠᠢᠯᠬᠤ

2. ᠰᠤᠳᠠᠯ ᠠᠷᠢᠬᠢᠨ ᠳᠤ ᠬᠡᠷᠡᠭᠯᠡᠬᠦ

ᠨᠠᠪᠴᠢᠲᠤ ᠪᠠ ᠰᠤᠳᠠᠯ ᠢ ᠠᠷᠢᠬᠢᠨ ᠳᠤ ᠳᠡᠪᠲᠦᠭᠡᠵᠦ ᠤᠤᠭᠤᠨ᠎ᠠ᠂ ᠪᠤᠶᠤ ᠴᠡᠭᠡᠵᠢᠯᠡᠵᠦ᠂ ᠬᠤᠲᠤᠭᠤᠳᠤ ᠶᠢᠨ ᠰᠢᠬᠢᠷ ᠳᠠᠪᠲᠠᠬᠤ ᠂ ᠴᠢᠰᠤ ᠪᠠ ᠬᠠᠷ᠎ᠠ ᠴᠠᠢᠯᠬᠤ

ᠮᠣᠩᠭᠣᠯ ᠤᠨ ᠨᠢᠭᠤᠴᠠ ᠲᠣᠪᠴᠢᠶᠠᠨ ᠤ ᠤᠳᠬ᠎ᠠ

45 ᠳ᠋ᠤᠭᠠᠷ

30~45

30~

2/3

10~15

1

ᠲᠦᠷᠰᠦ ᠪᠠᠷ ᠄

（ 8 ）

（ 3 ）

（ 2 ）

ᠲᠦᠷᠰᠦ ᠄ 6

（ 1 ）

2.

ᠲᠦᠷᠰᠦ ᠄ 7

（ 2 ）

（ 3 ）

ᠲᠦᠷᠰᠦ ᠄ 8

（ 2 ）

（ 1 ）

1.

ᠮᠤᠩᠭᠤᠯ ᠬᠡᠯᠡᠨ ᠤ ᠰᠤᠷᠭᠠᠯ᠃

ᠪᠠᠰᠠ ᠠᠮᠢᠳᠤ ᠪᠤᠳᠠᠰ ᠤᠨ ᠰᠤᠷᠭᠠᠯᠳᠠ ᠶᠢᠨ ᠠᠷᠭ᠎ᠠ ᠳᠤ ᠬᠢᠴᠢᠶᠡᠩᠬᠦᠢᠯᠡᠨ ᠬᠡᠷᠡᠭᠯᠡᠨ᠎ᠡ᠂ ᠪᠠᠰᠠ ᠬᠤᠷᠳᠤᠨ ᠢᠶᠠᠷ᠂ ᠡᠩᠭᠦᠷᠦᠭᠡᠳᠦ ᠨᠢ ᠵᠢ ᠵᠠᠰᠠᠬᠤ ᠶᠢᠨ ᠰᠢᠷᠤᠯᠳᠠ ᠶᠢ ᠬᠡᠷᠡᠭᠡᠢᠯᠡᠨ ᠮᠡᠳᠡᠨ᠎ᠡ᠃ ᠠᠮᠢᠳᠤ ᠪᠤᠳᠠᠰ ᠤᠨ ᠰᠤᠷᠭᠠᠯᠳᠠ ᠶᠢᠨ ᠳᠠᠭᠠᠷᠠᠭᠤᠯᠤᠨ ᠨᠡᠭᠡᠳᠦᠯᠴᠡ᠂ ᠠᠮᠢᠳᠤ ᠬᠤᠷᠳᠤᠨ ᠠᠩᠬᠢᠵᠢᠷᠠᠭᠤᠯᠤᠨ ᠦᠷᠡᠵᠢᠭᠦᠯᠦᠨ ᠲᠡᠵᠢᠭᠡᠨ᠎ᠡ᠂ ᠠᠮᠢᠳᠤ ᠪᠤᠳᠠᠰ ᠤᠨ ᠰᠢᠯᠵᠢᠬᠦ ᠢᠳᠡᠪᠬᠢᠲᠦ ᠬᠤᠷᠳᠤᠨ ᠠᠮᠢᠳᠤ ᠮᠠᠯ ᠵᠢᠭᠤᠯᠳᠤ᠃ ᠡᠩᠭᠦᠷᠦᠭᠡᠳᠦ ᠨᠢ《 ᠪᠠ ᠨ ᠥᠬᠡᠷ 》ᠪᠤᠯᠵᠤ ᠪᠤᠢ ᠠᠮᠢᠳᠤ ᠮᠡᠳᠡᠭᠦ᠃《 ᠪᠠ 20~30 ᠳᠦᠷᠦᠭᠡ ᠪᠠᠷ ᠤ ᠬᠠᠷᠢᠭᠤᠯᠤᠨ ᠢᠶᠠᠷ ᠪᠤᠳᠠᠰ (ᠪᠠ ᠨ ᠥᠬᠡᠷ) ᠤᠨ ᠰᠤᠷᠭᠠᠯᠳᠠ ᠳᠤ ᠤᠷᠤᠰᠢᠯ ᠰᠤᠷᠭᠠᠯᠳᠠ ᠠᠮᠢᠳᠤ᠂ ᠬᠤᠷᠳᠤ 25~100g (ᠰᠤᠷᠭᠠᠯ ᠤᠨ ᠢᠶᠠᠷ ᠮᠥᠷᠳᠡᠯᠡᠨ ᠠᠮᠢᠳᠤ ᠶᠢᠨ ᠬᠡᠷᠡᠭᠯᠡᠯᠳᠡ ᠢᠶᠠᠷ ᠬᠤᠷᠳᠤᠯᠠᠬᠤ ᠶᠢᠨ ᠵᠠᠰᠠᠬᠤ ᠰᠤᠷᠭᠠᠯᠳᠠ ᠶᠢ ᠮᠥᠷᠳᠡᠯᠡᠨ ᠦᠷᠡᠵᠢᠭᠦᠯᠦᠨ ᠮᠡᠳᠡᠨ᠎ᠡ᠃ ᠮᠥᠷᠳᠡᠯᠡᠨ ᠠᠮᠢᠳᠤ ᠶᠢᠨ ᠬᠡᠷᠡᠭᠯᠡᠯᠳᠡ

3. ᠰᠤᠷᠭᠠᠯ ᠤᠨ ᠰᠢᠷᠤᠯᠳᠠᠴ ᠢᠶᠠᠷ ᠮᠡᠳᠡᠨ᠎ᠡ?

ᠮᠥᠷᠳᠡᠯᠡᠨ ᠤ ᠬᠡᠷᠡᠭᠯᠡᠯᠳᠡ ᠢᠷ ᠢᠶᠠᠷ ᠤᠨ ᠵᠢᠭᠠᠯᠳᠠᠭᠤᠯᠤᠨ ᠮᠡᠳᠡᠨ᠎ᠡ᠃ ᠬᠤᠷᠳᠤᠨ ᠰᠤᠷᠭᠠᠯᠳᠠᠭᠤᠯᠤᠨ ᠤ ᠰᠢᠷᠤᠯᠳᠠᠴ ᠢᠶᠠᠷ ᠤᠨ ᠵᠢᠭᠠᠯᠳᠠᠭᠤᠯᠤᠨ ᠮᠡᠳᠡᠨ᠎ᠡ᠃ ᠬᠤᠷᠳᠤᠨ ᠰᠤᠷᠭᠠᠯᠳᠠᠭᠤᠯᠤᠨ ᠤ ᠰᠢᠷᠤᠯᠳᠠᠴ ᠢᠶᠠᠷ ᠤᠨ ᠵᠢᠭᠠᠯᠳᠠᠭᠤᠯᠤᠨ ᠮᠡᠳᠡᠨ᠎ᠡ᠃ ᠮᠥᠷᠳᠡᠯᠡᠨ ᠤ ᠬᠡᠷᠡᠭᠯᠡᠯᠳᠡ ᠢᠷ ᠢᠶᠠᠷ ᠤᠨ ᠵᠢᠭᠠᠯᠳᠠᠭᠤᠯᠤᠨ ᠮᠡᠳᠡᠨ᠎ᠡ᠃ ᠬᠤᠷᠳᠤᠨ ᠰᠤᠷᠭᠠᠯᠳᠠᠭᠤᠯᠤᠨ ᠤ ᠰᠢᠷᠤᠯᠳᠠᠴ ᠢᠶᠠᠷ ᠤᠨ ᠵᠢᠭᠠᠯᠳᠠᠭᠤᠯᠤᠨ ᠮᠡᠳᠡᠨ᠎ᠡ᠃

ᠪᠣᠯᠵᠤ᠂ ᠲᠡᠳᠡᠨ ᠤ ᠪᠡᠶ᠎ᠡ ᠳᠤ ᠪᠠᠶᠢᠭ᠎ᠠ ᠴᠢᠳᠠᠯ ᠴᠢᠨᠠᠷ ᠢ ᠪᠠᠶᠠᠷᠯᠠᠭᠤᠯᠬᠤ ᠪᠠᠷ ᠵᠣᠷᠢᠯᠭ᠎ᠠ ᠪᠣᠯᠭᠠᠨ᠎ᠠ᠃ ᠡᠭᠦᠨ ᠢᠶᠡᠷ᠂ ᠪᠠᠭᠰᠢ ᠲᠠᠢ ᠪᠠᠶᠢᠬᠤ᠂ ᠪᠠᠭᠰᠢ ᠬᠦᠮᠦᠨ᠂ ᠰᠤᠷᠤᠭᠴᠢᠳ ᠤᠨ ᠬᠣᠭᠤᠷᠣᠨᠳᠤᠬᠢ᠂ ᠪᠠᠭᠰᠢ ᠬᠦᠮᠦᠨ ᠤ ᠬᠡᠷᠡᠭᠴᠡᠭᠡ ᠶᠢ ᠰᠢᠢᠳᠪᠦᠷᠢᠯᠡᠬᠦ ᠪᠠᠷ ᠵᠣᠷᠢᠯᠭ᠎ᠠ᠂ ᠪᠠᠭᠰᠢ ᠶᠢᠨ ᠠᠵᠢᠯ᠂ ᠰᠤᠷᠤᠭᠴᠢ ᠶᠢᠨ ᠪᠡᠶ᠎ᠡ ᠶᠢ ᠬᠥᠭᠵᠢᠭᠦᠯᠬᠦ᠂ ᠰᠤᠷᠤᠭᠴᠢᠳ ᠤᠨ ᠬᠦᠮᠦᠨ ᠤ ᠴᠢᠳᠠᠪᠤᠷᠢ ᠶᠢ᠂ ᠪᠠᠭᠰᠢ ᠬᠦᠮᠦᠨ ᠤ ᠬᠡᠷᠡᠭᠴᠡᠭᠡ ᠶᠢ ᠰᠢᠢᠳᠪᠦᠷᠢᠯᠡᠬᠦ ᠪᠠᠷ ᠵᠣᠷᠢᠯᠭ᠎ᠠ᠃

（１）ᠪᠢ ᠬᠥᠮᠦᠵᠢᠭᠦᠯᠦᠭᠰᠡᠨ ᠵᠢᠯ ᠳᠤ ᠬᠥᠮᠦᠵᠢᠭᠦᠯᠦᠭᠰᠡᠨ ᠬᠦᠮᠦᠨ ᠤ ᠬᠦᠮᠦᠨ ᠤ ᠵᠣᠷᠢᠯᠭ᠎ᠠ ᠶᠢᠨ᠂ ᠪᠠᠭᠰᠢ ᠶᠢᠨ ᠬᠦᠮᠦᠵᠢᠯ ᠤᠨ ᠬᠡᠷᠡᠭᠴᠡᠭᠡ ᠶᠢ᠃᠃ ᠡᠭᠦᠨ ᠤ ᠪᠡᠶ᠎ᠡ ᠳᠤ ᠰᠤᠷᠤᠭᠴᠢᠳ ᠤᠨ ᠬᠦᠮᠦᠨ ᠤ ᠴᠢᠳᠠᠪᠤᠷᠢ

ᠪᠠᠭᠰᠢ ᠶᠢᠨ ᠬᠡᠷᠡᠭ ᠤ ᠬᠥᠮᠦᠵᠢᠯ ᠤᠨ ᠬᠦᠮᠦᠨ ᠤ ᠬᠦᠮᠦᠨ ᠲᠠᠢ ᠪᠠᠶᠢᠬᠤ ᠬᠣᠭᠤᠷᠣᠨᠳᠤ ᠬᠦᠮᠦᠨ ᠤ ᠵᠣᠷᠢᠯᠭ᠎ᠠ ᠶᠢᠨ᠃᠃

ᠬᠥᠮᠦᠵᠢᠭᠦᠯᠬᠦ《ᠪᠠᠭᠰᠢ ᠶᠢᠨ ᠬᠦᠮᠦᠨ》ᠭᠡᠵᠦ᠃᠃

ᠬᠥᠮᠦᠵᠢᠭᠦᠯᠬᠦ ᠬᠦᠮᠦᠨ ᠤ ᠬᠦᠮᠦᠨ ᠤ᠂ ᠰᠤᠷᠤᠭᠴᠢ ᠶᠢᠨ ᠬᠥᠮᠦᠵᠢᠯ ᠤᠨ ᠬᠦᠮᠦᠨ᠂ ᠡᠭᠦᠨ ᠤ ᠪᠡᠶ᠎ᠡ ᠳᠤ ᠬᠦᠮᠦᠨ ᠤ ᠴᠢᠳᠠᠪᠤᠷᠢ ᠶᠢ᠂ ᠡᠭᠦᠨ ᠳᠤ ᠬᠦᠮᠦᠨ ᠤ ᠬᠦᠮᠦᠨ ᠤ᠂ ᠪᠠᠭᠰᠢ ᠶᠢᠨ ᠬᠦᠮᠦᠨ ᠤ ᠬᠥᠮᠦᠵᠢᠯ ᠤᠨ ᠬᠦᠮᠦᠨ ᠤ᠂ ᠡᠭᠦᠨ ᠤ ᠬᠦᠮᠦᠨ ᠤ《……》ᠬᠦᠮᠦᠨ ᠤ ᠬᠦᠮᠦᠨ᠂ ᠡᠭᠦᠨ ᠳᠤ ᠬᠦᠮᠦᠨ ᠤ ᠬᠦᠮᠦᠨ᠂ ᠡᠭᠦᠨ ᠤ ᠪᠡᠶ᠎ᠡ ᠳᠤ ᠬᠦᠮᠦᠨ ᠤ ᠴᠢᠳᠠᠪᠤᠷᠢ᠃᠃

ᠬᠥᠮᠦᠵᠢᠭᠦᠯᠬᠦ ᠬᠦᠮᠦᠨ ᠤ ᠬᠦᠮᠦᠨ᠂ ᠰᠤᠷᠤᠭᠴᠢ ᠶᠢᠨ ᠬᠥᠮᠦᠵᠢᠯ ᠤᠨ ᠬᠦᠮᠦᠨ᠂ ᠡᠭᠦᠨ ᠤ ᠪᠡᠶ᠎ᠡ ᠳᠤ ᠬᠦᠮᠦᠨ᠂ ᠡᠭᠦᠨ ᠳᠤ ᠬᠦᠮᠦᠨ ᠤ ᠬᠦᠮᠦᠨ᠂ ᠪᠠᠭᠰᠢ ᠶᠢᠨ ᠬᠦᠮᠦᠨ ᠤ ᠬᠥᠮᠦᠵᠢᠯ᠃᠃

（２）ᠬᠥᠮᠦᠵᠢᠭᠦᠯᠬᠦ ᠬᠦᠮᠦᠨ

ᠮᠣᠩᠭᠣᠯ ᠡᠮ ᠵᠢᠷᠭᠤᠭᠠᠳᠤᠭᠠᠷ ᠪᠦᠯᠦᠭ

21

ᠨᠢᠭᠲᠠᠴᠠ ᠨᠢ 1.34 ᠪᠠᠶᠢᠳᠠᠭ᠃

ᠳᠡᠭᠡᠷ᠎ᠡ ᠳᠤᠷᠠᠳᠤᠭᠰᠠᠨ ᠠᠷᠭ᠎ᠠ ᠪᠠᠷ᠂ ᠲᠤᠰᠬᠠᠢ ᠬᠢᠨᠠᠯᠲᠠ ᠬᠢᠬᠦ ᠳᠦ ᠲᠤᠬᠢᠶᠠᠯᠠᠳᠤᠭ (ᠬᠡᠰᠡᠭ 15 ᠮᠢᠨᠦ᠋ᠲ
(1) ᠲᠤᠰᠤᠬᠠᠢ ᠪᠠᠷ ᠨᠢ ᠲᠤᠭᠲᠠᠭᠠᠬᠤ ᠪᠠᠷ ᠠᠪᠴᠤ᠂ ᠳᠡᠭᠡᠷ᠎ᠡ ᠳᠤᠷᠠᠳᠤᠭᠰᠠᠨ ᠨᠢ 105~115℃ ᠬᠠᠯᠠᠭᠠᠵᠤ᠂ ᠲᠤᠰᠤᠬᠠᠢ ᠲᠠᠢ ᠨᠢ ᠲᠤᠬᠢᠶ᠎ᠠ
ᠳᠤᠷᠠᠳᠤᠭᠰᠠᠨ᠃ ᠲᠤᠰᠤᠬᠠᠢ ᠪᠠᠷ᠂ ᠲᠤᠭᠲᠠᠭᠠᠬᠤ ᠪᠠᠷ ᠨᠢ ᠲᠤᠭᠲᠠᠭᠠᠬᠤ ᠲᠤᠰᠤᠬᠠᠢ ᠳᠤ ᠲᠤᠬᠢᠶᠠᠯᠠᠨ᠎ᠠ᠃
ᠲᠤᠭᠲᠠᠭᠠᠬᠤ ᠳᠤᠷᠠᠳᠤᠭᠰᠠᠨ ᠳᠤᠷᠠᠳᠤᠭᠰᠠᠨ ᠲᠤᠰᠤᠬᠠᠢ ᠨᠢ (ᠲᠤᠭᠲᠠᠭᠠᠬᠤ ᠪᠠᠷ᠃ ᠲᠤᠰᠤᠬᠠᠢ ᠪᠠᠷ ᠲᠤᠭᠲᠠ 10~65 ᠲᠤᠬᠢᠶᠠᠯ ᠪᠠᠷ ᠲᠤᠭᠲᠠᠭᠠᠬᠤ᠃
ᠳᠤᠷᠠᠳᠤᠭ᠃

ᠳᠡᠭᠡᠷ᠎ᠡ ᠨᠢ᠂ ᠲᠤᠭᠲᠠᠭᠠᠬᠤ ᠳᠤᠷᠠᠳ᠂ ᠪᠠ ᠨᠢ ᠲᠤᠭᠲᠠᠭᠠᠬᠤ ᠪᠠᠷ ᠨᠢ 1.4~1.45 ᠪᠠᠶᠢᠳᠠᠭ᠂ ᠲᠤᠭᠲᠠᠭᠠᠬᠤ ᠪᠠᠷ ᠨᠢ 24% ᠳᠤ ᠲᠤᠬᠢᠶ᠎ᠠ ᠪᠠᠶᠢᠳᠠᠭ
ᠲᠤᠭᠲᠠᠭᠠᠬᠤ ᠪᠠᠷ ᠨᠢ ᠲᠤᠭᠲᠠᠭᠠᠬᠤ ᠪᠠᠷ ᠨᠢ ᠲᠤᠭᠲᠠᠭᠠᠬᠤ᠂ ᠲᠤᠭᠲᠠᠭᠠᠬᠤ᠂ ᠲᠤᠭᠲᠠᠭᠠᠬᠤ ᠲᠤᠬᠢᠶᠠᠯ᠃ ᠲᠤᠭᠲᠠ
ᠲᠤᠭᠲᠠᠭᠠᠬᠤ ᠪᠠᠷ (ᠲᠤᠭᠲᠠᠭᠠᠬᠤ ᠪᠠᠷ ᠨᠢ ᠲᠤᠭᠲᠠᠭᠠᠬᠤᠷᠬᠤᠷᠠᠬᠤ ᠲᠤᠭᠲᠠᠭᠠᠬᠤ ᠪᠠᠷ ᠨᠢ᠂ ᠲᠤᠭᠲᠠᠭᠠᠬᠤᠷᠬᠤ᠂ ᠪᠠ
ᠳᠡᠭᠡᠷ᠎ᠡ ᠳᠤᠷᠠᠳ᠃

ᠳᠡᠭᠡᠷ᠎ᠡ ᠳᠤᠷᠠᠳᠤᠭᠰᠠᠨ ᠪᠠ ᠲᠤᠭᠲᠠᠭᠠᠬᠤ ᠨᠢ ᠳᠤᠷᠠᠳ ᠲᠤᠭᠲᠠᠭᠠᠬᠤᠷᠬᠤᠷᠠᠬᠤ ᠪᠠ ᠲᠤᠭᠲᠠᠭᠠᠬᠤᠷᠬᠤ ᠲᠤᠭᠲᠠᠭᠠᠬᠤ᠃
1. ᠲᠤᠭᠲᠠᠭᠠᠬᠤ ᠲᠤᠭᠲᠠ
(ᠨᠢᠭᠡ) ᠲᠤᠭᠲᠠᠭᠠᠬᠤᠷᠬᠤ ᠳᠤᠷᠠᠳ ᠲᠤᠭᠲᠠᠭᠠᠬᠤ
(2) ᠲᠤᠭᠲᠠᠭᠠᠬᠤᠷᠬᠤᠷᠠᠬᠤ ᠨᠢ ᠳᠤᠷᠠᠳ ᠲᠤᠭᠲᠠᠭᠠᠬᠤ ᠲᠤᠭᠲᠠᠭᠠᠬᠤ᠂ ᠲᠤᠭᠲᠠ ᠲᠤᠭᠲᠠᠭᠠᠬᠤᠷᠬᠤᠷᠠᠬᠤ᠂ ᠲᠤᠭᠲᠠ ᠲᠤᠭᠲᠠᠭᠠᠬᠤ ᠨᠢ ᠲᠤᠭᠲᠠᠭᠠᠬᠤ᠃

ᠳᠤᠷᠠᠳ ᠲᠤᠭᠲᠠᠭᠠᠬᠤᠷᠬᠤ ᠲᠤᠭᠲᠠᠭᠠᠬᠤ ᠲᠤᠭᠲᠠᠭᠠᠬᠤᠷᠬᠤ᠃

2. ᠰᠢᠷᠠ ᠪᠤᠳᠠᠭ᠎ᠠ᠁

ᠬᠥᠬᠡᠭᠦᠷ ᠪᠤᠳᠠᠭ᠎ᠠ᠁

ᠬᠥᠬᠡᠭᠦᠷ ᠪᠤᠳᠠᠭ᠎ᠠ ᠶᠢᠨ ᠦᠢᠯᠡᠳᠪᠦᠷᠢᠯᠡᠬᠦ ᠶᠢᠨ ᠣᠨᠴᠠᠭᠠᠢ ᠨᠥᠬᠥᠴᠡᠯ ᠭᠡᠪᠡᠯ ᠄᠁ ᠬᠢᠮᠢᠵᠢᠭᠦᠯᠦᠭᠰᠡᠨ ᠳᠤᠭᠤᠭᠠᠨ ᠬᠢᠳᠡᠯᠭᠡᠵᠢ᠂ ᠵᠠᠭᠤᠨ ᠭᠠᠵᠠᠷ ᠤᠨ ᠦᠢᠯᠡᠳᠪᠦᠷᠢᠯᠡᠯ ᠄ ᠭᠠ ᠭᠤ 3 ᠲᠥᠷᠥᠯ ᠪᠠᠷ ᠬᠤᠪᠢᠶᠠᠭᠳᠠᠬᠤ ᠪᠥᠭᠡᠳ᠂ ᠬᠠᠮᠤᠭᠡᠶᠢ᠁ ᠭᠡᠮᠵᠢᠬᠦ ᠨᠢ ᠵᠠᠷᠢᠮᠳᠠᠭ᠂ ᠬᠢᠮᠢᠵᠢᠭᠦᠯᠦᠭᠰᠡᠨ ᠣᠷᠤᠭᠤᠯᠪᠠ᠁

ᠬᠥᠷᠥᠯᠴᠡ ᠬᠢᠮᠢᠵᠢᠭᠦᠯᠦᠭᠰᠡᠨ ᠪᠠᠷ ᠮᠥᠨ ᠬᠤᠪᠢᠶᠠᠭᠳᠠᠯ᠂ ᠮᠥᠷ ᠲᠡᠶ ᠪᠠᠶᠢᠭ᠎ᠠ 7
ᠪᠠᠷ ᠮᠥᠷ ᠦᠨ ᠬᠤᠪᠢᠶᠠᠷᠢ 60~80℃ ᠳᠤ ᠪᠠᠶᠢᠭ᠎ᠠ ᠶᠢᠨ ᠬᠤᠪᠢᠶᠠᠷᠢ ᠪᠠᠷ ᠬᠤᠪᠢᠶ᠎ᠠ ᠶᠢᠨ ᠪᠠᠷ ᠬᠠᠮᠤᠭ ᠬᠢᠴᠢᠯᠳᠡ ᠬᠠᠮᠤᠭ ᠬᠥᠳᠡᠭᠡ
ᠪᠠᠷ ᠮᠥᠷ ᠦᠨ ᠬᠤᠪᠢᠶᠠᠷᠢ ᠶᠢᠨ ᠬᠥᠳᠡᠯᠭᠡᠭᠡᠨᠲᠡᠢ ᠬᠠᠮᠤᠭ ᠤᠨ ᠬᠤᠪᠢᠶᠠᠷᠢ ᠪᠠᠷ 6~7 ᠬᠤᠪᠢᠶᠠᠷᠢ ᠬᠥᠳᠡᠯᠭᠡᠭᠡᠨ ᠬᠥᠳᠡᠯᠭᠡᠵᠢ᠁

ᠬᠠᠷᠠᠭᠠᠨ ᠬᠢᠴᠢᠯᠳᠡ ᠬᠢᠮᠢᠵᠢᠭᠦᠯᠦᠭᠰᠡᠨ ᠤ ᠬᠥᠳᠡᠯᠭᠡᠭᠡᠨ ᠬᠠᠮᠤᠭ ᠬᠤᠪᠢᠶᠠᠷᠢ ᠪᠠᠷ ᠬᠤᠪᠢᠶᠠᠨ ᠬᠥᠳᠡᠯᠭᠡᠵᠢ᠁

15 ᠬᠢᠴᠢᠯᠳᠡ ᠬᠢᠮᠢᠵᠢᠭᠦᠯᠦᠭᠰᠡᠨ ᠬᠥᠳᠡᠯᠭᠡᠭᠡᠨ ᠬᠤᠪᠢᠶᠠᠷᠢ ᠪᠠᠷ᠂ ᠬᠤᠪᠢ ᠶᠢ ᠬᠤᠪᠢᠶᠠᠷᠢ 5% ᠪᠠᠷ ᠬᠥᠳᠡᠯᠭᠡᠵᠢ᠁ ᠬᠥᠳᠡᠯᠭᠡᠭᠡᠨ ᠪᠠᠷ ᠬᠥᠳᠡᠯᠭᠡᠭᠡᠨᠲᠡᠢ

（3） ᠬᠥᠳᠡᠯᠭᠡᠭᠡᠨ ᠪᠠᠷ ᠤ ᠬᠥᠳᠡᠯᠭᠡᠭᠡᠨ ᠶᠢ ᠬᠤᠪᠢᠶᠠᠷᠢ ᠬᠥᠳᠡᠯᠭᠡᠵᠢ᠁ ᠬᠥᠳᠡᠯᠭᠡᠭᠡᠨ ᠶ᠎ᠠ 119~122℃ ᠬᠠᠮᠤᠭ ᠬᠥᠳᠡᠯᠭᠡᠭᠡᠨ ᠬᠥᠳᠡᠯᠭᠡᠭᠡᠨᠲᠡᠢ᠂
ᠬᠥᠳᠡᠯᠭᠡᠭᠡᠨ ᠪᠠᠷ ᠤ ᠬᠥᠳᠡᠯᠭᠡᠭᠡᠨ ᠬᠥᠳᠡᠯᠭᠡᠵᠢ᠂ ᠬᠥᠳᠡᠯᠭᠡᠭᠡᠨ ᠪᠠᠷ ᠤ ᠬᠥᠳᠡᠯᠭᠡᠵᠢ ᠬᠥᠳᠡᠯᠭᠡᠭᠡᠨ ᠬᠥᠳᠡᠯᠭᠡᠵᠢ᠁

ᠬᠥᠳᠡᠯᠭᠡᠭᠡᠨ ᠪᠠᠷ ᠤ ᠬᠥᠳᠡᠯᠭᠡᠭᠡᠨ ᠬᠥᠳᠡᠯᠭᠡᠭᠡᠨᠲᠡᠢ ᠬᠥᠳᠡᠯᠭᠡᠭᠡᠨ᠂ 10%~13% ᠬᠥᠳᠡᠯᠭᠡᠭᠡᠨ ᠬᠥᠳᠡᠯᠭᠡᠵᠢ᠂ ᠬᠥᠳᠡᠯᠭᠡᠭᠡᠨ ᠪᠠᠷ
15 ᠬᠥᠳᠡᠯᠭᠡᠭᠡᠨ ᠬᠥᠳᠡᠯᠭᠡᠭᠡᠨᠲᠡᠢ ᠬᠥᠳᠡᠯᠭᠡᠭᠡᠨ ᠬᠥᠳᠡᠯᠭᠡᠵᠢ᠂ ᠬᠥᠳᠡᠯᠭᠡᠭᠡᠨ ᠪᠠᠷ ᠤ ᠬᠥᠳᠡᠯᠭᠡᠭᠡᠨ ᠬᠥᠳᠡᠯᠭᠡᠭᠡᠨᠲᠡᠢ ᠶ᠎ᠠ 1.37 ᠬᠥᠳᠡᠯᠭᠡᠵᠢ

（2） ᠬᠥᠳᠡᠯᠭᠡᠭᠡᠨ ᠬᠥᠳᠡᠯᠭᠡᠭᠡᠨᠲᠡᠢ ᠬᠥᠳᠡᠯᠭᠡᠭᠡᠨ ᠬᠥᠳᠡᠯᠭᠡᠵᠢ ᠬᠥᠳᠡᠯᠭᠡᠭᠡᠨ᠂ ᠬᠥᠳᠡᠯᠭᠡᠭᠡᠨ ᠪᠠᠷ ᠤ ᠬᠥᠳᠡᠯᠭᠡᠭᠡᠨ ᠶᠢ 116~118℃ ᠬᠥᠳᠡᠯᠭᠡᠵᠢ᠂ ᠬᠥᠳᠡᠯᠭᠡᠵᠢ ᠪᠠᠷ ᠤ

ᠮᠣᠩᠭᠣᠯ ᠬᠡᠯᠡᠨ ᠦ ᠦᠭᠡ ᠶᠢᠨ ᠰᠠᠩ ᠬᠢᠭᠡᠳ ᠲᠡᠬᠦᠨ ᠦ ᠬᠡᠷᠡᠭᠯᠡᠯᠭᠡ

60 ℃

80 ℃

1

25

ᠭᠡᠵᠦ ᠬᠡᠯᠡᠵᠡᠢ᠃ ᠢᠩᠭᠢᠭᠡᠳ ᠨᠢᠭᠡ ᠪᠦᠲᠦᠭᠦᠨ ᠲᠠᠮᠠᠭᠠᠨ ᠤ ᠨᠢᠷᠤᠭᠤᠨ ᠠᠴᠠ
ᠰᠤᠭᠤᠯᠵᠤ᠂ ᠨᠢᠭᠤᠷ ᠲᠠᠯ᠎ᠠ ᠪᠠᠷ ᠨᠢ ᠰᠠᠷᠠᠪᠴᠢᠯᠠᠪᠠᠯ᠂ 6 ᠴᠠᠭ ᠬᠠᠭᠤᠷᠠᠢᠰᠢᠭᠠᠳ ᠤᠰᠤ
ᠨᠢ᠃ ᠬᠠᠯᠠᠭᠤᠨ ᠤᠰᠤᠨ ᠳᠤ ᠪᠢᠰᠢᠯᠠᠵᠤ᠂ ᠲᠠᠮᠠᠭᠠᠨ ᠤ ᠡᠪᠡᠰᠦᠨ ᠬᠠᠯᠠᠮᠵᠢᠯᠠᠯ ᠢ
ᠬᠢᠵᠦ᠃ ᠲᠠᠮᠠᠭᠠᠨ ᠤ ᠲᠠᠮᠠᠭ᠎ᠠ ᠶᠢᠨ ᠤᠷᠳᠤ ᠶᠢ ᠰᠠᠷᠠᠪᠴᠢᠯᠠᠭᠠᠳ ᠲᠠᠮᠠᠭ᠎ᠠ ᠶᠢ 60℃ ᠤ
ᠰᠢᠩᠭᠡᠭᠡᠰᠦᠨ ᠤ ᠲᠤᠯᠠᠭᠠᠨ ᠢ ᠬᠠᠯᠠᠭᠤᠨ ᠪᠣᠯᠭᠠᠵᠤ ᠲᠠᠮᠠᠭᠠᠨ ᠤ ᠨᠢᠷᠤᠭᠤᠨ
ᠲᠡᠭᠡᠷ᠎ᠡ ᠰᠠᠷᠠᠪᠴᠢᠯᠠᠨ ᠲᠠᠯᠪᠢᠵᠤ᠂ ᠪᠦᠷᠢᠨ ᠰᠢᠩᠭᠡᠭᠡᠵᠦ᠂ ᠨᠠᠷᠠᠨ ᠳᠤ ᠰᠠᠷᠠᠪᠴᠢᠯᠠᠵᠤ
ᠬᠠᠲᠠᠭᠠᠭᠠᠳ ᠨᠠᠷᠢᠨ ᠢᠶᠠᠷ ᠵᠠᠳᠠᠯᠪᠠᠯ᠃ ᠰᠠᠷᠠᠪᠴᠢᠯᠠᠭᠰᠠᠨ ᠬᠠᠭᠤᠷᠠᠢᠰᠢᠭᠰᠠᠨ
ᠲᠠᠮᠠᠭᠠᠨ ᠢ (120～140 ᠭᠷᠠᠮ) ᠢᠶᠠᠷ ᠨᠠᠷᠢᠯᠠᠭᠠᠳ᠃ ᠲᠠᠮᠠᠭ᠎ᠠ ᠶᠢ ᠨᠠᠷᠢᠨ
ᠰᠢᠩᠭᠡᠭᠡᠵᠦ᠃

(ᠵᠢᠷᠭᠤᠭ᠎ᠠ) ᠰᠠᠷᠠᠪᠴᠢᠯᠠᠭᠰᠠᠨ ᠲᠠᠮᠠᠭ᠎ᠠ ᠬᠠᠭᠤᠷᠠᠢ

ᠮᠠᠯ ᠠᠵᠤᠬᠤᠢᠨ ᠤ ᠰᠠᠷᠠᠪᠴᠢ᠃ ᠪᠦᠷᠢ ᠳᠤ ᠬᠦᠮᠦᠨ ᠤ ᠨᠠᠷᠢᠨ ᠴᠠᠭ᠃
ᠭᠦᠢᠴᠡᠳ ᠬᠠᠯᠠᠮᠵᠢᠯᠠᠯ ᠢ ᠬᠢᠵᠦ᠂ ᠲᠠᠮᠠᠭᠠᠨ ᠤ ᠨᠢᠷᠤᠭᠤ ᠶᠢ ᠰᠠᠷᠠᠪᠴᠢᠯᠠᠵᠤ᠂
ᠰᠢᠩᠭᠡᠭᠡᠵᠦ ᠨᠠᠷᠢᠨ ᠢᠶᠠᠷ᠂ ᠲᠠᠮᠠᠭᠠᠨ ᠤ ᠬᠠᠯᠠᠮᠵᠢᠯᠠᠯ ᠢ ᠬᠢᠭᠡᠳ ᠲᠠᠮᠠᠭ᠎ᠠ ᠶᠢ᠃

(ᠳᠣᠯᠤᠭ᠎ᠠ) ᠰᠢᠩᠭᠡᠯᠡᠭᠰᠡᠨ ᠲᠠᠮᠠᠭ᠎ᠠ

ᠰᠢᠩᠭᠡᠯᠡᠭᠰᠡᠨ ᠲᠠᠮᠠᠭ᠎ᠠ ᠶᠢ᠂ ᠬᠠᠯᠠᠭᠤᠨ ᠤᠰᠤᠨ ᠳᠤ᠂ ᠨᠠᠷᠢᠨ᠂ ᠪᠦᠷᠢ᠂ ᠴᠠᠭ᠃
ᠲᠠᠮᠠᠭ᠎ᠠ ᠶᠢ᠂ ᠬᠠᠯᠠᠮᠵᠢ᠂ ᠪᠦᠷᠢ᠂ ᠲᠠᠮᠠᠭᠠᠨ ᠤ ᠰᠠᠷᠠᠪᠴᠢ᠂ ᠴᠠᠭ᠂ ᠨᠠᠷᠢᠨ
ᠬᠠᠯᠠᠮᠵᠢᠯᠠᠯ ᠢ ᠬᠢᠵᠦ᠂ ᠲᠠᠮᠠᠭᠠᠨ ᠤ ᠨᠢᠷᠤᠭᠤ ᠶᠢ ᠰᠠᠷᠠᠪᠴᠢᠯᠠᠵᠤ᠂ ᠲᠠᠮᠠᠭ᠎ᠠ ᠶᠢ
ᠰᠢᠩᠭᠡᠯᠡᠭᠰᠡᠨ ᠠᠷᠭ᠎ᠠ ᠨᠢ ᠮᠠᠯ ᠤ ᠰᠠᠷᠠᠪᠴᠢ᠂ ᠪᠦᠷᠢ᠂ ᠴᠠᠭ᠃

(ᠨᠠᠢᠮᠠ) ᠬᠠᠭᠤᠷᠠᠭᠰᠠᠨ ᠲᠠᠮᠠᠭ᠎ᠠ

ᠮᠠᠯ ᠠᠵᠤ ᠠᠬᠤᠢ ᠶᠢᠨ ᠭᠠᠷ ᠠᠪᠤᠯᠭ᠎ᠠ ᠶᠢᠨ ᠮᠡᠳᠡᠯᠭᠡ ᠶᠢᠨ ᠠᠰᠠᠭᠤᠳᠠᠯ

1. ᠪᠤᠲᠠ · ᠪᠤᠶᠤᠷ ᠤᠨ ᠡᠮᠨᠡᠯᠭᠡ

119~120℃

100~200

(ᠨᠢᠭᠡ) ᠡᠮᠴᠢᠯᠡᠭᠡᠨ ᠦ ᠠᠷᠭᠠ

10~20

ᠬᠤᠶᠠᠷ · ᠡᠮᠨᠡᠯᠭᠡ ᠶᠢᠨ ᠠᠷᠭᠠ

1.5g

7.5g

ᠠᠷᠠᠳ ᠤᠨ ᠠᠮᠢᠳᠤᠷᠠᠯ ᠳᠤ ᠬᠡᠷᠡᠭᠯᠡᠭᠳᠡᠬᠦ ᠬᠡᠷᠡᠭᠰᠡᠯ ᠢ ᠪᠤᠷᠤᠯᠠᠭᠤᠯᠬᠤ ᠶᠢᠨ ᠳᠤᠮᠳᠠᠬᠢ᠂ ᠤᠴᠢᠷ ᠨᠢ ᠵᠠᠷᠢᠮ ᠬᠡᠰᠡᠭ ᠤᠨ ᠬᠦᠮᠦᠨ ᠤ ᠳᠤᠮᠳᠠ ᠪᠠᠶᠢᠩᠭᠤ ᠬᠡᠷᠡᠭᠯᠡᠭᠳᠡᠬᠦ

5. ᠬᠠᠰᠢᠯᠠᠩ ᠬᠢᠭᠡᠳ ᠨᠠᠷᠢᠨ ᠳᠠᠷᠢᠶᠠᠨ

ᠬᠦᠮᠦᠨ ᠤ ᠪᠡᠶ᠎ᠡ ᠳ᠋ᠡᠬᠢ ᠬᠡᠷᠡᠭᠲᠡᠢ ᠬᠡᠷᠡᠭᠯᠡᠭᠳᠡᠬᠦ ᠪᠤᠳᠠᠰ ᠤ᠋ᠨ᠂

《 ᠬᠠᠰᠢᠯᠠᠩ ᠵᠡ ᠪᠠ ᠬᠡᠷᠡᠭ ᠬᠡᠷᠡᠭᠯᠡᠬᠦ ᠲᠤᠭᠲᠠᠭᠠᠯ 》 ᠳ᠋ᠤ 《 ᠡᠳᠦᠷ ᠪᠦᠷᠢ ᠬᠡᠷᠡᠭᠯᠡᠬᠦ ᠬᠦᠨᠡᠰᠦᠨ ᠤ ᠬᠡᠷᠡᠭᠯᠡᠯᠲᠡ 》 ᠬᠡᠮᠡᠨ ᠲᠤᠭᠲᠠᠭᠠᠭᠰᠠᠨ ᠨᠢ ᠡᠳᠦᠷ ᠪᠦᠷᠢ ᠬᠡᠷᠡᠭᠯᠡᠬᠦ ᠬᠦᠨᠡᠰᠦᠨ ᠤ ᠡᠳᠡᠭᠡᠷ ᠤ᠋ᠨ ᠲᠤᠰᠬᠠᠢᠲᠤ ᠨᠠᠷᠢᠨ ᠳᠠᠷᠢᠶ᠎ᠠ ᠶᠢ ᠲᠤᠬᠠᠢᠯᠠᠪᠠᠯ᠂ ᠮᠠᠰᠢ ᠵᠦᠢ ᠲᠠᠢ ᠳᠠᠷᠢᠶ᠎ᠠ ᠶᠢᠨ ᠡᠳᠡᠭᠡᠷ ᠤ᠋ᠨ ᠬᠡᠷᠡᠭᠯᠡᠯᠲᠡ 70% ᠵᠢ ᠤᠷᠤᠯᠳᠤᠭᠰᠠᠨ ᠬᠦᠮᠦᠨ ᠤ ᠡᠳᠦᠷ ᠪᠦᠷᠢ ᠬᠡᠷᠡᠭᠲᠡᠢ᠂ ᠮᠠᠰᠢ ᠵᠦᠢ ᠲᠠᠢ

ᠬᠡᠷᠡᠭᠲᠡᠢ ᠬᠡᠷᠡᠭᠯᠡᠬᠦ ᠬᠡᠷᠡᠭ ᠬᠢᠭᠡᠳ ᠬᠡᠷᠡᠭᠲᠡᠢ᠂ ᠡᠳᠡᠭᠡᠷ ᠤ᠋ᠨ

4. ᠲᠤᠰᠬᠠᠢ ᠳᠠᠷᠢᠶ᠎ᠠ

ᠬᠡᠷᠡᠭᠯᠡᠭᠳᠡᠬᠦ ᠬᠡᠷᠡᠭᠲᠡᠢ ᠬᠡᠷᠡᠭᠯᠡᠬᠦ᠂ ᠡᠳᠦᠷ ᠪᠦᠷᠢ

ᠲᠤᠰᠬᠠᠢᠲᠤ ᠬᠡᠷᠡᠭᠯᠡᠭᠳᠡᠬᠦ ᠬᠡᠷᠡᠭᠯᠡᠭᠳᠡᠬᠦ ᠵᠢ ᠪᠠ ᠲᠤᠰᠬᠠᠢᠲᠤ ᠪᠤᠷᠤᠭᠠᠨ ᠮᠠᠰᠢ ᠵᠦᠢ ᠲᠠᠢ ᠵᠢ ᠲᠤᠬᠠᠢ ᠬᠢᠭᠡᠳ ᠪᠠᠶᠢᠭᠤᠯᠤᠭᠳᠠᠭᠰᠠᠨ

3. ᠨᠠ ᠬᠡᠷᠡᠭᠯᠡᠬᠦ

ᠬᠡᠷᠡᠭᠯᠡᠭᠳᠡᠬᠦ᠃

ᠪᠠᠭ᠎ᠠ ᠪᠠᠭ᠎ᠠ ᠬᠡᠷᠡᠭᠯᠡᠪᠡᠯ 30 ᠬᠤᠪᠢ ᠬᠢᠷᠢᠲᠡᠢ ᠬᠡᠷᠡᠭᠯᠡᠭᠳᠡᠬᠦ᠂ ᠲᠤᠬᠠᠢᠯᠠᠪᠠᠯ ᠪᠠ ᠬᠡᠷᠡᠭᠲᠡᠢ ᠬᠡᠷᠡᠭᠯᠡᠬᠦ ᠵᠢ ᠬᠡᠷᠡᠭᠯᠡᠭᠳᠡᠬᠦ ᠬᠢᠷᠢᠲᠡᠢ ᠬᠡᠷᠡᠭᠯᠡᠬᠦ ᠲᠤᠬᠠᠢᠯᠠᠪᠠᠯ ᠨᠢ 4~6 ᠬᠤᠪᠢ ᠬᠡᠷᠡᠭᠯᠡᠭᠳᠡᠬᠦ ᠲᠤᠰᠬᠠᠢ ᠬᠡᠷᠡᠭᠲᠡᠢ 1 ᠵᠢᠯ ᠲᠤᠬᠠᠢᠯᠠᠭᠰᠠᠨ ᠪᠠᠶᠢᠭᠤᠯᠤᠭᠳᠠᠭᠰᠠᠨ᠂ ᠲᠤᠬᠠᠢᠯᠠᠪᠠᠯ ᠬᠡᠷᠡᠭᠲᠡᠢ ᠬᠡᠷᠡᠭᠯᠡᠭᠳᠡᠬᠦ ᠮᠠᠰᠢ ᠵᠦᠢ ᠲᠠᠢ 8~10 ᠬᠤᠪᠢ ᠬᠡᠷᠡᠭᠲᠡᠢ᠂ ᠲᠤᠬᠠᠢᠯᠠᠭᠰᠠᠨ ᠵᠢᠯ ᠲᠤᠬᠠᠢ 1.5~1 ᠵᠢᠯ ᠲᠤᠬᠠᠢᠯᠠᠭᠰᠠᠨ ᠪᠠᠶᠢᠭᠤᠯᠤᠭᠳᠠᠭᠰᠠᠨ᠂ ᠬᠡᠷᠡᠭᠯᠡᠬᠦ ᠬᠡᠷᠡᠭᠲᠡᠢ

2. ᠬᠡᠷᠡᠭᠯᠡᠭᠳᠡᠬᠦ

ᠬᠡᠷᠡᠭᠯᠡᠭᠳᠡᠬᠦ ᠬᠡᠷᠡᠭᠯᠡᠬᠦ ᠬᠡᠷᠡᠭ ᠬᠢᠭᠡᠳ ᠬᠡᠷᠡᠭᠲᠡᠢ ᠬᠡᠷᠡᠭᠯᠡᠬᠦ ᠬᠡᠷᠡᠭᠯᠡᠭᠳᠡᠬᠦ᠂ ᠬᠡᠷᠡᠭᠲᠡᠢ ᠲᠤᠬᠠᠢ ᠨᠢ ᠳᠠᠷᠢᠶ᠎ᠠ ᠬᠡᠷᠡᠭᠯᠡᠬᠦ ᠪᠤᠷᠤᠭᠠᠨ ᠬᠡᠷᠡᠭᠯᠡᠬᠦ᠂ ᠪᠠᠶᠢᠭᠤᠯᠤᠭᠳᠠᠭᠰᠠᠨ ᠬᠡᠷᠡᠭᠲᠡᠢ ᠬᠡᠷᠡᠭᠯᠡᠭᠳᠡᠬᠦ ᠪᠠ ᠬᠡᠷᠡᠭᠲᠡᠢ᠂ ᠬᠡᠷᠡᠭᠯᠡᠭᠳᠡᠬᠦ

29

ᠬᠡᠷᠪᠡ ᠳᠦᠷ ᠳᠦ ᠬᠦᠷᠲᠡᠯᠡ ᠬᠢᠭᠰᠡᠨ ᠤ ᠳᠠᠷᠠᠭᠠᠪᠠᠷ ᠂ ᠮᠠᠨᠤᠰ ᠳᠦ ᠬᠠᠷᠢᠴᠠᠩᠭᠤᠢ ᠰᠢᠯᠤᠭᠤᠨ ᠠᠴᠠ ᠤ ᠬᠠᠷᠢᠴᠠᠩᠭᠤᠢ ᠬᠢᠨᠠᠯᠲᠠ ᠶᠢᠨ ᠨᠢᠭᠡᠳᠦᠭᠡᠷ ᠵᠦᠢᠯ 1 ᠰᠤᠳᠤᠯ ᠤ

ᠬᠢᠨᠠᠯᠲᠠ ᠶᠢᠨ ᠳᠦ ᠬᠠᠷᠢᠴᠠᠩᠭᠤᠢ ᠬᠢᠨᠠᠭᠰᠠᠨ ᠤ ᠳᠠᠭᠠᠤ ᠰᠠᠢᠨ ᠤ ᠬᠠᠷᠢᠴᠠᠩᠭᠤᠢ ᠮᠠᠨᠤᠰ ᠳᠦ ᠬᠠᠷᠢᠴᠠᠩᠭᠤᠢ ᠮᠠᠨᠤᠰ ᠤ ᠬᠦᠴᠦᠨ ᠤ ᠬᠠᠩᠬᠠᠷᠠᠭᠰᠠᠨ ᠤ ᠬᠠᠷᠢᠴᠠᠩᠭᠤᠢ ᠂ ᠬᠠᠷᠢᠴᠠᠩᠭᠤᠢ

1. ᠬᠠᠷᠢᠴᠠᠬᠤ ᠮᠠᠲ᠋ᠧᠷᠢᠶᠠᠯ

(ᠨᠢᠭᠡ) ᠬᠠᠷᠢᠴᠠᠩᠭᠤᠢ ᠮᠠᠲ᠋ᠧᠷᠢᠶᠠᠯ

ᠬᠠᠷᠢᠴᠠᠩᠭᠤᠢ ᠬᠢᠨᠠᠯᠲᠠ᠄

ᠬᠠᠷᠢᠴᠠᠩᠭᠤᠢ ᠬᠢᠨᠠᠯᠲᠠ ᠶᠢᠨ ᠨᠢ ᠬᠠᠷᠢᠴᠠᠩᠭᠤᠢ ᠮᠠᠲ᠋ᠧᠷᠢᠶᠠᠯ ᠂ ᠬᠠᠷᠢᠴᠠᠩᠭᠤᠢ ᠤ ᠮᠠᠲ᠋ᠧᠷᠢᠶᠠᠯ ᠂ ᠬᠠᠷᠢᠴᠠᠩᠭᠤᠢ ᠬᠢᠨᠠᠯᠲᠠ ᠶᠢᠨ ᠤ᠊ᠨ ᠪᠣᠯᠤᠨ ᠬᠠᠷᠢᠴᠠᠩᠭᠤᠢ

ᠬᠠᠷᠢᠴᠠᠩᠭᠤᠢ ᠬᠢᠨᠠᠯᠲᠠ ᠶᠢᠨ ᠤ ᠬᠠᠷᠢᠴᠠᠩᠭᠤᠢ ᠂ ᠬᠠᠷᠢᠴᠠᠩᠭᠤᠢ ᠬᠢᠨᠠᠯᠲᠠ ᠶᠢᠨ ᠤ ᠬᠠᠷᠢᠴᠠᠩᠭᠤᠢ ᠬᠢᠨᠠᠯᠲᠠ ᠶᠢᠨ ᠂ ᠬᠠᠷᠢᠴᠠᠩᠭᠤᠢ ᠬᠢᠨᠠᠯᠲᠠ ᠤ ᠮᠠᠲ᠋ᠧᠷᠢᠶᠠᠯ ᠂ ᠬᠠᠷᠢᠴᠠᠩᠭᠤᠢ ᠬᠢᠨᠠᠯᠲᠠ ᠶᠢᠨ ᠤ ᠬᠠᠷᠢᠴᠠᠩᠭᠤᠢ ᠂ ᠬᠠᠷᠢᠴᠠᠩᠭᠤᠢ ᠬᠢᠨᠠᠯᠲᠠ ᠶᠢᠨ ᠂ ᠬᠠᠷᠢᠴᠠᠩᠭᠤᠢ ᠬᠢᠨᠠᠯᠲᠠ ᠤ ᠬᠠᠷᠢᠴᠠᠩᠭᠤᠢ

(ᠬᠣᠶᠠᠷ) ᠬᠠᠷᠢᠴᠠᠩᠭᠤᠢ ᠮᠠᠲ᠋ᠧᠷᠢᠶᠠᠯ

ᠬᠠᠷᠢᠴᠠᠬᠤ ᠠᠷᠭᠠ

ᠬᠠᠷᠢᠴᠠᠩᠭᠤᠢ ᠮᠠᠲ᠋ᠧᠷᠢᠶᠠᠯ ᠤ ᠬᠠᠷᠢᠴᠠᠩᠭᠤᠢ ᠨᠢ ᠬᠠᠷᠢᠴᠠᠩᠭᠤᠢ 7.5g ᠤ ᠬᠠᠷᠢᠴᠠᠩᠭᠤᠢ ᠬᠦᠷᠲᠡᠯᠡ ᠬᠠᠷᠢᠴᠠᠩᠭᠤᠢ ᠶᠢᠨ ᠬᠠᠷᠢᠴᠠᠩᠭᠤᠢ᠄

6. ᠬᠠᠷᠢᠴᠠᠩᠭᠤᠢ

ᠬᠠᠷᠢᠴᠠᠩᠭᠤᠢ᠄

3.

2.

1.

ᠴᠡᠭ᠂ ᠳᠤᠷ ᠲᠤ ᠪᠡᠨ ᠦᠵᠡᠭᠳᠡᠬᠦᠢ ᠳᠤ ᠤᠷᠤᠰᠢᠭᠤᠯᠤᠨ ᠬᠡᠯᠡᠭᠰᠡᠨ ᠪᠦᠭᠡᠳ ᠪᠤᠶᠤ ᠤᠳᠠᠭ᠎ᠠ ᠲᠠᠭᠠᠷᠠᠯᠳᠤᠭᠰᠠᠨ᠂᠂ ᠴᠡᠭ ᠳᠤᠷ ᠲᠤ ᠪᠡᠨ ᠴᠢᠯᠠᠭᠤ ᠤᠷᠤᠰᠢᠭᠤᠯᠤᠨ

(ᠳᠦᠷᠪᠡ) ᠪᠤᠳᠠᠷᠬᠠᠶᠢᠯᠠᠬᠤ ᠪᠤᠶᠤ ᠬᠡᠯᠡᠯᠳᠦ

ᠠᠮᠠᠷ᠂ ᠪᠤᠯᠠᠭᠠᠨ ᠠᠭᠤᠯᠠᠨ ᠤ ᠲᠠᠯ᠎ᠠ ᠳᠤ ᠤᠷᠤᠰᠢᠭᠰᠠᠨ ᠪᠦᠭᠡᠳ ᠤᠷᠤᠰᠢᠭᠰᠠᠨ ᠪᠠᠶᠢᠳᠠᠭ᠂ ᠪᠡᠶ᠎ᠡ ᠳᠤ ᠪᠡᠨ ᠠᠷᠠᠯᠵᠢᠭᠠᠤᠯᠬᠤ ᠪᠤᠶᠤ ᠬᠡᠯᠡᠯᠳᠦ ᠪᠡᠷ ᠠᠷᠠᠯᠵᠢᠭᠠᠤᠯᠬᠤ ᠪᠦᠭᠡᠳ᠂᠂

ᠲᠤᠷᠠᠬᠠᠨ᠂ ᠰᠠᠭᠠᠯᠢ ᠲᠦᠷᠡᠯ ᠤ ᠴᠢᠨᠠᠷ᠂ ᠲᠠᠪᠤᠨ᠂ ᠠᠮᠤᠷ᠂ ᠬᠤᠳᠠᠯᠳᠤᠭ᠎ᠠ᠂ ᠭᠠᠳᠠᠭᠠᠳᠤ᠂ ᠪᠤᠶᠤ ᠲᠡᠳᠡᠭᠡᠷ ᠤ ᠠᠷᠠᠯᠵᠢᠭᠠᠤᠯᠬᠤ᠂᠂ ᠴᠢᠷ᠂ ᠰᠢᠷ᠂ ᠰᠢᠯᠢᠨ᠂ ᠬᠤᠳᠠᠯᠠ᠂ ᠬᠠᠳᠠᠭᠠᠰᠤ ᠬᠡᠯᠡᠭᠰᠡᠨ᠂ ᠰᠢᠶᠠᠨ ᠳᠤ ᠪᠡᠨ ᠠᠷᠠᠯᠵᠢᠭᠠᠤᠯᠬᠤ᠂ ᠵᠠᠬᠢᠷᠤᠯᠳᠤ᠂

ᠬᠤᠶᠠᠷ᠂ ᠴᠡᠭ ᠳᠤᠷ ᠲᠤ ᠪᠡᠨ ᠠᠷᠠᠯᠵᠢᠭᠠᠤᠯᠬᠤ

(ᠨᠢᠭᠡ) ᠪᠤᠳᠠᠷᠬᠠᠶᠢᠯᠠᠬᠤ ᠪᠤᠶᠤ ᠬᠡᠯᠡᠯᠳᠦ

ᠴᠡᠭ᠂ ᠳᠤᠷ ᠲᠤ ᠪᠡᠨ ᠪᠦᠷ ᠪᠦᠷᠢᠳᠦᠭᠰᠡᠨ ᠠᠷᠠᠯᠵᠢᠭᠠᠤᠯᠬᠤ ᠪᠦᠭᠡᠳ ᠲᠠᠯ᠎ᠠ ᠳᠤᠷ ᠤᠨ ᠬᠠᠳᠠᠭᠠᠰᠤ ᠠᠷᠠᠯᠵᠢᠭᠠᠤᠯᠬᠤ ᠪᠦᠭᠡᠳ ᠰᠢᠶᠠᠷᠠᠯᠳᠠᠬᠤ ᠨᠢ

ᠴᠡᠭ᠂ ᠳᠤᠷ ᠲᠤ ᠪᠡᠨ ᠠᠷᠠᠯᠵᠢᠭᠠᠤᠯᠬᠤ ᠬᠡᠯᠡᠯᠳᠦ ᠪᠡᠷ᠂ ᠴᠡᠭ ᠳᠤᠷ ᠲᠤ ᠪᠡᠨ ᠠᠷᠠᠯᠵᠢᠭᠠᠤᠯᠬᠤ᠂ ᠰᠢᠶᠠᠷᠠᠯᠳᠠᠬᠤ ᠨᠢ ᠪᠦᠷ ᠤ ᠪᠤᠳᠠᠷᠬᠠᠶᠢᠯᠠᠬᠤ ᠬᠡᠯᠡᠯᠳᠦ ᠪᠡᠷ ᠪᠤᠳᠠᠷᠬᠠᠶᠢᠯᠠᠭᠰᠠᠨ ᠨᠢ ᠵᠦ

ᠰᠢᠶᠠᠷᠠᠯᠳᠠᠬᠤ ᠪᠦᠭᠡᠳ᠂᠂

ᠲᠠᠪᠤ᠂ ᠴᠡᠭ ᠳᠤᠷ ᠲᠤ ᠪᠡᠨ ᠰᠢᠶᠠᠷᠠᠯᠳᠠᠬᠤ

ᠬᠠᠳᠠᠭᠠᠰᠤ ᠪᠦᠭᠡᠳ᠂᠂ ᠲᠡᠳᠡᠭᠡᠷ ᠪᠡᠷ ᠤ ᠬᠤᠪᠢᠷᠠᠭᠤᠯᠬᠤ ᠭᠡᠬᠦ ᠪᠤ ᠬᠠᠳᠠᠭᠠᠰᠤ ᠰᠢᠶᠠᠷᠠᠯᠳᠠᠬᠤ᠂᠂ ᠳᠦᠷᠪᠡᠨ ᠤ ᠰᠢᠶᠠᠷᠠᠯᠳᠠᠬᠤ ᠪᠡᠷ ᠤ᠂ ᠡᠷᠡᠭᠰᠡᠨ ᠲᠠᠪᠤᠨ ᠤ ᠴᠢ ᠰᠢᠶᠠᠷᠠᠯᠳᠠᠬᠤ᠂᠂ ᠪᠦᠭᠡᠳ᠂᠂ ᠬᠠᠳᠠᠭᠠᠰᠤ ᠪᠦᠷ ᠤ 6 ᠬᠡᠯᠡᠭᠰᠡᠨ ᠰᠢᠶᠠᠷᠠᠯᠳᠠᠬᠤ᠂᠂

4. ᠬᠤᠪᠢᠷᠠᠭᠤᠯᠬᠤ ᠪᠤᠶᠤ ᠬᠤᠪᠢᠰᠬᠠᠯ

ᠬᠠᠳᠠᠭᠠᠰᠤ ᠬᠠᠷᠢᠭᠤᠯᠬᠤ ᠪᠡᠷ ᠤ ᠬᠤᠪᠢᠰᠬᠠᠭᠰᠠᠨ ᠪᠦᠷ ᠤ ᠬᠤᠪᠢᠷᠠᠭᠤᠯᠬᠤ᠂᠂

（5）

（4）

（3）

3. ᠬᠡᠦᠬᠡᠳ ᠦᠨ ᠨᠢᠳᠦᠨ ᠦ ᠡᠷᠡᠭᠦᠯ

（10）

（9）

45～60（5 ）7

（３）...

（２）...

（１）...

6. ...

5. ...

4. ...

ᠪᠣᠯᠵᠣ ᠪᠠᠶᠢᠨ᠎ᠠ᠃ ᠡᠨᠡ ᠨᠢᠭᠡ ᠲᠠᠯ᠎ᠠ ᠨᠢ ᠲᠤᠩᠭᠠᠯᠠᠭ᠂ ᠨᠥᠭᠥᠭᠡ ᠲᠠᠯ᠎ᠠ ᠨᠢ ᠲᠤᠩᠭᠠᠯᠠᠭ ᠪᠤᠰᠤ ᠪᠠᠶᠢᠳᠠᠭ ᠪᠣᠯᠬᠤᠷ ᠨᠢᠭᠡ ᠲᠠᠯ᠎ᠠ ᠨᠢ ᠬᠠᠷᠠᠭᠤᠯᠤᠭᠰᠠᠨ ᠮᠥᠷᠲᠡᠭᠡᠨ ᠨᠥᠭᠥᠭᠡ ᠲᠠᠯ᠎ᠠ ᠨᠢ ᠬᠠᠷᠠᠭᠳᠠᠭᠤᠯᠤᠨ᠎ᠠ᠃

(ᠭᠤᠷᠪᠠ) ᠬᠣᠶᠠᠷᠳᠤᠭᠠᠷ ᠬᠡᠰᠡᠭ

ᠭᠤᠷᠪᠠ᠂ ᠮᠣᠩᠭᠣᠯ ᠦᠨᠳᠦᠰᠦᠲᠡᠨ ᠦ ᠰᠣᠶᠣᠯ

ᠬᠣᠶᠠᠷᠳᠤᠭᠠᠷ ᠬᠡᠰᠡᠭ ᠮᠣᠩᠭᠣᠯ ᠦᠨᠳᠦᠰᠦᠲᠡᠨ ᠦ ᠳᠡᠭᠡᠳᠦᠰ ᠦᠨ ᠤᠯᠠᠮᠵᠢᠯᠠᠯᠲᠤ ᠶᠣᠰᠣᠨ

ᠪᠣᠯᠬᠤᠯᠠᠷ ᠬᠥᠳᠡᠯᠮᠦᠷᠢᠯᠡᠬᠦ ᠶᠣᠰᠣᠨ᠃

ᠨᠢᠭᠡ ᠪᠣᠯ ᠬᠥᠳᠡᠯᠮᠦᠷᠢᠯᠡᠬᠦ ᠶᠢ ᠨᠢ ᠬᠦᠨᠳᠦᠳᠬᠡᠨ ᠬᠠᠶᠢᠷᠠᠯᠠᠬᠤ ᠶᠢ ᠳᠠᠳᠤᠭᠤᠯᠤᠨ ᠲᠠᠯᠠᠪᠠᠢᠯᠠᠵᠤ᠂ ᠬᠥᠳᠡᠯᠮᠦᠷᠢᠯᠡᠬᠦ ᠶᠢ ᠬᠦᠰᠡᠮᠵᠢᠯᠡᠬᠦ ᠰᠡᠳᠬᠢᠯᠭᠡ ᠶᠢ ᠪᠤᠢ ᠪᠣᠯᠭᠠᠵᠤ᠂ ᠬᠥᠳᠡᠯᠮᠦᠷᠢ ᠶᠢᠨ ᠣᠷᠣᠯᠴᠠᠭ᠎ᠠ ᠶᠢ ᠬᠥᠭᠵᠢᠭᠦᠯᠦᠨ᠎ᠡ᠃

ᠬᠣᠶᠠᠷ ᠪᠣᠯ ᠬᠥᠳᠡᠯᠮᠦᠷᠢᠯᠡᠬᠦ ᠶᠢᠨ ᠳᠠᠮᠵᠢᠶᠠᠨ ᠳᠤᠷ ᠦᠢᠯᠡᠳᠪᠦᠷᠢᠯᠡᠬᠦ ᠮᠡᠷᠭᠡᠵᠢᠯ ᠢᠶᠡᠨ ᠳᠡᠭᠡᠭᠰᠢᠯᠡᠭᠦᠯᠦᠨ᠎ᠡ᠃

ᠭᠤᠷᠪᠠ ᠪᠣᠯ ᠬᠥᠳᠡᠯᠮᠦᠷᠢᠯᠡᠬᠦ ᠶᠢᠨ ᠳᠠᠮᠵᠢᠶᠠᠨ ᠳᠤᠷ ᠪᠡᠶ᠎ᠡ ᠶᠢᠨ ᠴᠢᠭᠢᠷᠠᠭᠵᠢᠯ ᠢ ᠳᠡᠭᠡᠭᠰᠢᠯᠡᠭᠦᠯᠦᠨ᠎ᠡ᠃

7. ᠬᠥᠳᠡᠯᠮᠦᠷᠢᠯᠡᠬᠦ ᠶᠢ ᠬᠦᠨᠳᠦᠳᠬᠡᠬᠦ ᠶᠣᠰᠣᠨ᠃

ᠮᠣᠩᠭᠣᠯᠴᠤᠳ ᠤᠨ ᠰᠤᠷᠭᠠᠯ ᠳᠤᠷ᠂ ᠬᠥᠳᠡᠯᠮᠦᠷᠢᠯᠡᠬᠦ ᠶᠢ ᠬᠦᠨᠳᠦᠳᠬᠡᠬᠦ ᠶᠣᠰᠣᠨ ᠬᠠᠮᠤᠭ ᠤᠨ ᠴᠢᠬᠤᠯᠠ ᠪᠠᠢᠷᠢ ᠶᠢ ᠡᠵᠡᠯᠡᠳᠡᠭ᠃ ᠲᠡᠳᠡᠨ ᠦ ᠦᠵᠡᠯᠲᠡ ᠪᠡᠷ᠂ ᠬᠥᠮᠦᠨ ᠤ ᠬᠠ

43

ᠪᠠ ᠬᠡᠷᠡᠭᠯᠡᠭᠳᠡᠬᠦ ᠵᠦᠢᠯᠡᠰ ᠢ ᠦᠢᠯᠡᠳᠬᠦ ᠬᠡᠷᠡᠭᠯᠡᠭᠳᠡᠬᠦᠨ ᠤ ᠪᠠᠶᠠᠯᠢᠭ ᠤᠨ ᠬᠡᠷᠡᠭᠯᠡᠭᠡ ᠶᠢ ᠨᠡᠮᠡᠭᠳᠡᠭᠦᠯᠬᠦ᠂

ᠬᠦᠳᠡᠯᠮᠦᠷᠢᠯᠡᠭᠴᠢᠳ ᠤᠨ ᠬᠦᠳᠡᠯᠮᠦᠷᠢᠯᠡᠬᠦ ᠠᠷᠭᠠ ᠪᠠᠷᠢᠯ ᠢ ᠬᠤᠷᠴᠠᠯᠠᠨ ᠰᠠᠶᠢᠵᠢᠷᠠᠭᠤᠯᠬᠤ᠂ ᠪᠠᠰᠠ ᠨᠢ ᠳᠠᠷᠠᠭᠠᠬᠢ ᠶᠢ ᠦᠵᠡᠨ᠎ᠠ᠂ ᠨᠢᠭᠡ ᠨᠢ ᠪᠣᠯᠬᠤ ᠳᠤ ᠪᠠᠨ ᠦᠵᠡᠨ᠎ᠠ᠂ ᠬᠣᠶᠠᠷ ᠨᠢ ᠪᠣᠯᠬᠤ ᠳᠤ ᠪᠠᠨ ᠳᠡᠭᠡᠳᠦ ᠰᠢᠯᠢᠳᠡᠭ ᠤᠨ ᠬᠡᠷᠡᠭᠯᠡᠭᠡ᠂ ᠬᠦᠳᠡᠯᠮᠦᠷᠢ ᠶᠢ ᠦᠢᠯᠡᠳᠬᠦ᠂

1. ᠰᠠᠶᠢᠵᠢᠷᠠᠭᠤᠯᠬᠤ ᠪᠠ ᠣᠷᠣᠭᠤᠯᠬᠤ᠂ ᠲᠤᠯᠠ ᠭᠠᠵᠠᠷ ᠤᠨ ᠦᠢᠯᠡᠰ᠂ ᠦᠢᠯᠡᠳᠪᠦᠷᠢ ᠶᠢ ᠰᠠᠶᠢᠵᠢᠷᠠᠭᠤᠯᠬᠤ ᠶᠢᠨ ᠬᠦᠳᠡᠯᠮᠦᠷᠢ᠂ ᠨᠢᠭᠡᠳᠦᠭᠡᠷ ᠰᠣᠩᠭᠤᠯᠲᠠ᠂ ᠪᠠᠰᠠ ᠨᠢ ᠬᠤᠷᠢᠶᠠᠩᠭᠤᠢ᠂ ᠬᠠᠮᠢᠶᠠᠷᠤᠯᠲᠠ᠂ ᠬᠣᠶᠠᠷ ᠤᠨ ᠪᠦᠬᠦ ᠬᠦᠳᠡᠯᠮᠦᠷᠢᠯᠡᠭᠴᠢ ᠶᠢ ᠬᠦᠳᠡᠯᠮᠦᠷᠢᠯᠡᠭᠦᠯᠬᠦ᠂

(ᠳᠣᠷᠪᠡ᠎) ᠳᠡᠭᠡᠷ᠎ᠡ ᠨᠢ ᠬᠦᠳᠡᠯᠮᠦᠷᠢ ᠶᠢ ᠬᠤᠷᠴᠠᠯᠠᠬᠤ᠂

ᠳᠡᠯᠭᠡᠷᠡᠭᠦᠯᠦᠭᠰᠡᠨ᠂ ᠪᠠᠷ ᠬᠦᠳᠡᠯᠮᠦᠷᠢ ᠶᠢᠨ ᠦᠨ᠎ᠡ ᠥᠷᠲᠡᠭ ᠢ ᠰᠠᠶᠢᠵᠢᠷᠠᠭᠤᠯᠬᠤ᠂

ᠪᠣᠯᠬᠤ ᠳᠤ ᠪᠠᠨ ᠬᠦᠳᠡᠯᠮᠦᠷᠢ ᠶᠢᠨ ᠦᠨ᠎ᠡ ᠥᠷᠲᠡᠭ ᠢ ᠰᠠᠶᠢᠵᠢᠷᠠᠭᠤᠯᠬᠤ ᠶᠢᠨ ᠠᠷᠭᠠ ᠪᠠᠷ ᠬᠦᠳᠡᠯᠮᠦᠷᠢ ᠶᠢᠨ ᠪᠦᠲᠦᠭᠡᠮᠵᠢ ᠶᠢ ᠳᠡᠭᠡᠭᠰᠢᠯᠡᠭᠦᠯᠬᠦ᠂ ᠳᠡᠭᠡᠭᠰᠢᠯᠡᠭᠦᠯᠬᠦ ᠪᠠᠷ ᠬᠦᠳᠡᠯᠮᠦᠷᠢᠯᠡᠭᠴᠢᠳ ᠤᠨ ᠬᠦᠳᠡᠯᠮᠦᠷᠢ ᠶᠢᠨ ᠠᠷᠭᠠ ᠪᠠᠷᠢᠯ ᠢ ᠳᠡᠭᠡᠭᠰᠢᠯᠡᠭᠦᠯᠬᠦ᠂

4. ᠬᠦᠳᠡᠯᠮᠦᠷᠢ ᠶᠢ ᠬᠤᠷᠴᠠᠯᠠᠬᠤ᠂

ᠰᠢᠨᠵᠢᠯᠡᠬᠦ ᠤᠬᠠᠭᠠᠨᠴᠢ ᠬᠠᠮᠢᠶᠠᠷᠤᠯᠲᠠ ᠵᠡᠷᠭᠡ ᠵᠦᠢᠯᠡᠰ ᠢᠶᠡᠷ ᠬᠦᠳᠡᠯᠮᠦᠷᠢᠯᠡᠭᠴᠢᠳ ᠤᠨ ᠬᠦᠳᠡᠯᠮᠦᠷᠢ ᠶᠢ ᠵᠣᠬᠢᠶᠠᠨ ᠪᠠᠶᠢᠭᠤᠯᠬᠤ᠂ ᠳᠡᠭᠡᠷ᠎ᠡ ᠨᠢ ᠪᠠᠰᠠ ᠬᠦᠳᠡᠯᠮᠦᠷᠢᠯᠡᠭᠴᠢᠳ ᠤᠨ ᠬᠦᠳᠡᠯᠮᠦᠷᠢᠯᠡᠬᠦ ᠢ�dᠡᠪᠬᠢᠲᠡᠢ ᠴᠢᠨᠠᠷ ᠢ ᠳᠡᠭᠡᠭᠰᠢᠯᠡᠭᠦᠯᠬᠦ᠂

3. ᠬᠦᠳᠡᠯᠮᠦᠷᠢ ᠶᠢᠨ᠂ ᠪᠠᠶᠠᠯᠢᠭ ᠢ ᠦᠢᠯᠡᠳᠪᠦᠷᠢᠯᠡᠬᠦ ᠬᠦᠳᠡᠯᠮᠦᠷᠢᠯᠡᠭᠴᠢᠳ ᠤᠨ ᠳᠤᠮᠳᠠ ᠬᠦᠳᠡᠯᠮᠦᠷᠢᠯᠡᠭᠴᠢᠳ ᠤᠨ ᠬᠦᠳᠡᠯᠮᠦᠷᠢᠯᠡᠬᠦ ᠢᠳᠡᠪᠬᠢᠲᠡᠢ ᠴᠢᠨᠠᠷ ᠢ ᠳᠡᠭᠡᠭᠰᠢᠯᠡᠭᠦᠯᠬᠦ᠂ ᠬᠦᠳᠡᠯᠮᠦᠷᠢᠯᠡᠭᠴᠢᠳ ᠤᠨ ᠬᠦᠳᠡᠯᠮᠦᠷᠢ ᠶᠢᠨ ᠪᠦᠲᠦᠭᠡᠮᠵᠢ ᠶᠢ ᠳᠡᠭᠡᠭᠰᠢᠯᠡᠭᠦᠯᠬᠦ᠂

ᠪᠣᠯᠬᠤ ᠲᠤᠯᠠ᠂ ᠬᠡᠷᠡᠭ ᠲᠡᠭᠡᠨ ᠬᠦᠳᠡᠯᠮᠦᠷᠢ ᠶᠢ ᠰᠠᠶᠢᠵᠢᠷᠠᠭᠤᠯᠬᠤ ᠠᠷᠭᠠ ᠶᠢ ᠦᠢᠯᠡᠳᠬᠦ᠂

ᠵᠢᠷᠤᠮᠯᠠᠵᠤ ᠪᠠᠢᠨ᠎ᠠ᠃ ᠲᠡᠷᠡᠯᠭᠡᠬᠡᠨ᠂ ᠰᠡᠳᠬᠢᠯᠡᠭᠡᠷᠡᠢ᠂ ᠡᠷᠳᠡᠮᠲᠡᠨ ᠦ ᠰᠡᠳᠬᠢᠯ ᠢ ᠨᠢ ᠬᠡᠪᠡᠷᠡᠭ᠂ ᠪᠦᠲᠦᠭᠡᠯ ᠤᠨ ᠡᠷᠬᠢᠯᠲᠡ ᠪᠡᠷ ᠵᠢᠨ ᠢᠶᠠᠨ ᠨᠢᠭᠡᠨ ᠡᠳᠦᠷ ᠦᠨ ᠬᠠᠷᠠᠭᠠᠨ ᠳᠤ ᠵᠢᠷᠤᠮᠯᠠᠭᠳᠠᠬᠤ ᠳᠤ

ᠤᠬᠠᠮᠰᠠᠷ᠃ ᠪᠤᠢ ᠪᠤᠯᠤᠨ ᠠᠯᠪᠠᠲᠠᠢ ᠶᠢᠨ ᠬᠤᠭᠤᠷᠤᠨᠳᠤ᠂ ᠬᠠᠷᠠᠭᠤᠯᠵᠤ ᠳᠤ ᠵᠠᠢ ᠪᠦᠬᠦᠢ ᠰᠤᠷᠤᠯᠴᠠᠭᠤᠯᠬᠤ 《 — 》 ᠤᠳᠤᠷᠢᠳᠤᠯᠭ᠎ᠠ ᠪᠡᠷ ᠰᠤᠷᠤᠯᠴᠠᠭᠤᠯᠬᠤ ᠤᠳᠤᠷᠢᠳᠤᠯᠭ᠎ᠠ ᠃ ᠵᠢᠭᠤᠷᠠᠨ ᠰᠤᠷᠤᠯᠴᠠᠭᠤᠯᠬᠤ ᠳᠤ ᠨᠢᠭᠡ ᠨᠢ ᠨᠢᠭᠡᠨ ᠪᠦᠲᠦᠭᠡᠯ ᠡᠴᠡ ᠨᠢ ᠤᠳᠤᠷᠢᠳᠴᠤ᠂

3. ᠰᠤᠷᠤᠯᠴᠠᠭ᠎ᠠ ᠶᠢᠨ ᠰᠠᠨᠠᠭ᠎ᠠ ᠪᠡᠨ ᠳᠡᠮᠵᠢᠯᠭᠡᠯᠡᠯᠲᠡ᠃ ᠨᠢᠭᠡ ᠳᠡᠭᠡᠷ᠎ᠡ ᠰᠤᠷᠤᠯᠴᠠᠭ᠎ᠠ ᠶᠢᠨ ᠨᠢ ᠰᠤᠷᠤᠯᠴᠠᠭ᠎ᠠ ᠶᠢ ᠬᠠᠩᠭᠠᠵᠤ ᠪᠤᠢ ᠃ ᠰᠤᠷᠤᠯᠴᠠᠭᠤᠯᠬᠤ ᠰᠤᠷᠭᠠᠭᠤᠯᠢ ᠶᠢᠨ ᠰᠠᠨᠠᠭ᠎ᠠ ᠪᠡᠨ ᠪᠠᠷᠢᠮᠵᠢᠶ᠎ᠠ᠃

2. ᠪᠡᠷ ᠪᠦᠬᠦᠢ ᠰᠤᠷᠤᠯᠴᠠᠭᠤᠯᠬᠤ ᠪᠡᠷ ᠰᠡᠳᠬᠢᠭᠳᠡᠯ᠂ ᠬᠠᠷᠢᠨ ᠬᠤᠢᠨ᠎ᠠ ᠶᠢ ᠬᠦᠷᠲᠡᠯ᠎ᠡ ᠵᠠᠢ᠂ ᠬᠤᠳᠤᠭᠤᠷ ᠪᠠᠢᠩᠭᠤ ᠪᠦᠭᠡᠳ ᠬᠠᠷᠢᠭᠤᠴᠠᠯᠭᠠᠲᠠᠢ᠃ ᠲᠡᠳᠡᠨ ᠦ ᠰᠡᠳᠬᠢᠯ ᠢ ᠨᠢ ᠡᠭᠡᠯ ᠪᠤᠯᠭᠠᠬᠤ

4.

3.

2.

1.

ᠬᠦᠮᠦᠨ ᠠᠮᠢᠲᠠᠨ ᠤ ᠲᠤᠬᠠᠢ᠄

ᠬᠠᠮᠤᠭ ᠠᠴᠠ ᠰᠠᠶᠢᠨ ᠨᠢ ᠵᠢᠷᠠᠨ ᠨᠢ ᠳᠠᠬᠢᠨ ᠠᠰᠠᠭᠤᠯᠲᠠ᠂ ᠢᠮᠠᠭᠠᠨ ᠤ ᠭᠤᠤᠯᠢ ᠬᠢᠭᠡᠳ ᠨᠢ ᠠᠰᠠᠭᠤᠯᠲᠠ᠂ ᠬᠥᠲᠥᠯᠥᠭᠴᠢ᠂ ᠨᠥᠭᠥᠭᠡᠳᠡᠯ ᠦ ᠨᠠᠭᠠᠳᠤ ᠨᠢ ᠴᠢᠨᠠᠷ ᠤ ᠠᠰᠠᠭᠤᠯᠲᠠ

10. ᠨᠥᠭᠥᠭᠡᠳᠡᠯ ᠦ ᠠᠰᠠᠭᠤᠯᠲᠠ

ᠬᠦᠮᠦᠨ ᠠᠮᠢᠲᠠᠨ᠂ ᠬᠥᠲᠥᠯᠥᠭᠴᠢ ᠶᠢᠨ ᠳᠤᠮᠳᠠ᠂ ᠲᠠᠩᠰᠠᠭᠠᠷ᠂ ᠨᠥᠬᠥᠷᠯᠡᠯ ᠦ ᠠᠰᠠᠭᠤᠯᠲᠠ ᠨᠢ —12 ᠶ ᠠᠰᠠᠭᠤᠯᠲᠠ ᠠᠰᠠᠭᠤᠯᠲᠠ᠃

ᠬᠦᠮᠦᠨ ᠠᠮᠢᠲᠠᠨ ᠬᠥᠲᠥᠯᠥᠭᠴᠢ ᠶᠢᠨ ᠵᠢᠷᠠᠨ ᠨᠥᠬᠥᠷᠯᠡᠭᠰᠡᠨ ᠠᠰᠠᠭᠤᠯᠲᠠ ᠨᠢ ᠠᠰᠠᠭᠤᠯᠲᠠ ᠬᠥᠲᠥᠯᠥᠭᠴᠢ ᠶ ᠵᠢᠷᠠᠨ ᠨᠢ ᠬᠥᠲᠥᠯᠥᠭᠴᠢ ᠬᠢᠭᠡᠳ ᠨᠥᠬᠥᠷᠯᠡᠭᠰᠡᠨ᠃

9. ᠨᠥᠭᠥᠭᠡᠳᠡᠯ ᠦ ᠠᠰᠠᠭᠤᠯᠲᠠ

ᠬᠦᠮᠦᠨ ᠠᠮᠢᠲᠠᠨ ᠤ ᠵᠢᠷᠠᠭᠤ ᠶᠢᠨ ᠠᠰᠠᠭᠤᠯᠲᠠ ᠶ ᠨᠢ ᠬᠥᠲᠥᠯᠥᠭᠴᠢ ᠳᠤ ᠶᠡᠬᠡ ᠬᠥᠲᠥᠯᠥᠭᠴᠢ ᠵᠢᠷᠠᠨ ᠨᠠᠭᠠᠳᠤ ᠶᠢᠨ ᠠᠰᠠᠭᠤᠯᠲᠠ ᠨᠢ ᠬᠥᠲᠥᠯᠥᠭᠴᠢ ᠨᠠᠭᠠᠳᠤ ᠠᠰᠠᠭᠤᠯᠲᠠ᠃

ᠬᠦᠮᠦᠨ ᠠᠮᠢᠲᠠᠨ ᠤ ᠵᠢᠷᠠᠨ ᠨᠢ ᠬᠥᠲᠥᠯᠥᠭᠴᠢ ᠶ ᠠᠰᠠᠭᠤᠯᠲᠠ ᠨᠢ ᠡᠭᠦᠰᠦᠭᠰᠡᠨ᠂ ᠢᠮᠠᠭᠠᠨ ᠤ ᠭᠤᠤᠯᠢ ᠠᠰᠠᠭᠤᠯᠲᠠ ᠬᠥᠲᠥᠯᠥᠭᠴᠢ ᠬᠢᠭᠡᠳ ᠠᠰᠠᠭᠤᠯᠲᠠ᠂ ᠬᠥᠲᠥᠯᠥᠭᠴᠢ᠃

8. ᠨᠥᠭᠥᠭᠡᠳᠡᠯ ᠦ ᠠᠰᠠᠭᠤᠯᠲᠠ

ᠵᠢᠷᠠᠨ᠂ ᠬᠥᠮᠥᠨ᠂ ᠲᠠᠩᠰᠠᠭᠠᠷ ᠵᠢᠷᠠᠨ ᠤ ᠠᠰᠠᠭᠤᠯᠲᠠ ᠨᠢ ᠵᠢᠷᠠᠭᠤ ᠶᠢᠨ ᠨᠠᠭᠠᠳᠤ ᠨᠢ ᠢᠮᠠᠭᠠᠨ ᠤ ᠭᠤᠤᠯᠢ ᠬᠢᠭᠡᠳ ᠴᠢᠨᠠᠷ ᠤ ᠬᠥᠲᠥᠯᠥᠭᠴᠢ ᠠᠰᠠᠭᠤᠯᠲᠠ᠂ ᠬᠥᠲᠥᠯᠥᠭᠴᠢ᠃

7. ᠨᠥᠭᠥᠭᠡᠳᠡᠯ ᠦ ᠠᠰᠠᠭᠤᠯᠲᠠ

ᠬᠦᠮᠦᠨ ᠠᠮᠢᠲᠠᠨ ᠤ ᠠᠰᠠᠭᠤᠯᠲᠠ ᠶ ᠬᠥᠲᠥᠯᠥᠭᠴᠢ ᠶ ᠬᠦᠮᠦᠨ ᠠᠮᠢᠲᠠᠨ ᠨᠢ ᠢᠮᠠᠭᠠᠨ ᠤ ᠭᠤᠤᠯᠢ ᠬᠢᠭᠡᠳ ᠴᠢᠨᠠᠷ ᠤ ᠨᠠᠭᠠᠳᠤ ᠠᠰᠠᠭᠤᠯᠲᠠ᠃

6. ᠬᠥᠲᠥᠯᠥᠭᠴᠢ᠂ ᠨᠠᠭᠠᠳᠤ᠂ ᠵᠢᠷᠠᠨ ᠨᠢ ᠴᠢᠨᠠᠷ ᠤ ᠠᠰᠠᠭᠤᠯᠲᠠ᠃

ᠬᠦᠮᠦᠨ ᠠᠮᠢᠲᠠᠨ ᠤ ᠵᠢᠷᠠᠨ ᠨᠢ ᠠᠰᠠᠭᠤᠯᠲᠠ ᠶ ᠵᠢᠷᠠᠭᠤ ᠶᠢᠨ ᠠᠰᠠᠭᠤᠯᠲᠠ᠂᠃

5. ᠨᠥᠭᠥᠭᠡᠳᠡᠯ

14.

（1）

（2）

13.

12.

11.

15. ᠥᠭᠡᠷ ᠎ᠠ

—21

（4）

（3）

2～6

16.

1 ᠯᠢᠲ᠋ᠷ （kg） ＝2 ᠭᠷᠠᠮ

1. ᠬᠡᠮᠵᠢᠶᠡᠨ ᠦ ᠨᠢᠭᠡᠴᠡ

ᠳᠡᠯᠡᠬᠡᠢ ᠶᠢᠨ ᠤᠯᠤᠰ ᠤᠳ ᠤᠨ ᠣᠯᠠᠨ ᠨᠡᠢᠲᠡ ᠪᠡᠷ ᠬᠡᠷᠡᠭᠯᠡᠳᠡᠭ ᠬᠡᠮᠵᠢᠶᠡᠨ ᠦ ᠨᠢᠭᠡᠴᠡ ᠨᠦᠭᠦᠳ ᠢ ᠲᠠᠨᠢᠯᠴᠠᠭᠤᠯᠤᠶᠠ ：

（L）… ᠯᠢᠲ᠋ᠷ （mL）… ᠮᠢᠯᠢᠯᠢᠲ᠋ᠷ
（kg）… ᠺᠢᠯᠣᠭᠷᠠᠮ （g）… ᠭᠷᠠᠮ
（mg）… ᠮᠢᠯᠢᠭᠷᠠᠮ

16

10

$1 \; \text{钱} = 0.03125 \; \text{千克} = 531.25 \; (\text{mg})$

$1 \; \text{钱} = 0.3125 \; (\text{g}) = 312.5 \; (\text{mg})$

$1 \; \text{两} = 3.125 \; (\text{g})$

$1 \; \text{斤} = 31.25 \; (\text{g})$

3. ...

$1 \; \text{钱} = 0.05 = 50 \; (\text{mg})$

$1 \; \text{钱} = 0.5 \; (\text{g}) = 500 \; (\text{mg})$

$1 \; \text{两} = 5 \; (\text{g})$

$1 \; \text{斤} = 50 \; (\text{g})$

2. ...

$1 \; (\text{g}) = 1000 \; (\text{mg})$

$1 \; (\text{kg}) = 1000 \; (\text{g})$

$1 = 500 \; (\text{g})$

3.

2. ... 0.15625~0.3125 ... 1~5 ... 1~2 ...

1. ... 3~5g · ... 1.5~3g · ... 11~15 ...

55

ᠡᠬᠡ ᠵᠠᠭᠤᠨ ᠤ ᠲᠣᠯᠤᠭᠠᠢ ᠪᠠᠷ ᠰᠠᠭᠤᠭᠤᠯᠬᠤ ᠪᠤᠶᠤ ᠂ ᠠᠮᠢᠳᠤ ᠦᠶ᠎ᠡ ᠳ᠋ᠦ ᠬᠣᠷᠢᠮ ᠤᠨ ᠪᠡᠯᠡᠭᠯᠡᠯ ᠢᠶᠡᠨ ᠂ ᠬᠡᠦᠬᠡᠨ ᠢᠶᠡᠨ ᠲᠡᠭᠡᠭᠡᠳ ᠨᠡᠩ ᠣᠯᠠᠨ ᠲᠥᠷᠥᠯ ᠦᠨ ᠨᠢ ᠶᠡᠷᠦᠩᠬᠡᠢ ᠨᠡᠷ᠎ᠡ ᠶᠢ ᠪᠠᠷᠢᠬᠤ ᠶᠤᠮ ᠃ ᠡᠨᠡ ᠨᠢ ᠭᠡᠷ ᠪᠦᠯᠢ ᠶᠢᠨ ᠪᠣᠳᠠᠲᠤ ᠶᠣᠰᠣ ᠶᠢ ᠬᠠᠷᠠᠭᠤᠯᠵᠤ ᠪᠠᠢᠨ᠎ᠠ ᠃ ᠬᠡᠦᠬᠡᠳ ᠦᠨ ᠲᠥᠷᠥᠯ ᠢᠶᠡᠷ ᠢᠶᠡᠨ ᠬᠡᠦᠬᠡᠳ ᠢᠶᠡᠨ ᠪᠠᠶᠠᠷᠯᠠᠭᠤᠯᠬᠤ ᠶᠢᠨ ᠲᠥᠯᠥᠭᠡ ᠰᠠᠨᠠᠭᠤᠯᠬᠤ ᠪᠣᠯᠤᠨ᠎ᠠ ᠃ ᠲᠤᠰ ᠲᠠᠯ᠎ᠠ ᠪᠠᠷ ᠡᠪᠦᠭᠡᠨ ᠬᠥᠮᠦᠨ ᠦ ᠵᠠᠩ ᠦᠢᠯᠡ ᠶᠢᠨ ᠵᠣᠬᠢᠶᠠᠮᠵᠢᠲᠤ ᠪᠠᠢᠳᠠᠯ ᠢ ᠬᠠᠷᠠᠭᠤᠯᠬᠤ ᠶᠣᠰᠣᠲᠠᠢ ᠪᠣᠯᠤᠨ᠎ᠠ ᠃

(ᠭᠤᠷᠪᠠ) ᠬᠠᠷᠢᠶᠠᠲᠤ ᠶᠢᠨ ᠣ ᠠᠯᠳᠠᠷᠰᠢᠭᠤᠯᠬᠤ

ᠬᠠᠷᠢᠶᠠᠲᠤ ᠨᠠᠰᠤᠨ ᠤ ᠬᠦᠮᠦᠰ ᠦᠨ ᠨᠡᠷᠡᠰᠢᠯ ᠢ ᠵᠣᠬᠢᠶᠠᠬᠤ ᠪᠠ ᠪᠤᠰᠤᠳ ᠢᠶᠠᠨ ᠪᠠᠷᠢᠬᠤ ᠂ ᠳᠡᠭᠡᠳᠦ ᠳᠦ ᠬᠠᠷᠢᠶᠠᠯᠠᠬᠤ ᠂ ᠨᠡᠷ᠎ᠡ ᠪᠡᠨ ᠡᠷᠭᠦᠮᠵᠢᠯᠡᠬᠦ ᠳᠦ ᠬᠠᠷᠢᠶᠠᠲᠤ ᠶᠢᠨ ᠣ ᠨᠡᠷᠡᠢᠳᠦᠯ ᠢ ᠬᠡᠷᠡᠭᠯᠡᠳᠡᠭ ᠃ ᠡᠨᠡ ᠨᠢ ᠬᠡᠦᠬᠡᠳ ᠢ ᠲᠥᠷᠥᠭᠦᠯᠦᠭᠰᠡᠨ ᠡᠴᠡ ᠨᠡᠷ᠎ᠡ ᠪᠡᠨ ᠬᠠᠯᠠᠵᠤ ᠂ ᠨᠢᠭᠡ ᠦᠶ᠎ᠡ ᠶᠢᠨ ᠬᠣᠭᠣᠷᠣᠨᠳᠤ ᠶᠢᠨ ᠵᠠᠢ ᠶᠢ ᠢᠯᠡᠷᠬᠡᠢᠯᠡᠳᠡᠭ ᠃ ᠤᠳᠬ᠎ᠠ ᠪᠠᠷ ᠨᠢ ᠪᠣᠯ ᠬᠠᠷᠢᠶᠠᠲᠤ ᠶᠢᠨ ᠬᠠᠮᠢᠶ᠎ᠠ ᠶᠢ ᠢᠯᠡᠷᠬᠡᠢᠯᠡᠳᠡᠭ ᠃

(ᠳᠥᠷᠪᠡ) ᠬᠠᠷᠢᠶᠠᠲᠤ ᠶᠢᠨ ᠠᠯᠳᠠᠷᠰᠢᠭᠤᠯᠬᠤ ᠨᠡᠷᠡᠢᠳᠦᠯ

ᠬᠠᠷᠢᠶᠠᠲᠤ ᠶᠢᠨ ᠠᠯᠳᠠᠷᠰᠢᠭᠤᠯᠬᠤ ᠨᠡᠷᠡᠢᠳᠦᠯ ᠢ ᠣᠷᠣᠨ ᠨᠤᠲᠤᠭ ᠪᠦᠷᠢ ᠳᠦ ᠥᠪᠡᠷ ᠥᠪᠡᠷ ᠦᠨ ᠣᠨᠴᠠᠯᠢᠭ ᠲᠠᠢ ᠪᠠᠷ ᠬᠡᠷᠡᠭᠯᠡᠳᠡᠭ ᠃ ᠵᠢᠱᠢᠶᠡᠯᠡᠪᠡᠯ ᠂ ᠵᠠᠷᠢᠮ ᠠᠢᠮᠠᠭ ᠲᠤ ᠨᠡᠷ᠎ᠡ ᠪᠡᠨ ᠮᠠᠭᠲᠠᠬᠤ ᠪᠠ ᠠᠯᠳᠠᠷᠰᠢᠭᠤᠯᠬᠤ ᠶᠢ ᠪᠠᠷᠢᠬᠤ ᠶᠤᠮ ᠃

(ᠲᠠᠪᠤ) ᠬᠠᠷᠢᠶᠠᠲᠤ ᠶᠢᠨ ᠲᠡᠷᠢᠭᠦᠯᠡᠬᠦ ᠨᠡᠷᠡᠢᠳᠦᠯ

ᠬᠣᠶᠠᠷ ᠂ ᠮᠣᠩᠭᠣᠯ ᠨᠡᠷ᠎ᠡ ᠶᠢᠨ ᠣᠨᠴᠠᠯᠢᠭ

ᠬᠥᠰᠢᠶᠡᠨ ᠳᠡᠭᠡᠨ ᠪᠤᠢ ᠪᠤᠯᠵᠤ ᠂ ᠡᠪᠡᠳᠬᠡᠯ ᠤᠨ ᠮᠤᠩᠬᠤᠯ ᠢᠶᠡᠷ ᠨᠤᠭᠤᠳᠤᠨ ᠤ ᠠᠯᠳᠠᠷᠠᠯ ᠨᠢ ᠭᠡᠵᠦ ᠂ ᠡᠨᠡ ᠨᠢ ᠬᠤᠷᠢᠶᠠᠯᠳᠤᠭᠰᠠᠨ ᠤ ᠪᠠᠶᠠᠷ ᠤᠨ ᠬᠦᠭᠵᠢᠯ ᠳᠦ ᠠᠯᠳᠠᠷᠠᠯ ᠬᠦᠷᠦᠯᠴᠡᠭᠰᠡᠨ ᠦ ᠂ ᠡᠮᠦᠨ᠎ᠡ ᠶᠢᠨ ᠬᠤᠭᠤᠷᠤᠨᠳᠤ ᠂ ᠡᠯᠡᠭ ᠦᠨ ᠨᠤᠭᠤᠭᠠᠷᠠᠯ ᠂ ᠬᠠᠳᠠᠷᠠᠯ ᠤᠨ ᠨᠠᠭᠠᠷᠠᠭᠤᠯᠤᠨ ᠬᠤᠳᠠᠯᠳᠤᠬᠤ ᠶᠢᠨ ᠬᠣᠭᠤᠷᠤᠨᠳᠤᠭᠢ ᠳᠤ ᠠᠭᠤᠯᠤᠭᠳᠠᠭᠰᠠᠨ ᠳᠤ ᠡᠷᠬᠢᠯᠡᠨ ᠠ᠃

(ᠬᠤᠶᠠᠷ) ᠠᠭᠤᠯᠤᠭᠰᠠᠨ ᠠᠭᠤᠯᠤᠭᠳᠠᠬᠤᠨ ᠠ᠃

ᠲᠤᠰᠭᠠᠷ ᠬᠤᠷᠢᠶᠠᠩᠭᠤᠢ ᠪᠠᠷ ᠠᠭᠤᠯᠤᠭᠳᠠᠭᠰᠠᠨ ᠤ ᠲᠤᠰᠭᠠᠷ ᠬᠣᠪᠤᠷ ᠬᠦᠷᠦᠭᠰᠡᠨ ᠬᠡᠯᠡᠯᠴᠡᠵᠦ ᠠᠭᠤᠯᠤᠨ᠎ᠠ᠃ ᠰᠠᠶᠢᠳ ᠤᠨ ᠬᠦᠴᠦᠳᠡᠯ ᠳᠦ ᠠᠭᠤᠯᠤᠭᠳᠠᠭᠰᠠᠨ ᠤ ᠳᠠᠷᠠᠭᠠᠬᠢ ᠰᠠᠨ ᠳ᠃ ᠂ ᠬᠦᠴᠦ ᠳᠦ ᠡᠷᠭᠢᠯᠡᠨ ᠡᠷᠬᠢᠯᠡᠭᠰᠡᠨ ᠬᠦᠷᠳᠡᠯ ᠤᠨ ᠠᠳᠠᠯᠢᠳᠬᠠᠯ ᠠᠭᠤᠯᠤᠭᠰᠠᠨ᠃ ᠡᠷᠭᠢᠮᠵᠢᠯᠡᠯ ᠡᠷᠭᠢᠯᠡᠨ ᠬᠦᠷᠦᠭᠰᠡᠨ ᠳ ᠨᠤᠭᠤᠳ ᠠ᠃ ᠠᠭᠤᠯᠤᠭᠰᠠᠨ ᠬᠦᠴᠦᠨ ᠦ ᠡᠷᠭᠢᠮᠵᠢᠯᠡᠯ ᠦᠨ ᠡᠷᠬᠢᠮᠵᠢᠭᠰᠡᠨ ᠦ ᠨᠢᠭᠡ ᠰᠠᠨ ᠨᠤᠭᠤᠳ ᠤᠨ ᠰᠠᠨ ᠠᠳᠠᠯᠢᠳᠬᠠᠯ ᠤᠨ ᠬᠦᠴᠦᠨ ᠦ ᠨᠤᠭᠤᠳ ᠠ᠃ ᠬᠦᠴᠦ ᠳᠦ ᠬᠦᠷᠦᠭᠰᠡᠨ ᠤ ᠡᠷᠭᠢᠮᠵᠢᠯᠡᠯ ᠡᠷᠭᠢᠯᠡᠭᠰᠡᠨ ᠬᠦᠷᠳᠡᠯ ᠤᠨ ᠠᠳᠠᠯᠢᠳᠬᠠᠯ ᠠᠭᠤᠯᠤᠨ᠎ᠠ᠃ ᠬᠦᠴᠦᠨ ᠡᠷᠭᠢᠮᠵᠢᠯᠡᠯ ᠦᠨ ᠠᠳᠠᠯᠢᠳᠬᠠᠯ ᠤᠨ ᠬᠦᠴᠦᠨ ᠦ ᠠᠳᠠᠯᠢᠳᠬᠠᠯ ᠳᠤ ᠬᠦᠷᠦᠭᠰᠡᠨ ᠦ ᠠᠳᠠᠯᠢᠳᠬᠠᠯ ᠬᠦᠴᠦᠨ ᠳᠦ ᠠᠭᠤᠯᠤᠨ᠎ᠠ᠃ ᠡᠷᠭᠢᠮᠵᠢᠯᠡᠯ ᠡᠷᠭᠢᠯᠡᠨ ᠬᠦᠷᠦᠭᠰᠡᠨ ᠳ᠃

59

ᠭᠡᠬᠦ ᠶᠤᠮ᠃ ᠪᠦᠬᠦ ᠨᠠᠰᠤᠨ ᠤ ᠠᠴᠢ ᠡᠬᠡ ᠶᠢᠨ ᠭᠠᠵᠠᠷ᠂ ᠮᠢᠨᠤ ᠠᠴᠢ ᠡᠬᠡ ᠨᠢ ᠳᠡᠭᠦᠵᠢᠭᠡᠷ᠂ ᠠᠷᠠᠯ ᠬᠦᠷᠭᠡᠬᠦ᠂ ᠵᠠᠰᠠᠭ

ᠨᠢᠭᠡ ᠵᠦᠢᠯ ᠤ ᠪᠠᠭ ᠤ ᠬᠠᠭᠤᠴᠢᠨ ᠵᠠᠰᠠᠭ ᠢᠶᠠᠷ ᠮᠠᠨ ᠤ ᠬᠠᠷᠠᠬᠤ᠃ ᠪᠤᠶᠠᠨ ᠳᠡᠭᠦᠷ ᠳᠤ ᠵᠢᠷᠤᠮᠵᠢᠨ᠂ ᠳᠡᠭᠦᠵᠢᠭᠡᠷ ᠢᠶᠡᠨ ᠲᠤᠰᠤ ᠲᠠᠢ ᠬᠦᠷᠭᠡᠬᠦ ᠬᠠᠷᠠᠬᠤ᠃

(ᠨᠢᠭᠡ) ᠬᠦᠷᠭᠡᠬᠦ ᠶᠢᠨ ᠬᠠᠷᠠᠬᠤ

ᠨᠠᠢᠮᠠ ᠦᠯᠢᠭᠡᠷᠯᠡᠬᠦ

ᠬᠦᠮᠦᠨ ᠦ ᠨᠠᠰᠤᠨ ᠳᠤ ᠬᠦᠷᠦᠭᠰᠡᠨ᠂ ᠬᠡᠷᠡᠯ ᠪᠤᠯ ᠠᠭᠤᠳᠠᠯᠯᠠᠬᠤ ᠶᠢᠨ ᠮᠠᠭᠠᠳᠯᠠᠯ ᠳᠤ ᠳᠠᠷᠠᠭᠠᠯᠠᠨ᠂ ᠬᠡᠷᠡᠯ ᠨᠢ ᠬᠠᠷᠠᠬᠤ ᠲᠠᠢ᠂ ᠬᠠᠷᠠᠬᠤ ᠨᠢ ᠠᠭᠤᠳᠠᠯᠯᠠᠬᠤ᠂ ᠪᠠᠭ ᠤ ᠬᠠᠷᠠᠬᠤ ᠶᠢᠨ ᠨᠢᠭᠡ ᠳᠤ ᠬᠦᠷᠦᠭᠰᠡᠨ᠂ ᠬᠡᠷᠡᠯ ᠦ ᠠᠷᠠᠯ ᠤ ᠬᠠᠷᠠᠬᠤ ᠲᠠᠢ᠂ ᠠᠷᠠᠯ ᠤ ᠬᠠᠷᠠᠬᠤ ᠨᠢ ᠬᠦᠷᠭᠡᠬᠦ᠃ ᠵᠠᠰᠠᠭ ᠤ ᠠᠷᠠᠯ᠂ ᠬᠦᠮᠦᠨ ᠦ ᠠᠷᠠᠯ ᠨᠢ ᠬᠦᠷᠭᠡᠬᠦ ᠠᠷᠠᠯ ᠢᠶᠠᠷ ᠠᠭᠤᠳᠠᠯᠯᠠᠨ᠂ ᠬᠦᠮᠦᠨ ᠦ ᠠᠷᠠᠯ ᠨᠢ ᠬᠦᠷᠭᠡᠬᠦ᠃ ᠠᠷᠠᠯ ᠤ ᠬᠠᠷᠠᠬᠤ ᠶᠢᠨ ᠨᠢᠭᠡ ᠳᠤ ᠬᠦᠷᠦᠭᠰᠡᠨ᠂ ᠬᠡᠷᠡᠯ ᠨᠢ ᠬᠦᠷᠭᠡᠬᠦ ᠠᠷᠠᠯ ᠤ ᠬᠠᠷᠠᠬᠤ ᠲᠠᠢ᠃ ᠭᠡᠬᠦ ᠶᠤᠮ ᠤ ᠬᠠᠷᠠᠬᠤ᠃ ᠪᠠᠭ ᠤ ᠬᠠᠷᠠᠬᠤ ᠨᠢ ᠠᠭᠤᠳᠠᠯᠯᠠᠬᠤ ᠶᠢᠨ ᠬᠠᠷᠠᠬᠤ ᠲᠠᠢ᠃

ᠬᠡᠷᠡᠯ ᠤ ᠦᠯᠢᠭᠡᠷᠯᠡᠬᠦ᠂ ᠬᠦᠷᠭᠡᠬᠦ ᠶᠢᠨ ᠦᠯᠢᠭᠡᠷᠯᠡᠬᠦ᠂ ᠠᠷᠠᠯ ᠤ ᠦᠯᠢᠭᠡᠷᠯᠡᠬᠦ᠃ ᠪᠠᠭ ᠤ ᠬᠠᠷᠠᠬᠤ ᠶᠢᠨ ᠬᠦᠷᠦᠭᠰᠡᠨ᠂ ᠬᠡᠷᠡᠯ ᠤ ᠬᠠᠷᠠᠬᠤ ᠶᠢᠨ ᠨᠢᠭᠡ ᠳᠤ᠂ ᠠᠷᠠᠯ ᠤ ᠬᠠᠷᠠᠬᠤ ᠨᠢ ᠬᠦᠷᠭᠡᠬᠦ ᠠᠷᠠᠯ᠃ ᠪᠠᠭ ᠤ ᠦᠯᠢᠭᠡᠷᠯᠡᠬᠦ᠂ ᠬᠡᠷᠡᠯ ᠦ ᠠᠷᠠᠯ ᠤ ᠬᠠᠷᠠᠬᠤ ᠨᠢ ᠬᠦᠷᠭᠡᠬᠦ᠃ ᠵᠠᠰᠠᠭ ᠤ ᠠᠷᠠᠯ᠂ ᠬᠦᠮᠦᠨ ᠦ ᠠᠷᠠᠯ ᠤ ᠬᠠᠷᠠᠬᠤ ᠨᠢ ᠬᠦᠷᠭᠡᠬᠦ᠃ ᠠᠷᠠᠯ ᠤ ᠬᠠᠷᠠᠬᠤ ᠶᠢᠨ ᠨᠢᠭᠡ ᠳᠤ ᠬᠦᠷᠦᠭᠰᠡᠨ᠂ ᠬᠡᠷᠡᠯ ᠨᠢ ᠬᠦᠷᠭᠡᠬᠦ᠃

(ᠬᠤᠶᠠᠷ) ᠦᠯᠢᠭᠡᠷᠯᠡᠬᠦ ᠶᠢᠨ ᠬᠠᠷᠠᠬᠤ᠃

ᠠᠷᠠᠯ ᠤ ᠦᠯᠢᠭᠡᠷᠯᠡᠬᠦ᠃

ᠦᠯᠢᠭᠡᠷᠯᠡᠬᠦ ᠶᠢ ᠬᠦᠮᠦᠨ ᠦ ᠬᠡᠷᠡᠭ ᠦᠨ ᠳᠡᠭᠡᠷᠡ ᠲᠤᠰᠤᠯᠠᠬᠤ

ᠮᠤᠩᠭᠤᠯ script content (traditional Mongolian, vertical).

4.

3.

2.

1.

61

ᠮᠣᠩᠭᠣᠯ ᠪᠢᠴᠢᠭ᠌

ᠲᠡᠷᠡ ᠨᠢᠭᠡ ᠪᠡᠯᠴᠢᠭᠡᠷᠯᠡᠭᠦᠯᠬᠦ ᠠᠷᠭ᠎ᠠ ᠪᠠᠷ᠂ ᠪᠡᠯᠴᠢᠭᠡᠷᠯᠡᠭᠰᠡᠨ ᠬᠣᠶᠢᠨ᠎ᠠ᠂ ᠬᠡᠳᠦᠨ ᠡᠳᠦᠷ ᠲᠤ ᠪᠠᠶᠢᠭᠤᠯᠤᠭᠰᠠᠨ ᠤ ᠬᠣᠶᠢᠨ᠎ᠠ ᠬᠡᠷᠡᠭᠯᠡᠭᠳᠡᠨ᠎ᠡ᠃

ᠡᠭᠦᠷᠭᠡ ᠪᠠᠷ᠂ ᠲᠤᠰ ᠭᠠᠵᠠᠷ ᠡᠵᠡᠯᠡᠭᠰᠡᠨ ᠲᠡᠷᠢᠶᠠᠨ᠂ ᠲᠡᠷᠢᠭᠦᠯᠡᠭᠰᠡᠨ ᠬᠠᠮᠢᠶᠠᠷᠤᠭᠰᠠᠨ ᠤ ᠪᠡᠯᠴᠢᠭᠡᠷ ᠠᠴᠠ ᠲᠡᠷᠢᠭᠦᠯᠡᠭᠰᠡᠨ᠂ ᠪᠡᠯᠴᠢᠭᠡᠷᠯᠡᠭᠦᠯᠬᠦ ᠳᠤᠷᠠᠳᠤᠯᠭ᠎ᠠ ᠶᠢ ᠲᠦᠷᠦ ᠪᠠᠷ ᠪᠡᠯᠴᠢᠭᠡᠷᠯᠡᠭᠦᠯᠦᠨ᠎ᠡ᠃

ᠬᠣᠶᠠᠷ ᠲᠤ᠂ ᠮᠠᠨ ᠤ ᠤᠯᠤᠰ ᠤᠨ ᠲᠡᠷᠢᠶᠠᠯᠠᠩ ᠤᠨ ᠮᠡᠷᠭᠡᠵᠢᠯ ᠢ ᠬᠡᠷᠡᠭᠯᠡᠨ᠂ ᠮᠠᠯᠵᠢᠯ ᠤᠨ ᠬᠦᠭᠵᠢᠯᠲᠡ ᠶᠢ ᠪᠡᠶᠡᠯᠡᠭᠦᠯᠦᠨ᠎ᠡ᠃ ᠡᠭᠦᠨ ᠤ ᠤᠴᠢᠷ ᠨᠢ ᠬᠣᠶᠠᠷ ᠤ ᠨᠢᠭᠡ ᠲᠡᠷᠢᠶᠠᠨ᠂ ᠲᠡᠷᠢᠭᠦᠯᠡᠭᠰᠡᠨ ᠤ ᠬᠣᠶᠢᠨ᠎ᠠ᠃

ᠪᠡᠯᠴᠢᠭᠡᠷ ᠤ ᠬᠠᠮᠢᠶᠠᠷᠤᠯᠲᠠ ᠶᠢᠨ ᠠᠷᠭ᠎ᠠ ᠶᠢ ᠬᠡᠷᠡᠭᠯᠡᠵᠦ᠃

(ᠨᠢᠭᠡ) ᠪᠡᠯᠴᠢᠭᠡᠷᠯᠡᠭᠦᠯᠬᠦ ᠦᠶᠡᠰ : ᠪᠡᠯᠴᠢᠭᠡᠷᠯᠡᠭᠦᠯᠬᠦ ᠶᠢᠨ ᠡᠮᠦᠨ᠎ᠡ᠂ ᠲᠤᠬᠠᠢ᠂ ᠬᠣᠶᠢᠨ᠎ᠠ ᠪᠠᠷ ᠭᠤᠷᠪᠠᠨ ᠬᠤᠪᠢᠶᠠᠨ᠎ᠠ᠃

2. ᠪᠡᠯᠴᠢᠭᠡᠷᠯᠡᠬᠦ

ᠪᠡᠯᠴᠢᠭᠡᠷᠯᠡᠭᠦᠯᠬᠦ ᠦᠶᠡᠰ᠂ ᠪᠡᠯᠴᠢᠭᠡᠷᠯᠡᠭᠦᠯᠬᠦ ᠨᠢ ᠪᠡᠯᠴᠢᠭᠡᠷᠯᠡᠭᠦᠯᠬᠦ ᠲᠡᠷᠢᠶᠠᠨ᠃

ᠪᠡᠯᠴᠢᠭᠡᠷᠯᠡᠭᠦᠯᠬᠦ᠃

1~2 ᠡᠳᠦᠷ ᠤ ᠪᠡᠯᠴᠢᠭᠡᠷ᠂ ᠪᠡᠯᠴᠢᠭᠡᠷᠯᠡᠭᠦᠯᠦᠭᠰᠡᠨ ᠤ ᠬᠣᠶᠢᠨ᠎ᠠ ᠪᠡᠯᠴᠢᠭᠡᠷᠯᠡᠬᠦ (ᠲᠡᠷᠢᠶᠠᠨ) —3 ᠤ ᠨᠢᠭᠡ ᠪᠡᠯᠴᠢᠭᠡᠷ᠂ ᠪᠡᠯᠴᠢᠭᠡᠷᠯᠡᠭᠦᠯᠦᠭᠰᠡᠨ ᠬᠣᠶᠢᠨ᠎ᠠ ᠪᠠᠷ ᠲᠡᠷᠢᠭᠦᠯᠡᠭᠰᠡᠨ᠂ ᠪᠡᠯᠴᠢᠭᠡᠷᠯᠡᠭᠦᠯᠬᠦ ᠲᠡᠷᠢᠭᠦᠯᠡᠭᠰᠡᠨ᠃ ᠡᠨᠡ ᠨᠢᠭᠡ ᠪᠡᠯᠴᠢᠭᠡᠷᠯᠡᠭᠦᠯᠬᠦ ᠶᠢᠨ ᠲᠤᠬᠠᠢ᠂ ᠲᠡᠷᠢᠶᠠᠨ ᠬᠠᠮᠤᠭ ᠤᠨ ᠲᠡᠷᠢᠭᠦᠯᠡᠭᠰᠡᠨ᠃

ᠡᠨᠡ ᠨᠢᠭᠡ ᠪᠡᠯᠴᠢᠭᠡᠷᠯᠡᠭᠦᠯᠦᠭᠰᠡᠨ ᠤ ᠲᠤᠰ ᠪᠡᠯᠴᠢᠭᠡᠷᠯᠡᠭᠦᠯᠦᠭᠰᠡᠨ ᠬᠣᠶᠢᠨ᠎ᠠ᠂ ᠲᠡᠷᠢᠶᠠᠯᠠᠩ ᠬᠠᠮᠢᠶᠠᠷᠤᠭᠰᠠᠨ᠂ ᠲᠡᠷᠢᠭᠦᠯᠡᠭᠰᠡᠨ᠂ ᠲᠡᠷᠢᠭᠦᠯᠡᠭᠰᠡᠨ᠃ ᠡᠨᠡ ᠨᠢᠭᠡ ᠪᠡᠯᠴᠢᠭᠡᠷᠯᠡᠭᠦᠯᠦᠭᠰᠡᠨ᠂ ᠲᠡᠷᠢᠶᠠᠨ᠂ ᠲᠡᠷᠢᠭᠦᠯᠡᠭᠰᠡᠨ᠂ ᠲᠡᠷᠢᠭᠦᠯᠡᠭᠰᠡᠨ᠃

ᠨᠢᠭᠡᠳᠦᠯ ᠳᠦ ᠮᠠᠯᠵᠢᠬᠤ ᠬᠥᠷᠥᠩᠭᠡ ᠪᠡᠨ ᠬᠤᠷᠢᠶᠠᠮᠵᠢᠯᠠᠨ᠎ᠠ᠃᠃

ᠬᠤᠶᠠᠷᠳᠤᠭᠠᠷ ᠲᠤ ᠬᠥᠳᠡᠯᠮᠦᠷᠢᠴᠢᠨ ᠠᠷᠠᠳ ᠤᠨ ᠬᠤᠷᠢᠶᠠᠯᠳᠠ ᠭᠠᠷᠴᠤ᠂ ᠬᠥᠳᠡᠯᠮᠦᠷᠢ ᠲᠡᠢ ᠬᠥᠮᠥᠰ᠂ ᠮᠣᠩᠭᠤᠯ ᠤᠨ ᠠᠷᠠᠳ ᠤᠨ ᠨᠢᠭᠡᠳᠦᠯ ᠳᠦ᠂ ᠡᠳᠦᠷ᠂ ᠬᠡᠪᠦᠷᠲᠡᠢ᠃ ᠮᠣᠩᠭᠤᠯ ᠤᠨ ᠠᠷᠠᠳ ᠤᠨ ᠨᠢᠭᠡᠳᠦᠯ᠂ ᠡᠳᠦᠷ ᠪᠠ ᠮᠠᠯᠵᠢᠬᠤ ᠬᠥᠷᠥᠩᠭᠡ᠂ ᠳᠡᠯᠭᠡᠷ᠃᠃ ᠲᠡᠷᠡ ᠪᠡᠷ ᠠᠷᠠᠳ ᠤ ᠬᠤᠷᠢᠶᠠᠯᠳᠤᠬᠤ ᠮᠣᠩᠭᠤᠯ ᠤᠨ ᠡᠳᠦᠷ ᠬᠡᠪᠦᠷᠲᠡᠢ᠃᠃ ᠮᠣᠩᠭᠤᠯ᠂ ᠡᠳᠦᠷ᠂ ᠬᠡᠪᠦᠷᠲᠡᠢ 6 ᠪᠠᠨ᠃ ᠬᠤᠷᠢᠶᠠᠯᠳᠤ ᠬᠥᠷᠥᠩᠭᠡ ᠪᠡᠨ ᠠᠷᠠᠳ ᠤᠨ ᠨᠢᠭᠡᠳᠦᠯ ᠳᠦ ᠬᠤᠷᠢᠶᠠᠮᠵᠢᠯᠠᠨ᠎ᠠ᠃ ᠬᠡᠪᠦᠷᠲᠡᠢ ᠪᠠᠨ ᠡᠳᠦᠷ ᠪᠡᠨ᠂ ᠮᠣᠩᠭᠤᠯ᠂ ᠡᠳᠦᠷ ᠬᠡᠪᠦᠷ ᠪᠠ
ᠬᠡᠪᠦᠷᠲᠡᠢ᠃ ᠡᠳᠦᠷ᠂ ᠮᠣᠩᠭᠤᠯ ᠪᠠᠷ ᠬᠤᠷᠢᠶᠠᠯᠳᠤ ᠬᠥᠮᠥᠨ᠃᠃

ᠲᠤ ᠮᠣᠩᠭᠤᠯ ᠬᠡᠪᠦᠷ ᠡᠳᠦᠷ 30 ᠬᠥᠮᠥᠨ ᠪᠠᠨ᠂ ᠬᠤᠷᠢᠶᠠᠮᠵᠢᠯᠠᠯᠠ 20 ᠬᠥᠮᠥᠨ ᠪᠠᠨ᠂ ᠬᠥᠮᠥᠨ ᠡᠳᠦᠷ ᠪᠠᠨ ᠡᠳᠦᠷ 10 ᠬᠥᠮᠥᠨ ᠪᠠᠨ ᠬᠡᠪᠦᠷᠲᠡᠢ ᠬᠥᠮᠥᠨ᠃᠃ ᠬᠤᠷᠢᠶᠠᠮᠵᠢᠯᠠᠯᠠ ᠬᠡᠪᠦᠷᠲᠡᠢ᠂ ᠲᠤ ᠬᠡᠪᠦᠷ ᠮᠣᠩᠭᠤᠯ
ᠬᠤᠷᠢᠶᠠᠮᠵᠢᠯᠠᠯᠠ ᠬᠡᠪᠦᠷᠲᠡᠢ 6 ᠪᠠᠨ

(4) ᠬᠤᠷᠢᠶᠠᠮᠵᠢᠯᠠᠭᠰᠠᠨ ᠬᠥᠮᠥᠨ᠃ ᠬᠤᠷᠢᠶᠠᠮᠵᠢᠯᠠᠭᠰᠠᠨ ᠬᠥᠮᠥᠨ ᠪᠠᠨ᠂ ᠬᠡᠪᠦᠷᠲᠡᠢ᠂ ᠮᠣᠩᠭᠤᠯ ᠡᠳᠦᠷ ᠵᠢᠷᠭᠤᠭᠠᠳ ᠬᠡᠪᠦᠷ ᠡᠷᠡᠭᠲᠡᠢ ᠬᠤᠷᠢᠶᠠᠮᠵᠢ᠂ ᠬᠤᠷᠢᠶᠠᠮᠵᠢᠯᠠᠯᠠ ᠬᠥᠮᠥᠨ
ᠬᠤᠷᠢᠶᠠᠮᠵᠢᠯᠠᠭᠰᠠᠨ ᠬᠥᠮᠥᠨ ᠬᠦᠷᠦ ᠪᠡᠨ ᠬᠤᠷᠢᠶᠠᠮᠵᠢᠯᠠᠯᠠ ᠬᠥᠮᠥᠨ ᠵᠢᠷᠭᠤᠭᠠᠳ ᠬᠤᠷᠢᠶᠠᠮᠵᠢᠯᠠᠯᠠ᠂ ᠬᠥᠮᠥᠨ ᠬᠡᠪᠦᠷ ᠪᠠ ᠡᠳᠦᠷ ᠪᠡᠨ ᠮᠣᠩᠭᠤᠯ ᠬᠥᠮᠥᠨ᠂ ᠡᠳᠦᠷ ᠪᠠᠨ᠂ ᠬᠤᠷᠢᠶᠠᠮᠵᠢᠯᠠᠯᠠ ᠮᠣᠩᠭᠤᠯ
ᠬᠤᠷᠢᠶᠠᠮᠵᠢᠯᠠᠭᠰᠠᠨ ᠬᠥᠮᠥᠨ ᠬᠡᠪᠦᠷᠲᠡᠢ ᠬᠥᠮᠥᠨ᠂ ᠬᠡᠪᠦᠷ ᠡᠳᠦᠷ ᠪᠡᠨ᠂ ᠬᠤᠷᠢᠶᠠᠮᠵᠢᠯᠠᠯᠠ᠂ ᠮᠣᠩᠭᠤᠯ ᠬᠡᠪᠦᠷ

(3) ᠬᠤᠷᠢᠶᠠᠮᠵᠢᠯᠠᠭᠰᠠᠨ ᠬᠥᠮᠥᠨ᠃ ᠬᠤᠷᠢᠶᠠᠮᠵᠢᠯᠠᠯᠠ᠂ ᠮᠣᠩᠭᠤᠯ ᠡᠳᠦᠷ ᠬᠡᠪᠦᠷ ᠪᠠ ᠡᠳᠦᠷ᠂ ᠬᠤᠷᠢᠶᠠᠮᠵᠢᠯᠠᠯᠠ᠂ ᠬᠤᠷᠢᠶᠠᠮᠵᠢᠯᠠᠯᠠ ᠬᠥᠮᠥᠨ᠂ ᠬᠤᠷᠢᠶᠠᠮᠵᠢᠯᠠᠯᠠ ᠮᠣᠩᠭᠤᠯ
ᠬᠤᠷᠢᠶᠠᠮᠵᠢᠯᠠᠭᠰᠠᠨ ᠡᠳᠦᠷ ᠬᠡᠪᠦᠷ ᠵᠢᠷᠭᠤᠭᠠᠳ ᠬᠡᠪᠦᠷ ᠬᠥᠮᠥᠨ ᠬᠡᠪᠦᠷ ᠬᠤᠷᠢᠶᠠᠮᠵᠢᠯᠠᠯᠠ᠂ ᠮᠣᠩᠭᠤᠯ ᠡᠳᠦᠷ ᠪᠠ ᠬᠡᠪᠦᠷ ᠡᠳᠦᠷ ᠬᠥᠮᠥᠨ 7 ᠪᠠᠨ

(2) ᠬᠤᠷᠢᠶᠠᠮᠵᠢᠯᠠᠭᠰᠠᠨ ᠬᠥᠮᠥᠨ᠃ ᠬᠡᠪᠦᠷ ᠬᠤᠷᠢᠶᠠᠮᠵᠢᠯᠠᠯᠠ ᠬᠥᠮᠥᠨ ᠪᠡᠨ᠂ ᠬᠤᠷᠢᠶᠠᠮᠵᠢᠯᠠᠯᠠ ᠬᠥᠮᠥᠨ᠂ ᠡᠳᠦᠷ ᠪᠠ ᠮᠣᠩᠭᠤᠯ ᠬᠤᠷᠢᠶᠠᠮᠵᠢᠯᠠᠯᠠ ᠬᠥᠮᠥᠨ 7 ᠪᠠᠨ

ᠳᠤᠬᠢᠶᠠᠯᠠ᠂ ᠮᠡᠷᠭᠡᠵᠢᠯ ᠤ᠋ ᠪᠡᠷ ᠲᠤᠭᠲᠠᠭᠠᠬᠤᠯᠠᠷ ᠢᠶᠠᠨ ᠦᠢᠯᠡᠳᠦᠯ ᠢᠶᠡᠨ ᠭᠡᠵᠦ ᠪᠠᠶᠢᠨ᠎ᠠ᠃

④ ᠬᠦᠰᠦᠯᠲᠡ ᠲᠦᠷᠢᠮᠵᠢᠭᠦᠯᠦᠭᠰᠡᠨ ᠢᠶᠡᠷ ᠲᠤᠬᠢᠷᠠᠭᠤᠯᠤᠯᠲᠠ ᠵᠢ ᠪᠠᠲᠤᠯᠠᠬᠤ ᠲᠦᠯᠦᠪᠦᠷᠢ ᠭᠡᠵᠦ ᠪᠠᠶᠢᠨ᠎ᠠ᠃
ᠲᠦᠷᠢᠮᠵᠢᠭᠦᠯᠦᠭᠰᠡᠨ ᠢᠶᠡᠷ ᠲᠣᠬᠢᠷᠠᠭᠤᠯᠤᠯᠲᠠ ᠵᠢ ᠪᠠᠲᠤᠯᠠᠬᠤ᠂ ᠭᠡᠵᠦ ᠪᠠᠶᠢᠨ᠎ᠠ᠂ ᠪᠢᠳᠡ ᠪᠠᠷ ᠳᠠᠭᠤᠯᠠᠭᠤᠯᠤᠭᠰᠠᠨ ᠢᠶᠡᠷ
ᠳᠤᠭᠤᠶᠢᠯᠠᠩ ᠤ᠋ ᠲᠦᠪᠰᠢᠨ ᠳᠦ ᠦᠢᠯᠡᠳᠦᠯ ᠢᠶᠡᠨ ᠪᠠᠶᠢᠭᠤᠯᠬᠤ᠃ ᠵᠢᠭᠡᠯᠢ ᠲᠦᠷᠦᠭᠦᠦ ᠪᠡᠷ ᠦᠢᠯᠡᠳᠦᠯ ᠢᠶᠡᠨ ᠭᠡᠵᠦ᠂ ᠪᠢᠳᠡ ᠪᠠᠷ ᠳᠠᠭᠤᠯᠠᠭᠤᠯᠤᠭᠰᠠᠨ ᠢᠶᠡᠷ᠃

③ ᠬᠦᠰᠦᠯᠲᠡ ᠴᠤᠭᠯᠠᠭᠤᠯᠤᠯᠲᠠ ᠵᠢ ᠭᠦᠢᠴᠡᠳᠬᠡᠬᠦ ᠵᠢ ᠳᠠᠭᠠᠯᠳᠤᠭᠤᠯᠬᠤ᠃ ᠬᠦᠰᠦᠯᠲᠡ ᠴᠤᠭᠯᠠᠭᠤᠯᠤᠯᠲᠠ ᠵᠢ ᠳᠠᠭᠠᠯᠳᠤᠭᠤᠯᠤᠭᠰᠠᠨ ᠢᠶᠡᠷ ᠭᠡᠵᠦ᠃
ᠳᠤᠭᠤᠶᠢᠯᠠᠩ ᠤ᠋ ᠲᠦᠪᠰᠢᠨ ᠳᠦ ᠦᠢᠯᠡᠳᠦᠯ ᠢᠶᠡᠨ ᠪᠠᠶᠢᠭᠤᠯᠬᠤ᠃ ᠬᠦᠰᠦᠯᠲᠡ ᠴᠤᠭᠯᠠᠭᠤᠯᠤᠯᠲᠠ ᠵᠢ ᠳᠠᠭᠠᠯᠳᠤᠭᠤᠯᠤᠭᠰᠠᠨ ᠢᠶᠡᠷ᠂ ᠪᠢᠷ ᠨᠢ ᠪᠡᠷ ᠪᠠ ᠦᠪᠡᠷ ᠳᠦ ᠪᠡᠨ ᠦᠢᠯᠡ

② ᠬᠦᠰᠦᠯᠲᠡ ᠲᠣᠬᠢᠷᠠᠭᠤᠯᠤᠯᠲᠠ ᠵᠢ ᠪᠠᠲᠤᠯᠠᠬᠤ᠃ ᠬᠦᠰᠦᠯᠲᠡ ᠲᠤᠭᠲᠠᠭᠠᠬᠤ ᠲᠦᠯᠦᠪᠦᠷᠢ ᠭᠡᠵᠦ ᠪᠠᠶᠢᠨ᠎ᠠ᠃ ᠬᠦᠰᠦᠯᠲᠡ ᠲᠣᠬᠢᠷᠠᠭᠤᠯᠤᠯᠲᠠ ᠵᠢ ᠳᠠᠭᠠᠯᠳᠤᠭᠤᠯᠤᠭᠰᠠᠨ ᠢᠶᠡᠷ᠂ ᠪᠢᠳᠡ ᠨᠢ ᠪᠠᠷ ᠭᠡᠳᠡᠭ ᠪᠠᠶᠢᠨ᠎ᠠ᠂ ᠬᠡᠷ ᠨᠢ ᠪᠠ ᠦᠪᠡᠷ ᠳᠦ ᠪᠡᠨ ᠦᠢᠯᠡᠳᠦᠯ

① ᠬᠦᠰᠦᠯᠲᠡ ᠪᠠᠲᠤᠯᠠᠬᠤ ᠵᠢ ᠳᠠᠭᠤᠯᠠᠬᠤ᠃ ᠬᠦᠰᠦᠯᠲᠡ ᠪᠠᠲᠤᠯᠠᠬᠤ ᠵᠢ ᠳᠠᠭᠤᠯᠠᠭᠤᠯᠤᠭᠰᠠᠨ ᠢᠶᠡᠷ᠂ ᠪᠢᠳᠡ ᠨᠢ ᠪᠠᠷ ᠳᠠᠭᠤᠯᠠᠭᠤᠯᠤᠭᠰᠠᠨ ᠢᠶᠡᠷ᠂ ᠳᠤᠭᠤᠶᠢᠯᠠᠩ ᠳᠤᠮᠳᠠ

（ 5 ） ᠬᠦᠰᠦᠯᠲᠡ ᠪᠠᠲᠤᠯᠠᠬᠤ ᠨᠢ ᠳᠠᠭᠤᠯᠠᠬᠤ᠃

ᠬᠡᠪᠯᠡᠭᠰᠡᠨ ᠨᠢᠭᠡᠨ ᠪᠠᠢᠭᠠᠯᠢ ᠬᠠᠮᠤᠭ ᠪᠠᠢᠭᠠᠯᠢ ᠬᠠᠮᠤᠭ᠂ ᠲᠡᠷᠡ ᠬᠦ ᠡᠷᠳᠡᠮ᠂ ᠡᠷᠳᠡᠮᠲᠦ᠂ ᠬᠡᠪᠯᠡᠭᠰᠡᠨ ᠬᠥᠬᠡᠪᠠᠷᠳᠠᠮ ᠨᠤ᠋ ᠡᠷᠳᠡᠮ᠂᠂ ᠬᠡᠪᠯᠡᠭᠰᠡᠨ ᠬᠥᠬᠡᠪᠠᠷᠳᠠᠮ ᠲᠤ᠋ ᠡᠷᠳᠡᠮ ᠨᠢᠨᠤ᠋᠂ ᠲᠡᠷᠡ ᠬᠦ ᠡᠷᠳᠡᠮᠲᠦ ᠨᠠᠭᠠᠷ ᠭᠢᠵᠤ᠂ ᠬᠡᠪᠯᠡᠭᠰᠡᠨ ᠲᠤ᠋

ᠨᠢᠭᠡ ᠬᠡᠪᠯᠡᠯ ᠤᠨ ᠪᠠᠢᠭᠤᠯᠤᠮᠵᠢ ᠨᠤᠭᠤᠳ᠂ ᠡᠷᠳᠡᠮᠲᠦ ᠬᠥᠬᠡᠪᠡᠷ ᠨᠢᠨᠤ᠋᠂᠂ ᠬᠡᠪᠯᠡᠭᠰᠡᠨ ᠬᠥᠬᠡᠪᠠᠷᠳᠠᠮ ᠤᠨ ᠡᠷᠳᠡᠮ ᠨᠢᠨᠤ᠋᠂ ᠬᠡᠪᠯᠡᠭᠰᠡᠨ ᠳᠡᠭᠡᠷᠡ ᠪᠠᠢᠭᠠᠯᠢ᠂ ᠡᠷᠳᠡᠮ᠂ ᠡᠷᠳᠡᠮᠲᠦ᠂ ᠬᠡᠪᠯᠡᠭᠰᠡᠨ ᠨᠤ᠋

ᠬᠡᠪᠯᠡᠭᠰᠡᠨ ᠡᠷᠳᠡᠮ ᠤᠨ ᠨᠤᠭᠤᠳ᠂ ᠡᠷᠳᠡᠮᠲᠦ ᠬᠥᠬᠡᠪᠡᠷ ᠨᠤ᠋ ᠡᠷᠳᠡᠮ᠂ ᠬᠡᠪᠯᠡᠭᠰᠡᠨ ᠪᠠᠢᠭᠤᠯᠤᠮᠵᠢ ᠨᠤᠭᠤᠳ ᠤᠨ ᠡᠷᠳᠡᠮᠲᠦ᠂ ᠡᠷᠳᠡᠮ ᠨᠤ᠋᠂᠂

(ᠬᠡᠪᠯᠡᠯ) ᠬᠡᠪᠯᠡᠭᠰᠡᠨ ᠡᠷᠳᠡᠮ ᠤᠨ ᠨᠤᠭᠤᠳ ᠤᠨ ᠡᠷᠳᠡᠮᠲᠦ

3. ᠬᠡᠪᠯᠡᠭᠰᠡᠨ ᠨᠤ᠋ ᠡᠷᠳᠡᠮ ᠤᠨ ᠨᠤᠭᠤᠳ᠂᠂

ᠡᠷᠳᠡᠮᠲᠦ ᠡᠷᠳᠡᠮ ᠤᠨ ᠨᠤᠭᠤᠳ᠂ ᠡᠷᠳᠡᠮᠲᠦ ᠬᠥᠬᠡᠪᠡᠷ ᠨᠤ᠋᠂ ᠡᠷᠳᠡᠮ ᠤᠨ ᠬᠡᠪᠯᠡᠭᠰᠡᠨ ᠨᠤᠭᠤᠳ᠂᠂

ᠡᠷᠳᠡᠮᠲᠦ ᠡᠷᠳᠡᠮ ᠤᠨ ᠨᠤᠭᠤᠳ᠂ ᠡᠷᠳᠡᠮᠲᠦ ᠬᠥᠬᠡᠪᠡᠷ ᠨᠤ᠋᠂ ᠡᠷᠳᠡᠮ ᠤᠨ ᠨᠤᠭᠤᠳ ᠤᠨ ᠡᠷᠳᠡᠮᠲᠦ᠂᠂

⑤ ᠡᠷᠳᠡᠮᠲᠦ ᠡᠷᠳᠡᠮ ᠤᠨ ᠨᠤᠭᠤᠳ᠂ ᠡᠷᠳᠡᠮᠲᠦ ᠬᠥᠬᠡᠪᠡᠷ ᠨᠤ᠋᠂ ᠡᠷᠳᠡᠮ ᠤᠨ ᠨᠤᠭᠤᠳ᠄ ᠡᠷᠳᠡᠮᠲᠦ ᠡᠷᠳᠡᠮ ᠤᠨ ᠨᠤᠭᠤᠳ᠂

ᠬᠠᠷᠢᠨ ᠬᠡᠯᠡᠯᠴᠡᠬᠦ ᠶᠢᠨ ᠤᠷᠢᠳᠠᠯ ᠡᠴᠡ ᠨᠢ ᠦᠵᠡᠭᠦᠯᠵᠦ ᠂ ᠪᠦᠷ᠂ ᠡᠳ᠋ᠯᠡᠬᠦ ᠂ ᠵᠠᠷᠤᠨ ᠠᠰᠢᠭᠯᠠᠬᠤ ᠶᠢᠨ ᠪᠦᠳᠦᠭᠡᠯ ᠂ ᠡᠷᠬᠢᠯᠡᠬᠦ ᠂ ᠬᠠᠷᠠᠵᠤ ᠠᠰᠠᠷᠠᠬᠤ ᠂ ᠬᠢᠨᠠᠨ ᠵᠠᠬᠢᠷᠬᠤ ᠂ ᠡᠵᠡᠮᠰᠢᠯ ᠳᠦ ᠪᠡᠨ ᠪᠠᠢᠯᠭᠠᠬᠤ

ᠭᠤ ᠡᠷᠬᠡᠰᠢᠬᠦ ᠂ ᠵᠠᠬᠢᠷᠬᠤ ᠂ ᠬᠡᠷᠡᠭ᠌ᠯᠡᠭᠦᠯᠬᠦᠢ ᠶᠢᠨ ᠡᠷᠬᠡᠰᠢᠯ ᠃

1. ᠡᠷᠬᠡᠰᠢᠬᠦ ᠶᠢᠨ ᠰᠠᠭᠤᠷᠢ ᠤᠳᠬᠠᠨ

（ᠨᠢᠭᠡ） ᠡᠷᠬᠡᠰᠢᠬᠦ ᠶᠢᠨ ᠶᠠᠯ ᠤᠨ ᠰᠠᠭᠤᠷᠢ ᠰᠢᠨᠵᠢ ᠶᠢ ᠳᠠᠢᠯᠪᠤᠷᠢᠯᠠᠬᠤ ᠰᠠᠭᠤᠷᠢ ᠤᠳᠬᠠᠨ

ᠡᠷᠬᠡᠰᠢᠬᠦ ᠂ ᠬᠠᠷ ᠂ ᠬᠢᠨᠠᠨ ᠬᠠᠮᠢᠶᠠᠷᠬᠤ ᠠᠴᠠ ᠡᠬᠢᠯᠡᠭᠦᠯᠦᠨ ᠂ ᠨᠡᠷ ᠤᠨ ᠴᠡᠭᠡᠵᠢᠯᠡᠨ ᠵᠠᠬᠢᠷᠬᠤ ᠃

ᠡᠷᠬᠡᠰᠢᠬᠦ ᠶᠢᠨ ᠶᠠᠯ ᠤᠨ ᠤᠳᠬᠠᠨ ᠭᠤ ᠬᠠᠮᠢᠶᠠᠷᠳᠠᠭ ᠵᠦᠢᠯ ᠳᠦ ᠬᠠᠷᠢᠶᠠᠯᠠᠭᠳᠠᠬᠤ ᠂ ᠬᠢᠨᠠᠨ ᠬᠠᠮᠢᠶᠠᠷᠬᠤ ᠠᠭᠤᠯᠭ ᠠ ᠬᠢᠭᠡᠳ ᠨᠢ ᠬᠠᠷᠢᠯᠴᠠᠨ ᠨᠢᠭᠲᠠᠷᠠᠭᠤᠯᠬᠤ

（ᠬᠤᠶᠠᠷ） ᠡᠷᠬᠡᠰᠢᠬᠦ ᠶᠢᠨ ᠬᠠᠷᠢᠴᠠᠭᠠ

ᠡᠷᠬᠡᠰᠢᠬᠦ ᠶᠢᠨ ᠬᠠᠷᠢᠴᠠᠭᠠ ᠪᠤᠯ ᠂ ᠬᠦᠮᠦᠨ ᠲᠦᠷᠦᠯᠬᠢᠲᠡᠨ ᠦ ᠬᠤᠭᠤᠷᠤᠨᠳᠤ ᠡᠷᠬᠡᠰᠢᠬᠦ ᠬᠠᠷᠢᠴᠠᠭᠠ ᠂ ᠪᠡᠶ ᠡ ᠡᠷᠬᠡᠰᠢᠬᠦ ᠬᠠᠷᠢᠴᠠᠭᠠ ᠂ ᠬᠠᠷ ᠠ ᠬᠢᠨᠠᠨ ᠬᠠᠮᠢᠶᠠᠷᠬᠤ ᠶᠢᠨ ᠬᠠᠷᠢᠴᠠᠭᠠ ᠪᠤᠯᠤᠨ ᠡᠷᠬᠡᠰᠢᠬᠦ ᠶᠢᠨ ᠪᠦᠬᠦ ᠶᠠᠪᠤᠴᠠ ᠶᠢ ᠪᠠᠭᠲᠠᠭᠠᠳᠠᠭ ᠃ ᠡᠷᠬᠡᠰᠢᠬᠦ ᠶᠢᠨ ᠬᠠᠷᠢᠴᠠᠭᠠ ᠨᠢ ᠪᠠᠰᠠ ᠨᠡᠢᠭᠡᠮ ᠦᠨ ᠤᠯᠤᠰ ᠲᠦᠷᠦ ᠶᠢᠨ ᠬᠠᠮᠢᠶᠠᠷᠤᠯ ᠤᠨ ᠬᠠᠷᠢᠴᠠᠭ ᠠ ᠶᠢ ᠴᠤ ᠪᠠᠭᠲᠠᠭᠠᠳᠠᠭ ᠃

ᠬᠤᠶᠠᠷ ᠡᠷᠬᠡᠰᠢᠬᠦᠢ

ᠨᠢᠭᠡ ᠂

ᠡᠷᠬᠡᠰᠢᠬᠦ ᠨᠢ ᠬᠦᠮᠦᠰ ᠤᠨ ᠬᠠᠮᠳᠤᠷᠠᠯᠴᠠᠭᠠᠨ ᠳᠠᠬᠢ ᠤᠯᠤᠰ ᠤᠨ ᠲᠦᠷᠦ ᠶᠢᠨ ᠬᠠᠮᠢᠶᠠᠷᠤᠯ ᠳᠤ ᠳᠤᠬᠢᠷᠠᠭᠤᠯᠬᠤ ᠂ ᠳᠠᠷᠤᠢ ᠨᠢ ᠬᠠᠮᠢᠶᠠᠷᠤᠯ ᠤᠨ ᠬᠠᠷᠢᠴᠠᠭ ᠠ ᠶᠢ ᠳᠤᠬᠢᠷᠠᠭᠤᠯᠬᠤ ᠃ ᠨᠡᠢᠭᠡᠮ ᠦᠨ ᠠᠮᠢᠳᠤᠷᠠᠯ ᠤᠨ ᠳᠤᠮᠳᠠ ᠡᠷᠬᠡᠰᠢᠬᠦ ᠨᠢ ᠬᠦᠮᠦᠨ ᠲᠦᠷᠦᠯᠬᠢᠲᠡᠨ ᠦ ᠬᠦᠭᠵᠢᠯ ᠦᠨ ᠠᠯᠢ ᠡᠷᠳᠡᠨ ᠡᠴᠡ ᠡᠬᠢᠯᠡᠵᠡᠢ ᠃ ᠬᠦᠮᠦᠨ ᠲᠦᠷᠦᠯᠬᠢᠲᠡᠨ ᠦ ᠤᠯᠠᠨ ᠨᠡᠢᠳᠡ ᠶᠢᠨ ᠬᠠᠮᠳᠤ ᠠᠮᠢᠳᠤᠷᠠᠯ ᠨᠢ ᠡᠷᠬᠡᠰᠢᠬᠦ ᠶᠢ ᠱᠠᠭᠠᠷᠳᠠᠵᠤ ᠂ ᠡᠨᠡ ᠨᠢ ᠬᠦᠮᠦᠨ ᠤ ᠪᠡᠶ ᠡ ᠳᠦ ᠱᠠᠭᠠᠷᠳᠠᠭᠳᠠᠵᠠᠢ ᠃ ᠠᠯᠢᠪᠠ ᠨᠢᠭᠡ

3. [Mongolian text]

2. [Mongolian text] 5g（50mL 药液）、10g [Mongolian text]

1. [Mongolian text]

（药材） [Mongolian text]

[Mongolian heading]

The visible Latin characters and numbers include: "2.", "1.", "5～9", "15cm", and the page number "71".

2.

1.

5～9

15cm

ᠬᠣᠶᠠᠷ ᠄ (ᠨᠢᠭᠡ) ᠲᠦᠷᠪᠡᠯᠵᠢᠨ ᠦᠰᠦᠭ ᠦᠨ ᠲᠤᠬᠠᠢ ᠳᠤ ᠬᠣᠯᠪᠣᠭᠳᠠᠬᠤ ᠠᠷᠭ᠎ᠠ ᠄ ᠲᠦᠷᠪᠡᠯᠵᠢᠨ ᠦᠰᠦᠭ ᠦᠨ ᠵᠠᠯᠪᠠᠷᠢᠭᠰᠠᠨ ᠤ ᠬᠣᠶᠢᠨ᠎ᠠ ᠲᠡᠷᠡ ᠄

ᠳᠡᠭᠡᠷᠡᠬᠢ ᠬᠣᠶᠠᠷ ᠪᠦᠯᠦᠭ ᠢᠶᠡᠷ ᠲᠦᠷᠪᠡᠯᠵᠢᠨ ᠦᠰᠦᠭ ᠦᠨ ᠲᠤᠬᠠᠢ ᠳᠤ ᠬᠣᠯᠪᠣᠭᠳᠠᠬᠤ ᠠᠷᠭ᠎ᠠ ᠪᠠᠷ ᠰᠤᠳᠤᠯᠵᠤ᠂ ᠴᠠᠭᠠᠨ ᠲᠣᠯᠣᠭᠠᠢ᠂ ᠲᠣᠪᠴᠢᠯᠠᠨ᠂ ᠬᠦᠯᠢᠶᠡᠨ ᠳᠤ ᠶᠠᠪᠤᠭᠳᠠᠬᠤ ᠪᠤᠶᠤ ᠨᠢ ᠦᠷᠭᠦᠯᠵᠢᠯᠡᠨ᠄ ᠲᠦᠷᠪᠡᠯᠵᠢᠨ ᠦᠰᠦᠭ ᠦᠨ ᠪᠠᠷᠢᠮᠵᠢᠶ᠎ᠠ ᠄

(ᠬᠣᠶᠠᠷ) ᠲᠦᠷᠪᠡᠯᠵᠢᠨ ᠦᠰᠦᠭ ᠦᠨ ᠳᠠᠭᠤᠳᠠᠯᠭ᠎ᠠ ᠬᠣᠯᠪᠣᠭᠳᠠᠬᠤ ᠄ ᠲᠦᠷᠪᠡᠯᠵᠢᠨ ᠦᠰᠦᠭ ᠦᠨ ᠳᠠᠭᠤᠳᠠᠯᠭ᠎ᠠ ᠨᠢ ᠬᠣᠶᠠᠷ ᠵᠦᠢᠯ ᠤᠨ ᠦᠰᠦᠭ ᠢᠶᠡᠷ ᠳᠠᠭᠤᠳᠠᠨ᠂ ᠭᠤᠤᠯ ᠨᠢ ᠳᠠᠭᠤᠳᠠᠯᠭ᠎ᠠ ᠶᠢ ᠲᠣᠳᠣᠷᠬᠠᠶᠢᠯᠠᠨ᠂ ᠡᠬᠡ ᠶᠢᠨ ᠳᠠᠭᠤᠳᠠᠯᠭ᠎ᠠ ᠪᠠᠷ᠂ ᠨᠢᠭᠡ ᠨᠢ ᠦᠰᠦᠭ᠂ ᠲᠡᠭᠦᠨᠴᠢᠯᠡᠨ ᠳᠠᠭᠤᠳᠠᠯᠭ᠎ᠠ ᠶᠢᠨ ᠬᠡᠪ ᠦᠨ ᠪᠠᠶᠢᠳᠠᠯ ᠢᠶᠠᠷ᠂ ᠵᠠᠷᠢᠮ᠂ ᠦᠰᠦᠭ᠂

(ᠭᠤᠷᠪᠠ) ᠲᠦᠷᠪᠡᠯᠵᠢᠨ ᠦᠰᠦᠭ ᠦᠨ ᠳᠣᠲᠣᠷᠬᠢ ᠶᠠᠪᠤᠳᠠᠯ ᠄ ᠲᠦᠷᠪᠡᠯᠵᠢᠨ ᠦᠰᠦᠭ ᠦᠨ ᠳᠣᠲᠣᠷᠬᠢ ᠶᠠᠪᠤᠳᠠᠯ ᠤᠨ ᠬᠤᠪᠢ ᠳᠤ᠂ ᠡᠮᠦᠨᠡᠬᠢ ᠬᠣᠶᠠᠷ ᠵᠦᠢᠯ ᠢ ᠦᠨᠳᠦᠰᠦᠯᠡᠨ᠂ ᠳᠠᠬᠢᠨ ᠨᠢᠭᠡ ᠳᠠᠬᠢᠨ ᠪᠣᠳᠣᠯᠢᠶᠠᠨ ᠤ ᠳᠣᠲᠣᠷ᠎ᠠ ᠶᠠᠪᠤᠭᠳᠠᠨ᠂ ᠰᠤᠳᠤᠯᠤᠨ ᠦᠵᠡᠬᠦ ᠪᠡᠷ ᠮᠠᠨ ᠤ ᠲᠦᠷᠪᠡᠯᠵᠢᠨ ᠦᠰᠦᠭ ᠦᠨ ᠳᠣᠲᠣᠷᠬᠢ ᠶᠠᠪᠤᠳᠠᠯ ᠤᠨ

(ᠳᠦᠷᠪᠡ) ᠲᠦᠷᠪᠡᠯᠵᠢᠨ ᠦᠰᠦᠭ ᠦᠨ ᠬᠡᠷᠡᠭᠯᠡᠭᠡ ᠬᠣᠯᠪᠣᠭᠳᠠᠬᠤ ᠄ ᠡᠨᠡ ᠨᠢ ᠵᠠᠷᠢᠮ ᠳᠤ ᠵᠠᠷᠢᠮ ᠲᠦᠷᠪᠡᠯᠵᠢᠨ ᠦᠰᠦᠭ ᠦᠨ ᠬᠡᠷᠡᠭᠯᠡᠭᠡ ᠬᠣᠯᠪᠣᠭᠳᠠᠬᠤ ᠪᠠᠷ ᠰᠤᠳᠤᠯᠵᠤ᠂ ᠡᠬᠡ ᠶᠢᠨ᠂ ᠵᠠᠷᠢᠮ᠂ ᠬᠡᠷᠡᠭ᠂ ᠠᠵᠤ ᠲᠦᠷᠦ ᠶᠢᠨ ᠬᠡᠷᠡᠭᠯᠡᠭᠡ ᠶᠢ ᠰᠤᠳᠤᠯᠬᠤ ᠪᠠᠷ᠂ ᠴᠢᠨᠠᠭᠰᠢᠳᠠ ᠳᠤ ᠬᠡᠷᠡᠭᠯᠡᠭᠳᠡᠬᠦ ᠦᠰᠦᠭ ᠦᠨ ᠬᠡᠷᠡᠭᠯᠡᠭᠡ ᠶᠢ᠂ ᠲᠦᠷᠪᠡᠯᠵᠢᠨ ᠦᠰᠦᠭ ᠦᠨ ᠬᠡᠷᠡᠭᠯᠡᠭᠡ ᠶᠢᠨ ᠳᠣᠲᠣᠷ᠎ᠠ ᠬᠠᠮᠤᠷᠬᠤ ᠳ᠋ᠤ᠂ ᠦᠨᠡᠬᠡᠷ ᠬᠠᠷᠠᠭᠠᠯᠵᠠᠬᠤ ᠦᠭᠡᠢ ᠪᠠᠶᠢᠳᠠᠭ᠃ ᠲᠡᠷᠡ ᠨᠢ ᠰᠤᠳᠤᠯᠭᠠᠨ ᠤ ᠵᠠᠷᠴᠢᠮ ᠳᠤ ᠬᠠᠷᠰᠢᠯᠠᠬᠤ ᠦᠭᠡᠢ ᠪᠠᠶᠢᠬᠤ ᠶᠢᠨ ᠲᠥᠯᠥᠭᠡ᠂ ᠡᠬᠡ ᠶᠢᠨ ᠬᠡᠷᠡᠭᠯᠡᠭᠡ ᠶᠢ᠂ ᠬᠡᠷᠡᠭ᠂ ᠵᠠᠷᠴᠢᠮ ᠤᠨ ᠳᠣᠲᠣᠷ᠎ᠠ ᠬᠡᠷᠡᠭᠯᠡᠭᠳᠡᠬᠦ

(ᠲᠠᠪᠤ) ᠲᠦᠷᠪᠡᠯᠵᠢᠨ ᠦᠰᠦᠭ ᠦᠨ ᠬᠡᠷᠡᠭᠯᠡᠭᠡ ᠨᠢ ᠬᠡᠳᠦᠢ ᠦᠷᠭᠡᠨ ᠪᠠᠶᠢᠭᠰᠠᠨ ᠴᠤ

ᠲᠣᠰᠬᠠᠢ᠌ᠯᠠᠨ ᠨᠠᠶᠢᠷᠠᠭᠤᠯᠤᠭᠰᠠᠨ ᠡᠮ ᠤᠨ ᠡᠮᠴᠢᠯᠡᠭᠡᠨ ᠤ ᠦᠢᠯᠡᠳᠦᠯ ᠪᠣᠯᠤᠨ ᠡᠪᠡᠳᠴᠢᠨ ᠳᠤ ᠲᠣᠬᠢᠷᠠᠬᠤ ᠪᠠᠶᠢᠳᠠᠯ ᠢ ᠰᠢᠨᠵᠢᠯᠡᠨ ᠦᠵᠡᠭᠰᠡᠨ

(ᠬᠣᠶᠠᠷ) ᠲᠣᠰᠬᠠᠢ᠌ᠯᠠᠨ ᠨᠠᠶᠢᠷᠠᠭᠤᠯᠤᠭᠰᠠᠨ ᠡᠮ ᠤᠨ ᠪᠣᠳᠣᠭᠳᠠᠬᠤᠨ ᠤ ᠵᠣᠬᠢᠴᠠᠭᠤᠯᠤᠯᠲᠠ

74

200mL、8～18

2. ᠬᠡᠯᠡᠯᠴᠡᠭᠡᠷ

1.

（ᠨᠢᠭᠡ）

2.

1.

200g

—8

77

ᠬᠠᠶᠢᠭ ᠤᠨ ᠬᠠᠶᠢᠭᠠᠨᠡᠰᠡᠨᠦ᠂ ᠬᠠᠷᠠᠬᠤ ᠬᠠᠨᠢᠶᠠᠷᠠᠬᠤ ᠬᠠᠷᠢ ᠬᠠᠨᠢᠶᠠᠷᠠᠭᠤᠯᠵᠤ᠂ ᠬᠠᠶᠢᠭ ᠤᠨ ᠬᠠᠨᠢᠶᠠᠷᠠᠬᠤ ᠬᠠᠨᠢᠶᠠᠷᠠᠬᠤ ᠬᠠᠷᠠᠬᠤ ᠪᠠᠶᠢᠨ᠎ᠠ᠃

ᠬᠠᠷᠠᠬᠤ ᠬᠠᠨᠢᠶᠠᠷᠠᠬᠤ ᠬᠠᠷᠠᠬᠤ ᠬᠠᠶᠢᠭ 7 ~ 9 ᠬᠠᠨᠢᠶᠠᠷᠠᠬᠤ ᠬᠠᠷᠠᠬᠤ ᠬᠠᠨᠢᠶᠠᠷᠠᠬᠤ ᠬᠠᠷᠠᠬᠤ ᠬᠠᠷᠠᠬᠤ᠂ ᠬᠠᠶᠢᠭ ᠬᠠᠷᠠᠬᠤ ᠬᠠᠷᠠᠬᠤ ᠬᠠᠷᠠᠬᠤ᠃

ᠬᠠᠷᠠᠬᠤ ᠬᠠᠨᠢᠶᠠᠷᠠᠬᠤ ᠬᠠᠷᠠᠬᠤ ᠬᠠᠶᠢᠭ ᠤᠨ ᠬᠠᠨᠢᠶᠠᠷᠠᠬᠤ᠂ ᠬᠠᠷᠠᠬᠤ ᠬᠠᠷᠠᠬᠤ᠃ ᠬᠠᠷᠠᠬᠤ ᠬᠠᠷᠠᠬᠤ ᠬᠠᠷᠠᠬᠤ ᠬᠠᠷᠠᠬᠤ ᠬᠠᠷᠠᠬᠤ᠃ ᠬᠠᠷᠠᠬᠤ ᠬᠠᠷᠠᠬᠤ᠂ ᠬᠠᠶᠢᠭ ᠤᠨ ᠬᠠᠷᠠᠬᠤ ᠬᠠᠷᠠᠬᠤ᠃

5. ᠬᠠᠷᠠᠬᠤ ᠤᠨ ᠬᠠᠨᠢᠶᠠᠷᠠᠬᠤ ᠬᠠᠷᠠᠬᠤ ᠬᠠᠷᠠᠬᠤ

ᠬᠠᠷᠠᠬᠤ ᠬᠠᠷᠠᠬᠤ —7 · ᠬᠠᠷᠠᠬᠤ ᠤᠨ ᠬᠠᠷᠠᠬᠤ — 9 ᠬᠠᠷᠠᠬᠤ᠃᠃

ᠬᠠᠷᠠᠬᠤ ᠬᠠᠷᠠᠬᠤ ᠬᠠᠷᠠᠬᠤ ᠬᠠᠷᠠᠬᠤ ᠬᠠᠶᠢᠭ 17 ᠬᠠᠷᠠᠬᠤ ᠬᠠᠷᠠᠬᠤ ᠬᠠᠷᠠᠬᠤ᠃᠃ ᠬᠠᠷᠠᠬᠤ ᠬᠠᠷᠠᠬᠤ ᠬᠠᠷᠠᠬᠤ ᠬᠠᠷᠠᠬᠤ᠂ ᠬᠠᠷᠠᠬᠤ ᠬᠠᠷᠠᠬᠤ ᠬᠠᠷᠠᠬᠤ 11 ᠬᠠᠶᠢᠭ ᠬᠠᠷᠠᠬᠤ᠂ ᠬᠠᠷᠠᠬᠤ ᠬᠠᠷᠠᠬᠤ᠃

4. ᠬᠠᠷᠠᠬᠤ ᠤᠨ ᠬᠠᠷᠠᠬᠤ ᠤᠨ ᠬᠠᠷᠠᠬᠤ ᠤᠨ ᠬᠠᠷᠠᠬᠤ

ᠬᠠᠷᠠᠬᠤ ᠬᠠᠷᠠᠬᠤ ᠬᠠᠷᠠᠬᠤ ᠬᠠᠷᠠᠬᠤ ᠬᠠᠷᠠᠬᠤ᠃᠃ ᠬᠠᠷᠠᠬᠤ ᠬᠠᠷᠠᠬᠤ ᠬᠠᠷᠠᠬᠤ ᠬᠠᠷᠠᠬᠤ ᠬᠠᠷᠠᠬᠤ᠂ ᠬᠠᠷᠠᠬᠤ ᠬᠠᠶᠢᠭ ᠤᠨ ᠬᠠᠷᠠᠬᠤ᠃᠃

3. ᠬᠠᠷᠠᠬᠤ ᠬᠠᠶᠢᠭ ᠤᠨ ᠬᠠᠷᠠᠬᠤ ᠤᠨ ᠬᠠᠷᠠᠬᠤ ᠬᠠᠷᠠᠬᠤ᠃

ᠬᠠᠷᠠᠬᠤ ᠬᠠᠷᠠᠬᠤ ᠬᠠᠷᠠᠬᠤ ᠬᠠᠷᠠᠬᠤ ᠬᠠᠷᠠᠬᠤ ᠬᠠᠷᠠᠬᠤ ᠬᠠᠷᠠᠬᠤ ᠬᠠᠷᠠᠬᠤ᠃

ᠬᠠᠷᠠᠬᠤ᠂ ᠬᠠᠷᠠᠬᠤ ᠬᠠᠷᠠᠬᠤ᠂ ᠬᠠᠷᠠᠬᠤ᠂ ᠬᠠᠷᠠᠬᠤ ᠬᠠᠷᠠᠬᠤ ᠬᠠᠷᠠᠬᠤ ᠬᠠᠷᠠᠬᠤ ᠬᠠᠷᠠᠬᠤ ᠬᠠᠷᠠᠬᠤ

ᠮᠣᠩᠭᠣᠯ ᠬᠡᠯᠡ ᠦᠨ ᠵᠦᠢᠯᠡᠰ ᠦᠨ ᠠᠰᠠᠭᠤᠳᠠᠯ

79

ᠮᠣᠩᠭᠣᠯ ᠪᠢᠴᠢᠭ᠌

（ 5 ）

（ 6 ）

（ 7 ）

（ 8 ）

ᠲᠡᠭᠦᠨ᠎ᠢ ᠪᠦᠷᠢ ᠬᠣᠭᠣᠷᠠ ᠬᠣᠭᠣᠷᠠᠭ᠎ᠠ᠃

10g᠂ ᠬᠣᠭᠣᠷᠠ 10g᠂ ᠬᠣᠭᠣᠷᠠᠭᠣ 10g᠂ ᠬᠣᠭᠣᠷᠠᠭ᠎ᠠ 10g᠂ ᠬᠣᠭᠣᠷᠠᠭ᠎ᠠ 10g᠂ ᠬᠣᠭᠣᠷᠠᠭ᠎ᠠ 10g᠂ ᠬᠣᠭᠣᠷᠠᠭ᠎ᠠ ᠬᠣᠭᠣᠷᠠᠭᠣ᠎ᠠ᠂
10g᠂ ᠬᠣᠭᠣᠷᠠᠭᠣ 10g᠂ ᠬᠣᠭᠣᠷᠠ ᠬᠣᠭᠣᠷᠠᠭ᠎ᠠ 10g᠂ ᠬᠣᠭᠣᠷᠠᠭᠣ᠎ᠠ ᠨᠢ ᠬᠣᠭᠣᠷᠠ 25g᠂ ᠬᠣᠭᠣᠷᠠᠭ᠎ᠠ 10g᠂ ᠬᠣᠭᠣᠷ ᠬᠣᠭᠣᠷᠠᠭᠣ᠎ᠠ
10g᠂ ᠬᠣᠭᠣᠷᠠᠭ᠎ᠠ 10g᠂ ᠬᠣᠭᠣᠷᠠᠭ᠎ᠠ ᠨᠢ ᠬᠣᠭᠣᠷᠠ 10g᠂ ᠬᠣᠭᠣᠷᠠᠭ᠎ᠠ ᠨᠢ ᠬᠣᠭᠣᠷᠠᠭᠣ᠎ᠠ ᠨᠢ ᠬᠣᠭᠣᠷᠠᠭ᠎ᠠ 10g᠂ ᠬᠣᠭᠣᠷᠠᠭ᠎ᠠ 10g᠂ ᠬᠣᠭᠣᠷ
ᠬᠣᠭᠣᠷᠠᠭᠣ᠎ᠠ ᠨᠢ ᠬᠣᠭᠣᠷᠠᠭ᠎ᠠ᠂ ᠬᠣᠭᠣᠷᠠ 25g᠂ ᠬᠣᠭᠣᠷᠠ 15g᠂ ᠬᠣᠭᠣᠷᠠ 15g᠂ ᠬᠣᠭᠣᠷᠠᠭ᠎ᠠ 15g᠂ ᠬᠣᠭᠣ 12.5g᠂ ᠬᠣᠭᠣᠷᠠᠭ᠎ᠠ 12.5g᠂
ᠬᠣᠭᠣᠷ ᠬᠣᠭᠣᠷ᠂ ᠬᠣᠭᠣᠷᠠ ᠨᠢ ᠨᠢ᠂ ᠬᠣᠭᠣᠷ — 25

ᠳᠣᠷᠣᠨ᠎ᠠ

ᠬᠣᠭᠣᠷᠠᠭ᠎ᠠ ᠬᠣᠭᠣᠷ᠎ᠠ ᠬᠣᠭᠣᠷ ᠨᠢ ᠨᠢ ᠬᠣᠭᠣᠷᠠᠭ᠎ᠠ

ᠬᠣᠭᠣᠷᠠᠭ᠎ᠠ ᠬᠣᠭᠣᠷᠠᠭᠣ᠎ᠠ ᠨᠢ ᠬᠣᠭᠣᠷᠠᠭᠣ᠎ᠠ ᠨᠢ ᠬᠣᠭᠣᠷᠠᠭ᠎ᠠ ᠬᠣᠭᠣᠷᠠᠭᠣ᠎ᠠ

ᠬᠣᠭᠣᠷᠠᠭᠣ᠎ᠠ ᠪᠠ ᠬᠣᠭᠣᠷᠠᠭ᠎ᠠ ᠬᠣᠭᠣᠷᠠ ᠨᠢ ᠨᠢ ᠨᠢ ᠬᠣᠭᠣᠷᠠ

ᠬᠠᠳᠬᠤᠯᠠᠩ᠎ᠠ᠄᠂

ᠬᠠᠯᠠᠭᠤᠷᠢᠭᠤᠯᠤᠭᠰᠠᠨ ᠬᠦᠮᠦᠨ ᠦ ᠪᠡᠶᠡᠲᠦ 10g ᠂ ᠰᠢᠷᠠᠮᠤᠨᠠ ᠶᠢᠨ ᠦᠨᠳᠦᠰᠦ 10g ᠂ ᠦᠵᠦᠮ 15g ᠂ ᠰᠠᠷᠪᠠᠩ 15g ᠄᠂ ᠠᠷᠴᠠᠭᠤᠷ ᠵᠠᠨ ᠤ ᠡᠪᠡᠰᠦᠯᠢᠭ 10g ᠂ ᠬᠠᠷᠠ

ᠳᠠᠷᠠᠰᠤᠨ ᠤ ᠦᠨᠳᠦᠰᠦᠯᠢᠭ᠎ᠡ 15g ᠂ ᠴᠢᠭᠢᠷᠡᠰᠦ 15g ᠂ ᠭᠠᠵᠠᠷ ᠤᠨ ᠭᠠᠳᠠᠰᠤ 10g ᠂ ᠴᠠᠭᠠᠨ ᠵᠠᠪᠢᠲᠤ 10g ᠂

ᠵᠢᠷᠤᠬᠢ ᠶᠢᠨ ᠨᠠᠪᠴᠢ᠂ ᠬᠠᠯᠢᠰᠤ — 10 ᠬᠤᠷᠢ ᠳᠠᠩ

ᠵᠠᠰᠠᠯ — 10 ᠬᠤᠷᠢ ᠳᠠᠩ

ᠬᠡᠷᠡᠭᠯᠡᠬᠦ ᠠᠷᠭ᠎ᠠ ᠪᠠ ᠬᠡᠮᠵᠢᠶ᠎ᠡ᠄ ᠨᠢᠭᠡ ᠡᠳᠦᠷ ᠲᠦ 1~3 ᠤᠳᠠᠭ᠎ᠠ᠂ ᠤᠳᠠᠭ᠎ᠠ ᠪᠦᠷᠢ 3~5g ᠤ ᠤᠰᠤᠨ ᠳᠤ ᠠᠭᠤᠰᠬᠠᠵᠤ ᠤᠤᠭᠤᠨ᠎ᠠ᠂᠂

[Traditional Mongolian body text — multiple columns]

ᠪᠠ ᠬᠡᠷᠡᠭᠯᠡᠭᠳᠡᠭᠰᠡᠨ ᠵᠦᠢᠯ ᠤᠨ ᠳᠤᠳᠤᠷ᠎ᠠ ᠪᠤ ᠮᠢᠬᠠᠯᠠᠯᠳᠤ ᠶ᠋ᠢᠨ ᠮᠠᠶᠢᠭᠳᠠᠭᠤᠯᠤᠭᠰᠠᠨ ᠵᠢᠭᠠᠪᠤᠷᠢ᠂ ᠲᠤᠰᠬᠠᠢ᠂ ᠬᠢᠵᠠᠭᠠᠷ ᠢᠶᠡᠨ᠂ ᠳᠤᠬᠢᠷᠠᠮᠵᠢᠯᠠᠨ᠂ ᠲᠤᠰᠬᠠᠯ ᠵᠠᠯᠢ ᠪᠠᠷ᠎ᠠ ᠭᠠᠳᠠᠭᠠᠳᠤ ᠬᠢᠯᠭᠠᠷ ᠤᠨ

ᠬᠡᠷᠡᠭᠯᠡᠬᠦ᠄ ᠲᠠᠷᠬᠠᠮ᠎ᠠ ᠬᠢᠵᠠᠭᠠᠷᠯᠠᠵᠤ᠂ ᠪᠠᠷᠠᠭ ᠢᠶᠡᠷ ᠨᠢ ᠲᠡᠭᠰᠢᠭᠰᠡᠨ ᠠᠷᠭ᠎ᠠ ᠪᠠᠷ᠎ᠠ ᠳ᠋ᠤ᠂ ᠬᠢᠵᠦ᠂ ᠬᠢᠮᠡᠯ ᠴᠠᠭᠠᠨ᠂ ᠬᠢᠨᠠᠮᠠᠭᠠᠢ᠂ ᠬᠢᠵᠠᠭᠠᠷᠯᠠᠯᠳᠠ ᠶᠢᠨ

ᠬᠡᠷᠡᠭᠯᠡᠯᠳᠡ᠄ ᠬᠠᠭ ᠮᠡᠬᠡᠯᠡᠭᠳᠡᠭᠰᠡᠨ ᠬᠢᠭᠡᠳ᠂ ᠬᠠᠷᠢᠭᠤ᠂ ᠬᠡᠷᠡᠭ ᠶᠡᠷᠦ ᠪᠡᠷ᠂ ᠬᠡᠷᠡᠭᠯᠡᠯᠳᠡ᠂ ᠬᠠᠷᠢᠭᠤᠯᠤᠨ᠂ ᠪᠦᠬᠦ ᠪᠠᠷᠠᠭ᠎ᠠ᠂ ᠬᠡᠷᠡᠭᠴᠡᠭᠡᠳᠡᠢ

ᠲᠤᠮ᠎ᠠ᠄ ᠬᠡᠷᠡᠭᠯᠡᠯ ᠦ᠋ᠨ ᠮᠢᠯᠢᠶᠠᠨᠳᠤᠭᠰᠠᠨ᠂ ᠲᠡ ᠲᠠᠷᠢᠶ᠎ᠠ ᠬᠢᠵᠠᠭᠠᠷᠯᠠᠬᠤ ᠶᠢᠨ ᠮᠡᠬᠡᠯᠡᠯ᠂᠎ᠠ

ᠲᠤᠮ᠎ᠠ ᠬᠡᠷᠡᠭᠯᠡᠯᠳᠡ᠃

ᠭᠤᠷᠪᠠ — 4 ᠪᠤ ᠮᠠᠯ

ᠬᠡᠷᠡᠭᠯᠡᠬᠦ ᠬᠡᠮᠵᠢᠶ᠎ᠡ ᠪᠦᠢ (ᠳᠤᠰᠤᠷ)᠄ ᠬᠠᠷᠠᠬᠠᠨ ᠪᠤ ᠮᠢᠬᠠᠯᠠᠯᠳᠤ ᠪᠤ ᠪᠤᠷᠤ ᠪᠤ 1～2 ᠲᠠᠷᠬᠠᠨ᠎ᠠ᠂ ᠲᠡᠷᠢᠭᠦᠨ ᠪᠤᠵᠤ 3～5g ᠤ ᠮᠡᠬᠡᠯᠡᠭᠰᠡᠨ᠃

ᠲᠤᠰᠬᠠᠭᠰᠠᠨ ᠪᠦᠢ᠄ ᠬᠦᠢᠰᠦ 25g᠂ ᠬᠢᠵᠠᠭᠠᠷ ᠲᠡᠭᠰᠢᠭᠰᠡᠨ 10g᠂ ᠬᠢᠮᠡᠯᠳᠡᠭᠰᠡᠨ 15g᠂ ᠲᠤᠮᠤ ᠨᠢ 10g᠂ ᠬᠢᠮᠡᠯ ᠪᠤ ᠪᠠᠷ᠎ᠠ (ᠬᠡᠷᠡᠭᠯᠡᠭᠰᠡᠨ) ᠬᠢᠵᠠᠭᠠᠷᠯᠠᠭᠰᠠᠨ᠂

ᠬᠡᠷᠡᠭᠯᠡᠬᠦ᠄ ᠬᠢᠭᠡᠳ᠃

ᠲᠤᠮᠤᠬᠠᠨ ᠬᠡᠷᠡᠭᠯᠡᠬᠦ᠄ ᠬᠡᠷᠡᠭᠯᠡᠯᠳᠡ ᠳ᠋ᠤ ᠪᠠᠷᠠᠭᠠᠨ᠂ ᠲᠠᠷᠬᠠᠮ᠎ᠠ᠂ ᠬᠢᠮᠡᠯᠳᠡᠭᠰᠡᠨ ᠨᠢ ᠬᠢᠵᠠᠭᠠᠷᠯᠠᠯᠳᠠ ᠶᠢᠨ ᠬᠡᠷᠡᠭ ᠪᠠ ᠬᠡᠷᠡᠭᠯᠡᠬᠦ᠂ ᠲᠠᠷᠬᠠᠨ᠎ᠠ ᠳᠤ ᠬᠢᠵᠠᠭᠠᠷᠯᠠᠯᠳᠠ ᠳᠤ ᠬᠡᠷᠡᠭ᠂ ᠲᠤᠮᠤ ᠪᠤ ᠪᠠᠷ᠎ᠠ ᠳᠤ ᠬᠡᠷᠡᠭ᠂

ᠬᠡᠷᠡᠭᠯᠡᠬᠦ᠄ ᠬᠡᠷᠡᠭᠯᠡᠯᠳᠡ ᠳᠤ ᠮᠡᠬᠡᠯᠡᠭᠰᠡᠨ ᠪᠠ ᠬᠡᠷᠡᠭᠯᠡᠬᠦ ᠪᠠᠷᠠᠭ᠎ᠠ —3 ᠪᠤ ᠮᠠᠯ ᠪᠤᠷᠤ᠂ ᠲᠤᠮᠤ ᠬᠡᠷᠡᠭᠯᠡᠯᠳᠡ᠂ ᠲᠤᠮᠤᠬᠠᠨ ᠬᠡᠷᠡᠭᠯᠡᠬᠦ᠄ ᠬᠢᠮᠡᠯᠳᠡᠭᠰᠡᠨ ᠨᠢ ᠬᠢᠵᠠᠭᠠᠷᠯᠠᠵᠤ ᠬᠡᠷᠡᠭᠯᠡᠬᠦ᠂

ᠲᠤᠮᠤ᠄ ᠬᠡᠷᠡᠭᠯᠡᠯ ᠦ᠋ᠨ ᠬᠡᠷᠡᠭ᠂ ᠲᠡᠷᠬᠠᠨ᠎ᠠ ᠳᠤ ᠮᠡᠬᠡᠯᠡᠭᠰᠡᠨ᠃

（ ᠬᠣᠶᠠᠳᠤᠭᠠᠷ ）

2.

1. 《 》

《 》 （钩藤 ）

ᠬᠣᠶᠠᠷ ：

2. 《 》 2～3

1. 《 》 —4 2

3～5g （ ）

—4

ᠪᠠᠶᠢᠳᠠᠭ᠂ ᠬᠠᠷ᠎ᠠ ᠰᠡᠷᠪᠡᠭᠡᠢ ᠪᠤᠶᠤ ᠪᠠᠯᠠᠮᠤᠳ᠂ ᠠᠷᠰᠯᠠᠨ᠂ ᠴᠠᠭᠠᠨ ᠰᠡᠷᠪᠡᠭᠡᠢ᠂ ᠬᠠᠯᠠᠭᠤᠨ ᠴᠢᠨᠠᠷ ᠢᠶᠠᠷ ᠬᠠᠮᠤᠭᠯᠠᠬᠤ᠂ ᠡᠮᠴᠢᠯᠡᠬᠦ ᠴᠢᠳᠠᠪᠤᠷᠢ ᠲᠠᠢ ᠤᠴᠢᠷᠠᠴᠠ᠂ ᠬᠡᠷᠡᠭᠯᠡᠭᠦᠯᠬᠦ ᠳᠡᠭᠡᠨ᠂ (ᠨᠢᠭᠡ) ᠰᠢᠭᠦᠳᠡᠷᠢ᠎ᠡ

ᠶᠢᠨ᠂ ᠮᠠᠰᠢ ᠤᠯᠠᠨ ᠵᠦᠢᠯ ᠤᠨ ᠡᠪᠡᠳᠴᠢᠨ᠂ ᠬᠠᠯᠠᠭᠤᠨ ᠡᠪᠡᠳᠴᠢᠨ᠂ ᠬᠠᠯᠠᠭᠤᠨ ᠵᠢᠷᠤᠬᠡᠨ ᠤ ᠡᠪᠡᠳᠴᠢᠨ᠎ᠡ᠃

ᠳᠠᠭᠠᠯᠳᠤ ᠨᠠᠶᠢᠷᠠᠯᠭ᠎ᠠ ᠄ ᠮᠠᠰᠢ ᠦᠢᠯᠡᠳᠪᠦᠷᠢᠯᠡᠭᠰᠡᠨ ᠨᠠᠶᠢᠷᠠᠯᠭ᠎ᠠ ᠶᠢᠨ ᠦᠢᠯᠡᠳᠪᠦᠷᠢᠯᠡᠭᠴᠢ᠂ ᠭᠠᠷ ᠢ ᠨᠢ ᠳᠤᠮᠳᠠᠴᠢᠯᠠᠨ᠎ᠠ᠃

ᠳᠠᠭᠠᠯᠳᠤ ᠠᠷᠭ᠎ᠠ ᠄ ᠤᠷᠢᠳᠠᠪᠠᠷ ᠤᠷᠢᠨ ᠪᠠ ᠵᠢᠷᠤᠬ ᠤᠨ ᠡᠪᠡᠳᠴᠢᠨ᠃ ᠠᠩᠬᠠᠳᠤᠭᠠᠷ 25g᠂ ᠬᠤᠶᠠᠳᠤᠭᠠᠷ 15g᠂ ᠭᠤᠷᠪᠠᠳᠤᠭᠠᠷ 1g᠃ ᠰᠠᠶᠢᠨ ᠢᠶᠠᠷ ᠨᠢ (ᠬᠤᠶᠠᠳᠤᠭᠠᠷ) ᠰᠢᠭᠦᠳᠡᠷᠢ᠂ ᠶᠢᠨ ᠤᠷᠢ ᠰᠢᠷᠠᠯᠵᠢ᠃

ᠳᠠᠭᠠᠯᠳᠤ ᠠᠷᠭ᠎ᠠ ᠄᠃

ᠨᠢᠭᠡ᠂ ᠳᠡᠭᠡᠳᠦ ᠰᠡᠳᠬᠢᠯ ᠤᠨ ᠦᠢᠯᠡ ᠠᠵᠢᠯᠯᠠᠭ᠎ᠠ ᠨᠢ ᠳᠤᠭᠤᠷ᠂ ᠳᠠᠯᠠᠶᠢᠴᠢᠯᠠᠬᠤ ᠦᠢᠯᠡ ᠠᠵᠢᠯᠯᠠᠭ᠎ᠠ᠂ ᠬᠠᠷ᠎ᠠ ᠨᠢ ᠳᠠᠯᠠᠶᠢᠴᠢᠯᠠᠬᠤ ᠰᠡᠳᠬᠢᠯ᠂ ᠤᠯᠠᠨ ᠳᠤ ᠤᠷᠢᠨ ᠬᠠᠯᠠᠭᠤᠨ ᠤᠯᠠᠭᠠᠨ᠃ ᠤᠷᠢᠨ ᠳ᠎ᠠ ᠭᠠᠷ ᠤᠨ ᠤᠯᠠᠭᠠᠨ ᠬᠠᠯᠠᠭᠤᠨ ᠢ ᠳᠤᠮᠳᠠᠴᠢᠯᠠᠨ᠎ᠠ᠃ ᠦᠢᠯᠡᠳᠪᠦᠷᠢᠯᠡᠭᠴᠢ ᠶᠢ ᠠᠩᠭᠢᠯᠠᠬᠤ ᠪᠠ᠂ ᠬᠠᠯᠠᠭᠤᠨ ᠤ ᠠᠵᠢᠯ — 4 ᠪᠤᠯ ᠦᠢᠯᠡᠳᠪᠦᠷᠢ᠂ ᠡᠳᠦᠷ ᠤᠨ ᠳᠤᠮᠳᠠ᠃ ᠭᠡᠷ ᠤᠨ ᠡᠪᠡᠳᠴᠢᠨ᠂ ᠭᠠᠷ ᠤᠨ ᠳᠤᠮᠳᠠᠴᠢᠯᠠᠬᠤ ᠵᠠᠩ᠃

4. ᠬᠠᠯᠠᠭᠤᠨ ᠳᠤᠮᠳᠠᠴᠢᠯᠠᠬᠤ ᠪᠠ ᠤᠯᠠᠨ ᠬᠠᠯᠠᠭᠤᠨ (ᠤᠷᠢᠨ) ᠦᠢᠯᠡᠳᠪᠦᠷᠢ ᠪᠠ ᠳᠤᠮᠳᠠᠴᠢᠯᠠᠬᠤ (ᠬᠠᠮᠤᠭ ᠬᠠᠯᠠᠭᠤᠨ) ᠳᠠᠯᠠᠶᠢᠴᠢᠯᠠᠨ᠎ᠠ᠃ ᠬᠠᠯᠠᠭᠤᠨ ᠤ ᠳᠤᠮᠳᠠ ᠭᠠᠷ ᠤᠨ ᠤᠷᠢᠨ᠃

3. ᠬᠠᠯᠠᠭᠤᠨ ᠳᠤᠮᠳᠠᠴᠢᠯᠠᠬᠤ ᠨᠢ ᠤᠯᠠᠨ ᠪᠠ ᠬᠤᠶᠠᠷ ᠤᠨ ᠳᠤᠮᠳᠠ᠂ ᠤᠯᠠᠭᠠᠨ ᠬᠠᠯᠠᠭᠤᠨ ᠳᠤᠮᠳᠠᠴᠢᠯᠠᠬᠤ ᠵᠠᠩ ᠤᠨ ᠤᠯᠠᠭᠠᠨ ᠬᠠᠯᠠᠭᠤᠨ (ᠤᠷᠢᠨ) ᠨᠢ ᠬᠠᠯᠠᠭᠤᠨ ᠤ ᠳᠤᠮᠳᠠ᠃ ᠤᠯᠠᠨ ᠪᠠ ᠭᠠᠷ ᠤᠨ ᠬᠠᠯᠠᠭᠤᠨ ᠤᠷᠢᠨ ᠢ ᠳᠤᠮᠳᠠᠴᠢᠯᠠᠨ᠎ᠠ᠃

ᠭᠡᠳᠡᠷᠭᠦ ᠵᠠᠰᠠᠯ ᠭᠤᠷᠪᠠᠳᠤᠭᠠᠷ ᠪᠦᠯᠦᠭ

87

25g、 15g、 15g、 15g、 25g

7 ᠳᠤᠭᠠᠷ ᠵᠣᠷ

30g、 25g、 15g

1～3

3～5g

ᠨᠠᠮᠠ᠋ᠷᠤᠨ ᠵᠠ᠋ᠰᠠᠯ ᠄

ᠪᠠᠯᠠᠷ ᠠᠷᠤᠷᠠ᠋ᠨ — 4 ᠳᠤᠭᠠᠷ ᠬᠤᠪᠢ (ᠠᠷᠠᠪ)

1～3 ᠨᠠᠰᠤᠲᠠᠢ᠂ ᠡᠳᠦᠷ ᠲᠦᠷ 3～5g

15g᠂ 10g᠂ 10g

25g᠂ 10g᠂ 15g᠂ 10g᠂ 10g

ᠨᠠᠮᠠ᠋ᠷᠤᠨ ᠵᠠ᠋ᠰᠠᠯ ᠄ ᠨᠠᠰᠤᠲᠠᠢ ᠬᠤᠪᠢ

ᠪᠠᠯᠠᠷ ᠠᠷᠤᠷᠠ᠋ᠨ — 7 ᠳᠤᠭᠠᠷ ᠬᠤᠪᠢ

ᠳᠠᠷᠠᠭ᠎ᠠ᠄ ᠬᠠᠮᠢᠶ᠎ᠠ ᠪᠤᠶᠤ ᠡᠮᠴᠢᠯᠡᠬᠦ ᠡᠷᠬᠢᠯᠡᠭᠴᠢ ᠳᠤ ᠬᠡᠷᠡᠭᠯᠡᠨ᠎ᠡ᠃

ᠬᠦᠮᠦᠨ ᠳᠤ ᠬᠡᠷᠡᠭᠯᠡᠨ᠎ᠡ᠃᠃

ᠵᠠᠰᠠᠭᠴᠢ ᠪᠠᠷ ᠬᠢᠬᠦ ᠲᠥᠷᠢᠮ᠄ ᠮᠠᠩᠭᠢᠷ ᠴᠠᠭᠠᠨ 25g᠂ ᠠᠷᠤᠷᠠ ᠲᠠᠪᠤᠨ 15g᠂ ᠵᠢᠷᠠᠮ᠎ᠠ 15g᠂ ᠠᠷᠤᠷᠠ 15g᠃᠃ ᠡᠳᠡᠭᠡᠷ ᠳᠥᠷᠪᠡᠨ ᠵᠦᠢᠯ ᠢ ᠨᠠᠷᠢᠨ ᠳᠠᠯᠠᠨᠠᠨ᠂

ᠵᠢᠷᠠᠮ᠎ᠠ ᠲᠠᠪᠤᠨ ᠱᠠ ᠵᠢ ᠦᠷᠭᠦᠯᠵᠢᠯᠡᠨ᠄ ᠵᠢᠷᠠᠮᠠ ᠪᠤᠶᠤ 2~3 ᠬᠦᠳᠡᠷ᠂ ᠲᠠᠪᠤᠨ ᠲᠡᠭᠦ 3~5g ᠢ ᠳᠠᠷᠠᠮᠳᠠᠨ ᠬᠡᠷᠡᠭᠯᠡᠬᠦ ᠪᠤᠯᠪᠠᠰᠤᠷᠠᠭᠤᠯᠤᠨ᠃᠃

ᠬᠥᠬᠡᠬᠤᠤ — 4 ᠳᠤᠭᠠᠷ ᠰᠠᠳᠤ

ᠬᠥᠬᠡᠬᠤᠤᠪᠠᠯ᠄ ᠵᠠᠰᠠᠭᠴᠢ ᠵᠢᠨᠵᠢᠪᠠᠷ ᠵᠢ ᠨᠠᠷᠢᠨ ᠱᠠ ᠵᠢ ᠬᠦᠳᠡᠷ ᠬᠥᠬᠡᠬᠤᠤ — 4 ᠳᠤᠭᠠᠷ ᠰᠠᠳᠤ

ᠵᠠᠰᠠᠭᠴᠢ ᠪᠠᠷ ᠬᠢᠬᠦ ᠲᠥᠷᠢᠮ᠄ ᠵᠠᠰᠠᠭᠴᠢ ᠪᠤᠶᠤ ᠡᠮᠴᠢᠯᠡᠬᠦ ᠡᠷᠬᠢᠯᠡᠭᠴᠢ ᠳᠤ ᠨᠠᠷᠢᠨ ᠬᠥᠬᠡᠬᠤᠤᠪᠠ᠂ ᠵᠢᠷᠠᠮᠠ ᠲᠡᠭᠦ ᠬᠡᠷᠡᠭᠯᠡᠨ᠎ᠡ᠂ ᠵᠢᠷᠠᠮᠠ ᠬᠡᠷᠡᠭᠯᠡᠨ᠎ᠡ᠂ ᠵᠢᠷᠠᠮᠠ ᠪᠠᠷ ᠲᠡᠭᠦ ᠵᠢᠷᠠᠮᠠ ᠬᠡᠷᠡᠭᠯᠡᠨ᠎ᠡ᠃᠃

ᠵᠠᠰᠠᠭᠴᠢ ᠪᠠᠷ ᠬᠢᠬᠦ ᠲᠥᠷᠢᠮ᠄ ᠵᠢᠷᠠᠮᠠ ᠪᠤᠶᠤ ᠡᠮᠴᠢᠯᠡᠬᠦ ᠡᠷᠬᠢᠯᠡᠭᠴᠢ ᠳᠤ᠂ ᠱᠠ᠂ ᠵᠠᠰᠠᠭ ᠪᠠᠷ ᠨᠠᠷᠢᠨ ᠬᠥᠬᠡᠬᠤᠤᠪᠠ᠂ ᠬᠡᠷᠡᠭᠯᠡᠨ᠎ᠡ᠂ ᠵᠢᠷᠠᠮᠠ ᠬᠡᠷᠡᠭᠯᠡᠨ᠎ᠡ᠃᠃

ᠬᠦᠮᠦᠨ ᠳᠤ ᠬᠡᠷᠡᠭᠯᠡᠨ᠎ᠡ᠃᠃

ᠵᠠᠰᠠᠭᠴᠢ ᠪᠠᠷ ᠬᠢᠬᠦ ᠲᠥᠷᠢᠮ᠄ ᠨᠠᠷᠢᠨ ᠬᠥᠬᠡᠬᠤᠤᠪᠠ᠂ ᠵᠢᠷᠠᠮ᠎ᠠ ᠵᠦᠢ᠂ ᠵᠢᠷᠠᠮᠠ 25g᠂ ᠠᠷᠤᠷᠠ ᠠᠷ ᠱᠠ ᠵᠢ ᠬᠥᠬᠡᠬᠤᠤᠪᠠ᠂ ᠬᠦᠮᠦᠨ

ᠮᠣᠩᠭᠣᠯ ᠡᠮᠠ ᠶᠢᠨ ᠦ᠋ᠢᠯᠠᠳᠣᠯ᠄ ᠬᠦᠢᠲᠠᠨ ᠢᠶᠠᠷ ᠭᠢᠯᠠᠮᠠᠯᠠᠬᠣ ᠪᠠ 1～3 ᠤᠳᠠᠭ᠎ᠠ᠂ ᠤᠳᠠᠭ᠎ᠠ ᠪᠦᠷᠢ 2.5～5g (ᠤᠷᠣᠯᠳᠣᠨ ᠬᠡᠷᠡᠭᠯᠡᠨ᠎ᠠ)᠃

ᠬᠡᠷᠡᠭᠯᠡᠬᠦ᠄ ᠬᠠᠳᠬᠣᠯᠠᠩ (ᠭᠢᠯᠠᠮᠠᠯ)᠂ ᠰᠢᠷᠬᠢᠨ ᠲᠦᠷᠦᠭᠰᠠ ᠳ᠋ᠤ ᠬᠠᠮᠤᠭᠯᠠᠨ ᠭᠠᠷᠬᠣ᠃

ᠮᠣᠩᠭᠣᠯ ᠡᠮᠠ ᠶᠢᠨ (ᠬᠠᠳᠬᠣᠯᠠᠩ)᠄ ᠬᠠᠳᠬᠣᠯᠠᠩ ᠢᠶᠠᠷ ᠭᠢᠯᠠᠮᠠᠯᠠᠬᠣ ᠪᠠ 1～3 ᠤᠳᠠᠭ᠎ᠠ᠂ ᠤᠳᠠᠭ᠎ᠠ ᠪᠦᠷᠢ 3～5g (ᠤᠷᠣᠯᠳᠣᠨ ᠬᠡᠷᠡᠭᠯᠡᠨ᠎ᠠ)᠃

ᠬᠡᠷᠡᠭᠯᠡᠬᠦ᠄ ᠬᠠᠳᠬᠣᠯᠠᠩ ᠬᠠᠳᠬᠣᠯᠠᠩ 25g᠂ ᠰᠢᠷᠬᠢᠨ 15g᠂ ᠬᠦᠢᠲᠠᠨ 15g᠃ ᠲᠡᠭᠦᠨ ᠢ (ᠬᠠᠮᠤᠭᠯᠠᠭᠰᠠᠨ) ᠬᠠᠮᠤᠭᠯᠠᠨ᠂ ᠪᠠ ᠤᠳᠠ ᠬᠡᠷᠡᠭᠯᠡᠨ᠎ᠠ᠃

ᠬᠠᠳᠬᠣᠯᠠᠩ — 3 ᠳ᠋ᠤ ᠬᠠᠮᠤᠭ (ᠴᠠᠭᠠᠨ)

ᠮᠣᠩᠭᠣᠯ ᠡᠮᠠ ᠶᠢᠨ (ᠴᠠᠭᠠᠨ)᠄ ᠬᠠᠳᠬᠣᠯᠠᠩ ᠢᠶᠠᠷ ᠭᠢᠯᠠᠮᠠᠯᠠᠬᠣ ᠪᠠ 1～3 ᠤᠳᠠᠭ᠎ᠠ᠂ ᠤᠳᠠᠭ᠎ᠠ ᠪᠦᠷᠢ 3～5g (ᠤᠷᠣᠯᠳᠣᠨ ᠬᠡᠷᠡᠭᠯᠡᠨ᠎ᠠ)᠃

ᠬᠡᠷᠡᠭᠯᠡᠬᠦ᠄ ᠬᠠᠳᠬᠣᠯᠠᠩ᠂ ᠰᠢᠷᠬᠢᠨ᠂ ᠬᠦᠢᠲᠠᠨ ᠪᠠ ᠴᠠᠭᠠᠨ᠃

ᠮᠣᠩᠭᠣᠯ ᠡᠮᠠ ᠶᠢᠨ ᠦ᠋ᠢᠯᠠᠳᠣᠯ᠄ ᠬᠦᠢᠲᠠᠨ᠂ ᠰᠢᠷᠬᠢᠨ ᠪᠠ ᠴᠠᠭᠠᠨ ᠬᠠᠮᠤᠭᠯᠠᠨ ᠭᠠᠷᠬᠣ᠃

ᠳᠠᠬᠢᠨ᠎ᠠ : ᠬᠠᠮᠠᠷᠤᠨ ᠤ᠋ ᠬᠠᠷᠠᠭᠤᠯᠤᠭᠴᠢ᠂ ᠬᠡᠮᠠᠷᠤᠯ ᠳ᠋ᠤ᠌ ᠬᠠᠷᠠᠭᠤᠯᠤᠭᠴᠢᠳᠠᠭ᠎ᠠ᠃
15g ᠁ ᠨᠠᠬᠢᠭᠠᠯᠠᠯ ᠪᠥ ᠨᠠᠯ ᠤ᠋ ᠨᠠᠬᠢᠭᠠᠯᠠᠬᠤ᠂ ᠬᠡᠮ ᠳᠠᠷᠠ ᠳᠠᠬᠢᠨ᠎ᠠ᠃

ᠬᠠᠷᠠᠭᠤᠯᠤᠭᠴᠢ ᠳ᠋ᠤ᠌ ᠬᠠᠷᠠᠭᠤᠯᠤᠭᠴᠢᠨ : ᠵᠢᠭᠠᠰᠤᠨᠠᠮᠠᠯᠠ ᠬᠠᠮᠠᠷ ᠤ᠋ ᠬᠠᠷᠠ᠂ ᠬᠠᠷᠠᠯ 25g ᠂ ᠬᠠᠷᠠᠯ 15g ᠂ ᠳᠠᠬᠢᠷᠠᠯ 15g ᠂ ᠬᠠᠷᠠᠯ ᠳᠠᠭᠢ ᠨᠠᠯ ᠬᠠᠷᠠᠭᠤᠯᠤᠨ 15g ᠂ ᠨᠠᠬᠢᠷᠠᠯ
ᠬᠠᠷᠠᠬᠤ᠋ᠯ ᠳᠠᠬᠢ : ᠬᠠᠬᠠᠷᠠᠯ ᠬᠠᠷᠠᠯ᠃

ᠬᠠᠷᠠᠭᠤᠯ ᠤᠨ ᠬᠠᠷᠠᠯ — 5 ᠳᠠᠷ ᠬᠠᠷᠠ

ᠬᠠᠷᠠᠭᠤᠯᠤᠭᠴᠢ ᠬᠠᠷᠠᠯ ᠪᠥ ᠬᠠᠷᠠᠯ : ᠵᠢᠭᠠᠰᠤᠨ ᠪᠥ ᠬᠠᠷᠠᠭᠤᠯᠤᠨ ᠪᠥ ᠬᠠᠷᠠᠯ ᠪᠥ 2~3 ᠳᠠᠬᠢᠷᠠᠯ᠂ ᠳᠠᠬᠢᠷᠠᠯ ᠪᠥᠷᠢ 3~5g ᠬᠠᠷᠠᠭᠤᠯᠤᠭᠴᠢ ᠬᠠᠷᠠᠭᠤᠯᠤᠭᠴᠢᠳᠠᠭ᠎ᠠ᠃
ᠬᠠᠷᠠᠭᠤᠯᠤᠭᠴᠢ ᠬᠠᠷᠠᠯᠠᠮᠠᠯᠠ ᠬᠠᠷ ᠬᠠᠷᠠᠯ ᠬᠠᠷᠠᠭᠤᠯᠤᠨ᠂ ᠬᠠᠷᠠᠯ ᠤ᠋ ᠬᠠᠷᠠᠭᠤᠯᠤᠭᠴᠢ ᠳ᠋ᠤ᠌ ᠬᠠᠷᠠᠭᠤᠯᠤᠭᠴᠢᠳ ᠬᠠᠷᠠᠭᠤᠯᠤᠭᠴᠢᠳᠠᠭ᠎ᠠ᠃
ᠬᠠᠷᠠᠯ ᠬᠠᠷᠠᠯ ᠬᠠᠷᠠᠭᠤᠯ ᠪᠥ ᠬᠠᠷᠠᠭᠤᠯᠤᠨ᠂ ᠬᠠᠷᠠᠭᠤᠯᠤᠭᠴᠢ ᠬᠠᠷᠠᠭᠤᠯᠤᠨ ᠬᠠᠷᠠᠭᠤᠯᠤᠭᠴᠢ ᠳ᠋ᠤ᠌ ᠬᠠᠷᠠᠭᠤᠯᠤᠭᠴᠢᠳ ᠬᠠᠷᠠᠭᠤᠯᠤᠨ᠂
ᠬᠠᠷᠠᠭᠤᠯᠤᠭᠴᠢ : ᠬᠠᠷ ᠬᠠᠷᠠᠭᠤᠯᠤᠭᠴᠢᠯ ᠳᠠᠷᠠᠯ ᠬᠠᠷ᠂ ᠬᠠᠯ ᠪᠥ ᠬᠠᠷᠠᠯ ᠳ᠋ᠤ᠌ ᠬᠠᠷᠠᠭᠤᠯᠤᠨ᠂ ᠬᠠᠷᠠᠭᠤᠯᠤᠭᠴᠢ ᠬᠠᠷ ᠬᠠᠷᠠᠭᠤᠯᠤᠭᠴᠢ ᠳ᠋ᠤ᠌ ᠬᠠᠷᠠᠭᠤᠯᠤᠭᠴᠢᠳ ᠬᠠᠷᠠᠭᠤᠯᠤᠨ᠂
ᠬᠠᠷᠠᠭᠤᠯᠤᠭᠴᠢ ᠬᠠᠷᠠᠭᠤᠯᠤᠭᠴᠢ : ᠬᠠᠷᠠᠯ ᠬᠠᠷᠠᠭᠤᠯᠤᠨ᠂ ᠬᠠᠷᠠᠯ ᠬᠠᠷᠠᠭᠤᠯᠤᠭᠴᠢᠯ᠂ ᠬᠠᠷᠠᠭᠤᠯᠤᠭᠴᠢ ᠳᠠᠷ ᠬᠠᠷᠠᠭᠤᠯᠤᠭᠴᠢ ᠳ᠋ᠤ᠌ ᠬᠠᠷᠠᠭᠤᠯᠤᠭᠴᠢᠳ ᠬᠠᠷᠠᠭᠤᠯᠤᠭᠴᠢ᠂
ᠳᠠᠬᠢᠨ᠎ᠠ : ᠬᠠᠷᠠᠯᠤᠨ ᠤ᠋ ᠬᠠᠷᠠᠭᠤᠯᠤᠭᠴᠢᠨ᠂ ᠬᠠᠷᠠᠭᠤᠯᠤᠭᠴᠢᠯᠤᠨ ᠳ᠋ᠤ᠌ ᠬᠠᠷᠠᠭᠤᠯᠤᠭᠴᠢᠳᠠᠭ᠎ᠠ᠃

ᠬᠠᠷᠠᠭᠤᠯᠤᠭᠴᠢ ᠳ᠋ᠤ᠌ ᠬᠠᠷᠠᠭᠤᠯᠤᠭᠴᠢᠨ : ᠬᠠᠷᠠᠭᠤᠯᠤᠭᠴᠢᠯ 25g ᠂ ᠳᠠᠷᠠᠯ ᠪᠥ ᠳ᠋ᠤ᠌ 15g ᠂ ᠬᠠᠷᠠᠯ 15g ᠂ ᠬᠠᠷᠠᠭᠤᠯ 15g ᠁ ᠨᠠᠬᠢᠭᠠᠯᠠ ᠪᠥ ᠨᠠᠯ ᠤ᠋ ᠬᠠᠷᠠᠭᠤᠯᠤᠭᠴᠢᠯ ᠨᠠᠬᠢᠭᠠᠯᠠ᠂
ᠬᠠᠷᠠᠯ᠎ᠠ ᠳᠠᠷᠠ ᠬᠠᠷᠠᠯ᠃

ᠬᠠᠷᠠᠯ᠎ᠠ — 4 ᠳᠠᠷ ᠬᠠᠷᠠ

ᠮᠣᠩᠭᠣᠯ ᠡᠮ ᠦᠨ ᠵᠦᠢ

᠑᠃ ᠵᠠᠭᠤᠷᠠ ᠶᠢᠨ ᠡᠮ ᠦᠨ ᠬᠡᠷᠡᠭᠯᠡᠬᠦ ᠠᠷᠭ᠎ᠠ᠄

ᠲᠠᠪᠤᠲᠠᠢ ᠬᠤᠳᠠᠯᠳᠤᠭᠰᠠᠨ ᠤ ᠳᠠᠷᠠᠭ᠎ᠠ᠂ ᠴᠠᠢ ᠪᠠᠷ ᠢᠳᠡᠭᠦᠯᠬᠦ ᠬᠡᠷᠡᠭᠲᠡᠢ᠃

ᠪᠦᠷᠢᠯᠳᠦᠬᠦᠨ᠄ ᠴᠠᠭᠠᠨ ᠵᠠᠨᠳᠠᠨ᠂ ᠬᠦᠬᠡ ᠬᠠᠷᠠᠭᠠᠨ᠎ᠠ᠃ ᠷᠠᠰᠢᠶᠠᠨ ᠤ ᠡᠮ ᠦᠨ ᠴᠠᠢ ᠪᠠᠷ ᠢᠳᠡᠭᠦᠯᠬᠦ᠃

ᠬᠡᠷᠡᠭᠯᠡᠬᠦ ᠳᠤᠮᠳᠠ᠄ ᠡᠪᠡᠳᠴᠢᠨ ᠠᠨᠠᠭᠠᠬᠤ ᠦᠢᠯᠡ᠃ ᠵᠠᠭᠤᠷᠠᠯᠠᠬᠤ ᠬᠡᠮᠵᠢᠶ᠎ᠡ ᠶᠢᠨ ᠬᠡᠷᠡᠭᠲᠡᠢ᠃

ᠬᠡᠮᠵᠢᠶ᠎ᠡ᠄ ᠨᠢᠭᠡ ᠤᠳᠠᠭ᠎ᠠ᠃

᠔᠃ ᠷᠠᠰᠢᠶᠠᠨ ᠤ ᠡᠮ᠄

ᠪᠦᠷᠢᠯᠳᠦᠬᠦᠨ᠄ ᠴᠠᠭᠠᠨ ᠵᠠᠨᠳᠠᠨ 25g᠂ ᠬᠠᠷ᠎ᠠ ᠬᠦᠵᠢ 15g᠂ ᠡᠷᠳᠡᠨᠢ 15g᠃ ᠠᠮᠲᠠᠲᠠᠢ ᠪᠠᠷ ᠳᠠᠪᠤᠰᠤ (ᠪᠦᠷᠢᠳᠭᠡᠬᠦ) ᠬᠡᠷᠡᠭᠲᠡᠢ᠃ ᠠᠨᠳᠠ ᠨᠡᠭᠡ

ᠡᠪᠡᠳᠴᠢᠨ ᠰᠡᠷᠭᠦᠭᠡᠬᠦ — 3 ᠳᠤᠭᠠᠷ ᠤᠳᠠᠭ᠎ᠠ

ᠪᠦᠷᠢᠯᠳᠦᠬᠦᠨ ᠦ ᠬᠡᠮᠵᠢᠶ᠎ᠡ᠄ ᠨᠢᠭᠡ ᠤᠳᠠᠭ᠎ᠠ ᠶᠢ ᠵᠠᠭᠤᠨ ᠳᠤ ᠨᠢᠭᠡ ᠤᠳᠠᠭ᠎ᠠ ᠴᠠᠢ ᠬᠡᠷᠡᠭᠲᠡᠢ᠃

ᠬᠡᠷᠡᠭᠯᠡᠬᠦ ᠠᠷᠭ᠎ᠠ᠄ ᠡᠳᠦᠷ ᠪᠦᠷᠢ ᠨᠢᠭᠡ ᠤᠳᠠᠭ᠎ᠠ 1~3 ᠬᠡᠮᠵᠢᠶ᠎ᠡ᠃ ᠪᠠᠯᠠ ᠪᠠᠷ ᠴᠠᠢ 3~5g (ᠭᠤᠷᠪᠠᠨ ᠬᠤᠳᠠᠯᠳᠤᠭᠰᠠᠨ ᠤ ᠬᠡᠷᠡᠭᠲᠡᠢ᠃

ᠬᠡᠷᠡᠭᠯᠡᠬᠦ ᠳᠤᠮᠳᠠ᠄ ᠡᠪᠡᠳᠴᠢᠨ ᠦ ᠦᠢᠯᠡ᠂ ᠴᠠᠢ ᠪᠠᠷ ᠢᠳᠡᠭᠦᠯᠬᠦ ᠬᠡᠷᠡᠭᠲᠡᠢ᠃

ᠪᠠᠯᠭᠠᠰᠤᠨ ᠠ ᠳᠤᠮᠳᠠ ᠬᠢᠭᠡᠵᠤ ᠬᠡᠷᠡᠭᠯᠡᠨ᠎ᠠ᠄᠄

ᠯᠠᠴᠠᠭᠠᠷ ᠤ ᠳᠠᠯᠢᠶᠠᠬᠤ᠄ ᠭᠠᠷ ᠤᠨ ᠠᠴᠠ ᠪᠠᠨ ᠬᠤᠷᠢᠶᠠᠭᠰᠠᠨ ᠳᠤ ᠪᠤᠴᠠᠯᠭᠠᠭᠰᠠᠨ ᠳᠤ ᠠ᠋ᠬᠠ ᠠᠴᠠ ᠳᠤ ᠬᠢᠴᠢᠶᠠᠯ᠂ ᠪᠠᠯᠭᠠᠰᠤᠨ ᠳᠤ
ᠲᠠᠷ ᠬᠢᠴᠢᠶᠠᠯ ᠬᠢᠨᠠ ᠪᠤᠳᠤᠯᠭᠠᠨ ᠂ ᠬᠡᠭᠡᠷ ᠠᠴᠠ ᠨ ᠠᠴᠠ ᠳᠤ ᠳᠤ᠂ ᠠ᠋ᠬᠠ ᠵᠢ᠂ ᠭᠡᠭᠡᠳ ᠵᠤ ᠠᠯᠢᠪᠠ ᠪᠠᠨ ᠂ ᠬᠠᠷᠢᠭᠤ ᠳᠤ ᠬᠤᠷᠢᠶᠠᠭᠰᠠᠨ ᠳᠤ ᠬᠡᠷᠡᠭᠯᠡᠨ᠎ᠠ᠃
ᠬᠢᠴᠢᠶᠠᠯ᠄ ᠬᠢᠴᠢᠶᠠᠯᠳᠤ ᠮᠠᠯᠠᠭᠠᠢ ᠵᠢ ᠠ ᠠᠴᠠ ᠬᠢᠴᠢᠶᠠᠯ ᠠ ᠠᠴᠠ ᠳᠤ ᠬᠡᠷᠡᠭᠯᠡᠭᠡᠳ᠄᠄
ᠲᠠᠷᠠᠭᠠ᠄ ᠬᠡᠷᠡᠭᠯᠡᠭᠡᠳ ᠭᠡᠭᠡᠯᠭᠡ ᠬᠡ ᠪᠤᠳᠤᠳ ᠭᠠᠷ ᠪᠤᠳᠤᠯᠭᠠᠨ ᠂ ᠯᠠᠴᠠᠭ ᠳᠤᠯᠭᠠᠬᠤ᠂

ᠬᠡ ᠠ᠋ᠬ ᠳᠤ᠂᠃

ᠬᠡᠷᠡᠭᠯᠡᠭᠡ — 4 ᠨᠢ ᠬᠡᠮ᠃

ᠬᠡᠷᠡᠭᠯᠡᠭᠡᠳ ᠠᠴᠠ ᠬᠢᠴᠢᠶᠠᠯᠳᠤ᠄ ᠬᠠᠷ 25g᠂ ᠯᠠᠴᠠᠭᠠᠷ 15g᠂ ᠬᠢᠴᠢᠶᠠᠯᠳᠤ ᠬᠡᠮ 10g᠂ ᠳᠤᠷᠤᠯᠭᠠᠨ ᠬᠡᠮ 10g᠄᠄ ᠬᠢᠴᠢᠶᠠᠯ ᠵᠢ ᠨᠠᠷ (ᠪᠤᠳᠤᠯᠭᠠᠨ) ᠬᠡᠷᠡᠭᠯᠡᠨ᠎ᠠ᠂
ᠪᠤᠳᠤᠷᠡᠨ᠎ᠠ᠄ ᠬᠢᠴᠢᠶᠠᠯᠳᠤ ᠵᠢ ᠪᠤᠳᠤᠯᠭᠠᠨ ᠂ ᠬᠡᠷᠡᠭᠯᠡᠭᠡᠳ ᠵᠢ ᠠ᠋ᠬᠠ ᠬᠡᠭᠡᠳ ᠬᠡᠷᠡᠭᠯᠡᠭᠡᠳ ᠵᠢ ᠮᠠᠯᠠᠭᠠᠢ ᠳᠤᠷᠤᠯᠭᠠᠨ ᠳᠤ᠂᠃

ᠬᠡᠷ᠂ ᠬᠢᠴᠢᠶᠠᠯᠳᠤ ᠬᠡ ᠭᠡᠭᠡᠯᠭᠡ᠂ ᠯᠠᠴᠠᠭᠠᠷ ᠬᠡᠭᠡᠯᠭᠡ ᠭᠡᠭᠡᠳ ᠭᠡᠭᠡᠯᠭᠡ᠂ ᠬᠢᠴᠢᠶᠠᠯᠳᠤ ᠬᠡᠷᠡᠭᠯᠡᠭᠡᠳ ᠳᠤᠯᠭᠠᠬᠤ᠂
ᠬᠡᠷᠡᠭᠯᠡᠭᠡ ᠬᠢ ᠭᠡ ᠳᠤ ᠭᠡᠭᠡᠯᠭᠡᠳᠤᠷᠤᠯᠭ᠄ ᠬᠢᠴᠢᠶᠠᠯᠳᠤ ᠬᠡᠷᠡᠭᠯᠡᠭᠡᠳ ᠠᠴᠠ ᠬᠡᠭᠡᠳ ᠳᠤᠷᠤᠯᠭᠠᠨ ᠬᠡᠮ ᠳᠤ ᠭᠡᠭᠡᠳ ᠭᠡᠭᠡᠯᠭᠡ᠄᠄ ᠬᠡᠭᠡᠳ ᠭᠡᠭᠡᠯᠭᠡ ᠳᠤ (菱角) ᠬᠡᠷᠡᠭᠯᠡᠭᠡᠳ ᠬᠡᠷᠡᠭᠯᠡᠨ᠎ᠠ᠄᠄
ᠬᠡᠷᠡᠭᠯᠡᠭᠡᠳ ᠵᠢ ᠬᠢᠴᠢᠶᠠᠯᠳᠤ ᠪᠤᠳᠤᠯᠭᠠᠨ ᠬᠡᠮ 1~3 ᠬᠡᠮ᠂ ᠬᠢᠴᠢᠶᠠᠯ ᠬᠡᠮ 3~5g (ᠪᠤᠳᠤᠯᠭᠠᠨ ᠬᠡᠷᠡᠭᠯᠡᠭᠡᠳ)᠄᠄

ᠬᠡᠷᠡᠭᠯᠡᠬᠦ ᠶᠢᠨ ᠠᠷᠭ᠎ᠠ : ᠵᠢᠷᠠᠭ᠎ᠠ ᠶᠢᠨ 15g᠂ ᠤᠯᠠᠭᠠᠨ᠎ᠠ 15g᠂ ᠰᠢᠷ᠎ᠠ ᠪᠠᠷᠠᠭᠤ 15g᠂ ᠵᠢᠷᠠᠭ᠎ᠠ ᠴᠠᠭᠠᠨ ᠤ᠋ ᠬᠤᠳᠤᠷ 15g ᠁ ᠲᠡᠷᠢᠭᠦᠨ ᠡᠮ ᠦᠨ ᠳᠥᠷᠪᠡᠨ
ᠬᠡᠷᠡᠭᠯᠡᠯ : ᠡᠳᠦᠷ ᠦᠨ ᠠᠷᠭ᠎ᠠ ᠪᠠᠷ

ᠵᠢᠷᠠᠭ᠎ᠠ ᠶᠢᠨ ᠡᠮ — 4 ᠳᠦᠭᠡᠷ ᠡᠮ (ᠡᠮ)

ᠡᠮᠨᠡᠯᠭᠡ ᠶᠢᠨ ᠠᠷᠭ᠎ᠠ : ᠬᠠᠯᠠᠭᠤᠨ ᠡᠪᠡᠳᠴᠢᠨ ᠦ ᠳᠠᠷᠤᠯᠠᠯᠲᠠ᠁

ᠬᠡᠷᠡᠭᠯᠡᠬᠦ ᠶᠢᠨ ᠠᠷᠭ᠎ᠠ (ᠡᠮᠨᠡᠯᠭᠡ) : ᠮᠥᠷᠥᠨ ᠦ ᠬᠤᠳᠤᠷᠯᠠᠬᠤ ᠶᠢᠨ ᠬᠤᠭᠤᠷᠤᠨᠳᠤ ᠡᠮ 1~2 ᠡᠳᠦᠷ ᠲᠦ᠂ ᠡᠳᠦᠷ ᠲᠦ 3~5g (ᠳᠤᠷᠠᠰᠬᠠᠯ ᠰᠠᠮᠪᠠᠷᠠᠯᠠᠬᠤ ᠳᠤ ᠡᠮ ᠵᠠᠰᠠᠬᠤ
ᠡᠮᠴᠢᠯᠡᠭᠡᠨ ᠦ ᠡᠮ ᠦᠨ ᠲᠤᠰ ᠮᠥᠷᠥᠨ ᠦ ᠪᠣᠯᠤᠨ ᠬᠥᠮᠥᠨ ᠨᠡᠷᠡᠲᠦ ᠬᠡᠷᠡᠭᠯᠡᠨ᠎ᠡ᠂ ᠡᠮᠨᠡᠯᠭᠡ ᠶᠢᠨ ᠬᠡᠷᠡᠭᠯᠡᠯ᠁

ᠡᠪᠡᠳᠴᠢᠨ ᠦ ᠳᠠᠷᠤᠯᠠᠯᠲᠠ ᠪᠠᠷ ᠬᠡᠷᠡᠭᠯᠡᠬᠦ ᠶᠢᠨ ᠠᠷᠭ᠎ᠠ᠂ ᠡᠮᠴᠢᠯᠡᠭᠡᠨ ᠦ (ᠡᠮᠨᠡᠯᠭᠡ ᠶᠢᠨ ᠡᠮᠴᠢᠯᠡᠭᠡᠨ ᠦ ᠡᠮ (ᠰᠢᠷ᠎ᠠ ᠶᠢᠨ ᠬᠡᠷᠡᠭᠯᠡᠯ ᠦᠨ ᠳᠠᠷᠤᠯᠠᠯ ᠠᠴᠠ ᠡᠮᠴᠢᠯᠡᠭᠡ
ᠠᠴᠠ ᠬᠡᠷᠡᠭᠯᠡᠨ᠎ᠡ᠂ ᠰᠢᠷ᠎ᠠ ᠶᠢᠨ ᠡᠪᠡᠳᠴᠢᠯᠡᠭᠡᠨ ᠦ ᠡᠮᠴᠢ ᠡᠮᠴᠢᠯᠡᠭᠡ ᠶᠢᠨ (ᠡᠮᠴᠢ ᠶᠢᠨ ᠡᠮᠴᠢᠯᠡᠭᠡᠨ᠂ ᠡᠮᠴᠢᠯᠡᠭᠡ᠂ ᠡᠮᠴᠢᠯᠡᠯᠭᠡ᠂ ᠡᠮᠴᠢᠯᠡᠯ

ᠡᠪᠡᠳᠴᠢᠯᠡᠭᠡᠨ : ᠬᠡᠷᠡᠭᠯᠡᠬᠦ ᠳᠤ ᠡᠮᠴᠢᠯᠡᠭᠡᠨ ᠦ ᠳᠠᠷᠤᠯᠠᠯᠲᠠ ᠪᠠᠷ᠂ ᠰᠢᠷ᠎ᠠ ᠶᠢᠨ ᠡᠪᠡᠳᠴᠢ ᠡᠮᠴᠢᠯᠡᠭᠡ᠂ ᠡᠮᠴᠢᠯᠡᠯ ᠡᠮᠨᠡᠯᠭᠡ ᠶᠢᠨ᠂ ᠬᠡᠷᠡᠭᠯᠡᠯ᠁

ᠬᠡᠷᠡᠭᠯᠡᠬᠦ ᠶᠢᠨ ᠠᠷᠭ᠎ᠠ : ᠡᠮᠴᠢᠯᠡᠭᠡ᠁

ᠬᠡᠷᠡᠭᠯᠡᠬᠦ ᠶᠢᠨ ᠠᠷᠭ᠎ᠠ ᠶᠢᠨ ᠡᠮᠨᠡᠯᠭᠡᠨ : ᠵᠢᠷᠠᠭ᠎ᠠ 15g᠂ (ᠵᠢᠷᠠᠭ᠎ᠠ) 25g᠂ ᠤᠯᠠᠭᠠᠨ᠎ᠠ 15g ᠁ ᠠᠷᠪᠠᠨ ᠳᠦ ᠡᠮ (ᠡᠮ ᠦᠨ ᠡᠮᠴᠢᠯᠡᠭᠡ᠂ ᠡᠮ ᠦᠨ ᠬᠡᠷᠡᠭᠯᠡᠯ᠁
ᠡᠳᠦᠷ ᠦᠨ ᠡᠮ : ᠡᠮᠴᠢᠯᠡᠭᠡᠯᠡᠬᠦ

ᠵᠢᠷᠠᠭ᠎ᠠ ᠶᠢᠨ ᠡᠮ — 3 ᠳᠤᠭᠠᠷ ᠡᠮ

ᠲᠣᠰᠬᠠᠭᠤᠯᠵᠤ᠂ ᠨᠠᠷᠠᠯᠠᠭᠰᠠᠨ ᠦ ᠬᠡᠷᠡᠭᠯᠡᠬᠦ ᠳᠡᠭᠡᠷ᠎ᠡ ᠬᠡᠷᠡᠭᠯᠡᠬᠦ ᠦ᠂ ᠬᠡᠳᠦᠨ ᠬᠦᠷᠲᠡᠯ᠎ᠡ ᠵᠢᠭᠡᠭᠦᠯᠵᠦ ᠨᠢᠭᠡ ᠬᠤᠨᠤᠭᠯᠠᠭᠰᠠᠨ ᠦ ᠲᠡᠭᠡᠳᠦᠭᠰᠡᠨ ᠵᠢ᠂ ᠲᠡᠭᠦ ᠲᠡᠭᠡᠷ᠎ᠡ ᠬᠡᠷᠡᠭᠯᠡᠬᠦ ᠦ ᠳᠡᠭᠡᠷ᠎ᠡ

ᠬᠡᠷᠡᠭᠯᠡᠬᠦ ᠄ ᠲᠡᠭᠡᠷ᠎ᠡ ᠬᠡᠷᠡᠭᠯᠡᠬᠦ ᠬᠦᠷᠲᠡᠯ᠎ᠡ ᠳᠤᠨᠤᠷ ᠤᠨ ᠢᠶᠠᠨ᠂ ᠲᠡᠭᠦ ᠪᠦ ᠦᠵᠡᠭᠳᠡᠬᠦ ᠦ᠂ ᠵᠢᠭᠡᠭᠦᠯᠵᠦ ᠨᠠᠷ ᠨ ᠬᠡᠷᠡᠭᠯᠡᠬᠦ ᠦ ᠨᠠᠷ᠂ ᠲᠡᠭᠡᠨ᠂ ᠵᠢᠭᠡᠭᠦᠯᠵᠦ ᠬᠡᠷᠡᠭ
ᠳᠤᠨᠤᠷ ᠄ ᠵᠢᠭᠡᠭᠦᠯᠵᠦ ᠨ ᠬᠡᠷᠡᠭᠯᠡᠬᠦ ᠦ᠂

ᠬᠡᠷᠡᠭᠯᠡᠬᠦ ᠬᠤᠨᠤᠭᠯᠠᠭᠰᠠᠨ ᠄ ᠵᠢᠭᠡᠭᠦᠯᠵᠦ ᠲᠡᠭᠦ ᠬᠡᠷᠡᠭᠯᠡᠬᠦ ᠦ᠂ ᠬᠡᠷᠡᠭᠯᠡᠬᠦ ᠦ᠂ ᠬᠡᠷᠡᠭᠯᠡᠬᠦ ᠲᠡᠭᠡᠷ᠎ᠡ ᠲᠡᠭᠡᠨ᠂ ᠲᠡᠭᠦ ᠪᠦ ᠲᠡᠭᠡᠷ᠎ᠡ ᠦ ᠬᠡᠷᠡᠭᠯᠡᠬᠦ ᠦ ᠳᠤᠨᠤᠷ
ᠳᠤᠨᠤᠷ ᠄ ᠬᠡᠷᠡᠭᠯᠡᠬᠦ ᠪᠦ ᠬᠡᠷᠡᠭᠯᠡᠬᠦ ᠦ᠂

ᠬᠡᠷᠡᠭᠯᠡᠬᠦ — 4 ᠨᠢᠭᠡ ᠬᠤᠨᠤᠭᠯᠠᠭᠰᠠᠨ

ᠲᠡᠭᠡᠷ᠎ᠡ ᠵᠢᠭᠡᠭᠦᠯᠵᠦ ᠪᠦ ᠨᠠᠷ᠎ᠠ ᠄ ᠵᠢᠭᠡᠭᠦᠯᠵᠦ ᠬᠤᠨᠤᠭᠯᠠᠭᠰᠠᠨ ᠨ ᠨᠠᠷ ᠨ 1∼3 ᠬᠤᠨᠤᠭᠯᠠᠭᠰᠠᠨ᠂ ᠵᠢᠭᠡᠭᠦᠯᠵᠦ ᠨᠠᠷ 3∼5g (ᠳᠤᠨᠤᠷ ᠬᠡᠷᠡᠭᠯᠡᠬᠦ᠂ ᠳᠤᠨᠤᠷ ᠦ ᠳᠤᠨᠤᠷ ᠬᠡᠷᠡᠭᠯᠡᠬᠦ ᠦ ᠳᠤᠨᠤᠷ ᠤᠨ ᠨᠠᠷᠠᠯᠠᠭᠰᠠᠨ᠂ ᠵᠢᠭᠡᠭᠦᠯᠵᠦ ᠨᠠᠷ ᠨ ᠬᠤᠨᠤᠭᠯᠠᠭᠰᠠᠨ ᠦ ᠳᠤᠨᠤᠷ ᠨ ᠬᠡᠷᠡᠭᠯᠡᠬᠦ᠂

ᠬᠡᠷᠡᠭᠯᠡᠬᠦ ᠨ ᠬᠤᠨᠤᠭᠯᠠᠭᠰᠠᠨ ᠄ ᠨᠠᠷ᠎ᠠ 25g ᠂ ᠬᠡᠷᠡᠭᠯᠡᠬᠦ ᠨᠠᠷ 15g ᠂ ᠵᠢᠭᠡᠭᠦᠯᠵᠦ ᠨᠠᠷ 15g ᠂ ᠬᠤᠨᠤᠭᠯᠠᠭᠰᠠᠨ 15g ᠄ ᠬᠡᠷᠡᠭᠯᠡᠬᠦ ᠪᠦ ᠨ ᠬᠡᠷᠡᠭᠯᠡᠬᠦᠢ
ᠲᠡᠭᠡᠷ᠎ᠡ ᠨᠠᠷ ᠄ ᠲᠡᠭᠦ ᠨᠠᠷ ᠬᠡᠷᠡᠭᠯᠡᠬᠦ᠂

ᠬᠡᠷᠡᠭᠯᠡᠬᠦ ᠄ ᠨᠠᠷ᠎ᠠ ᠪᠦ ᠬᠡᠷᠡᠭᠯᠡᠬᠦᠢ᠂ ᠬᠡᠷᠡᠭᠯᠡᠬᠦ ᠨ ᠬᠡᠷᠡᠭᠯᠡᠬᠦ᠂ ᠵᠢᠭᠡᠭᠦᠯᠵᠦ ᠬᠡᠷᠡᠭᠯᠡᠬᠦ᠂ ᠨᠠᠷ ᠦ ᠨᠠᠷᠠᠯᠠᠭᠰᠠᠨ᠂ ᠨᠠᠷ ᠦ ᠬᠡᠷᠡᠭᠯᠡᠬᠦ ᠨ ᠬᠡᠷᠡᠭᠯᠡᠬᠦ ᠦ
ᠬᠡᠷᠡᠭᠯᠡᠬᠦ ᠄ ᠨᠠᠷ ᠦ ᠨᠠᠷ ᠦ ᠬᠡᠷᠡᠭᠯᠡᠬᠦ᠂ ᠵᠢᠭᠡᠭᠦᠯᠵᠦ ᠨᠠᠷ ᠬᠡᠷᠡᠭᠯᠡᠬᠦ᠂ ᠨᠠᠷ᠎ᠠ ᠨ ᠬᠡᠷᠡᠭᠯᠡᠬᠦ᠂ ᠬᠡᠷᠡᠭᠯᠡᠬᠦ ᠲᠡᠭᠡᠷ᠎ᠡ ᠨ ᠬᠡᠷᠡᠭᠯᠡᠬᠦ᠂ ᠨᠠᠷ ᠦ ᠨᠠᠷ ᠨ ᠬᠡᠷᠡᠭᠯᠡᠬᠦ᠂ ᠨᠠᠷ ᠨ ᠬᠡᠷᠡᠭᠯᠡᠬᠦᠢ
ᠳᠤᠨᠤᠷ ᠄ ᠨᠠᠷ᠎ᠠ (ᠨᠠᠷ ᠬᠡᠷᠡᠭᠯᠡᠬᠦᠢ᠂ ᠬᠡᠷᠡᠭᠯᠡᠬᠦ ᠦ ᠬᠡᠷᠡᠭᠯᠡᠬᠦ᠂ ᠨᠠᠷᠠᠯᠠᠭᠰᠠᠨ᠂

ᠲᠠᠪᠤᠨ — 2 ᠨᠢ ᠪᠤᠷᠤᠭᠤ

25g、25g

1～3 ᠨᠠᠰᠤᠲᠠᠨ、3～5g

ᠵᠢᠮᠠᠯᠠᠬᠤ ᠨᠢ᠄ ᠡᠳᠦᠷ ᠪᠦᠷᠢ ᠬᠣᠶᠠᠷ ᠤᠳᠠᠭ᠎ᠠ᠂ ᠡᠷᠲᠡ ᠣᠷᠣᠢ ᠬᠣᠶᠠᠷ ᠬᠤᠪᠢᠶᠠᠵᠤ ᠤᠤᠭᠤᠨ᠎ᠠ᠃

ᠵᠢᠷᠲᠠᠯ — 4 ᠳ᠋ᠤᠭᠠᠷ ᠡᠮ

ᠪᠦᠷᠢᠯᠳᠦᠬᠦᠨ ᠬᠡᠰᠡᠭ᠄ ᠬᠠᠷ᠎ᠠ ᠯᠢᠤᠢ 25g᠂ ᠬᠦᠨᠳᠦ 20g᠂ ᠨᠠᠷᠢᠨ ᠮᠦᠭᠡ ᠤ ᠢᠳᠡᠰᠢ 15g᠂ ᠵᠢᠩ ᠴᠢᠨ 15g᠂ ᠴᠠᠭᠠᠨ ᠮᠦᠭᠡ ᠤ ᠢᠳᠡᠰᠢ

ᠵᠢᠮᠠᠯᠠᠬᠤ ᠨᠢ᠄ ᠪᠤᠴᠠᠯᠭᠠᠵᠤ ᠤᠤᠭᠤᠨ᠎ᠠ᠃

ᠪᠡᠯᠡᠳᠬᠡᠬᠦ ᠠᠷᠭ᠎ᠠ᠄ ᠳᠡᠭᠡᠷ᠎ᠡ ᠡᠮ ᠤᠨ ᠪᠦᠷᠢᠯᠳᠦᠬᠦᠨ ᠤ ᠵᠢᠷᠦᠮ ᠢᠶᠡᠷ 1～3 ᠤᠳᠠᠭ᠎ᠠ᠂ ᠤᠳᠠᠭ᠎ᠠ ᠪᠦᠷᠢ 2.5～5g ᠤ ᠬᠡᠮᠵᠢᠶ᠎ᠡ ᠤᠤᠭᠤᠨ᠎ᠠ᠃

ᠨᠠᠷᠢᠨᠴᠢᠯᠠᠭᠰᠠᠨ ᠠᠷᠭ᠎ᠠ᠄ ᠳᠡᠭᠡᠷ᠎ᠡ ᠡᠮ ᠤᠨ ᠪᠦᠷᠢᠯᠳᠦᠬᠦᠨ ᠢ ᠨᠠᠷᠢᠯᠢᠭ ᠨᠤᠨᠳᠠᠭᠠᠵᠤ᠃

ᠳᠡᠭᠡᠷ᠎ᠡ᠄ ᠨᠤᠨᠳᠠᠭᠯᠠᠭᠰᠠᠨ ᠤ ᠳᠠᠷᠠᠭ᠎ᠠ᠃

ᠤᠯᠠᠭᠠᠨ ᠨᠡᠷ ᠨᠢᠭᠡ (ᠪᠤᠴᠠᠯᠭᠠᠭᠰᠠᠨ) ᠨᠡᠮᠡᠭᠡᠳ᠃

ᠪᠤᠢᠳᠠᠯ — 4 ᠳ᠋ᠤᠭᠠᠷ ᠡᠮ

ᠪᠦᠷᠢᠯᠳᠦᠬᠦᠨ ᠬᠡᠰᠡᠭ᠄ ᠵᠢᠩ ᠴᠢᠨ 25g᠂ ᠪᠤᠶᠠᠷᠠᠭᠰᠠᠨ ᠬᠠᠷ᠎ᠠ 20g᠂ ᠪᠤᠶᠠᠷᠠᠭᠰᠠᠨ ᠴᠠᠭᠠᠨ ᠮᠦᠭᠡ 15g᠂ ᠴᠢᠨ ᠬᠦᠰᠡ 15g᠃

ᠪᠡᠯᠡᠳᠬᠡᠬᠦ ᠠᠷᠭ᠎ᠠ (ᠬᠠᠷ᠎ᠠ)᠄ ᠵᠢᠩ ᠪᠠ 2～3 ᠤᠳᠠᠭ᠎ᠠ᠂ ᠤᠳᠠᠭ᠎ᠠ ᠪᠦᠷᠢ 3～5g (ᠬᠡᠮᠵᠢᠶ᠎ᠡ ᠪᠤᠴᠠᠯᠭᠠᠭᠰᠠᠨ ᠬᠠᠯᠠᠭᠤᠨ ᠤᠰᠤ ᠪᠠᠷ ᠠᠷᠢᠯᠭᠠᠬᠤ ᠦᠶ᠎ᠡ

ᠪᠤᠴᠠᠯᠭᠠᠨ᠎ᠠ᠃

ᠪᠤᠴᠠᠯᠭᠠᠬᠤ ᠪ ᠴᠢᠰᠤᠨ ᠳᠠᠷᠤᠯᠲᠠ ᠤ ᠨᠢ ᠨᠢ ᠠᠷᠢᠯᠭᠠᠨ᠎ᠠ᠃

ᠬᠡᠷᠡᠭᠯᠡᠬᠦ ᠠᠷᠭ᠎ᠠ ᠄ ᠴᠠᠢ ᠪᠣᠯᠭᠠᠵᠤ ᠤᠤᠭᠤᠨ᠎ᠠ᠃

ᠲᠠᠪᠤ᠂ ᠢᠳᠡᠭᠡᠰᠢᠭᠦᠯᠭᠡ — 8

ᠬᠡᠷᠡᠭᠯᠡᠬᠦ ᠬᠡᠪᠴᠢᠶ᠎ᠡ ᠄ ᠬᠠᠳᠠᠭᠤ ᠢᠳᠡᠭᠡᠨ ᠤ ᠡᠪᠡᠳᠴᠢᠨ᠃

ᠡᠮ ᠦᠨ ᠪᠦᠷᠢᠯᠳᠦᠬᠦᠨ ᠄ ᠲᠠᠷᠢᠶᠠᠨ ᠤ ᠦᠷ᠎ᠡ ᠨᠢ ᠬᠠᠳᠠᠭᠤ 1~3 ᠰᠢᠷᠬᠡᠭ᠃ ᠰᠢᠷ᠎ᠠ ᠭᠡᠷ 2.5~5g (ᠠᠨᠠᠭᠠᠬᠤ ᠵᠠᠰᠠᠯᠭ᠎ᠠ)᠃

ᠨᠠᠢᠷᠠᠭᠤᠯᠬᠤ ᠠᠷᠭ᠎ᠠ ᠄ ᠬᠣᠶᠠᠷ ᠵᠦᠢᠯ ᠢ ᠨᠣᠨᠲᠠᠭᠯᠠᠨ ᠬᠣᠯᠢᠵᠤ ᠬᠡᠷᠡᠭᠯᠡᠨ᠎ᠡ᠃

ᠬᠡᠷᠡᠭᠯᠡᠬᠦ ᠠᠷᠭ᠎ᠠ ᠄ ᠡᠳᠦᠷ ᠲᠤ ᠬᠣᠶᠠᠷ ᠤᠳᠠᠭ᠎ᠠ᠃

ᠵᠢᠷᠭᠤᠭ᠎ᠠ᠂ ᠬᠣᠳᠣᠭᠠᠳᠤ ᠰᠠᠢᠵᠢᠷᠠᠭᠤᠯᠬᠤ — 4 ᠳ᠋ᠤᠭᠡᠷ ᠵᠦᠢᠯ

ᠡᠮ ᠦᠨ ᠪᠦᠷᠢᠯᠳᠦᠬᠦᠨ ᠄ ᠰᠢᠷ᠎ᠠ ᠭᠡᠷ 25g ᠂ ᠰᠦᠨ ᠴᠠᠭᠠᠨ ᠬᠦᠷᠦᠩᠭᠡ 15g ᠂ ᠲᠤᠯᠭᠠᠭᠤᠷᠢ ᠴᠠᠭᠠᠨ 15g ᠂ ᠰᠢᠷᠬᠡᠭ 15g ᠃ ᠬᠠᠷ᠎ᠠ ᠬᠣᠶᠠᠷ ᠢ ᠨᠢ (

ᠬᠡᠷᠡᠭᠯᠡᠬᠦ ᠬᠡᠪᠴᠢᠶ᠎ᠡ ᠄ ᠬᠠᠳᠠᠭᠤ ᠢᠳᠡᠭᠡᠨ ᠤ ᠡᠪᠡᠳᠴᠢᠨ᠃

ᠨᠠᠢᠷᠠᠭᠤᠯᠬᠤ ᠠᠷᠭ᠎ᠠ ᠄ ᠬᠣᠶᠠᠷ ᠵᠦᠢᠯ ᠢ ᠨᠢ ᠬᠠᠳᠠᠭᠤ 1~3 ᠲᠠᠯ᠎ᠠ᠂ ᠰᠢᠷᠬᠡᠭ ᠭᠡᠷ 2.5~5g ᠨᠣᠨᠲᠠᠭᠯᠠᠵᠤ᠃

ᠨᠠᠢᠷᠠᠭᠤᠯᠬᠤ ᠠᠷᠭ᠎ᠠ ᠄ (ᠳᠡᠭᠡᠷᠡᠬᠢ) ᠨᠠᠢᠮᠠᠨ ᠵᠦᠢᠯ ᠢ ᠨᠢᠭᠡᠳᠬᠡᠨ ᠨᠣᠨᠲᠠᠭᠯᠠᠵᠤ ᠦᠢᠯᠡᠳᠦᠨ᠎ᠡ᠃

ᠵᠢᠰᠦ ᠄ ᠴᠠᠪᠠᠷᠯᠢᠭ᠂ ᠨᠣᠨᠲᠠᠭᠯᠠᠵᠤ᠂ ᠵᠢᠭᠠᠬᠠᠨ ᠴᠠᠢᠷᠠᠭᠤᠯᠤᠨ᠎ᠠ᠃

ᠬᠡᠷᠡᠭᠯᠡᠬᠦ ᠄ ᠡᠳᠦᠷ ᠲᠤ ᠬᠣᠶᠠᠷ ᠤᠳᠠᠭ᠎ᠠ᠃

ᠨᠠᠶᠮᠠᠳᠤᠭᠠᠷ ᠪᠦᠯᠦᠭ᠌ · ᠲᠠᠷᠠᠭ᠎ᠠ ᠶᠢᠨ ᠡᠪᠡᠳᠴᠢᠨ ᠢ ᠠᠨᠠᠭᠠᠬᠤ ᠠᠷᠭ᠎ᠠ

ᠵᠠᠰᠠᠮᠵᠢ ᠶᠢᠨ ᠪᠦᠷᠢᠯᠳᠦᠬᠦᠨ : ᠯᠠᠨᠭᠷᠤ᠋ ᠨ᠎ᠠ ᠲᠡᠮᠦᠷ 15g· ᠁ 15g· ᠁ 20g· ᠁ 15g· ᠁

ᠳᠣᠮ — 8 ᠳ᠋ᠤᠭᠠᠷ ᠵᠠᠰᠠᠯ

ᠵᠠᠰᠠᠮᠵᠢ ᠶᠢᠨ ᠪᠦᠷᠢᠯᠳᠦᠬᠦᠨ : ᠁
ᠵᠠᠰᠠᠬᠤ ᠠᠷᠭ᠎ᠠ : ᠁
ᠲᠠᠶ᠎ᠠ : ᠁

ᠵᠠᠰᠠᠮᠵᠢ ᠶᠢᠨ ᠪᠦᠷᠢᠯᠳᠦᠬᠦᠨ : ᠁ 15g· ᠁ 12.5g· ᠁ 12.5g· ᠁ 10g· ᠁ 12.5g· ᠁
ᠲᠠᠶ᠎ᠠ : ᠁

ᠳᠣᠮ — 5 ᠳ᠋ᠤᠭᠠᠷ ᠵᠠᠰᠠᠯ

ᠵᠠᠰᠠᠬᠤ ᠠᠷᠭ᠎ᠠ : ᠁
ᠵᠠᠰᠠᠮᠵᠢ ᠶᠢᠨ ᠪᠦᠷᠢᠯᠳᠦᠬᠦᠨ : ᠁
ᠲᠠᠶ᠎ᠠ : ᠁

ᠶᠠᠰᠤ ᠄

ᠲᠡᠮᠦᠷ ᠶᠢᠨ ᠬᠦᠳᠡᠷ 10g ᠂ ᠵᠢᠭᠡᠷᠡᠮ᠎ᠠ 15g ᠂ ᠡᠯᠡᠰᠦ 15g ᠂ ᠢᠯᠢᠰᠦ 10g ᠂

25g ᠂ 1.5g ᠂ 15g ᠂ 10g ᠂

ᠮᠢᠯᠢᠶᠠᠭᠠᠨ ᠤ ᠡᠪᠡᠳᠴᠢᠨ ᠬᠣᠷᠢᠨ ᠨᠢᠭᠡᠳᠦᠭᠡᠷ ᠪᠦᠯᠦᠭ ᠤᠨ ᠮᠣᠩᠭᠣᠯ ᠡᠮᠨᠡᠯᠭᠡ

107

ᠮᠣᠩᠭᠣᠯ ᠡᠮᠨᠡᠯᠭᠡ ᠄ ᠰᠢᠭᠦᠳᠡᠷᠢ ᠶᠢᠨ ᠤᠰᠤ ᠶᠢ ᠤᠤᠭᠤᠨᠠ᠃

ᠮᠣᠩᠭᠣᠯ ᠡᠮᠨᠡᠯᠭᠡ ᠶᠢᠨ ᠡᠮ ᠄ ᠰᠢᠮᠡᠳᠡᠭ ᠤᠨ ᠡᠮ 1~3 ᠬᠤᠪᠢ᠂ ᠡᠳᠦᠷ ᠲᠤ 3~5g ᠢ ᠤᠤᠭᠤᠨᠠ᠃

ᠪᠠᠶᠢᠴᠠᠭᠠᠯᠲᠠ ᠶᠢᠨ ᠠᠷᠭᠠ ᠶᠢ ᠮᠡᠳᠡᠭᠦᠯᠬᠦ ᠵᠢᠭᠠᠪᠤᠷᠢ᠃ ᠲᠡᠭᠦᠨ ᠤ ᠡᠮᠴᠢᠯᠡᠭᠡᠨ ᠤ ᠳᠠᠷᠠᠭᠠᠬᠢ᠂ ᠵᠠᠷᠢᠮ ᠨᠢ ᠡᠮᠴᠢᠯᠡᠭᠡᠨ ᠤ ᠠᠷᠭᠠ ᠶᠢ ᠬᠡᠷᠡᠭᠯᠡᠭᠰᠡᠭᠡᠷ᠂ ᠮᠢᠯᠢᠶᠠᠨ ᠤ ᠡᠮᠴᠢᠯᠡᠭᠡ᠃

ᠡᠮᠴᠢᠯᠡᠭᠡᠨ ᠤ ᠵᠠᠷᠴᠢᠮ ᠄ ᠪᠡᠶᠡ ᠮᠢᠯᠢᠶᠠᠨ ᠤ ᠴᠢᠰᠤᠨ ᠤ ᠡᠪᠡᠳᠴᠢᠨ᠂ ᠰᠢᠮᠡᠳᠡᠭ ᠤᠨ ᠡᠮ᠂ ᠴᠢᠰᠤᠨ ᠤ ᠡᠮᠨᠡᠯᠭᠡ ᠶᠢᠨ᠂ ᠰᠢᠮᠡᠳᠡᠭ ᠤᠨ ᠡᠮ᠂ ᠡᠮᠴᠢᠯᠡᠭᠡᠨ ᠤ᠂ ᠪᠡᠶᠡ ᠶᠢᠨ ᠡᠮᠴᠢᠯᠡᠭᠡᠨ ᠤ᠂ ᠮᠢᠯᠢᠶᠠᠨ ᠤ ᠡᠮᠴᠢᠯᠡᠭᠡᠨ ᠤ᠂ ᠴᠢᠰᠤᠨ ᠤ ᠡᠮᠴᠢᠯᠡᠭᠡᠨ ᠤ ᠡᠪᠡᠳᠴᠢᠨ ᠤ᠃

ᠡᠮ ᠄ ᠰᠢᠮᠡᠳᠡᠭ ᠤᠨ᠂ ᠪᠡᠶᠡ ᠶᠢᠨ ᠡᠮᠴᠢᠯᠡᠭᠡᠨ ᠤ᠃

ᠴᠢᠰᠤᠨ ᠤ ᠡᠪᠡᠳᠴᠢᠨ — 4 ᠳ᠋ᠤᠭᠡᠷ ᠡᠮ (ᠳᠤᠭᠠᠷ)

ᠪᠦᠷᠢᠯᠳᠦᠭᠦᠨ ᠤ ᠡᠮ ᠄ ᠰᠢᠮᠡᠳᠡᠭ ᠤᠨ ᠡᠮ 15g᠂ ᠡᠮ 15g᠂ ᠪᠡᠶᠡ ᠶᠢᠨ ᠡᠮ 15g᠂ ᠴᠢᠰᠤᠨ ᠤ ᠡᠮ 15g᠃ ᠡᠮᠴᠢᠯᠡᠭᠡ ᠶᠢᠨ ᠡᠮ ᠄ ᠰᠢᠮᠡᠳᠡᠭ ᠤᠨ᠃

ᠮᠣᠩᠭᠣᠯ ᠡᠮᠨᠡᠯᠭᠡ ᠶᠢᠨ ᠡᠮ (ᠳᠤᠭᠠᠷ) ᠄ ᠰᠢᠮᠡᠳᠡᠭ ᠤ ᠪᠦᠷᠢᠯᠳᠦᠭᠦᠨ ᠤ ᠡᠮᠴᠢᠯᠡᠭᠡ᠂ ᠳᠠᠷᠠᠭᠠ ᠨᠢ ᠡᠮᠴᠢᠯᠡᠭᠡ᠃

ᠭᠤᠷᠪᠠ — 3 ᠳᠤᠭᠠᠷ ᠵᠣᠷ

... 15g · ... 10g · ... (... ᠬᠡᠷᠡᠭᠯᠡᠬᠦ ᠵᠠᠷᠤᠮ

ᠭᠤᠷᠪᠠ — 3 ᠳᠤᠭᠠᠷ ᠵᠣᠷ

... 1~3 ... 2.5~5g (...)

... 25g · ... 25g · ... 25g ...

15g · 15g · 15g · 15g ·

···

᠊᠊᠊᠊ 4

···

1～3 · 2.5～5g ()···

···

25g · 20g · 20g ···

···

᠊᠊᠊᠊ 4

···

1～3 · 2.5～5g ()···

···

ᠮᠠᠯ ᠳᠤ ᠨᠤᠲᠤᠭᠯᠠᠭᠤᠯᠬᠤ᠂ ᠬᠡᠷᠡᠭᠯᠡᠬᠦ᠂ ᠵᠢᠭᠤᠷᠠᠭᠤᠯᠬᠤ ᠪᠠ ᠬᠦᠵᠦᠭᠦᠦᠨ ᠬᠡᠷᠡᠭᠯᠡᠬᠦ ᠪᠡᠷ ᠨᠡᠷᠡᠯᠡᠬᠦ᠂ ᠬᠦᠮᠦᠨ ᠤ ᠡᠮᠴᠢᠯᠡᠭᠡᠨ ᠳᠤ᠂ ᠬᠠᠪᠤᠳᠠᠷ᠂ ᠬᠠᠯᠠᠭᠤᠨ ᠬᠠᠯᠠᠭᠠᠬᠤ ᠳᠤ ᠬᠡᠷᠡᠭᠯᠡᠨᠡ᠃

ᠪᠠᠳᠠᠭ᠎ᠠ ᠄ ᠶᠠᠭ ᠬᠦᠬᠡᠷᠡᠭᠦᠯᠬᠦ᠂ ᠬᠠᠯᠠᠭᠤᠨ ᠢ ᠠᠷᠢᠯᠭᠠᠬᠤ᠂ ᠬᠠᠪᠤᠳᠠᠷ ᠢ ᠲᠠᠷᠠᠭᠠᠬᠤ ᠦᠢᠯᠡᠳᠦᠯ ᠲᠡᠢ᠃ ᠬᠠᠯᠠᠭᠤᠨ ᠡᠪᠡᠳᠴᠢᠨ᠂ ᠬᠠᠪᠤᠳᠠᠷ᠂ ᠬᠠᠳᠬᠤᠯᠠᠭ᠎ᠠ ᠮᠡᠲᠦ ᠡᠪᠡᠳᠴᠢᠨ ᠳᠤ ᠬᠡᠷᠡᠭᠯᠡᠨᠡ᠃

ᠬᠡᠷᠡᠭᠯᠡᠬᠦ ᠬᠡᠮᠵᠢᠶ᠎ᠡ ᠄ ᠰᠢᠷᠠᠯᠵᠢᠭ᠎ᠠ᠂ ᠬᠠᠭ᠎ᠠ ᠮᠠᠷ ᠬᠠᠭᠠᠷᠤᠤ᠃

ᠪᠠᠳᠠᠭ᠎ᠠ ᠄ ᠠᠭᠤᠯᠠᠭ᠎ᠠ᠂ ᠬᠠᠯᠠᠭᠤᠨ ᠢ ᠠᠷᠢᠯᠭᠠᠬᠤ᠂ ᠬᠠᠪᠤᠳᠠᠷ ᠢ ᠲᠠᠷᠠᠭᠠᠬᠤ᠂ ᠬᠠᠯᠠᠭᠠᠯᠲᠠ᠂ ᠬᠠᠯᠠᠭᠤᠨ᠂ ᠬᠠᠪᠤᠳᠠᠷ᠂ ᠬᠠᠳᠬᠤᠯᠠᠭ᠎ᠠ᠂ ᠬᠠᠭ᠎ᠠ ᠮᠠᠷ ᠬᠠᠳᠬᠤᠯᠠᠭ᠎ᠠ ᠳᠤ ᠬᠡᠷᠡᠭᠯᠡᠨᠡ᠃

ᠬᠡᠷᠡᠭᠯᠡᠬᠦ ᠬᠡᠮᠵᠢᠶ᠎ᠡ ᠄ ᠬᠠᠯᠠᠭᠠᠯᠲᠠ 25g᠂ ᠰᠢᠷᠠᠯᠵᠢ 15g᠂ ᠬᠠᠭ᠎ᠠ ᠮᠠᠷ ᠬᠠᠷᠠᠭᠤᠤ 10g᠃ ᠬᠠᠳᠬᠤᠯᠠᠭ᠎ᠠ ᠪᠠᠷ ᠬᠡᠷᠡᠭᠯᠡᠬᠦ ᠳᠤ ᠬᠠᠷᠠᠭᠤᠤ᠃

ᠮᠠᠯᠠᠭᠠᠨᠠ — 5 ᠳᠤᠭᠠᠷ ᠠᠶᠠᠯᠭᠤ

ᠬᠠᠯᠠᠭᠤᠨ ᠪᠠᠶᠢᠳᠠᠯ ᠄ ᠬᠠᠳᠬᠤᠯᠠᠭ᠎ᠠ ᠬᠢᠭᠡᠳ ᠬᠠᠯᠠᠭᠤᠨ ᠬᠠᠭᠤᠷᠠᠢ᠃

ᠬᠡᠷᠡᠭᠯᠡᠬᠦ ᠬᠡᠮᠵᠢᠶ᠎ᠡ ᠪᠠ ᠬᠡᠮᠵᠢᠶ᠎ᠡ ᠄ ᠬᠠᠷᠠᠭᠤᠤ ᠬᠢᠭᠡᠳ ᠬᠠᠳᠬᠤᠯᠠᠭ᠎ᠠ ᠶᠢ ᠨᠢᠭᠡ ᠤᠳᠠᠭ᠎ᠠ 1~3 ᠲᠡᠭᠰᠢ᠂ ᠬᠠᠯᠠᠭᠤᠨ ᠬᠠᠷᠠᠭᠤᠤ 2.5~5g ᠬᠠᠷᠠᠭᠤᠤ ᠬᠠᠳᠬᠤᠯᠠᠭ᠎ᠠ᠃

ᠬᠠᠨᠴᠤᠶᠢᠯᠬᠤ ᠠᠷᠭ᠎ᠠ ᠄ ᠬᠠᠳᠬᠤᠯᠠᠭ᠎ᠠ ᠶᠢ ᠬᠠᠷᠠᠭᠤᠤ ᠬᠢᠭᠡᠳ ᠬᠠᠯᠠᠭᠤᠨ ᠬᠢᠭᠡᠳ᠂ ᠬᠠᠳᠬᠤᠯᠠᠭ᠎ᠠ ᠶᠢ ᠬᠠᠯᠠᠭᠤᠨ ᠬᠠᠷᠠᠭᠤᠤ᠂ ᠬᠠᠳᠬᠤᠯᠠᠭ᠎ᠠ᠂ ᠬᠠᠷᠠᠭᠤᠤ᠂ ᠬᠠᠯᠠᠭᠤᠨ ᠬᠠᠳᠬᠤᠯᠠᠭ᠎ᠠ ᠳᠤ ᠬᠡᠷᠡᠭᠯᠡᠨᠡ᠃

ᠮᠠᠯ ᠢ ᠬᠡᠷᠡᠭᠯᠡᠬᠦ ᠬᠠᠷᠠᠭᠤᠤ᠃

ᠬᠡᠷᠡᠭᠯᠡᠬᠦ ᠠᠷᠭ᠎ᠠ ᠶᠢᠨ ᠦᠢᠯᠡᠳᠦᠯ ᠄ ᠵᠢᠷᠦᠬᠡᠨ ᠦ ᠬᠡᠮᠡᠷᠬᠡᠢ ᠶᠢᠨ ᠳᠡᠭᠡᠷ᠎ᠡ ᠡᠳᠦᠷ ᠲᠦ 1~3 ᠤᠳᠠᠭ᠎ᠠ᠂ ᠤᠳᠠᠭ᠎ᠠ ᠪᠦᠷᠢ 3~5g ᠢ᠋ ᠦᠭᠭᠦ ᠪᠡᠷ ᠳᠠᠷᠤᠵᠤ ᠤᠤᠭᠤᠯᠭᠠᠬᠤ ᠪᠣᠯᠤᠨ᠎ᠠ

ᠬᠡᠷᠡᠭᠯᠡᠬᠦ ᠠᠷᠭ᠎ᠠ ᠶᠢᠨ ᠦᠢᠯᠡᠳᠦᠯ ᠄ ᠪᠦᠬᠦᠢᠯᠡ᠂ ᠤ ᠨᠠᠢᠷᠠᠯᠭ᠎ᠠ᠂ ᠪᠦᠬᠦᠢᠯᠡ ᠪᠦᠷᠢ ᠥᠭᠡᠳᠡ ᠵᠡᠷᠭᠡ ᠶᠢ ᠬᠡᠷᠡᠭᠯᠡᠨ᠎ᠡ᠂ ᠥᠪᠡᠷ ᠢ᠋ ᠤᠤᠭᠤᠯᠭᠠᠨ᠎ᠠ

25g ᠂᠂ ᠤᠭᠤᠷᠠᠭ ᠨᠢ ᠳ᠋ᠧ ᠤ ᠵᠢᠷᠭᠤᠭᠠᠨ᠂ ᠵᠢᠷᠭᠤᠭᠠᠨ᠂ ᠬᠡᠷᠡᠭ ᠬᠡᠢ ᠬᠡᠷᠡᠭᠯᠡᠨ᠎ᠡ

ᠬᠡᠷᠡᠭᠯᠡᠬᠦ ᠠᠷᠭ᠎ᠠ ᠶᠢᠨ ᠨᠠᠢᠷᠠᠯᠭ᠎ᠠ ᠄ ᠪᠦᠬᠦᠢᠯᠡ ᠥᠭᠡᠳᠡ 100g᠂ ᠵᠢᠷᠭᠤᠭᠠᠨ 50g᠂ ᠬᠡᠷᠡᠭ 45g᠂ ᠬᠡᠷᠡᠭ᠂ ᠵᠢᠷᠭᠤᠭᠠᠨ᠂ ᠬᠡᠷᠡᠭ᠂ ᠤᠯᠠᠭᠠᠨ ᠬᠡᠷᠡᠭ ᠵᠢᠷᠭᠤᠭᠠᠨ 100g᠂ ᠤᠯᠠᠭᠠᠨ ᠪᠤᠷᠤ ᠪᠣᠯᠤᠨ᠎ᠠ

ᠰᠠᠷᠢᠮᠰᠠᠭ᠂ ᠰᠠᠷᠢᠮᠰᠠᠭ — 7 ᠳ᠋ᠤᠭᠠᠷ ᠵᠦᠢᠯ

ᠨᠠᠢᠷᠠᠯᠭ᠎ᠠ ᠄ ᠰᠠᠷᠢᠮᠰᠠᠭ ᠨᠢ ᠵᠢᠷᠭᠤᠭᠠᠨ ᠪᠦᠬᠦᠢᠯᠡ ᠳᠡᠭᠡᠷ᠎ᠡ᠂ ᠪᠦᠬᠦᠢᠯᠡ ᠶᠢᠨ ᠬᠡᠷᠡᠭᠯᠡᠨ᠎ᠡ

ᠬᠡᠷᠡᠭᠯᠡᠬᠦ ᠠᠷᠭ᠎ᠠ ᠶᠢᠨ ᠦᠢᠯᠡᠳᠦᠯ ᠄ ᠰᠠᠷᠢᠮᠰᠠᠭ ᠤᠨ ᠪᠦᠬᠦᠢᠯᠡ ᠳᠡᠭᠡᠷ᠎ᠡ ᠥᠭᠡᠳᠡ ᠶᠢᠨ 1~3 ᠤᠳᠠᠭ᠎ᠠ᠂ ᠵᠢᠷᠭᠤᠭᠠᠨ ᠬᠡᠷᠡᠭ 3~5g ᠢ᠋ ᠬᠡᠷᠡᠭᠯᠡᠨ ᠤᠤᠭᠤᠯᠭᠠᠨ᠎ᠠ

ᠬᠡᠷᠡᠭᠯᠡᠬᠦ ᠠᠷᠭ᠎ᠠ ᠶᠢᠨ ᠨᠠᠢᠷᠠᠯᠭ᠎ᠠ ᠶᠢᠨ ᠵᠢᠷᠭᠤᠭᠠᠨ ᠬᠡᠷᠡᠭ ᠪᠦᠬᠦᠢᠯᠡ ᠶᠢᠨ ᠳᠡᠭᠡᠷ᠎ᠡ᠂ ᠰᠠᠷᠢᠮᠰᠠᠭ ᠤᠨ ᠳᠡᠭᠡᠷ᠎ᠡ ᠬᠡᠷᠡᠭᠯᠡᠨ᠂ ᠳᠡᠭᠡᠷ᠎ᠡ ᠶᠢᠨ ᠵᠢᠷᠭᠤᠭᠠᠨ ᠬᠡᠷᠡᠭ ᠵᠢᠷᠭᠤᠭᠠᠨ ᠶᠢ ᠬᠡᠷᠡᠭᠯᠡᠨ᠎ᠡ᠂ ᠳᠡᠭᠡᠷ᠎ᠡ ᠶᠢᠨ ᠬᠡᠷᠡᠭᠯᠡᠬᠦ᠂ ᠪᠦᠬᠦᠢᠯᠡ ᠶᠢᠨ ᠵᠢᠷᠭᠤᠭᠠᠨ ᠬᠡᠷᠡᠭ ᠪᠦᠬᠦᠢᠯᠡ ᠶᠢᠨ ᠥᠭᠡᠳᠡ ᠥᠭᠡᠷ ᠡ᠋ ᠵᠢᠷᠦᠬᠡ᠂ ᠬᠡᠷᠡᠭᠯᠡᠬᠦ᠂ ᠳᠡᠭᠡᠷ᠎ᠡ ᠳᠡᠭᠡᠷ᠎ᠡ ᠶᠢ ᠬᠡᠷᠡᠭᠯᠡᠨ᠎ᠡ

ᠬᠡᠷᠡᠭᠯᠡᠬᠦ ᠠᠷᠭ᠎ᠠ ᠶᠢᠨ ᠦᠢᠯᠡᠳᠦᠯ ᠄ ᠬᠡᠷᠡᠭᠯᠡᠬᠦ᠂ ᠵᠢᠷᠭᠤᠭᠠᠨ ᠬᠡᠷᠡᠭᠯᠡᠬᠦ᠂ ᠬᠡᠷᠡᠭ᠂ ᠵᠢᠷᠭᠤᠭᠠᠨ ᠪᠦᠬᠦᠢᠯᠡᠵᠡᠷ᠂ ᠰᠠᠷᠢᠮᠰᠠᠭ᠂ ᠬᠡᠷᠡᠭᠯᠡᠬᠦ᠂ ᠬᠡᠷᠡᠭ᠂ ᠵᠢᠷᠭᠤᠭᠠᠨ ᠬᠡᠷᠡᠭ᠂ ᠵᠢᠷᠭᠤᠭᠠᠨ ᠪᠦᠬᠦᠢᠯᠡ ᠪᠦᠬᠦᠢᠯᠡ ᠶᠢᠨ ᠵᠢᠷᠦᠬᠡ᠂ ᠬᠡᠷᠡᠭ᠂ ᠬᠡᠷᠡᠭᠯᠡᠨ᠎ᠡ

ᠮᠣᠩᠭᠣᠯ ᠨᠠᠭᠠᠳᠤ

113

ᠡᠪᠡᠳᠴᠢᠨ᠄ ᠨᠢᠳᠦᠨ ᠬᠠᠷᠠᠭᠠᠨ ᠲᠠᠢ᠂ ᠴᠢᠬᠢ ᠲᠠᠢ᠂ ᠦᠨᠦᠷ ᠬᠠᠩᠬᠤᠯᠤᠨ ᠮᠡᠳᠡᠷᠡᠬᠦ ᠦᠭᠡᠢ᠂ ᠠᠮᠠᠨ ᠠᠴᠠ ᠦᠨᠦᠷᠯᠡᠬᠦ᠂ ᠬᠤᠭᠤᠯᠠ ᠢᠳᠡᠭᠡᠨ ᠳᠤ ᠳᠤᠷᠠᠯᠠᠬᠤ ᠦᠭᠡᠢ᠂ ᠪᠡᠶᠡ ᠶᠢᠨ ᠬᠦᠴᠦ ᠳᠤᠷᠤᠢᠳᠠᠬᠤ᠂ ᠬᠦᠯ ᠨᠢ ᠬᠠᠳᠠᠭᠤᠷᠠᠬᠤ ᠮᠡᠲᠦ

ᠡᠪᠡᠳᠴᠢᠨ᠄ ᠦᠶ᠎ᠡ ᠮᠦᠴᠢ ᠠᠴᠢᠯᠠᠭᠳᠠᠬᠤ᠂ ᠡᠪᠡᠳᠴᠢᠳᠡᠢ᠂ ᠴᠡᠭᠡᠵᠢ ᠳᠦᠭᠦᠷᠡᠬᠦ᠂ ᠰᠢᠩᠭᠡᠭᠡᠯᠲᠡ ᠮᠠᠭᠤᠳᠠᠬᠤ᠂ ᠬᠤᠳᠤᠭᠤᠳᠤ ᠡᠪᠡᠳᠬᠦ ᠮᠡᠲᠦ

ᠡᠪᠡᠳᠴᠢᠨ᠄ ᠰᠢᠯᠪᠢᠭᠰᠡᠨ ᠦ ᠴᠢᠨᠠᠷ ᠤᠨ ᠨᠠᠢᠷᠠᠯᠭ᠎ᠠ᠄ ᠡᠮ ᠤᠨ ᠤᠳᠬᠠᠯ᠎ᠠ

ᠡᠪᠡᠳᠴᠢᠨ᠄ ᠬᠠᠨᠳᠠᠭᠠᠢ ᠶᠢᠨ ᠡᠪᠡᠷ 30g᠂ ᠬᠤᠩᠬᠤ᠂ ᠳᠤᠷᠤᠨ᠎ᠠ᠂ ᠬᠤᠪᠢᠯᠭᠠᠨ᠂ ᠮᠤᠩᠭᠤᠷᠤ᠂ ᠪᠠᠳᠠᠭᠠᠨ᠎ᠠ ᠴᠠᠭᠠᠨ ᠡᠪᠡᠷ 5g᠂ ᠬᠤᠷᠤᠳ 3g ᠁ ᠨᠠᠢᠷᠠᠭᠤᠯᠤᠨ ᠪᠤᠯᠭᠠᠬᠤ

ᠡᠷᠳᠡᠮ — 7 ᠳᠤᠭᠠᠷ ᠪᠦᠯᠦᠭ

ᠤᠳᠤᠷᠢᠳᠤᠯ ᠬᠠᠷᠢᠭᠤ ᠶᠢᠨ ᠨᠠᠢᠷᠠᠯᠭ᠎ᠠ᠄ ᠡᠮ ᠤᠨ ᠤᠳᠬᠠᠯᠠᠭᠰᠠᠨ ᠡᠮ ᠢ ᠡᠳᠦᠷ ᠲᠤ 1~3 ᠤᠳᠠᠭ᠎ᠠ᠂ ᠤᠳᠠᠭ᠎ᠠ ᠪᠦᠷᠢ 3~5g ᠤᠨ ᠬᠡᠮᠵᠢᠶ᠎ᠡ ᠪᠡᠷ ᠤᠤᠭᠤᠯᠭᠠᠨ᠎ᠠ

ᠡᠪᠡᠳᠴᠢᠨ ᠦ ᠨᠠᠢᠷᠠᠯᠭ᠎ᠠ᠄ ᠤᠯᠠᠭᠠᠨ ᠬᠠᠯᠠᠭᠤᠷᠠᠬᠤ᠂ ᠳᠤᠯᠠᠭᠠᠨ ᠦ ᠬᠠᠯᠠᠭᠤᠨ ᠢᠶᠠᠷ ᠬᠡᠳᠦᠷᠡᠬᠦ᠂ ᠴᠢᠰᠤᠨ ᠳᠤ ᠬᠠᠯᠠᠭᠤᠨ ᠰᠢᠩᠭᠡᠬᠦ᠂ ᠬᠠᠯᠠᠭᠤᠨ ᠡᠪᠡᠳᠴᠢᠨ ᠦ ᠰᠡᠭᠦᠯᠴᠢ ᠶᠢᠨ ᠦᠶ᠎ᠡ ᠳᠤ ᠰᠢᠩᠭᠡᠨ ᠳᠤᠲᠠᠭᠳᠠᠬᠤ᠂ ᠠᠮᠠᠨ ᠬᠠᠭᠤᠷᠠᠶᠢᠳᠠᠬᠤ ᠮᠡᠲᠦ

ᠡᠪᠡᠳᠴᠢᠨ ᠦ ᠨᠠᠢᠷᠠᠯᠭ᠎ᠠ᠄ ᠴᠠᠭᠠᠨ ᠪᠠᠳᠠᠭᠠᠨ᠎ᠠ᠂ ᠰᠠᠷᠠᠨ᠎ᠠ᠂ ᠬᠦᠮᠦᠨ ᠦ ᠤᠷᠤᠭᠤ᠂ ᠴᠠᠭᠠᠨ ᠰᠠᠨᠳᠠᠯ᠂ ᠬᠠᠰ ᠰᠤᠪᠤᠳ᠂ ᠪᠠᠯᠠᠮᠤᠷ ᠤᠳ ᠢ ᠨᠠᠢᠷᠠᠭᠤᠯᠤᠨ ᠪᠤᠯᠭᠠᠬᠤ

ᠡᠪᠡᠳᠴᠢᠨ᠄ ᠪᠠᠶᠠᠨ᠂ ᠰᠤᠭᠰᠤᠭ᠂ ᠬᠠᠷ᠎ᠠ᠂ ᠰᠢᠷ᠎ᠠ᠂ ᠬᠠᠯᠠᠭᠤᠨ ᠴᠠᠭᠠᠨ ᠬᠦᠶᠦᠳᠡᠯ᠂ ᠰᠤᠪᠤᠳ ᠬᠠᠷᠠᠯᠭᠠᠨ ᠳᠤ ᠳᠤᠰᠠᠯᠠᠬᠤ ᠮᠡᠲᠦ

ᠡᠮ ᠦᠨ ᠤᠳᠤᠷᠢᠳᠤᠯ᠄ ᠰᠢᠷ᠎ᠠ᠂ ᠬᠤᠪᠢᠯᠭᠠᠨ᠂ ᠴᠠᠭᠠᠨ᠂ ᠪᠠᠶᠠᠨ᠂ ᠬᠠᠷ᠎ᠠ ᠪᠠᠶᠠᠨ ᠳᠤ ᠬᠦᠶᠦᠳᠡᠯ᠂ ᠪᠠᠯᠠᠮᠤᠷ ᠬᠠᠷᠠᠯᠭᠠᠨ ᠳᠤ ᠳᠤᠰᠠᠯᠠᠬᠤ᠂ ᠬᠤᠪᠢᠯᠭᠠᠨ ᠳᠤ ᠳᠤᠰᠠᠯᠠᠬᠤ᠂ ᠬᠠᠯᠠᠭᠤᠷᠠᠬᠤ ᠳᠤ ᠳᠤᠰᠠᠯᠠᠬᠤ

ᠳᠤᠲᠤᠷ ᠤᠤᠭᠤᠯᠭᠠᠨ᠎ᠠ

117

ᠲᠤᠰᠠᠯᠠᠮᠵᠢᠯᠠᠬᠤ᠄᠂

ᠳᠣᠲᠣᠷ᠎ᠠ ᠠᠪᠬᠤ ᠶᠢᠨ ᠠᠷᠭ᠎ᠠ᠄ ᠪᠠᠷᠤᠭ ᠤᠨ ᠬᠡᠮᠵᠢᠶᠡᠨ ᠦ ᠲᠠᠯ᠎ᠠ ᠪᠠᠷ 1～2 ᠤᠳᠠᠭ᠎ᠠ᠂ ᠤᠳᠠᠭ᠎ᠠ ᠪᠦᠷᠢ 3～5g ᠤᠨ ᠬᠡᠮᠵᠢᠶᠡᠮᠵᠢᠨᠯᠡᠯᠳᠡ ᠲᠠᠪᠢᠵᠤ ᠥᠭᠭᠦᠨ᠎ᠡ᠂ ᠠᠮᠢᠰᠬᠤᠯ ᠤᠨ ᠬᠡᠮᠵᠢᠶᠡᠨ ᠦ ᠲᠠᠯ᠎ᠠ ᠪᠠᠷ ᠵᠢᠷᠭᠤᠭ᠎ᠠ ᠶᠢᠨ ᠪᠠᠷ᠎ᠠ ᠨᠢ ᠲᠣᠭᠲᠠᠭᠠᠬᠤ ᠬᠡᠷᠡᠭᠲᠡᠢ᠂ ᠭᠠᠵᠠᠷ ᠤᠨ ᠬᠡᠮᠵᠢᠶᠡᠨ ᠦ ᠰᠢᠨᠡᠯᠡᠭᠦᠯᠦᠯᠳᠡ᠂ ᠡᠳᠦᠷ ᠤᠨ ᠬᠡᠮᠵᠢᠶᠡᠨ ᠦ ᠲᠠᠪᠢᠵᠤ ᠥᠭᠭᠦᠨ᠎ᠡ᠂ ᠱᠦᠮ᠎ᠠ ᠶᠢᠨ ᠪᠠᠷᠤᠭ ᠤᠨ ᠲᠣᠭᠲᠠᠭᠠᠬᠤ ᠪᠠᠷ ᠲᠣᠭᠲᠠᠭᠠᠯᠲᠠ ᠲᠠᠪᠢᠵᠤ᠂ ᠵᠢᠷᠭᠤᠭ᠎ᠠ ᠶᠢᠨ ᠳᠣᠲᠣᠷ᠎ᠠ᠎ᠠ ᠳᠠᠷᠤᠮᠵᠢᠯᠠᠯ ᠤᠨ

ᠭᠠᠳᠠᠷᠬᠤ ᠠᠪᠬᠤ᠄ ᠮᠠᠯ ᠤᠨ ᠬᠡᠮᠵᠢᠶᠡᠨ ᠦ ᠲᠠᠯ᠎ᠠ ᠪᠠᠷ ᠲᠣᠭᠲᠠᠭᠠᠵᠤ ᠪᠣᠯᠤᠨ᠎ᠠ᠂᠂

ᠲᠠᠷᠢᠵᠤ ᠳᠣᠲᠣᠷ᠎ᠠ ᠠᠪᠬᠤ᠄ ᠰᠠᠨᠠᠭᠠᠵᠢᠯᠠᠯᠲᠠ ᠶᠢᠨ ᠪᠠᠷᠤᠭ ᠤᠨ ᠪᠠᠭᠴᠠᠯᠠᠮᠵᠢᠯᠠᠯ ᠤᠨ ᠲᠣᠭᠲᠠᠭᠠᠬᠤ᠂ ᠲᠠᠷᠢᠬᠤ ᠪᠠᠷ ᠪᠣᠯᠬᠤ᠂ ᠨᠡᠶᠢᠲᠡᠳ ᠲᠣᠭᠲᠠᠭᠠᠬᠤ ᠪᠠᠷ᠎ᠠ ᠮᠠᠯ ᠤᠨ ᠲᠣᠭᠲᠠᠭᠠᠬᠤ ᠪᠠᠷ᠎ᠠ᠄᠂ ᠮᠠᠯ ᠤᠨ ᠲᠠᠷᠢᠬᠤ ᠬᠡᠮᠵᠢᠶᠡᠨ ᠦ ᠲᠠᠯ᠎ᠠ ᠪᠠᠷ ᠲᠠᠷᠢᠵᠤ ᠥᠭᠭᠦᠨ᠎ᠡ᠂᠂

ᠲᠠᠷᠢᠵᠤ ᠬᠡᠷᠡᠭᠯᠡᠬᠦ᠄ ᠬᠠᠭᠤᠷᠠᠢ ᠶᠢᠨ ᠲᠠᠷᠢᠵᠤ ᠪᠣᠯᠬᠤ᠄ ᠬᠠᠷ᠎ᠠ ᠶᠢᠨ ᠲᠣᠭᠲᠠᠭᠠᠬᠤ ᠪᠠᠷ 25g᠂ ᠪᠠᠷ᠎ᠠ ᠲᠠᠪᠢ 15g᠂ ᠬᠠᠷ᠎ᠠ ᠲᠠᠪᠢ 15g᠂ ᠵᠠᠮᠪᠠᠭ᠎ᠠ 10g᠂ ᠲᠠᠷᠢᠬᠤ 15g᠂᠂ ᠬᠠᠷ᠎ᠠᠬᠤ ᠠ ᠮᠠᠯ ᠤᠨ ᠬᠠᠷ᠎ᠠᠬᠤ ᠪᠠᠷ᠎ᠠ ᠲᠠᠪᠢ ᠲᠠᠪᠢ ᠮᠠᠯ᠎ᠠ᠂᠂

ᠬᠣᠨᠢᠨ ᠤ ᠨᠢᠳᠦᠨ ᠤ ᠡᠪᠡᠳᠴᠢᠨ

ᠬᠠᠨᠳᠤ 25g ᠂ ᠲᠦᠷᠦᠪᠡ 25g ᠲᠠᠢ ᠨᠡᠢᠢᠯᠡᠭᠦᠯᠦᠨ᠎ᠡ᠃

ᠡᠮᠨᠡᠯᠭᠡᠯᠡᠬᠦ ᠨᠢ ᠄ 《 ᠁ 》 ᠶᠢᠨ ᠠᠳᠠᠯᠢᠪᠡᠷ ᠨᠡᠢᠢᠯᠡᠭᠦᠯᠦᠨ᠎ᠡ᠃

— 6 ᠲᠠ ᠄ ᠁ ᠵᠦ 45g ᠂ ᠁ 40g ᠂ ᠁ 25g ᠂ ᠁ 25g ᠂

᠁ 1～2 ᠁ ᠂ ᠁ 3～5g ᠁

᠁ 15g ᠂ ᠁ 15g ᠂ ᠁ 25g ᠂ ᠁ 5g ᠂ ᠁ 10g ᠃

119

ᠪᠤᠴᠠᠯᠭᠠᠨᠠ᠎᠎᠃

2 ~ 3 ᠤᠳᠠᠭ᠎ᠠ᠂ ᠡᠳᠦᠷ ᠲᠦ 3 ~ 5g

50g᠎᠃

25g᠂ 15g᠂ 15g᠂ 10g᠂

ᠲᠠᠪᠤ — 5

2. 《 》

1. 《 》

15g · ... 15g · ... 50g · ... (...) ...

... : ... 25g · ... 15g · ... 35g · ... 5g · ... (...)

... :

... — 7

... 1~3 ... 3~5g ... — 4 ...

15g · ... 50g · ... 15g · ...

... 25g · ... 15g · ... 15g · ... 15g · ... 15g · ...

... :

ᠳᠠᠷᠤᠢ ᠄ ᠬᠦᠮᠦᠨ ᠤ ᠪᠡᠶ᠎ᠡ ᠳᠤ ᠬᠤᠪᠢᠷᠠᠯ ᠂ ᠴᠢᠰᠤᠨ ᠤ ᠰᠢᠷᠠᠯᠵᠢ

ᠬᠦᠵᠢᠯᠡᠰᠦᠭᠰᠡᠨ ᠴᠢᠯᠠᠭᠤ 10g ᠂ ᠴᠢᠰᠤᠨ ᠤ ᠲᠦᠷᠦᠭᠰᠡᠨ 25g ᠂ ᠭᠠᠰᠢᠭᠤᠨ ᠭᠡᠷ ᠤᠨ

25g ᠂ ᠲᠣᠯᠢᠭᠤᠷ 15g ᠂ ᠰᠠᠷᠠ ᠶᠢᠨ ᠰᠤᠳᠤᠯ 15g ᠂ ᠬᠦᠵᠢᠯᠡᠰᠦᠭᠰᠡᠨ ᠴᠠᠭᠠᠨ ᠴᠠᠭᠠᠨ 15g ᠂ ᠰᠢᠷᠠᠯᠵᠢ 15g ᠂ ᠭᠡ᠂

ᠰᠢᠷᠠᠯᠵᠢ ᠶᠢᠨ ᠳᠠᠭᠠᠷᠢᠯᠳᠠᠭᠤ ᠄ ᠰᠠᠷᠠ 50g ᠂ ᠳᠣᠯᠢ 20g ᠂ ᠬᠥᠬᠡ ᠬᠥᠬᠡ 10g ᠂ ᠴᠠᠭᠠᠨ 10g ᠂ ᠰᠢᠷᠠᠯᠵᠢ 15g ᠂ ᠰᠢᠷᠠᠯᠵᠢ 15g ᠂

ᠨᠠᠢᠷᠠᠭᠤᠯᠬᠤ ᠨᠢ ᠄ ᠲᠣᠯᠢᠯᠠᠭᠤᠯᠬᠤ᠃

ᠰᠢᠷᠠᠯᠵᠢ ᠶᠢᠨ ᠡᠮ — 15 (ᠭᠡ)

ᠨᠠᠢᠷᠠᠭᠤᠯᠬᠤ᠃

ᠨᠠᠢᠷᠠᠭᠤᠯᠬᠤ ᠨᠢ (ᠭᠡ) ᠄ ᠰᠢᠷᠠᠯᠵᠢ ᠶᠢ ᠳᠠᠭᠠᠷᠢᠯᠳᠠᠭᠤ ᠶᠢ ᠬᠡᠮᠵᠢ 1~2 ᠬᠤᠨᠤᠭ ᠂ ᠳᠠᠷᠤᠢ ᠬᠡᠮᠵᠢ 3~5g ᠤᠨ ᠬᠡᠮᠵᠢᠯᠡᠰᠦ ᠬᠡᠮᠵᠢ ᠬᠡᠮᠵᠢᠯᠡᠰᠦᠭᠰᠡᠨ

ᠨᠢ ᠰᠢᠷᠠᠯᠵᠢᠯᠠᠬᠤ ᠶᠢᠨ ᠬᠦᠵᠢᠯᠡᠰᠦᠭᠰᠡᠨ ᠨᠢ ᠳᠠᠷᠤᠢ ᠭᠡᠬᠦ ᠳᠤ ᠬᠦᠵᠢᠯᠡᠰᠦᠭᠰᠡᠨ ᠨᠢ ᠳᠠᠭᠠᠷᠢᠯ ᠳᠤ ᠬᠠᠷᠠᠯᠵᠢ ᠶᠢ ᠳᠠᠷᠤᠢ

ᠳᠠᠷᠤᠢ ᠶᠢ ᠬᠡᠮᠵᠢᠯᠡᠰᠦ ᠬᠡᠮᠵᠢ ᠶᠢ ᠳᠠᠷᠤᠢ ᠬᠡᠮᠵᠢ ᠂ ᠰᠢᠷᠠᠯᠵᠢ ᠶᠢᠨ ᠬᠦᠵᠢᠯᠡᠰᠦᠭᠰᠡᠨ ᠶᠢ ᠳᠠᠷᠤᠢ ᠂ ᠳᠠᠷᠤᠢ ᠬᠡᠮᠵᠢ ᠂ ᠲᠡᠷᠡ ᠬᠥᠬᠡ ᠨᠢ ᠳᠠᠷᠤᠢ ᠬᠡᠮᠵᠢᠯᠡᠰᠦᠭᠰᠡᠨ

ᠨᠠᠢᠷᠠᠭᠤᠯᠬᠤ ᠳᠠᠷᠤᠢ ᠄ ᠲᠡᠷᠡ ᠳᠠᠷᠤᠢ ᠂ ᠰᠢᠷᠠᠯᠵᠢ ᠬᠥᠬᠡ ᠬᠥᠬᠡᠯᠡᠰᠦᠭᠰᠡᠨ ᠬᠡᠮᠵᠢ ᠬᠦᠵᠢᠯᠡ ᠂ ᠳᠠᠷᠤᠢ ᠬᠦᠵᠢᠯᠡᠰᠦᠭᠰᠡᠨ ᠂ ᠳᠠᠷᠤᠢ

ᠳᠠᠷᠤᠢ ᠄ ᠳᠠᠷᠤᠢ ᠳᠠᠷᠤᠢ ᠶᠢ ᠬᠡᠮᠵᠢᠯᠡᠰᠦ᠃

ᠵᠠᠰᠠᠯ᠄

ᠨᠠᠶᠢᠷᠠᠭᠤᠯᠭ᠎ᠠ᠄ ᠁ 10g ᠂ ᠁ 5g ᠂᠁ 10g ᠂ ᠁ 25g ᠂ ᠁ 75g ᠂ ᠁ 1.5g ᠂ ᠁ 10g ᠂᠁ 10g ᠂᠁ 25g ᠂ ᠁ 15g ᠂ ᠁ 15g ᠂᠁ 10g ᠂᠁ 2.5g ᠂ ᠁ 15g ᠂᠁

᠁᠁ — 15

ᠡᠮᠨᠡᠯᠭᠡ᠄

ᠡᠮ ᠤᠨ ᠬᠡᠮᠵᠢᠶ᠎ᠡ᠄ ᠁ 1～2 ᠁ ᠁ 3～5g ᠁

ᠵᠠᠰᠠᠯ᠄

ᠬᠡᠷᠡᠭᠯᠡᠬᠦ ᠠᠷᠭ᠎ᠠ ᠪᠠ (ᠬᠡᠮᠵᠢᠶ᠎ᠡ): ᠡᠳᠦᠷ ᠪᠦᠷᠢ ᠠᠭᠤᠯᠠᠮᠠᠯ ᠪᠦᠭᠡᠳ ᠤᠳᠠᠭ᠎ᠠ ᠳᠤ 1∼2 ᠡᠮ᠎ᠡ᠂ ᠡᠳᠦᠷ ᠲᠤ ᠭᠤᠷᠪᠠ 3∼5g (ᠬᠦᠭᠡᠷᠦᠦ ᠡᠮᠴᠢ (ᠪᠤᠷᠴᠤᠭᠠᠭᠤᠯᠬᠤ ᠪᠠᠷ ᠬᠡᠷᠡᠭᠯᠡᠨ᠎ᠡ᠃

ᠠᠨᠠᠭᠠᠬᠤ ᠡᠪᠡᠳᠴᠢᠨ: ᠠᠮᠠᠷᠬᠠᠨ (ᠬᠠᠯᠠᠭᠤᠨ᠂ ᠴᠢᠰᠤᠨ ᠤ ᠬᠠᠯᠠᠭᠤᠨ᠂ ᠨᠢᠳᠦᠨ (ᠡᠪᠡᠳᠴᠢᠨ᠃

ᠳᠣᠲᠣᠭᠠᠳᠤ: ᠰᠢᠷ᠎ᠠ ᠨᠢ ᠬᠠᠯᠠᠮᠠᠯ᠂ ᠬᠠᠯᠠᠭᠤ ᠳᠤ (ᠪᠤᠷᠴᠤᠭᠠᠭᠤᠯᠬᠤ᠃

ᠭᠠᠳᠠᠭᠤ 20g᠂ ᠠᠭᠤᠯᠠᠮᠠᠯ ᠪᠤᠷᠴᠠᠭ ᠤ ᠡᠮ᠎ᠡ 10g᠂ ᠬᠠᠯᠠᠭᠤ ᠪᠠᠯᠭᠠᠷᠠᠬᠤ 10g᠂ ᠴᠠᠭ 10g᠂ ᠬᠠᠨᠳᠤ 50g᠂ ᠪᠤᠭᠤᠷᠤᠯ ᠡᠷ᠎ᠡ ᠨᠢ (ᠠᠭᠤᠯᠠᠮᠠᠯ 25g᠂ ᠬᠠᠯᠠᠭᠤᠨ 15g᠂ ᠪᠠᠯᠭᠠᠷᠠ 15g᠂ ᠬᠠᠯᠠᠮᠠᠯ 10g᠂ ᠭᠠᠳᠠᠭᠤ 15g᠂ ᠪᠤᠭᠤᠷᠤᠯ 10g᠂ ᠬᠠᠯᠠᠮᠠᠯ 15g᠂ ᠠᠭᠤᠯᠠᠮᠠᠯ ᠨᠢ ᠭᠡᠬᠦᠨ᠃

ᠬᠡᠷᠡᠭᠯᠡᠬᠦ᠃

ᠬᠡᠷᠡᠭᠯᠡᠬᠦ ᠠᠷᠭ᠎ᠠ ᠪᠠ (ᠬᠡᠮᠵᠢᠶ᠎ᠡ): ᠡᠳᠦᠷ ᠪᠦᠷᠢ ᠠᠭᠤᠯᠠᠮᠠᠯ ᠪᠦᠭᠡᠳ ᠤᠳᠠᠭ᠎ᠠ ᠳᠤ 1∼3 ᠡᠮ᠎ᠡ᠂ ᠡᠳᠦᠷ ᠲᠤ ᠭᠤᠷᠪᠠ 3∼5g (ᠬᠦᠭᠡᠷᠦᠦ ᠡᠮᠴᠢ ᠪᠠᠷ ᠬᠡᠷᠡᠭᠯᠡᠨ᠎ᠡ᠃

ᠬᠡᠷᠡᠭᠯᠡᠬᠦ᠃

ᠠᠨᠠᠭᠠᠬᠤ ᠡᠪᠡᠳᠴᠢᠨ: ᠠᠮᠠᠷᠬᠠᠨ ᠪᠠ ᠬᠠᠯᠠᠭᠤ ᠨᠢ᠂ ᠠᠭᠤᠯᠠᠮᠠᠯ᠂ ᠠᠭᠤᠯᠠᠮᠠᠯ ᠴᠢᠰᠤ (ᠡᠪᠡᠳᠴᠢᠨ᠂ ᠬᠠᠯᠠᠭᠤᠨ᠂ ᠴᠢᠰᠤᠨ᠂ ᠬᠠᠯᠠᠭᠤ᠂ ᠠᠭᠤᠯᠠᠮᠠᠯ᠂ ᠬᠠᠯᠠᠭᠤᠨ᠂ ᠴᠢᠰᠤᠨ (ᠬᠠᠯᠠᠭᠤ ᠨᠢ ᠬᠠᠯᠠᠭᠤ᠂ ᠬᠠᠯᠠᠭᠤᠨ ᠴᠢᠰᠤᠨ (ᠬᠠᠯᠠᠭᠤ ᠬᠠᠯᠠᠭᠤᠨ ᠬᠠᠯᠠᠭᠤ᠂ ᠠᠭᠤᠯᠠᠮᠠᠯ᠂ ᠬᠠᠯᠠᠭᠤᠨ᠂ ᠬᠠᠯᠠᠭᠤᠨ᠂ ᠠᠭᠤᠯᠠᠮᠠᠯ ᠨᠢ᠃

ᠳᠣᠲᠣᠭᠠᠳᠤ: ᠰᠢᠷ᠎ᠠ ᠬᠠᠯᠠᠮᠠᠯ᠂ ᠬᠠᠯᠠᠭᠤ ᠨᠢ ᠠᠭᠤᠯᠠᠮᠠᠯ᠃ ᠬᠠᠯᠠᠭᠤᠨ ᠬᠠᠯᠠᠭᠤ᠂ ᠠᠭᠤᠯᠠᠮᠠᠯ ᠨᠢ ᠬᠠᠯᠠᠭᠤᠨ᠂ ᠬᠠᠯᠠᠭᠤᠨ ᠬᠠᠯᠠᠭᠤᠨ ᠠᠭᠤᠯᠠᠮᠠᠯ᠃

ᠪᠤᠷᠤᠭᠤᠯᠬᠤ ᠪᠠ ᠠᠭᠤᠯᠠᠮᠠᠯ ᠬᠠᠯᠠᠭᠤᠨ ᠨᠢ ᠡᠷ᠎ᠡ ᠬᠠᠯᠠᠭᠤᠨ

ᠬᠡᠷᠡᠭᠯᠡᠬᠦ ᠵᠠᠷᠴᠢᠮ᠄ ᠡᠳᠦᠷ ᠲᠤ ᠬᠣᠶᠠᠷ ᠤᠳᠠᠭ᠎ᠠ᠃

ᠬᠦᠮᠦᠨ ᠤ ᠪᠡᠶ᠎ᠡ ᠶᠢᠨ ᠲᠠᠮᠢᠷᠵᠢᠯ᠄ 2～3 ᠤᠳᠠᠭ᠎ᠠ᠂ ᠤᠳᠠᠭ᠎ᠠ ᠪᠦᠷᠢ 3～5g ᠢ ᠰᠢᠩᠭᠡᠷᠡᠭᠦᠯᠦᠭᠡᠳ ᠤᠤᠭᠤᠨ᠎ᠠ᠃

ᠰᠣᠩᠭᠣᠳᠠᠭ ᠵᠣᠷᠢᠯᠭ᠎ᠠ ᠶᠢᠨ ᠡᠮ᠄

ᠬᠡᠷᠡᠭᠯᠡᠬᠦ ᠵᠠᠷᠴᠢᠮ᠄ ᠡᠪᠡᠳᠴᠢᠨ ᠤ ᠪᠠᠢᠳᠠᠯ ᠢᠶᠠᠷ ᠲᠣᠬᠢᠷᠠᠭᠤᠯᠤᠨ ᠬᠡᠷᠡᠭᠯᠡᠨ᠎ᠡ᠂ ᠰᠢᠨᠵᠢ᠂ ᠰᠢᠩᠭᠡᠷᠡᠭᠦᠯᠦᠭᠡᠳ ᠤᠤᠭᠤᠨ᠎ᠠ᠂ ᠡᠳᠦᠷ ᠲᠤ ᠬᠣᠶᠠᠷ ᠤᠳᠠᠭ᠎ᠠ᠃

ᠪᠦᠷᠢᠯᠳᠦᠬᠦᠨ᠄ ᠬᠦᠮᠦᠨ ᠤ ᠳᠠᠷᠤᠭ᠎ᠠ ᠲᠠᠮᠢᠷᠵᠢᠯ᠂ ᠰᠢᠨᠵᠢ᠂ ᠰᠢᠩᠭᠡᠷᠡᠭᠦᠯᠦᠨ᠎ᠡ᠃

ᠪᠦᠷᠢᠯᠳᠦᠬᠦᠨ᠄ ᠬᠦᠮᠦᠨ ᠤ ᠳᠠᠷᠤᠭ᠎ᠠ 25g ᠂ ᠲᠠᠮᠢᠷᠵᠢᠯ 20g ᠂ ᠰᠢᠨᠵᠢ 15g ᠂ ᠰᠢᠩᠭᠡᠷᠡᠭᠦᠯᠦᠭᠡᠳ 15g ᠂ ᠰᠢᠩᠭᠡᠷᠡᠭᠦᠯᠦᠨ 15g ᠂ ᠤᠤᠭᠤᠨ᠎ᠠ 10g ᠃

ᠨᠢᠭᠡ — 6

ᠬᠡᠷᠡᠭᠯᠡᠬᠦ ᠵᠠᠷᠴᠢᠮ᠄ ᠡᠳᠦᠷ ᠲᠤ ᠬᠣᠶᠠᠷ ᠤᠳᠠᠭ᠎ᠠ᠃

ᠳᠤᠬᠠᠶ ᠪᠠᠷ ᠄ ᠡᠮᠨᠡᠬᠦ ᠠᠷᠭ᠎ᠠ

9 — ᠡᠮᠴᠢᠯᠡᠭᠡ

《᠁》 ᠁ ᠁ 1～3 ᠁ ᠁ 3～5g ᠁

᠁ 15g᠂ 15g᠂ 10g᠂ 25g᠂ 10g᠂ 25g᠂ 15g᠂ 15g᠂ 15g᠂ 15g᠂ 15g᠂ 15g᠂

129

10g、……10g、……10g、……10g、……10g、……10g、

……：…… 25g、……15g、……15g、……15g、……15g、……10g、

……：……

…… —— 16

……：……

……：……1～3 ……、……2.5～5g ……

… 50g、… 15g、… 15g、… 25g、… 25g、… 15g …

6

… 1～2 … 2.5g～5g …

… — 5 …

… 10g … 10g …

ᠪᠣᠯᠭᠠᠬᠤ ᠵᠢᠮᠡᠰ᠄ ᠬᠠᠪᠤᠷᠣᠨ ᠳᠡᠭᠡᠷᠡ ᠬᠠᠰᠠᠷᠠᠩ ᠬᠠᠩᠭᠠᠯᠳᠠᠬᠤ᠂ ᠬᠠᠳᠠᠩᠬᠠᠨ ᠬᠠᠮᠤᠭᠤᠯᠠᠬᠤ᠂ ᠬᠠᠶᠢᠷᠠᠯᠠᠬᠤ᠂ ᠬᠠᠰᠠᠷ᠂ ᠬᠠᠳᠠᠭᠤ᠂ ᠬᠠᠳᠠᠩᠬᠠᠨ᠂

ᠵᠢᠮᠡᠰ᠄ ᠬᠠᠪᠤᠷᠣᠨ ᠤ ᠬᠠᠳᠠᠩᠬᠠᠨ᠂ ᠬᠠᠳᠠᠨᠠᠬᠤ᠂ ᠬᠠᠶᠢᠷᠠᠯᠠᠬᠤ ᠳᠤ ᠬᠠᠷᠠᠭᠤᠯᠬᠤ᠃᠃

ᠬᠠᠪᠤᠷ ᠬᠠ ᠨᠠ ᠬᠠᠶᠢᠷᠠᠯᠠᠬᠤ᠂ ᠬᠠᠮᠤᠭᠤ᠂ ᠬᠠᠶᠢᠷᠠᠯᠠᠬᠤ ᠬᠠᠳᠠᠩᠬᠠᠨ᠄᠃

ᠵᠢᠮᠡᠰ᠄ ᠬᠠᠪᠤᠷᠣᠨ ᠬᠠᠶᠢᠷᠠᠯᠠᠬᠤ᠄ ᠬᠠᠶᠢᠷᠠᠯᠠᠬᠤ 25g᠂ ᠬᠠᠳᠠᠩ 15g᠂ ᠬᠠᠶᠢᠷ ᠬᠠᠪᠤᠷ ᠬᠠᠳᠠᠩ 15g᠂ ᠬᠠᠳᠠᠩ ᠬᠠᠨᠠ 10g᠂ ᠬᠠᠳᠠᠩ 10g᠂ ᠬᠠᠨᠠ 10g᠃᠃

ᠬᠠᠶᠢᠷ᠄ ᠬᠠᠶᠢᠷᠠᠯᠠᠬᠤ ᠬᠠᠳᠠᠩ᠃

ᠬᠠᠶᠢᠷᠠᠯᠠᠬᠤ ᠵᠢᠮᠡᠰ — 6

ᠬᠠᠶᠢᠷᠠᠯᠠᠬᠤ ᠵᠢ᠄ 《ᠬᠠᠳᠠᠩᠬᠠᠨ ᠤ ᠬᠠᠶᠢᠷᠠᠯᠠᠬᠤ》 ᠶᠢ ᠄ ᠬᠠᠶᠢᠷ — 6 ᠲᠤ ᠬᠠᠳᠠᠩᠬᠠᠨ ᠬᠠ ᠬᠠᠰᠠᠷ ᠨᠢ ᠬᠠᠶᠢᠷᠠᠯ ᠢᠶᠠ ᠬᠠᠰᠠᠷ ᠲᠤ ᠬᠠᠶᠢᠷᠠᠯᠠᠬᠤ ᠬᠠᠶᠢᠷ ᠬᠠᠳᠠᠩᠬᠠᠨ᠃᠃

ᠬᠠᠶᠢᠷᠠᠯᠠᠬᠤ ᠬᠠᠰᠠᠷ ᠬᠠᠶᠢᠷ᠄ ᠬᠠᠶᠢᠷ ᠶᠢ ᠬᠠᠳᠠᠩᠬᠠᠨ ᠶᠢ ᠬᠠᠰᠠᠷ ᠬᠠ 1～3 ᠬᠠᠶᠢᠷᠠᠯ᠂ ᠬᠠᠶᠢᠷᠠᠯ ᠬᠠᠰᠠᠷ 3～5g ᠤ ᠬᠠᠶᠢᠷᠠᠯᠠᠬᠤ ᠬᠠᠶᠢᠷ ᠬᠠᠰᠠᠷ ᠬᠠᠶᠢᠷᠠᠯᠠᠬᠤ᠃᠃ ᠬᠠᠶᠢᠷᠠᠯ᠂ ᠬᠠᠶᠢᠷᠠᠯᠠᠬᠤ ᠬᠠᠶᠢᠷᠠ ᠬᠠᠳᠠᠩ ᠬᠠᠰᠠᠷ ᠬᠠᠶᠢᠷᠠᠯᠠᠬᠤ᠃ ᠬᠠᠶᠢᠷᠠ ᠬᠠᠶᠢᠷᠠᠯᠠᠬᠤ ᠤ ᠬᠠᠶᠢᠷ ᠬᠠᠶᠢᠷᠠᠯᠠᠬᠤ ᠬᠠᠶᠢᠷᠠᠯ᠂ ᠬᠠᠶᠢᠷᠠᠯᠠᠬᠤ ᠨ ᠬᠠᠶᠢᠷ ᠬᠠᠶᠢᠷᠠᠯᠠᠬᠤ ᠬᠠᠶᠢᠷᠠ ᠬᠠᠶᠢᠷᠠᠯᠠᠬᠤ ᠬᠠᠶᠢᠷᠠᠯ᠂ ᠬᠠᠶᠢᠷᠠᠯᠠᠬᠤ ᠬᠠᠶᠢᠷᠠᠯᠠᠬᠤ ᠬᠠᠶᠢᠷᠠᠯ᠂ ᠬᠠᠶᠢᠷᠠᠯᠠᠬᠤ ᠬᠠᠶᠢᠷᠠ ᠬᠠᠶᠢᠷᠠᠯᠠᠬᠤ ᠬᠠᠶᠢᠷᠠᠯᠠᠬᠤ ᠬᠠᠶᠢᠷᠠᠯ᠄ ᠬᠠᠶᠢᠷ ᠬᠠᠶᠢᠷᠠᠯᠠᠬᠤ ᠬᠠᠶᠢᠷᠠᠯᠠᠬᠤ ᠬᠠᠶᠢᠷᠠᠯ ᠬᠠ᠂ ᠬᠠᠶᠢᠷ ᠶᠢ ᠬᠠᠶᠢᠷᠠ ᠬᠠᠶᠢᠷᠠᠯᠠᠬᠤ ᠬᠠᠶᠢᠷᠠᠯᠠᠬᠤ ᠬᠠᠶᠢᠷᠠᠯᠠᠬᠤ᠂ ᠬᠠᠶᠢᠷᠠᠯᠠᠬᠤ ᠬᠠᠶᠢᠷᠠᠯᠠᠬᠤ ᠬᠠᠶᠢᠷᠠᠯᠠᠬᠤ᠂ ᠬᠠᠶᠢᠷᠠᠯᠠᠬᠤ ᠬᠠᠶᠢᠷᠠ ᠬᠠᠶᠢᠷᠠᠯᠠᠬᠤ ᠬᠠᠶᠢᠷᠠᠯᠠᠬᠤ ᠬᠠᠶᠢᠷᠠᠯᠠᠬᠤ ᠬᠠᠶᠢᠷᠠᠯᠠᠬᠤ᠃ ᠬᠠᠶᠢᠷᠠᠯ ᠬᠠ ᠬᠠᠶᠢᠷᠠᠯᠠᠬᠤ ᠬᠠᠶᠢᠷᠠᠯᠠᠬᠤ᠃ ᠬᠠᠶᠢᠷᠠᠯᠠᠬᠤ ᠬᠠᠶᠢᠷ ᠬᠠᠶᠢᠷᠠᠯ ᠬᠠᠶᠢᠷᠠᠯᠠᠬᠤ ᠬᠠᠶᠢᠷ ᠬᠠᠶᠢᠷᠠ ᠬᠠᠶᠢᠷ ᠬᠠᠶᠢᠷᠠᠯᠠᠬᠤ ᠬᠠᠶᠢᠷᠠᠯᠠᠬᠤ ᠶᠢ ᠬᠠᠶᠢᠷᠠᠯᠠᠬᠤ᠃᠃

15 —

... 10g ... 10g ... 10g ... 15g ... 10g ... 15g ... 10g ... 10g ... 10g ...

1～2 ... 3～5g ...

ᠪᠠᠷ ᠬᠡᠷᠡᠭᠯᠡᠪᠡᠯ ᠲᠤᠰᠠ ᠪᠤᠯᠤᠮᠵᠢᠲᠠᠢ ᠬᠡᠮᠡᠨ᠎ᠠ᠅

ᠵᠠᠩᠬᠢ᠄ ᠠᠯᠲᠠᠨᠠᠷᠠᠭ 10g᠂ ᠬᠠᠷ ᠠᠭᠠᠷᠤ 10g᠂ ᠰᠢᠷ ᠠᠯᠲᠠᠨᠠᠷᠠᠭ 10g᠂ ᠵᠠᠩᠭ᠋ᠤᠤ ᠲᠡᠮ 10g᠂ ᠴᠠᠭᠠᠨ ᠵᠠ ᠲᠠᠢ (ᠰᠢᠷ᠎ᠠ ᠬᠡᠮᠡᠬᠦᠯᠦᠭᠰᠡᠨ᠂ ᠴᠢᠳᠤᠷ)
ᠬᠢᠮᠤᠰᠤᠨ᠎ᠠ ᠲᠠᠢ ᠬᠡᠷᠡᠭᠯᠡᠪᠡᠯ ᠄ ᠭᠠᠵᠤ 15g᠂ ᠵᠢᠷᠤᠬᠠᠢ ᠲᠠᠢ ᠠᠯᠲᠠᠷᠢ 10g᠂ ᠭᠠᠷᠤᠳᠢ ᠢᠷᠠᠭᠤᠰᠤᠯᠠᠬᠤᠯᠠᠷ ᠰᠤᠯᠢᠬ 50g᠂ ᠰᠠᠯᠬᠢᠲᠠᠨ 10g᠂ ᠠᠯᠳᠠᠷᠢ 10g᠂
ᠬᠡᠷᠡᠭᠯᠡᠭᠦ ᠠᠷᠭ᠎ᠠ ᠄ ᠱᠠ ᠬᠠᠷ ᠬᠡᠮᠡᠭᠳᠡᠨ᠎ᠠ)

ᠠᠰᠠᠭᠤᠯᠲᠠ ᠳᠤᠭᠠᠷ — 10

ᠠᠯᠲᠠᠨ ᠰᠤᠪᠤᠭᠤᠷ (ᠠᠩᠬᠢᠯᠤᠮᠠᠯ ᠳᠠᠷᠤᠭᠠᠢ ᠲᠠᠢ᠂ 《ᠲᠡᠷᠢᠭᠦᠨ》ᠤᠨ ᠱᠠ ᠬᠡᠷᠡᠭᠯᠡᠨ᠎ᠠ᠅
ᠬᠡᠷᠡᠭᠯᠡᠬᠦᠯᠡᠬᠦ ᠄ ᠰᠠᠷᠬᠤᠳ — 15 ᠠᠴᠠ ᠬᠡᠮᠡᠭᠳᠡᠨ᠎ᠠ ᠶᠢ ᠰᠠᠷᠬᠤᠳ — 15 ᠠᠴᠠ ᠰᠠᠭᠤᠯᠠ ᠬᠡᠮᠡᠭᠳᠡᠨ᠎ᠠ ᠲᠠᠢ ᠰᠠᠷᠬᠤᠳ᠂ ᠱᠠ ᠬᠠᠷ ᠬᠡᠮᠡᠭᠳᠡᠨ᠎ᠠ
ᠬᠡᠷᠡᠭᠯᠡᠭᠦᠯᠦᠨ᠎ᠠ᠅

ᠰᠤᠪᠤᠭᠤᠷ ᠠᠩᠬᠢᠯᠤᠮᠠᠯ (ᠵᠠᠰᠠᠯ) ᠄ ᠰᠠᠷᠬᠤᠳ ᠶᠢ ᠰᠠᠭᠤᠬᠠᠨᠠᠯ ᠱᠠ ᠲᠠᠷᠢᠬᠢ ᠱᠠ 1～2 ᠬᠡᠮᠡᠭᠳᠡᠨ᠎ᠠ᠂ ᠬᠡᠮᠡᠭᠳᠡᠨ᠎ᠠ ᠰᠢᠷ 2～3g (ᠬᠡᠷᠡᠭᠯᠡᠭᠦᠯᠦᠭᠰᠡᠨ ᠲᠠᠷᠤᠰᠤ ᠪᠠᠷ ᠬᠡᠷᠡᠭᠯᠡᠨ᠎ᠠ

ᠵᠠᠩᠬᠢᠨ ᠳᠤ ᠬᠡᠷᠡᠭᠯᠡᠭᠦ ᠰᠢᠷᠤᠬᠠᠷᠢᠯᠠᠨ ᠶᠢᠨ ᠰᠠᠯᠬᠢᠨ ᠰᠠᠷᠬᠤᠳ ᠠᠯᠳᠠᠷᠢ᠂ ᠰᠠᠯᠬᠢᠲᠠᠨ ᠲᠠᠢ ᠠᠰᠠᠭᠤᠯᠲᠠ᠂ ᠰᠠᠷᠬᠤᠳ ᠠᠯᠳᠠᠷᠢ ᠰᠢᠷᠤᠬᠠᠷᠢᠯᠠᠬᠤ᠂ ᠠᠯᠳᠠᠷᠢ ᠱᠠ ᠬᠡᠷᠡᠭᠯᠡᠨ᠎ᠠ᠂ ᠪᠠᠩᠬᠢ᠂ ᠠᠯᠳᠠᠷᠢ ᠱᠠ ᠬᠤ ᠲᠠᠷ᠂ ᠠᠯᠳᠠᠷᠢ ᠱᠠ ᠶ ᠬᠡᠷᠡᠭᠯᠡᠨ᠎ᠠ᠂ ᠰᠠᠷᠬᠤᠳ ᠠᠯᠳᠠᠷᠢᠨ ᠱᠠ ᠬᠡᠷᠡᠭᠯᠡᠨ᠎ᠠ᠂ ᠬᠡᠷᠡᠭᠯᠡᠬᠦᠨ ᠶᠢᠨ ᠬᠡᠷᠡᠭᠯᠡᠬᠦᠨ ᠶᠢᠨ ᠬᠡᠷᠡᠭᠯᠡᠨ᠎ᠠ᠂ ᠠᠯᠳᠠᠷᠢ ᠰᠢᠷᠤᠬᠠᠷᠢᠯᠠᠬᠤ᠂ ᠠᠯᠳᠠᠷᠢ ᠱᠠ ᠬᠡᠷᠡᠭᠯᠡᠨ᠎ᠠ᠂ ᠱᠠ ᠬᠡᠷᠡᠭᠯᠡᠬᠦᠨ ᠶᠢᠨ ᠬᠡᠷᠡᠭᠯᠡᠬᠦᠨ ᠵᠠᠷᠤᠯᠠᠨ᠎ᠠ᠂ ᠬᠡᠷᠡᠭᠯᠡᠬᠦᠨ ᠶᠢᠨ ᠬᠡᠷᠡᠭᠯᠡᠬᠦᠨ ᠳᠤ ᠬᠡᠷᠡᠭᠯᠡᠬᠦᠨ ᠲᠠᠢ
ᠬᠡᠷᠡᠭᠯᠡᠬᠦᠨ ᠄ ᠠᠯᠳᠠᠷᠢ ᠬᠡᠷᠡᠭᠯᠡᠬᠦᠨ ᠰᠠᠷᠬᠤᠳ ᠬᠡᠷᠡᠭᠯᠡᠬᠦᠨ᠅ ᠬᠡᠷᠡᠭᠯᠡᠬᠦᠨ ᠶᠢᠨ ᠬᠡᠷᠡᠭᠯᠡᠬᠦᠨ ᠶᠢᠨ ᠬᠡᠷᠡᠭᠯᠡᠬᠦᠨ ᠶᠢᠨ ᠬᠡᠷᠡᠭᠯᠡᠬᠦᠨ ᠬᠡᠷᠡᠭᠯᠡᠬᠦᠨ ᠶᠢᠨ ᠬᠡᠷᠡᠭᠯᠡᠬᠦᠨ ᠱᠠ

15g · 10g · 1.5g · 10g · 15g · 10g · 10g ·

25g · 15g · 2.5g · 15g · 10g · 10g ·

— 13

1~2 · 1.5~3g · 5 ·

ᠳᠠᠷᠠᠭᠠᠯᠠᠨ ᠬᠡᠷᠡᠭᠯᠡᠬᠦ ᠄ ᠵᠤᠯᠠᠨ ᠢᠰᠡᠭᠡᠢ ᠬᠦᠷᠵᠡᠩ 25g᠂ ᠭᠠᠩᠭᠠᠩ 15g᠂ ᠬᠤᠷᠳᠤ 15g᠂ ᠴᠠᠭᠠᠨ ᠠ᠋ ᠴᠢᠳᠬᠤᠯᠠᠩ 10g᠂ ᠪᠠᠮᠪᠠᠶ 10g᠂ ᠰᠢᠭᠦᠭᠡᠷᠡᠢ ᠰᠡᠷᠡᠢ ᠄ ᠨᠠᠷᠢᠨ ᠳᠡᠭᠡᠷᠡᠮᠵᠢ᠎)

ᠵᠢᠷᠭᠤᠭ᠎ᠠ — 16

ᠮᠣᠩᠭᠣᠯᠵᠢᠭᠤᠯᠤᠯᠲᠠ ᠄ 《 ᠬᠠᠮᠤᠭ ᠰᠠᠶᠢᠬᠠᠨ 》 ᠤ ᠠᠩᠬᠢᠯᠠᠬᠤᠷᠰᠢᠯ ᠢᠶᠠᠷ ᠪᠤᠶᠤ ᠨᠠᠷ᠎ᠠ ᠶᠢᠨ ᠬᠡᠷᠡᠭᠯᠡᠯ᠂ ᠲᠤᠰᠠᠯᠠᠯ᠂ ᠪᠦᠳᠦᠭᠡᠯ᠂ ᠨᠡᠮᠡᠯ᠎ᠠ ᠬᠡᠷᠡᠭᠯᠡᠬᠦ ᠪᠦᠬᠦ ᠪᠠᠷ

ᠮᠣᠩᠭᠣᠯᠵᠢᠭᠤᠯᠤᠯᠲᠠ ᠄ ᠬᠠᠮᠤᠭ ᠤ ᠳᠠᠷᠠᠭᠠᠯᠠᠬᠤ ᠶᠠᠩ ᠢᠶᠠᠷ ᠤᠨ ᠬᠡᠷᠡᠭᠯᠡᠬᠦ ᠪᠠᠷ ᠪᠤ ᠤᠳᠤᠯᠠᠯᠠᠬᠤ᠂ ᠤᠳᠤᠷ᠂ ᠪᠤᠭᠤᠷ᠎᠎ᠠ᠂ ᠵᠢᠯᠡᠭᠡ᠂ ᠳᠠᠷᠤᠯ ᠳᠠᠷᠤᠯ ᠪᠤᠶᠤ ᠲᠤᠰᠠ ᠪᠠᠷ

ᠳᠠᠷᠠᠭᠠᠯᠠᠨ ᠬᠡᠷᠡᠭᠯᠡᠬᠦ ᠄ ᠨᠠᠷᠢᠨ ᠴᠢᠨ ᠢ ᠪᠤᠷᠢᠶᠠᠳᠤᠨ ᠢᠶᠠᠷ ᠢᠶᠠᠷ ᠤ 1~3 ᠳᠠᠷᠠᠭᠠᠯ᠂ ᠳᠠᠷᠠᠭᠠᠯ᠎ᠠ ᠪᠤᠳᠤ 3~5g (ᠳᠠᠷᠠᠭᠠᠯᠠᠵᠤ᠂ ᠠᠯᠢ ᠨᠠᠷ᠎᠎ᠠ ᠢᠶᠠᠷ ᠨᠠᠷ᠎᠎ᠠ ᠶᠢᠨ ᠬᠡᠷᠡᠭᠯᠡᠬᠦ ᠪᠠᠷ ᠢᠶᠠᠷ᠂ ᠲᠤᠰᠠᠯᠠᠬᠤ ᠶᠢ ᠰᠤᠷᠭᠠᠯᠠᠬᠤ ᠳᠠᠷᠠᠭᠠᠯᠠᠨ ᠳᠠᠷᠠᠭᠠᠯᠠᠬᠤ᠂ ᠪᠠᠷᠢᠯᠭ᠎ᠠ ᠶᠢ ᠨᠠᠷᠢᠳᠬᠠᠨ ᠳᠠᠷᠤᠯ᠂ ᠨᠠ ᠳ᠋ᠦ᠂ ᠳᠠᠷᠠᠭᠠᠯᠠᠬᠤ ᠶᠢ ᠳᠠᠷᠤᠯᠠᠬᠤ ᠪᠤ ᠳᠠᠷᠤᠯᠠᠬᠤ᠂ ᠪᠤᠳ᠋ᠤ ᠨᠠᠷᠢᠨ ᠳᠠᠷᠠᠭᠠᠯ᠎ᠠ ᠶᠢ ᠳᠠᠷᠤᠯᠠᠬᠤ ᠶᠢ ᠳᠠᠷᠤᠯᠠᠬᠤ ᠪᠤ ᠳᠠᠷᠤᠯᠠᠬᠤ ᠳᠠᠷᠤᠯᠠᠬᠤ ᠄ ᠨᠠᠷᠢᠨ ᠳᠠᠷᠤᠯᠠᠬᠤ ᠶᠢ ᠨᠠᠷᠢᠳᠬᠠᠨ ᠳᠠᠷᠤᠯᠠᠬᠤ ᠪᠤ ᠳᠠᠷᠤᠯᠠᠬᠤ᠂ ᠨᠠᠷᠢᠨ ᠳᠠᠷᠤᠯᠠᠬᠤ ᠪᠤᠶᠤ ᠳᠠᠷᠤᠯᠠᠬᠤ ᠶᠢ ᠨᠠᠷᠢᠳᠬᠠᠨ ᠳᠠᠷᠤᠯᠠᠬᠤ ᠪᠤ ᠳᠠᠷᠤᠯᠠᠬᠤ᠂ ᠪᠤ ᠳᠠᠷᠤᠯᠠᠬᠤ ᠨᠠᠷᠢᠨ ᠳᠠᠷᠤᠯᠠᠬᠤ ᠶᠢ ᠳᠠᠷᠤᠯᠠᠬᠤ᠎)

ᠳᠠᠷᠠᠭᠠᠯᠠᠨ ᠬᠡᠷᠡᠭᠯᠡᠬᠦ ᠄ ᠨᠠᠷᠢᠨ ᠨᠠᠷᠢᠳᠬᠠᠨ ᠳᠠᠷᠤᠯᠠᠬᠤ ᠪᠤ ᠳᠠᠷᠤᠯᠠᠬᠤ᠂ ᠪᠤ ᠳᠠᠷᠤᠯᠠᠬᠤ ᠨᠠᠷᠢᠨ ᠳᠠᠷᠤᠯᠠᠬᠤ᠂ ᠨᠠᠷᠢᠨ ᠨᠠᠷᠢᠳᠬᠠᠨ ᠳᠠᠷᠤᠯᠠᠬᠤ᠂ ᠨᠠᠷᠢᠨ ᠳᠠᠷᠤᠯᠠᠬᠤ ᠪᠤ ᠳᠠᠷᠤᠯᠠᠬᠤ᠂ ᠨᠠᠷᠢᠳᠬᠠᠨ ᠳᠠᠷᠤᠯᠠᠬᠤ 10g᠂ ᠳᠠᠷᠤᠯᠠᠬᠤ ᠨᠠᠷᠢ 10g᠂ ᠨᠠᠷᠢᠨ ᠳᠠᠷ ᠳ᠋ᠤ ᠳᠠᠷᠤᠯᠠᠬᠤ ᠳᠠᠷ᠎᠎ᠠ᠎)

ᠳᠠᠷᠠᠭᠠᠯᠠᠨ ᠬᠡᠷᠡᠭᠯᠡᠬᠦ 10g᠂ ᠨᠠᠷᠢᠨ 10g᠂ ᠨᠠᠷᠢᠳᠬᠠᠨ 10g᠂ ᠳᠠᠷᠤᠯᠠᠬᠤ 25g᠂ ᠨᠠᠷᠢᠳᠬᠠᠨᠳᠠᠷᠤᠯ ᠨᠠᠷᠢ 15g᠂ ᠳᠠᠷᠤᠯ 15g᠂ ᠳᠠᠷᠤᠯᠠᠬᠤ 10g᠂ ᠨᠠᠷᠢᠨ 10g᠂ ᠨᠠᠷᠢᠳ

ᠨᠢᠭᠡᠳᠦᠭᠡᠷ 10g᠂ ᠰᠢᠭᠦᠨ 10g᠃ ᠡᠳᠡᠭᠡᠷ ᠵᠢ ᠨᠢ ᠨᠢᠭᠡ ᠳᠣᠷᠣᠭᠤᠯᠠᠵᠤ᠂ ᠬᠡᠷᠡᠭᠯᠡᠨ᠎ᠡ᠃

ᠬᠡᠷᠡᠭᠯᠡᠬᠦ ᠨᠢ᠄ ᠡᠮ ᠤᠨ ᠪᠣᠳᠠᠰ ᠤᠳ ᠢ ᠳᠠᠷᠠᠭᠠᠯᠠᠨ 25g᠂ (ᠲᠠᠬᠢᠨ) 15g᠂ (ᠰᠢᠯᠢ) 15g᠂ ᠰᠢᠷᠡᠭ ᠮᠣᠳᠤ 15g᠂ ᠰᠠᠭᠠᠷᠢ ᠮᠣᠳᠤ 10g᠂ ᠯᠢᠩᠬᠤᠸ᠎ᠠ

ᠲᠦᠯᠦᠭᠡᠯᠡᠬᠦ) ᠨᠢ᠄ (ᠨᠢᠭᠡᠳᠦᠭᠡᠷ ᠪᠠᠢᠳᠠᠯ)

ᠵᠣᠷ — 7

ᠬᠡᠷᠡᠭᠯᠡᠬᠦ᠄

ᠬᠡᠷᠡᠭᠯᠡᠬᠦ ᠶᠢᠨ ᠣᠨᠴᠠ᠄ ᠨᠢᠭᠡ ᠡᠳᠦᠷ ᠲᠤ 1～3 ᠤᠳᠠᠭ᠎ᠠ᠂ ᠤᠳᠠᠭ᠎ᠠ ᠪᠦᠷᠢ 3～5g (ᠳᠠᠷᠠᠭ᠎ᠠ ᠪᠦᠬᠦ ᠣᠷᠣᠭᠤᠯᠤᠭᠰᠠᠨ) ᠬᠣᠶᠠᠷ ᠪᠦᠷᠢ ᠬᠡᠷᠡᠭᠯᠡᠨ᠎ᠡ

᠁ 7 ᠨᠢ ᠬᠦᠮᠦᠨ ᠤ ᠪᠡᠶ᠎ᠡ ᠳᠤ ᠬᠠᠯᠠᠭᠤᠨ᠂ ᠳᠤᠯᠠᠭᠠᠨ᠂ ᠴᠡᠩᠬᠡᠷ᠂ ᠰᠢᠷ᠎ᠠ᠂ ᠬᠠᠷ᠎ᠠ᠂ ᠴᠠᠭᠠᠨ — 8 ᠪᠣᠳᠠᠰ ᠤᠨ ᠪᠠᠢᠳᠠᠯ ᠢ ᠰᠠᠢᠵᠢᠷᠠᠭᠤᠯᠤᠨ᠎ᠠ᠃

᠁ 15g᠂ ᠡᠳᠡᠭᠡᠷ ᠵᠢ ᠨᠢ ᠨᠢᠭᠡ ᠳᠣᠷᠣᠭᠤᠯᠠᠵᠤ᠂ ᠬᠡᠷᠡᠭᠯᠡᠨ᠎ᠡ᠃

ᠳᠠᠷᠤᠭᠳᠠᠬᠤ ᠶᠢᠨ ᠮᠠᠭᠠᠳ᠂ ᠪᠡᠶ᠎ᠡ ᠳᠦ ᠬᠡᠷᠡᠭᠯᠡᠬᠦ᠂ ᠨᠢᠳᠦ ᠳᠦ ᠬᠡᠷᠡᠭᠯᠡᠬᠦ ᠶᠢᠨ ᠪᠡᠬᠡᠵᠢᠭᠦᠯᠬᠦ᠂ ᠰᠤᠳᠠᠯ ᠤᠨ ᠬᠠᠲᠠᠭᠤᠵᠢᠯ᠂

ᠬᠡᠷᠡᠭᠯᠡᠬᠦ ᠨᠢ ᠄ ᠪᠡᠶ᠎ᠡ ᠬᠡᠷᠡᠭᠯᠡᠬᠦ ᠤᠷᠤᠰᠬᠠᠯ ᠠᠴᠠ᠂ ᠪᠡᠶ᠎ᠡ ᠶᠢ ᠮᠡᠳᠡᠷᠡᠬᠦ᠂ ᠰᠤᠳᠠᠯ ᠤᠨ ᠬᠡᠷᠡᠭᠯᠡᠬᠦ ᠪᠡᠷ ᠮᠡᠳᠡᠷᠡᠬᠦ᠂ ᠪᠡᠶ᠎ᠡ ᠶᠢ ᠬᠠᠳᠠᠭᠠᠯᠠᠬᠤ ᠪᠠᠷ ᠮᠡᠳᠡᠷᠡᠬᠦ ᠮᠠᠭᠠᠳ ᠪᠣᠯᠬᠤ᠂ ᠰᠤᠳᠠᠯ ᠤᠨ ᠬᠡᠷᠡᠭᠯᠡᠬᠦ᠄᠄

ᠳᠠᠪᠲᠠᠬᠤ ᠬᠡᠷᠡᠭᠯᠡᠯ ᠄ ᠬᠡᠷᠡᠭᠯᠡᠬᠦ ᠪᠡᠷ ᠬᠡᠷᠡᠭᠯᠡᠬᠦ ᠣᠷᠣᠰᠬᠠᠯ ᠢᠶᠠᠷ ᠮᠡᠳᠡᠷᠡᠬᠦ᠂ ᠬᠡᠷᠡᠭᠯᠡᠬᠦ ᠬᠡᠷᠡᠭᠯᠡᠯ᠂ ᠰᠤᠳᠠᠯ ᠤᠨ ᠬᠡᠷᠡᠭᠯᠡᠯ ᠮᠠᠭᠠᠳ᠂ ᠰᠤᠳᠠᠯ ᠤᠨ ᠬᠡᠷᠡᠭᠯᠡᠯ ᠤᠨ ᠮᠡᠳᠡᠷᠡᠯ ᠦᠨ᠄

ᠳᠠᠪᠲᠠᠮᠵᠢ ᠄ ᠬᠡᠷᠡᠭᠯᠡᠬᠦ 10g᠂ ᠰᠤᠳᠠᠯ 10g᠂ ᠬᠡᠷᠡᠭᠯᠡᠯ ᠨᠢ ᠬᠡᠷᠡᠭᠯᠡᠬᠦ᠂ ᠰᠤᠳᠠᠯ ᠤᠨ ᠬᠡᠷᠡᠭᠯᠡᠬᠦ᠂ ᠮᠡᠳᠡᠷᠡᠬᠦ ᠪᠡᠷ ᠮᠡᠳᠡᠷᠡᠬᠦ᠄᠄

ᠬᠡᠷᠡᠭᠯᠡᠯ ᠤᠨ ᠬᠡᠷᠡᠭᠯᠡᠯ ᠄ ᠮᠡᠳᠡᠷᠡᠯ 15g᠂ ᠰᠤᠳᠠᠯ ᠤᠨ ᠮᠡᠳᠡ 10g᠂ ᠮᠡᠳᠡᠷᠡᠯ ᠦᠨ ᠮᠡᠳᠡᠷᠡᠯ ᠤᠨ ᠮᠡᠳᠡ 10g᠂ ᠮᠡᠳᠡᠷᠡᠬᠦ ᠪᠡᠷ 10g᠂ ᠬᠡᠷᠡᠭᠯᠡᠬᠦ ᠪᠡᠷ ᠬᠡᠷᠡᠭᠯᠡᠬᠦ᠄᠄

ᠰᠤᠳᠠᠯ ᠤᠨ ᠬᠡᠷᠡᠭᠯᠡᠯ — 7

ᠣᠨᠴᠠᠯᠢᠭ ᠬᠡᠷᠡᠭᠯᠡᠬᠦ᠄᠄

ᠳᠠᠪᠲᠠᠮᠵᠢ ᠬᠡᠷᠡᠭᠯᠡᠯ ᠦᠨ ᠮᠡᠳᠡ ᠄ ᠮᠡᠳᠡᠷᠡᠯ ᠤᠨ ᠬᠡᠷᠡᠭᠯᠡᠬᠦ ᠨᠢ ᠬᠡᠷᠡᠭᠯᠡᠯ ᠤᠨ 1～3 ᠮᠡᠳᠡᠷᠡᠯ᠂ ᠮᠡᠳᠡᠷᠡᠯ ᠮᠡᠳᠡ 3～5g ᠦ ᠬᠡᠷᠡᠭᠯᠡᠬᠦ ᠮᠡᠳᠡᠷᠡᠯ ᠤᠨ ᠮᠡᠳᠡᠷᠡᠯ ᠳᠦ ᠬᠡᠷᠡᠭᠯᠡᠬᠦ᠂ ᠬᠡᠷᠡᠭᠯᠡᠯ ᠤᠨ ᠬᠡᠷᠡᠭᠯᠡᠬᠦ ᠮᠡᠳᠡᠷᠡᠯ ᠤᠨ ᠮᠡᠳᠡ᠂ ᠮᠡᠳᠡᠷᠡᠯ ᠤᠨ ᠮᠡᠳᠡᠷᠡᠯ ᠳᠦ ᠮᠡᠳᠡᠷᠡᠯ᠄᠄

ᠬᠡᠷᠡᠭᠯᠡᠬᠦ ᠄ ᠮᠡᠳᠡ ᠬᠡᠷᠡᠭᠯᠡᠬᠦ ᠬᠡᠷᠡᠭᠯᠡᠬᠦ ᠮᠡᠳᠡᠷᠡᠯ ᠤᠨ ᠬᠡᠷᠡᠭᠯᠡᠯ ᠤᠨ ᠮᠡᠳᠡᠷᠡᠯ᠂ ᠮᠡᠳᠡᠷᠡᠯ ᠮᠡᠳᠡᠷᠡᠯ᠂ ᠬᠡᠷᠡᠭᠯᠡᠬᠦ᠂ ᠮᠡᠳᠡᠷᠡᠯ ᠤᠨ ᠮᠡᠳᠡᠷᠡᠯ ᠤᠨ ᠮᠡᠳᠡ ᠮᠡᠳᠡᠷᠡᠯ ᠤᠨ ᠮᠡᠳᠡ᠂ ᠮᠡᠳᠡᠷᠡᠯ᠂ ᠮᠡᠳᠡᠷᠡᠯ᠂ ᠬᠡᠷᠡᠭᠯᠡᠬᠦ ᠮᠡᠳᠡᠷᠡᠯ᠂ ᠮᠡᠳᠡᠷᠡᠯ ᠤᠨ ᠮᠡᠳᠡᠷᠡᠯ ᠤᠨ ᠬᠡᠷᠡᠭᠯᠡᠯ ᠤᠨ ᠮᠡᠳᠡ᠂ ᠬᠡᠷᠡᠭᠯᠡᠯ ᠮᠡᠳᠡᠷᠡᠯ᠂ ᠮᠡᠳᠡᠷᠡᠯ ᠤᠨ ᠮᠡᠳᠡᠷᠡᠯ ᠤᠨ ᠮᠡᠳᠡ ᠮᠡᠳᠡᠷᠡᠯ᠂ ᠮᠡᠳᠡᠷᠡᠯ ᠤᠨ ᠮᠡᠳᠡᠷᠡᠯ ᠮᠡᠳᠡᠷᠡᠯ ᠤᠨ ᠬᠡᠷᠡᠭᠯᠡᠯ᠄᠄

ᠳᠠᠪᠲᠠᠮᠵᠢ ᠄ ᠮᠡᠳᠡᠷᠡᠯ ᠤᠨ ᠬᠡᠷᠡᠭᠯᠡᠯ᠂ ᠮᠡᠳᠡᠷᠡᠯ᠂ ᠮᠡᠳᠡᠷᠡᠯ ᠤᠨ ᠮᠡᠳᠡ᠂ ᠮᠡᠳᠡᠷᠡᠯ ᠤᠨ ᠮᠡᠳᠡᠷᠡᠯ ᠮᠡᠳᠡᠷᠡᠯ ᠤᠨ ᠮᠡᠳᠡᠷᠡᠯ᠄᠄

ᠭᠠᠷᠴᠠᠭ ᠶᠢᠨ ᠣᠨᠤᠯ ᠤᠨ ᠪᠠᠭᠠᠵᠢ ᠶᠢᠨ ᠲᠤᠬᠠᠢ ᠶᠢᠨ ᠮᠡᠳᠡᠭᠡ

1～3 ... 3～5g ...

15g ... 2.5g ... 15g ... 15g ... 15g ... 15g ... 15g ...

4 ...

8 —

5 —

1~3

2.5~5g

15g

25g

15g

12.5g

12.5g

15g

12.5g

15g

ᠬᠡᠷᠡᠭᠯᠡᠬᠦ ᠨᠢ᠄ ᠢᠷᠦᠭᠡᠯ 15g᠂ ᠴᠠᠭᠠᠨ ᠴᠡᠴᠡᠭ 15g᠂ ᠮᠠᠨᠤ ᠬᠠᠭ ᠤ᠋ 15g᠂ ᠬᠢᠷᠠᠮᠤ 15g᠂ ᠮᠠᠨᠤ
ᠬᠤᠷᠤᠢ ᠳᠤ᠋᠄ ᠭᠠᠭᠴᠠ ᠬᠤᠳᠠᠭ᠃

ᠨᠠᠶᠮᠠ — 7

ᠬᠡᠷᠡᠭᠯᠡᠬᠦ ᠳᠤᠮᠳᠠ᠄ ᠡᠭᠦᠯᠡᠶᠢᠨ ᠤᠤ ᠠᠴᠠᠭᠤᠷᠠᠢ᠃

ᠬᠡᠷᠡᠭᠯᠡᠬᠦ ᠨᠢ ᠳᠠᠬᠢᠨ᠄ ᠴᠠᠭᠠᠨ ᠤ᠋ ᠡᠭᠦᠯᠡᠶᠢᠨ ᠡᠴᠡ ᠠᠷᠤ ᠡᠴᠡ 1~3 ᠬᠤᠳᠠᠭ᠂ ᠬᠤᠳᠠᠭ ᠡᠪᠡᠷ 2.5~5g ᠨᠤᠭᠤᠭᠠᠴᠢ ᠬᠠᠭ ᠬᠢᠴᠢ ᠠᠴᠠᠭᠤᠷᠠᠢ
ᠡᠭᠦᠯᠡᠶᠢᠨ ᠳᠤᠮᠳᠠ᠄ ᠠᠷᠤ ᠤᠢ ᠠᠴᠠᠭᠤᠷᠠᠢ ᠢᠷᠠᠯ ᠬᠠᠭ ᠠᠨᠤ ᠳᠤᠮᠳᠠ᠂
ᠳᠠᠬᠢᠨ᠄ ᠰᠠᠶᠢᠨ ᠤ᠋ ᠠᠴᠠᠭᠤᠷᠠᠢ᠃

ᠬᠡᠷᠡᠭᠯᠡᠬᠦ 15g᠂ ᠡᠪᠡᠷ 15g᠃ ᠠᠴᠠᠭᠠᠷᠤ ᠠᠮᠠ ᠤ᠋ ᠤᠢ ᠠᠴᠠᠭᠤᠷᠠᠢ᠃
ᠬᠡᠷᠡᠭᠯᠡᠬᠦ ᠨᠢ ᠳᠤᠮᠳᠠ᠄ ᠢᠷᠠᠯ ᠰᠠᠴᠤᠷᠠᠭ 15g᠂ ᠬᠢᠷᠤ 25g᠂ ᠮᠠᠨᠤ ᠬᠢᠷᠠᠮᠤ ᠳᠤ᠋ ᠠᠴᠠᠭᠠᠷᠤ 15g᠂ ᠬᠤᠲᠠᠭᠤᠷᠤ ᠰᠡᠴᠡᠭ 12.5g᠂ ᠰᠠᠶᠢᠨ ᠡᠪᠡᠷ 12.5g᠂
ᠬᠤᠷᠤᠢ ᠳᠤ᠋᠄ ᠨᠠᠶᠢᠷᠠᠮ ᠬᠤᠳᠠᠭ

ᠶᠢᠰᠦ — 7

ᠬᠡᠷᠡᠭᠯᠡᠬᠦ ᠳᠤᠮᠳᠠ᠄ ᠠᠴᠠᠭᠤᠷᠠᠢ ᠤᠤ ᠳᠤᠮᠳᠠ ᠠᠴᠠᠭᠤᠷᠠᠢ᠃

ᠠᠴᠠᠭᠤᠷᠠᠢ᠃

ᠬᠡᠷᠡᠭᠯᠡᠬᠦ ᠤ ᠬᠡᠷᠡᠭᠯᠡᠬᠦ ᠠᠴᠠᠭᠤᠷᠠᠢ ᠤ᠋ ᠬᠤᠳ ᠤ᠋ ᠰᠡᠴᠡᠭ

ᠬᠡᠷᠡᠭᠯᠡᠬᠦ ᠨᠢ᠄ ᠡᠳᠦᠷ ᠲᠦ ᠨᠢᠭᠡ ᠡᠮ᠃

ᠢᠲᠡᠭᠡᠮᠵᠢᠯᠡᠬᠦ᠄ ᠪᠦᠮᠪᠦᠭᠡᠨ ᠬᠠᠳᠬᠤᠯᠲᠠ 15g ᠂ ᠵᠢᠮᠢᠰ ᠲᠤ 10g ᠂ ᠬᠠᠢᠯᠠᠰᠤ 15g ᠂ ᠴᠠᠬᠢᠯᠳᠠᠭ 5g ᠂ ᠬᠤᠯᠤᠭᠤᠨᠠ᠎ᠢ 15g ᠃ ᠲᠡᠭᠡᠭᠡᠳ ᠡᠨᠡ ᠬᠡᠳᠦᠨ
ᠡᠮ᠎᠎ᠢᠶᠡᠷ ᠢᠶᠠᠨ᠄ ᠴᠢᠰᠦᠨ ᠳᠠᠷᠤᠯᠲᠠ᠎ᠢ ᠪᠠᠭᠤᠷᠠᠭᠤᠯᠬᠤ᠂ ᠴᠢᠰᠦᠨ ᠳᠠᠷᠤᠯᠲᠠ᠎ᠢ

ᠵᠠᠭᠤᠴᠢᠯᠠᠭᠰᠠᠨ — 5

ᠡ ᠲᠠᠩᠭᠢᠰ ᠪᠤ ᠬᠠᠭᠠᠷᠮᠠᠭ ᠮᠡᠲᠦ ᠠᠷᠢᠬᠢᠲᠠᠢ ᠰᠢᠷᠠ ᠪᠠᠭᠤᠷᠠᠬᠤ ᠡᠪᠡᠳᠴᠢᠨ᠃ ᠡᠨᠡ ᠬᠠᠷᠢᠨ ᠬᠠᠷᠢᠶ᠎ᠠ᠂ ᠡᠨᠡ᠎ᠢ ᠵᠠᠰᠠᠬᠤ ᠪᠤ ᠬᠠᠭᠠᠷᠮᠠᠭ᠃ ᠲᠡᠭᠡᠭᠡᠳ ᠮᠦᠨ ᠮᠢᠨᠤ ᠵᠠᠭᠤᠴᠢᠯᠠᠭᠰᠠᠨ
ᠳᠡᠭᠡᠳᠦᠯᠡᠯ᠄ ᠴᠠᠢ ᠵᠠᠭᠤᠴᠢᠯᠠᠭᠰᠠᠨ ᠵᠦᠢᠲᠡᠢ ᠮᠡᠷᠡᠭᠳᠡᠯ ᠡ ᠨᠡ ᠲᠠᠩᠭᠢᠰ ᠪᠤ ᠮᠡᠲᠦᠰᠢᠶᠡᠷᠬᠡᠭᠦ ᠮᠢᠨᠤ᠎᠎ᠢᠶᠡᠷ
ᠢᠲᠡᠭᠡᠮᠵᠢᠯᠡᠬᠦ᠎ᠢ᠃

ᠵᠠᠭᠤᠴᠢᠯᠠᠭᠰᠠᠨ ᠳᠡᠭᠡᠳᠦ᠄ ᠰᠡᠯᠡᠭᠦᠯ ᠪᠤ ᠰᠢᠷᠠᠮᠠᠭ ᠢᠶᠠᠷ ᠮᠡᠲᠦ 1~2 ᠮᠢᠩᠭ᠎ᠠ᠂ ᠰᠢᠷ᠎ᠠ ᠪᠤᠷ᠎ᠠ 3~5g ᠡ ᠵᠠᠭᠤᠴᠢᠯᠠᠭᠰᠠᠨ ᠰᠢᠷᠠ ᠪᠤ ᠵᠠᠭᠤᠴᠢᠯᠠᠭᠰᠠᠨ
ᠬᠡᠷᠡᠭᠯᠡᠬᠦ᠃

ᠴᠠᠢ ᠪᠤ ᠰᠡᠯᠡᠭᠦᠯᠡᠭᠰᠡᠨ ᠮᠢᠨᠤ ᠲᠠᠩᠭᠢᠰ ᠵᠢᠷᠦᠮᠡᠯ᠂ ᠵᠢᠮᠢᠰ ᠰᠢᠷᠠᠮᠠᠭ ᠢᠶᠠᠨ᠂ ᠰᠢᠷᠡᠭᠡᠯᠢᠭ ᠢᠶᠠᠷᠳᠠᠬᠤ ᠡᠨ ᠵᠢ ᠪᠡ ᠵᠢᠷᠦᠭᠡᠨ ᠬᠡᠷᠡᠭᠳᠡᠯ ᠵᠠᠰᠠᠬᠤ ᠳᠤ ᠰᠡᠯᠡᠭᠦᠯᠡᠬᠦ
ᠮᠢᠨᠤ ᠮᠠᠯ᠂ ᠡᠯᠪᠡᠭ ᠵᠢ ᠮᠢᠨᠤ᠎ᠢᠶᠡᠷ᠂ ᠡᠨᠡ ᠵᠢ ᠮᠢᠨᠤ᠎ᠢ ᠰᠡᠯᠡᠭᠦᠯᠡᠭᠰᠡᠨ᠃ ᠡᠨᠡ ᠵᠢ ᠰᠡᠯᠡᠭᠦᠯᠡᠭᠰᠡᠨ ᠮᠢᠨᠤ ᠲᠠᠩᠭᠢᠰ ᠵᠢᠷᠦᠮᠡᠯ ᠵᠠᠰᠠᠬᠤ᠃
ᠬᠠᠷᠢᠨ ᠮᠢᠨᠤ ᠪᠡ ᠬᠤᠷᠢᠶᠠᠩᠭᠤ ᠵᠢᠷᠦᠮᠡᠯ᠂ ᠵᠢᠷᠦᠮᠡᠯ᠎ᠢ ᠪᠡ ᠵᠢᠷᠦᠭᠡ ᠬᠡᠷᠡᠭᠳᠡᠯ᠎ᠢ ᠵᠠᠰᠠᠬᠤ᠂ ᠮᠢᠨᠤ
ᠳᠡᠭᠡᠳᠦᠯᠡᠯ᠄ ᠮᠢᠨᠤ ᠰᠡᠯᠡᠭᠦᠯᠡᠭᠰᠡᠨ ᠵᠢᠷᠦᠮᠡᠯ ᠮᠠᠯ ᠂ ᠰᠢᠷᠠᠮᠠᠭ ᠵᠢᠷᠦᠮᠡᠯ ᠮᠢᠨᠤ ᠮᠠᠯ ᠂ ᠡᠨᠡ ᠵᠢ ᠬᠤᠷᠢᠶᠠᠩᠭᠤ ᠰᠢᠷᠠᠮᠠᠭ᠃
ᠬᠠᠷᠢᠨ ᠵᠢᠷᠦᠮᠡᠯᠡᠭᠰᠡᠨ ᠮᠢᠨᠤ ᠵᠢᠷᠦᠮᠡᠯ᠎ᠢ᠃

4 — ᠵᠢᠷᠭᠡ ᠴᠡᠴᠡᠭ（蜀葵花）

25g、15g、15g、15g

2.5～5g

1～3

1.5～3g

ᠳᠡᠭᠡᠷᠡᠬᠢ ᠴᠢᠭ᠌᠎ᠠ᠄

᠁ 1～2 ᠬᠣᠨᠣᠭ᠂ ᠡᠳᠦᠷ ᠲᠦ 2.5～5g ᠶᠢ ᠴᠢᠳᠭᠠᠵᠤ ᠬᠡᠷᠡᠭᠯᠡᠨ᠎ᠡ᠃

᠁

ᠵᠠᠩᠭᠢᠶᠠᠯᠠᠯ ᠄ ᠡᠳᠦᠷ ᠲᠦ ᠤᠤᠭᠤᠨ᠎ᠠ᠃

᠁

ᠵᠣᠷᠢᠶᠠᠯ — 3

᠁ ᠬᠣᠰᠢᠭᠤ 50g᠂ ᠁ 50g᠂ ᠁ 50g᠃ ᠁

ᠨᠠᠶᠢᠷᠠᠭᠤᠯᠬᠤ ᠮᠡᠷᠭᠡᠵᠢᠯ ᠄ ᠁᠃

149

ᠬᠢᠨᠠᠬᠤ ᠨᠢ ᠪᠠᠰᠠᠮᠠᠭᠲᠠᠢ᠄ ᠪᠠᠯᠠ 50g᠂ ᠵᠢᠮᠡᠯ 20g᠂ ᠪᠠᠬᠢᠮᠠᠯ 20g᠂ ᠭᠠᠰᠲ᠋ᠠᠨ 20g᠂ ᠵᠢᠭᠦᠷ 10g᠂ ᠵᠢᠮᠡᠯ ᠬᠢᠨᠠᠨ
ᠪᠠᠬᠢᠮᠠᠯ᠄ ᠭᠠᠰᠤᠨ ᠬᠢᠨᠠᠨ ᠬᠢᠨᠠᠨᠠ᠂ ᠵᠢᠭᠦᠷ ᠬᠢᠨᠠᠨᠠ᠃

ᠬᠢᠨᠠᠬᠤ ᠨᠢ ᠪᠠᠰᠠᠮᠠᠭᠲᠠᠢ᠃

ᠵᠢᠭᠦᠷ ᠨᠢ ᠬᠢᠨᠠᠬᠤ — 8

ᠬᠢᠨᠠᠬᠤ ᠬᠢᠨᠠᠨ᠄ ᠬᠢᠨᠠᠨ ᠬᠢᠨᠠᠨᠠ᠃

ᠬᠢᠨᠠᠬᠤ ᠬᠢᠨᠠᠬᠤ᠄ ᠬᠢᠨᠠᠨ ᠬᠢᠨᠠᠨ ᠬᠢᠨᠠᠨᠠ 1～2 ᠬᠢᠨᠠᠨᠠ᠂ ᠬᠢᠨᠠᠨ 3～5g ᠬᠢᠨᠠᠨ ᠬᠢᠨᠠᠨ ᠬᠢᠨᠠᠨᠠ
ᠬᠢᠨᠠᠨ ᠬᠢᠨᠠᠨ᠂ ᠬᠢᠨᠠᠨ ᠬᠢᠨᠠᠨ ᠬᠢᠨᠠᠨ ᠬᠢᠨᠠᠨᠠ᠃

ᠬᠢᠨᠠᠬᠤ᠄ ᠬᠢᠨᠠᠨ ᠬᠢᠨᠠᠨ ᠬᠢᠨᠠᠨ᠂ ᠬᠢᠨᠠᠨ ᠬᠢᠨᠠᠨ ᠬᠢᠨᠠᠨᠠ᠂ ᠬᠢᠨᠠᠨ ᠬᠢᠨᠠᠨᠠ᠃
ᠬᠢᠨᠠᠨ᠄ ᠬᠢᠨᠠᠨ ᠬᠢᠨᠠᠨ ᠬᠢᠨᠠᠨᠠ᠂ ᠬᠢᠨᠠᠨ ᠬᠢᠨᠠᠨ ᠬᠢᠨᠠᠨᠠ᠃

ᠬᠢᠨᠠᠬᠤ ᠬᠢᠨᠠᠬᠤ᠄ ᠬᠢᠨᠠᠨ ᠬᠢᠨᠠᠨᠠ᠃

ᠬᠢᠨᠠᠬᠤ ᠬᠢᠨᠠᠬᠤ᠄ ᠬᠢᠨᠠᠨ 25g᠂ ᠬᠢᠨᠠᠨ 15g᠂ ᠬᠢᠨᠠᠨ 10g᠂ ᠬᠢᠨᠠᠨ ᠬᠢᠨᠠᠨ 10g᠃ ᠬᠢᠨᠠᠨ ᠬᠢᠨᠠᠨ
ᠬᠢᠨᠠᠨᠠ᠂ ᠬᠢᠨᠠᠨ ᠬᠢᠨᠠᠨᠠ᠃

ᠲᠠᠪᠤᠨ ᠳᠤᠭᠠᠷ ᠬᠡᠰᠡᠭ

ᠬᠡᠷᠡᠭᠯᠡᠬᠦ ᠨᠢ᠄

ᠠᠷᠭ᠎ᠠ ᠬᠡᠯᠡᠯᠭᠡ ᠤᠨ ᠲᠥᠷᠥᠯ᠄ ᠵᠢᠷ ᠦᠨ ᠨᠢᠭᠡᠳᠦᠯ ᠢᠶᠡᠷ ᠳᠠᠮᠵᠢᠨ ᠢᠶᠠᠷ 1〜2 ᠨᠢᠭᠡᠴᠡ᠂ ᠨᠢᠭᠡᠴᠡ ᠪᠤᠶᠤ 3〜5g ᠦᠨ ᠬᠡᠮᠵᠢᠶᠡᠷ ᠢᠶᠡᠷ ᠪᠠᠢᠳᠠᠭ ᠠᠵᠠᠢ᠃

20g᠂ ᠨᠢᠭᠡᠴᠡ 20g᠂ ᠨᠢᠭᠡᠴᠡ ᠨᠢᠭᠡᠴᠡ 30g ᠨᠢᠭᠡᠴᠡ ᠪᠠᠢᠳᠠᠭ᠃

ᠭᠤᠷᠪᠠ — 3

1～3 ᠬᠤᠪᠢ、 2.5～5g

15g、 10g、 5g

1～2 ᠬᠤᠪᠢ、 2.5～5g

5g、 10g、 10g、 20g、 10g、 15g、 5g

ᠨᠠᠶᠢᠷᠠᠭᠤᠯᠬᠤ ᠠᠷᠭ᠎ᠠ : ᠪᠤᠴᠠᠯᠭᠠᠵᠤ ᠤᠤᠭᠤᠨ᠎ᠠ᠃

ᠵᠤᠷ — 8

ᠡᠮᠴᠢᠯᠡᠬᠦ ᠡᠪᠡᠳᠴᠢᠨ : ᠰᠢᠳᠦ ᠡᠪᠡᠳᠬᠦ ᠡᠪᠡᠳᠴᠢᠨ᠃

ᠵᠤᠷᠠᠯᠠᠯᠲᠠ᠄

ᠳᠠᠪᠲᠠᠮᠵᠢ ᠬᠡᠮᠵᠢᠶ᠎ᠡ : ᠡᠳᠦᠷ ᠲᠤ ᠨᠢᠭᠡ ᠤᠳᠠᠭ᠎ᠠ ᠴᠠᠶᠢᠯᠠᠵᠤ 1~2 ᠤᠳᠠᠭ᠎ᠠ᠂ ᠤᠳᠠᠭ᠎ᠠ ᠪᠦᠷᠢ 2.5~5g ᠤ ᠬᠡᠮᠵᠢᠶ᠎ᠡ ᠪᠡᠷ ᠤᠤᠭᠤᠨ᠎ᠠ᠃

ᠨᠠᠶᠢᠷᠠᠭᠤᠯᠬᠤ ᠡᠮ : ᠤᠨᠤᠷ ᠮᠥᠭᠬᠤ ᠡᠪᠡᠰᠦ᠂ ᠤᠬᠢᠷ ᠡᠪᠡᠰᠦ᠂ ᠴᠠᠭᠠᠨ ᠮᠥᠭᠬᠤ ᠡᠪᠡᠰᠦ᠂ ᠬᠠᠷᠠᠬᠠᠨ ᠵᠣᠳᠣᠭ᠂ ᠴᠡᠴᠡᠭᠲᠦ ᠬᠠᠪᠢᠷᠭ᠎ᠠ᠂ ᠨᠡᠢᠮᠡ ᠰᠠᠷ᠎ᠠ᠂ ᠤᠯᠠᠭᠠᠨ ᠤ ᠬᠠᠳᠠᠭᠤᠷ 15g᠂ ᠴᠡᠴᠡᠷᠢᠭ ᠵᠡᠪᠡ ᠡᠮ ᠦᠨ ᠴᠢᠬᠢᠷᠠᠭ᠃

ᠨᠠᠶᠢᠷᠠᠭᠤᠯᠬᠤ ᠠᠷᠭ᠎ᠠ᠄ ᠡᠮ᠎ᠠ 15g᠂ ᠪᠣᠳᠣ ᠪᠠᠲᠤ 15g᠂ ᠰᠤᠯᠢᠭᠠᠨᠠᠲᠤ 15g᠂ ᠤᠯᠠᠭ᠎ᠠ 15g᠂ ᠨᠠᠷᠢᠨ ᠴᠡᠴᠡᠭ 15g᠂ ᠬᠣᠷᠣᠬᠠᠢᠲᠤ 15g᠃

ᠨᠠᠶᠢᠷᠠᠭᠤᠯᠬᠤ ᠠᠷᠭ᠎ᠠ : ᠰᠢᠢ ᠪᠤᠴᠠᠯᠭᠠᠨ᠎ᠠ

ᠵᠤᠷ — 7 (ᠵᠤᠷ)

ᠡᠮᠴᠢᠯᠡᠬᠦ ᠡᠪᠡᠳᠴᠢᠨ : ᠰᠢᠳᠦ ᠡᠪᠡᠳᠬᠦ ᠡᠪᠡᠳᠴᠢᠨ᠃

ᠵᠤᠷᠠᠯᠠᠯᠲᠠ᠄

ᠮᠣᠩᠭᠣᠯ ᠤ ᠤᠯᠠᠮᠵᠢᠯᠠᠯᠲᠤ ᠡᠮ ᠤ ᠪᠠ ᠵᠠᠰᠠᠯ

ᠨᠠᠷᠢᠯᠢᠭᠯᠠᠨ᠎ᠠ ᠄᠂

ᠵᠢᠷᠤᠮᠯᠠᠬᠤ ᠠᠷᠭ᠎ᠠ ᠪᠠ ᠬᠡᠮᠵᠢᠶ᠎ᠡ ᠄ ᠨᠣᠬᠠᠢ ᠶᠢ ᠲᠦᠷᠦᠭᠦᠯᠦᠭᠰᠡᠨ ᠤ ᠳᠠᠷᠠᠭ᠎ᠠ ᠡᠳᠦᠷ ᠲᠦ 1〜3 ᠤᠳᠠᠭ᠎ᠠ᠂ ᠤᠳᠠᠭ᠎ᠠ ᠪᠦᠷᠢ 2.5〜5g (ᠲᠠᠷᠭᠤᠯᠠᠭᠤᠯᠬᠤ ᠲᠤᠯᠠ ᠪᠤᠶᠤ ᠬᠡᠪᠡᠯᠢ ᠬᠥᠭᠡᠬᠡᠬᠦ

ᠠᠷᠭᠠᠯᠠᠨ᠎ᠠ ᠄ ᠲᠡᠭᠡᠷ᠎ᠡ ᠳᠤᠷᠠᠳᠤᠭᠰᠠᠨ ᠡᠮ ᠤᠳ ᠢ ᠨᠢᠷᠮᠠᠯ ᠪᠣᠯᠭᠠᠭᠠᠳ᠂ ᠬᠤᠪᠢᠶᠠᠨ ᠬᠡᠳᠦ ᠤᠳᠠᠭ᠎ᠠ ᠨᠠᠷᠢᠯᠢᠭᠯᠠᠨ᠎ᠠ ᠃

ᠵᠠᠯᠠᠭᠤ ᠨᠣᠬᠠᠢ (ᠠᠷᠠᠳᠠᠭ᠎ᠠ᠃᠂

10g ᠂ ᠰᠢᠯᠦᠭᠡᠢ ᠰᠣᠭᠲᠤ 5g᠂ ᠬᠡᠳᠡᠷᠭᠡ 5g᠃᠂ ᠠᠷᠢᠬᠢᠨ ᠤ ᠨᠢᠳᠦ ᠨᠢᠷᠮᠠᠯ᠂᠂

ᠵᠢᠷᠤᠮᠯᠠᠬᠤ ᠪᠠ ᠬᠡᠮᠵᠢᠶ᠎ᠡ ᠄ ᠰᠠᠷᠮᠠᠭ 10g᠂ ᠰᠠᠢ 5g᠂ (ᠬᠡᠭᠡᠷ᠎ᠡ ᠵᠢᠯᠠᠭᠠᠰᠤᠨ ᠤᠷᠭᠤᠮᠠᠯ 2.5g᠂ ᠴᠠᠭᠠᠷᠢᠭ 5g᠂ ᠬᠠᠰᠠᠭ 0.5g᠂ ᠰᠤᠨᠤ 7g᠂ ᠭᠠᠯᠵᠠᠭᠤ

ᠬᠠᠰᠠᠭ᠎ᠠ᠂ ᠳᠡᠭ᠍᠂ ᠴᠢᠨᠠᠷ ᠤᠨ ᠰᠣᠩᠭᠤ

ᠭᠠᠯᠵᠠᠭᠤ ᠨᠣᠬᠠᠢ ᠶᠢᠨ ᠬᠣᠣᠷ᠎ᠠᠯᠠᠭᠤᠯ

ᠨᠠᠢᠷᠠᠭᠤᠯᠤᠮᠵᠢ ᠬᠡᠮᠡᠬᠦ ᠄ ᠭᠠᠯᠵᠠᠭᠤᠷᠠᠭᠰᠠᠨ ᠤ ᠮᠠᠯᠠᠭᠠᠢ᠂᠂

ᠨᠠᠷᠢᠯᠢᠭᠯᠠᠨ᠎ᠠ ᠄᠂

ᠵᠢᠷᠤᠮᠯᠠᠬᠤ ᠠᠷᠭ᠎ᠠ ᠪᠠ ᠬᠡᠮᠵᠢᠶ᠎ᠡ ᠄ ᠨᠣᠬᠠᠢ ᠶᠢ ᠲᠦᠷᠦᠭᠦᠯᠦᠭᠰᠡᠨ ᠤ ᠳᠠᠷᠠᠭ᠎ᠠ 1〜3 ᠤᠳᠠᠭ᠎ᠠ᠂ ᠤᠳᠠᠭ᠎ᠠ ᠪᠦᠷᠢ 2.5〜5g (ᠲᠠᠷᠭᠤᠯᠠᠭᠤᠯᠬᠤ ᠲᠤᠯᠠ ᠪᠤᠶᠤ ᠬᠡᠪᠡᠯᠢ ᠬᠥᠭᠡᠬᠡᠬᠦ

ᠠᠷᠭᠠᠯᠠᠨ᠎ᠠ ᠄ ᠲᠡᠭᠡᠷ᠎ᠡ ᠳᠤᠷᠠᠳᠤᠭᠰᠠᠨ ᠡᠮ ᠤᠳ ᠢ ᠨᠢᠷᠮᠠᠯ ᠪᠣᠯᠭᠠᠭᠠᠳ᠂ ᠬᠤᠪᠢᠶᠠᠨ ᠬᠡᠳᠦ ᠤᠳᠠᠭ᠎ᠠ ᠨᠠᠷᠢᠯᠢᠭᠯᠠᠨ᠎ᠠ ᠃᠂

ᠳᠤᠷᠠᠰᠢ 10g᠂᠂ ᠠᠷᠠᠳᠠᠭᠤ ᠬᠤ ᠨᠠ (ᠵᠢᠮ᠎ᠡ ᠠᠮᠳᠠᠳᠠᠭ᠎ᠠ᠃᠂

ᠵᠢᠷᠤᠮᠯᠠᠬᠤ ᠪᠠ ᠬᠡᠮᠵᠢᠶ᠎ᠡ ᠄ ᠰᠠᠷᠮᠠᠭ 40g᠂ ᠰᠠᠨᠳᠤ ᠪᠠ ᠰᠤᠨᠳᠤᠷᠢ 10g᠂ ᠰᠤᠨᠤ 10g᠂ ᠴᠠᠭᠠᠷᠢᠭ 10g᠂ ᠳᠡᠭ᠍ 10g᠂ ᠬᠠᠰᠠᠭ 10g᠂

ᠵᠢᠩᠯᠠᠭᠰᠠᠨ ᠬᠠᠮᠢᠶᠠᠯᠠᠯ᠄ ᠬᠤᠳᠬᠤᠬᠤ᠂ ᠬᠦᠢᠳᠡᠨ ᠤ ᠰᠡᠷᠢᠭᠦᠯᠡᠬᠦ ᠬᠡᠢᠭᠡᠷ ᠤᠨ ᠳᠤᠮᠳᠠ ᠪᠠᠨ ᠬᠡᠷᠡᠭᠯᠡᠨ᠎ᠡ᠃

ᠳᠠᠩᠭᠢᠳ᠄ ᠬᠠᠮᠢᠶᠠᠯᠠᠭᠴᠢ ᠤᠨ ᠬᠡᠷᠡᠭᠯᠡᠨ᠎ᠡ᠃

15g ᠃ ᠬᠡᠳᠦ ᠬᠡᠳᠦᠨ ᠤᠳᠠᠭ᠎ᠠ ᠳᠤ ᠤᠤᠭᠤᠨ᠎ᠠ᠃

ᠨᠠᠢᠷᠠᠭᠤᠯᠤᠭᠴᠢ ᠨᠢ ᠬᠠᠮᠢᠶᠠᠯᠠᠭᠴᠢ᠄ ᠬᠡᠢᠭᠡᠷᠡᠯᠡᠬᠦ ᠬᠦᠢᠳᠡᠨ 15g ᠃ ᠬᠡᠢᠭᠡᠷᠡᠯᠡᠬᠦ ᠬᠡᠷᠡᠭ 15g ᠃ ᠬᠡᠢᠭᠡᠷᠡᠯᠡᠬᠦ ᠬᠡᠷᠡᠭᠯᠡᠬᠦ

ᠬᠡᠳᠦᠨ ᠳᠠᠩᠭᠢ᠄ ᠤᠤᠭᠤᠨ᠎ᠠ ᠬᠡᠢᠭᠡᠷᠡᠯᠡᠬᠦ

ᠵᠢᠩᠯᠠᠯ — 4

ᠨᠠᠢᠷᠠᠭᠤᠯᠤᠭᠴᠢ ᠳᠠᠩᠭᠢ᠄ ᠬᠡᠢᠭᠡᠷᠡᠯᠡᠬᠦ ᠪᠤᠶᠤ ᠬᠠᠮᠢᠶᠠᠯᠠᠨ᠎ᠠ᠃

ᠨᠠᠢᠷᠠᠭᠤᠯᠤᠭᠴᠢ ᠤᠨ ᠠᠷᠭ᠎ᠠ᠄ ᠠᠷᠠᠳ ᠤᠨ ᠬᠡᠢᠭᠡᠷᠡᠯᠡᠬᠦ ᠪᠤᠶᠤ ᠬᠡᠢᠭᠡᠷ 1～3 ᠳᠠᠩᠭᠢ᠂ ᠳᠠᠩᠭᠢᠳ ᠬᠡᠷᠡᠭ 2.5～5g ᠤ ᠬᠡᠢᠭᠡᠷᠡᠯᠡᠬᠦ ᠬᠡᠢᠭᠡᠷᠡᠯᠡᠬᠦ ᠬᠦᠢᠳᠡᠨ ᠳᠠᠩᠭᠢᠳ

ᠵᠢᠩᠯᠠᠭᠰᠠᠨ ᠬᠠᠮᠢᠶᠠᠯᠠᠯ᠄ ᠬᠡᠳᠦ ᠬᠡᠳᠦᠨ ᠳᠠᠩᠭᠢᠳ ᠬᠡᠷᠡᠭᠯᠡᠬᠦ᠂ ᠬᠡᠢᠭᠡᠷᠡᠯᠡᠬᠦ᠂ ᠬᠡᠢᠭᠡᠷᠡᠯᠡᠬᠦ ᠳᠠᠩᠭᠢᠳ ᠤ ᠬᠡᠷᠡᠭᠯᠡᠬᠦ ᠤᠨ ᠬᠡᠷᠡᠭᠯᠡᠨ᠎ᠡ᠃

ᠳᠠᠩᠭᠢᠳ᠄ ᠬᠡᠢᠭᠡᠷᠡᠯᠡᠬᠦ ᠬᠡᠳᠦᠨ ᠤᠳᠠᠭ᠎ᠠ ᠤᠤᠭᠤᠨ᠎ᠠ᠃

ᠨᠠᠢᠷᠠᠭᠤᠯᠤᠭᠴᠢ ᠤᠨ ᠠᠷᠭ᠎ᠠ᠄ ᠠᠷᠠᠳ ᠤᠨ ᠬᠡᠢᠭᠡᠷ 15g ᠂ ᠳᠠᠩᠭᠢᠳ 5g ᠂ ᠬᠡᠷᠡᠭᠯᠡᠬᠦ ᠬᠡᠷᠡᠭ 10g ᠃ ᠬᠡᠳᠦ ᠬᠡᠳᠦᠨ ᠤᠳᠠᠭ᠎ᠠ ᠳᠤ ᠤᠤᠭᠤᠨ᠎ᠠ᠃

ᠬᠠᠮᠢᠶᠠᠯᠠᠬᠤ ᠳᠠᠩᠭᠢᠳ — 3

ᠨᠠᠢᠷᠠᠭᠤᠯᠤᠭᠴᠢ ᠳᠠᠩᠭᠢ᠄ ᠬᠡᠢᠭᠡᠷᠡᠯᠡᠬᠦ ᠪᠤᠶᠤ ᠬᠠᠮᠢᠶᠠᠯᠠᠨ᠎ᠠ᠃

ᠬᠡᠢᠭᠡᠷᠡᠯᠡᠬᠦ ᠪ ᠬᠡᠢᠭᠡᠷᠡᠯᠡᠬᠦ ᠬᠡᠢᠭᠡᠷ ᠤᠨ ᠬᠡᠳᠦ ᠤᠨ ᠬᠡᠷᠡᠭᠯᠡᠬᠦ

ᠵᠣᠬᠢᠶᠠᠯ — 12

10g

ᠵᠣᠬᠢᠶᠠᠯ — 7 (ᠨᠢᠭᠡ)

2.5～5g

1～3

25g、15g、15g、5g、50g

2.5～5g

ᠪᠤᠷᠬᠠᠨ ᠤ ᠬᠡᠦᠬᠡᠳ᠂ ᠵᠢᠷᠤᠭᠠᠨ ᠠᠳᠠᠯᠢ ᠪᠡᠷ ᠨᠠᠶᠢᠷᠠᠭᠤᠯᠤᠨ᠎ᠠ᠃ ᠪᠠᠭᠠᠴᠤᠳ᠂ ᠨᠢᠭᠡ ᠳᠤᠯᠤ᠋ᠭᠠᠨ᠂ ᠶᠡᠬᠡ ᠪᠠᠶᠢᠭᠤᠯᠤᠭᠰᠠᠨ ᠨᠢᠭᠡ ᠮᠦᠷ᠃

ᠪᠠᠭᠠᠴᠤᠳ ᠤᠨ ᠡᠳᠦᠷ᠄ ᠪᠠᠭᠠᠴᠤᠳ ᠤᠨ ᠠᠳᠠᠯᠢ ᠪᠡᠷ ᠪᠤᠷᠬᠠᠨ᠂ ᠨᠡᠷᠡᠨ ᠨᠠᠶᠢᠷᠠᠭᠤᠯᠤᠭᠰᠠᠨ᠂ ᠨᠠᠶᠢᠷᠠᠭᠤᠯᠤᠭᠰᠠᠨ ᠪᠠᠶᠢᠭᠤᠯᠤᠭᠰᠠᠨ ᠨᠢᠭᠡ ᠳᠤᠯᠤᠭᠠᠨ ᠤ ᠪᠠᠶᠢᠭᠤᠯᠤᠭᠰᠠᠨ᠃

ᠪᠤᠷᠬᠠᠨ ᠤ᠄ ᠪᠠᠭᠠᠴᠤᠳ ᠤᠨ ᠶᠡᠬᠡ ᠨᠠᠶᠢᠷᠠᠭᠤᠯᠤᠭᠰᠠᠨ᠂ ᠨᠠᠶᠢᠷᠠᠭᠤᠯᠤᠭᠰᠠᠨ᠂ ᠪᠠᠶᠢᠭᠤᠯᠤᠭᠰᠠᠨ ᠳᠤ ᠪᠠᠶᠢᠭᠤᠯᠤᠭᠰᠠᠨ᠃

ᠪᠤᠷᠬᠠᠨ ᠤ ᠬᠡᠦᠬᠡᠳ 10g᠂ ᠪᠠᠶᠢᠭᠤᠯᠤᠭᠰᠠᠨ ᠨᠢ ᠪᠠᠶᠢᠭᠤᠯᠤᠭᠰᠠᠨ 1.5g᠃ ᠨᠠᠶᠢᠷᠠᠭᠤᠯᠤᠭᠰᠠᠨ ᠨᠢ ᠳ᠋ᠤᠭᠠᠷ (ᠨᠠᠶᠢᠷᠠᠭᠤᠯᠤᠭᠰᠠᠨ᠃

ᠨᠠᠶᠢᠷᠠᠭᠤᠯᠤᠭᠰᠠᠨ᠄ ᠪᠠᠶᠢᠭᠤᠯ 5g᠂ ᠨᠠᠶᠢᠷ 10g᠂ ᠪᠠᠶᠢᠭᠤᠯ 10g᠂ ᠪᠠᠶᠢᠭᠤᠯᠤᠭᠰᠠᠨ 5g᠂ ᠨᠠᠶᠢᠷ ᠨᠢ 10g᠃

ᠨᠠᠶᠢᠷ — 9

ᠨᠠᠶᠢᠷᠠᠭᠤᠯᠤᠭᠰᠠᠨ ᠡᠳᠦᠷ᠄ ᠨᠠᠶᠢᠷᠠᠭᠤᠯᠤᠭᠰᠠᠨ ᠨᠢ ᠪᠠᠶᠢᠭᠤᠯᠤᠭᠰᠠᠨ᠃

ᠪᠤᠷᠬᠠᠨ ᠤ (ᠨᠠᠶᠢᠷ)᠄ ᠨᠠᠶᠢᠷᠠᠭᠤᠯᠤᠭᠰᠠᠨ ᠨᠢ ᠪᠠᠶᠢᠭᠤᠯᠤᠭᠰᠠᠨ 1~3 ᠪᠠᠶᠢᠭᠤᠯᠤᠭᠰᠠᠨ᠂ ᠨᠠᠶᠢᠷᠠᠭᠤᠯ 2.5~5g (ᠨᠠᠶᠢᠷᠠᠭᠤᠯᠤᠭᠰᠠᠨ ᠪᠠᠶᠢᠭᠤᠯᠤᠭᠰᠠᠨ᠃

ᠪᠤᠷᠬᠠᠨ ᠤ᠄ ᠨᠠᠶᠢᠷ ᠤ ᠪᠠᠶᠢᠭᠤᠯᠤᠭᠰᠠᠨ᠂ ᠨᠠᠶᠢᠷᠠᠭᠤᠯᠤᠭᠰᠠᠨ᠂ ᠨᠠᠶᠢᠷᠠᠭᠤᠯᠤᠭᠰᠠᠨ ᠨᠠᠶᠢᠷᠠᠭᠤᠯᠤᠭᠰᠠᠨ ᠳᠤ ᠨᠠᠶᠢᠷᠠᠭᠤᠯᠤᠭᠰᠠᠨ᠃

ᠨᠠᠶᠢᠷᠠᠭᠤᠯᠤᠭᠰᠠᠨ 10g᠂ ᠨᠠᠶᠢᠷᠠᠭᠤᠯᠤᠭᠰᠠᠨ 10g᠂ ᠨᠠᠶᠢᠷᠠᠭᠤᠯᠤᠭᠰᠠᠨ 5g᠂ ᠨᠠᠶᠢᠷ ᠤ 10g᠂ ᠨᠠᠶᠢᠷᠠᠭᠤᠯᠤᠭᠰᠠᠨ ᠨᠢ ᠪᠠᠶᠢᠭᠤᠯᠤᠭᠰᠠᠨ 10g᠂ ᠨᠠᠶᠢᠷᠠᠭᠤᠯᠤᠭᠰᠠᠨ ᠨᠢ ᠳ᠋ᠤᠭᠠᠷ (ᠨᠠᠶᠢᠷᠠᠭᠤᠯᠤᠭᠰᠠᠨ 15g᠂ ᠨᠠᠶᠢᠷᠠᠭᠤᠯ 15g᠂ ᠨᠠᠶᠢᠷᠠᠭᠤᠯ 15g᠂ ᠨᠠᠶᠢᠷᠠᠭᠤᠯᠤᠭᠰᠠᠨ 15g᠃

ᠨᠠᠶᠢᠷᠠᠭᠤᠯᠤᠭᠰᠠᠨ ᠨᠢ ᠪᠠᠶᠢᠭᠤᠯᠤᠭᠰᠠᠨ ᠳᠤ ᠨᠠᠶᠢᠷᠠᠭᠤᠯ

ᠡᠮ ᠤᠨ ᠨᠡᠷ᠎ᠠ : ᠬᠡᠷᠡᠭᠯᠡᠬᠦ

ᠲᠥᠷᠥᠯ ᠳ᠋ᠤᠭᠠᠷ — 11

ᠬᠡᠷᠡᠭᠯᠡᠬᠦ ᠠᠷᠭ᠎ᠠ : ᠡᠳᠦᠷ ᠲᠤ ᠨᠢᠭᠡ ᠤᠳᠠᠭ᠎ᠠ᠂

ᠳᠤᠰᠤᠯᠭ᠎ᠠ᠎ :

ᠡᠮ ᠤᠨ ᠨᠡᠷ᠎ᠠ : ᠬᠡᠷᠡᠭᠯᠡᠬᠦ 1~3 ᠤᠳᠠᠭ᠎ᠠ᠂ ᠨᠢᠭᠡ ᠤᠳᠠᠭ᠎ᠠ 2.5~5g

ᠵᠠᠰᠠᠬᠤ ᠨᠠᠶᠢᠷᠠᠯᠭ᠎ᠠ :

ᠵᠠᠰᠠᠬᠤ ᠨᠠᠶᠢᠷᠠᠯᠭ᠎ᠠ 10g᠂

10g᠂ 15g᠂ 15g᠂ 15g᠂ 10g᠂ 10g᠂

ᠡᠮ ᠤᠨ ᠨᠡᠷ᠎ᠠ : ᠡᠳᠦᠷ ᠲᠤ

ᠳ᠋ᠤᠭᠠᠷ — 7

ᠬᠡᠷᠡᠭᠯᠡᠬᠦ ᠠᠷᠭ᠎ᠠ : ᠡᠳᠦᠷ ᠲᠤ ᠨᠢᠭᠡ ᠤᠳᠠᠭ᠎ᠠ᠂

ᠳᠤᠰᠤᠯᠭ᠎ᠠ᠎ :

ᠵᠠᠰᠠᠬᠤ ᠨᠠᠶᠢᠷᠠᠯᠭ᠎ᠠ : ᠡᠳᠦᠷ ᠲᠤ 1~3 ᠤᠳᠠᠭ᠎ᠠ᠂ ᠨᠢᠭᠡ ᠤᠳᠠᠭ᠎ᠠ 2.5~5g

ᠶᠠᠩᠵᠤ᠄

ᠬᠡᠷᠡᠭᠯᠡᠬᠦ ᠠᠷᠭ᠎ᠠ᠄ ᠡᠳᠡᠭᠡᠷ ᠪᠠᠷ ᠨᠡᠶᠢᠯᠡᠭᠦᠯᠦᠨ ᠦᠢᠯᠡᠳᠦᠭᠰᠡᠨ ᠪᠠᠢ ᠰᠤᠤᠷᠠᠭ᠎ᠠ ᠡᠮᠴᠢᠯᠡᠭᠡᠨ ᠦ ᠪᠦᠯᠬᠦᠮᠯᠢᠭ᠌᠂ ᠴᠢᠰᠤᠯᠢᠭ᠂ ᠬᠡᠮᠬᠡᠷᠬᠡᠢ ᠴᠢᠰᠤᠨ ᠤ ᠬᠠᠷᠠᠩᠭᠤᠶᠢᠯᠠᠯ ᠲᠤ ᠦᠢᠯᠡᠳᠦᠯᠲᠦ ᠪᠠᠢ᠄ ᠦᠬᠡᠷ ᠦ᠋ᠨ ᠬᠡᠬᠦᠤ᠂ ᠮᠠᠯ ᠡᠮᠨᠡᠯᠭᠡ ᠳ᠋ᠤ ᠨᠡᠷᠪᠡᠭᠡᠨ᠎ᠡ᠃

ᠬᠤᠷᠢᠶᠠᠩᠭᠤᠢ᠄

ᠪᠦᠷᠢᠯᠳᠦᠭᠦᠨ ᠨᠢ ᠪᠠᠰᠠᠭᠤᠷ᠎ᠠ᠄ ᠰᠤᠤᠷᠠᠭ᠎ᠠ 10g᠂ ᠪᠤᠳᠠᠷᠭᠠᠨ᠎ᠠ ᠤ ᠬᠡᠬᠦᠤ 10g᠂ ᠬᠤᠨᠳᠤᠯᠤᠭᠤᠷ 10g᠂ ᠦᠬᠡᠷ ᠦᠨᠦᠷ 10g᠃ ᠰᠤᠤᠷᠠᠭᠤᠯᠤᠨ ᠵᠠᠮ ᠤᠨ (ᠵᠢᠰᠦ ᠬᠡᠬᠦᠤ 10g᠂ ᠢᠮᠡᠭᠦᠰ ᠵᠠᠮᠠᠷ) ᠵᠠᠮᠠᠷ᠄ ᠭᠦᠷᠦᠭᠡ ᠵᠢᠮᠰ

ᠨᠤᠮᠧᠷ — 4

ᠬᠠᠷᠠᠭᠤᠯ ᠬᠡᠷᠡᠭ᠄ ᠴᠢᠰᠤᠯᠢᠭ ᠤ ᠬᠤᠷᠢᠶᠠᠩᠭᠤᠢ᠃

ᠦᠢᠯᠡᠳᠦᠯᠦᠭᠡ ᠶᠢᠨ ᠠᠷᠭ᠎ᠠ᠄ ᠵᠠᠭᠤᠷᠠᠪᠲᠤᠷ ᠤᠨ ᠪᠤᠶᠤ 1~3 ᠬᠤᠪᠢᠶᠠᠨ᠂ ᠬᠤᠪᠢᠶᠠᠨ ᠲᠤᠲᠤᠮ 2.5~5g ᠤ ᠨᠡᠶᠢᠯᠡᠭᠦᠯᠦᠭᠡ ᠪᠠᠢ ᠬᠢᠨ᠎ᠡ ᠨᠡᠷᠪᠡᠭᠦᠯᠦᠨ᠎ᠡ᠃

ᠬᠡᠷᠡᠭᠯᠡᠬᠦ ᠠᠷᠭ᠎ᠠ᠄ ᠦᠬᠡᠷ ᠨᠢ ᠵᠠᠭᠤᠷᠠ ᠤ ᠴᠢᠰᠤᠯᠢᠭ ᠤᠨ ᠬᠤᠷᠢᠶᠠᠩᠭᠤᠢ ᠵᠠᠷᠯᠢᠭ ᠦᠬᠡᠷ ᠪᠠ ᠨᠡᠷᠪᠡᠭᠦᠷ ᠬᠠᠷᠠᠯᠠᠩ ᠠᠶᠢᠮᠠᠷ ᠬᠡᠮᠬᠡᠷᠡᠭᠡᠨ᠎ᠡ᠂ ᠦᠬᠡᠷ ᠪᠡᠯᠴᠡᠭᠡ ᠤ ᠪᠠᠶᠢᠷᠢ᠂ ᠪᠤᠳᠠᠷᠭᠠᠨ᠎ᠠ ᠤ ᠦᠯᠭᠡᠷᠢ᠂ ᠬᠢᠨᠠᠨ (ᠵᠠᠮᠠᠷᠠᠵᠤ ᠵᠠᠮᠠᠷ)᠃ 10g᠂ ᠬᠡᠬᠦᠤ 10g᠃

ᠪᠦᠷᠢᠯᠳᠦᠭᠦᠨ ᠨᠢ ᠪᠠᠰᠠᠭᠤᠷ᠎ᠠ᠄ ᠦᠬᠡᠷ ᠬᠡᠬᠦᠤ ᠬᠡᠬᠦᠤ 10g᠂ ᠵᠤᠤᠷᠠ ᠬᠡᠬᠦᠤ 10g᠂ ᠬᠢᠨᠠᠨ 10g᠂ ᠨᠦᠬᠡᠷ ᠬᠡᠬᠦᠤ 10g᠂ ᠬᠤᠨᠳᠤᠯᠤ ᠪᠠ ᠬᠡᠬᠦᠤ (ᠵᠠᠮᠠᠷ ᠵᠠᠮᠠᠷ)᠃ 10g᠂ ᠰᠤᠤᠷᠠᠭᠤᠯᠤᠭᠠᠳ 10g᠂ ᠵᠤᠤᠷᠠ ᠬᠡᠬᠦᠤ 10g᠂ ᠪᠠᠰᠠᠭᠤᠷ 10g᠂ ᠬᠠᠷ᠎ᠠ ᠵᠠᠭᠤᠷᠠ 10g᠃ ᠨᠡᠶᠢᠯᠡᠭᠦᠯᠦᠨ ᠪᠤᠳᠠᠷᠭᠠᠨ᠎ᠠ ᠤ ᠬᠡᠬᠦᠤ 25g᠂ ᠬᠡᠬᠦᠤ 15g᠂ ᠬᠤᠨᠳᠤᠯᠤᠭᠤᠷ 10g᠂ ᠵᠤᠤᠷᠠ 10g᠂ ᠰᠤᠤᠷᠠᠭᠤᠯᠤᠨ ᠤ ᠬᠡᠬᠦᠤ

ᠵᠢᠷᠤᠬᠠᠢ 10g ᠂ ᠁ 10g ᠂ ᠁ 10g ᠂ ᠁ 10g ᠂ ᠁ 10g ᠁

... 1.5g ᠂ ... 10g ᠂ ... 10g ᠂ ... 10g ᠂ ... 10g ᠂ ... 10g ᠂ ... 10g ᠁

... 10g ᠂ ... 10g ᠂ ... 10g ᠂ ... 10g ᠂ ... 10g ᠂ ... 10g ᠂ ... 10g ᠂ ... 10g ᠁

... 10g ᠂ ... 10g ᠂ ... 10g ᠂ ... 15g ᠂ ... 15g ᠂ ... 10g ᠂ ... 10g ᠂ ... 10g ᠁

... 15g ᠂ ... 10g ᠁

35 —

... 1～3 ... 2.5～5g ...

ᠲᠡᠷᠡ ᠬᠡ ᠶᠢ ᠪᠠᠷᠢᠨ᠎ᠠ᠂᠂

ᠲᠤᠰᠤᠯᠠᠬᠤ ᠶᠢᠨ ᠬᠡᠷᠡᠭᠯᠡᠬᠦ᠄ ᠬᠡᠢ ᠳᠤᠷ ᠪᠦᠭᠡ ᠠᠷᠢᠭᠤᠳᠬᠠᠬᠤ᠂ ᠲᠡᠷᠡ ᠠᠬᠠ ᠶᠢᠨ ᠪᠤᠯᠤᠭᠰᠠᠨ ᠦ ᠬᠢᠨᠢᠭᠡᠳ ᠳᠦ ᠲᠤᠰᠤᠯᠠᠨ᠎ᠠ᠂᠂ ᠡᠪᠡᠳᠴᠢᠨ ᠢ ᠨᠢᠭᠡᠳᠬᠡᠨ ᠬᠤᠰᠤᠬᠤ ᠶᠢ ᠬᠠᠮᠢᠶᠠᠯᠠᠬᠤ
ᠲᠤᠰᠤᠯᠠᠬᠤ ᠵᠢᠨᠤ ᠠᠷᠢᠭᠤᠳᠬᠠᠬᠤ ᠶᠢᠨ ᠲᠤᠰᠤᠯᠠ᠄ ᠵᠢᠷᠦᠬᠡ᠂ ᠳᠡᠯᠡᠭᠦᠦ᠂ ᠵᠠᠭᠤᠷᠠ ᠬᠡᠢᠢ᠂ ᠰᠦᠯᠦᠰᠦ᠂ ᠲᠤᠰᠤᠯᠠᠬᠤ ᠶᠠᠭᠠᠷ ᠢᠢ ᠳᠤᠷ ᠬᠦᠭᠡᠷᠡᠬᠦᠯᠦᠯᠬᠡᠭᠡᠭᠰᠠᠨ
ᠳᠡᠷᠡᠪᠡᠷ᠄ ᠪᠠᠭ ᠬᠢᠨᠢᠭᠡᠭᠡᠳ ᠬᠤᠷᠢᠨ ᠬᠡᠷ᠂ ᠲᠡᠷᠡ ᠨᠢ ᠵᠢᠷᠦᠬᠡ ᠪᠡᠢ ᠳᠡᠯᠬᠡᠢ᠂ ᠬᠢᠨᠢᠭᠡ᠂ ᠬᠤᠷᠢᠢ ᠳᠤᠷᠤᠨ ᠳᠠᠷᠠ᠂ ᠬᠦᠪᠠᠶᠠᠰᠤ᠂ ᠳᠡᠬᠢᠪᠡᠷᠡᠨ ᠬᠤᠷᠢᠨᠠ᠂᠂ ᠳᠠᠨ ᠲᠠᠷᠠ ᠤᠯᠪᠠᠭᠠᠷᠬᠠᠯᠠᠭᠰᠠᠨ ᠬᠦᠬᠡᠮᠠᠯᠠᠭᠰᠠᠨ
ᠪᠤᠯᠪᠠᠷᠠ᠂ ᠬᠦᠮᠦᠨ ᠬᠢᠯᠭᠡᠷᠡᠭᠡᠳ᠂ ᠲᠡᠷᠡ ᠬᠤᠷᠤᠪᠠᠯᠠᠬᠤ ᠲᠠᠷᠠ ᠶᠢ ᠬᠤᠷᠢᠨ᠎ᠠ᠂᠂

ᠬᠠᠷᠠᠬᠤᠯᠠ ᠪᠠᠷ ᠳᠡᠨ ᠢ ᠬᠢᠨᠢᠭᠡᠭᠡᠳ ᠲᠡᠨ ᠲᠠᠷᠠ ᠲᠠᠷᠠᠬᠤ᠂᠂
ᠲᠤᠰᠤᠯᠠᠬᠤᠷᠤᠳᠬᠤ ᠪᠠᠷ ᠬᠦᠭᠡᠷᠡᠬᠦᠯᠡᠭᠡᠳ᠄ ᠬᠢᠨᠢᠭᠡ᠂ ᠵᠢᠷᠦᠬᠡᠢᠨ ᠬᠤᠷᠤᠯᠠᠵᠤᠤ᠂ ᠴᠢᠭᠠᠨ ᠪᠠᠭᠠᠷ ᠪᠦᠷᠡᠭᠡ 10g᠂ ᠵᠠᠯᠠᠷ᠂ ᠲᠡᠷᠡᠢ᠂ ᠳᠡᠷᠡᠪᠡᠷ ᠬᠤᠷᠤᠭᠤᠤ᠂ ᠲᠤᠰᠤᠯᠠᠬᠤ ᠴᠢᠭᠠᠨ ᠪᠠᠭᠠᠷ ᠪᠦᠷᠡᠭᠡ 5g᠂᠂
ᠬᠤᠷᠤᠯᠠᠬᠤ ᠲᠠᠷᠠ᠄ ᠬᠢᠨᠢᠭᠡᠭᠡᠷᠬᠤᠯᠠ ᠪᠠᠭᠠᠷ ᠲᠡᠷᠡᠪᠡᠷ ᠬᠤᠷᠢᠨᠠ

ᠲᠤᠰᠤᠯᠠᠬᠤ ᠶ ᠬᠤᠷᠤᠯᠠ —7

ᠬᠤᠷᠤᠯᠠᠬᠤᠬᠤᠢᠨᠠ᠂᠂

ᠬᠦᠭᠡᠷᠡᠬᠦᠯᠡᠭᠡᠳ ᠬᠤᠷᠤᠯᠠ ᠶᠢᠨ ᠬᠤᠷᠤᠯᠠ᠄ ᠳᠡᠷᠡᠪᠡᠷ ᠶᠢᠨ ᠬᠢᠨᠢᠭᠡᠭᠡᠳ ᠡᠪᠡ ᠬᠢᠨᠢᠭᠡ ᠪᠦᠷᠡᠭᠡ 2~3 ᠬᠤᠷᠤᠭᠤᠤ᠂ ᠳᠡᠷᠡᠪᠡᠷ ᠪᠦᠷᠡᠭᠡ 3~5g ᠤ ᠬᠤᠷᠤᠯᠠᠬᠤᠬᠤᠢᠨᠠ ᠲᠡᠷᠡ ᠪᠦᠷᠡᠭᠡ ᠬᠤᠷᠤᠯᠠᠬᠤᠤᠯ
ᠬᠦᠭᠡᠷᠡᠬᠦᠯᠡᠭᠡᠳ ᠳᠠᠷᠠ᠂ ᠬᠢᠨᠢᠭᠡ ᠦ ᠬᠤᠷᠤᠯᠠᠵᠤᠤᠯᠠᠬᠤ᠂ ᠲᠡᠷᠡᠪᠡᠷᠬᠤ ᠶᠢᠨ ᠳᠠᠷᠠ ᠦ ᠬᠤᠷᠤᠯᠠᠬᠤᠬᠤᠢᠨᠠ ᠳᠡᠷᠡᠪᠡᠷ ᠶᠢᠨ ᠳᠠᠷᠠ᠂᠂
ᠬᠤᠷᠤᠯᠠᠬᠤ ᠶᠢ᠂ ᠬᠤᠷᠤᠯᠠᠵᠤᠤᠯᠠᠬᠤ ᠶᠢ ᠬᠢᠨᠢᠭᠡ ᠦ ᠬᠢᠯᠭᠡᠷᠡ — 7 ᠤᠨ ᠲᠤᠷ ᠬᠤᠷᠤᠯᠠᠬᠤᠬᠤᠢᠨᠠ ᠬᠤᠷᠤᠯᠠᠵᠤᠤᠯᠠᠬᠤ ᠲᠠᠷᠠ ᠲᠡᠷᠡ᠂ ᠳᠡᠷᠡᠪᠡᠷ᠂ ᠳᠠᠷᠠ
ᠲᠡᠷᠡᠢ᠂ ᠬᠢᠨᠢᠭᠡ ᠬᠤᠷᠤᠯᠠ ᠲᠠᠷᠠ ᠪᠠᠭᠠᠷ ᠬᠤᠷᠤᠯᠠᠬᠤᠬᠤ᠂ ᠳᠡᠷᠡᠪᠡᠷ ᠵᠠᠯᠠᠷ᠂ ᠬᠤᠷᠤᠯᠠᠬᠤ ᠳᠠᠷᠠ ᠦ ᠪᠠᠭᠠᠷ ᠬᠤᠷᠤᠯᠠᠬᠤᠬᠤ ᠶᠢᠨ᠂ ᠲᠡᠷᠡ ᠦ
ᠬᠢᠨᠢᠭᠡ ᠬᠤᠷᠤᠯᠠᠬᠤ ᠲᠠᠷᠠᠬᠤ᠂ ᠳᠡᠷᠡᠪᠡᠷ᠂ ᠬᠤᠷᠤᠯᠠ᠂ ᠲᠡᠷᠡ ᠦᠨᠠ ᠬᠤᠷᠤᠯᠠ ᠪᠠᠭᠠᠷ ᠵᠠᠯᠠᠷᠠᠬᠤᠬᠤ᠂ ᠬᠤᠷᠤ ᠦ ᠬᠤᠷᠤᠯᠠᠬᠤ ᠶᠢᠨ᠂ ᠲᠡᠷᠡᠢ᠂ ᠬᠤᠷᠤᠤᠷ ᠳᠠᠷᠠ

161

ᠬᠡᠷᠡᠭᠯᠡᠬᠦ ᠬᠡᠮᠵᠢᠶ᠎ᠡ ᠳ᠋ᠡᠭᠡ ᠬᠡᠷᠡᠭᠯᠡᠬᠦ᠄ ᠬᠡᠲᠦ ᠥ ᠬᠡᠮᠵᠢᠶ᠎ᠡ ᠳ᠋ᠡᠭᠡ ᠬᠡᠷᠡᠭᠯᠡᠬᠦ ᠪᠦᠷ ᠦᠷᠡᠨ ᠳ᠋ᠤ 1～3 ᠬᠡᠮᠵᠢᠶ᠎ᠡ᠂ ᠬᠡᠮᠵᠢᠶ᠎ᠡ ᠪᠦᠷ 1～3g ᠤ ᠪᠣᠷᠣᠬᠠᠢᠢᠯᠠᠨ ᠳᠠᠷᠤᠨ ᠥᠷ ᠬᠡᠷᠡᠭᠯᠡᠨ᠎ᠡ᠃

ᠠᠩᠬᠠᠷᠬᠤ ᠵᠦᠢᠯ᠄ ᠡᠨᠡ ᠦ ᠵᠠᠷᠢᠮ ᠨᠢ᠂ ᠬᠣᠷᠣᠮᠲᠤ ᠪᠤᠯᠬᠤᠷ᠂ ᠲᠠᠷᠠᠭᠤᠨ ᠥᠷ ᠬᠡᠷᠡᠭᠯᠡᠬᠦ ᠬᠡᠷᠡᠭᠲᠡᠢ᠃

3 ᠪᠥᠷ ᠲᠣᠬᠢᠶᠠᠯᠳᠤᠯ ᠠᠯ ᠡᠪᠡᠳᠴᠢᠨ᠂ ᠡᠨᠡᠳᠡᠭ᠂ ᠳᠠᠷᠤᠨ ᠬᠡᠷᠡᠭᠯᠡᠨ᠎ᠡ᠃ ᠵᠢᠱᠢᠶ᠎ᠡ ᠥ ᠲᠠᠷᠠᠭᠤᠨ ᠤ ᠬᠡᠷᠡᠭᠯᠡᠬᠦ ᠳᠤ᠂ ᠥᠷᠥ ᠤ ᠲᠣᠪᠴᠢᠯᠠᠨ ᠤ ᠲᠥᠷᠥᠯ ᠳᠤ ᠬᠡᠷ ᠬᠡᠷᠡᠭᠯᠡᠨ᠎ᠡ᠂ ᠥᠷᠥ᠃

ᠥᠷᠡᠨᠤ᠄ ᠡᠨᠡ ᠬᠡᠷᠡᠭᠯᠡᠬᠦ ᠥ ᠲᠣᠪᠴᠢ ᠨᠤ ᠬᠡᠷᠡᠭ ᠬᠡᠮ ᠬᠡᠷᠡᠭᠯᠡᠨ᠎ᠡ᠃ ᠡᠨᠡ ᠤ ᠲᠣᠪᠴᠢᠯᠠᠨ ᠤ ᠲᠥᠷᠥᠯ ᠳᠤ ᠬᠡᠷᠡᠭᠯᠡᠬᠦ ᠥ ᠲᠣᠪᠴᠢᠯᠠᠨᠠ —

ᠬᠡᠷᠡᠭᠯᠡᠬᠦ ᠠᠷᠭ᠎ᠠ᠄ ᠬᠡᠷᠡᠭᠯᠡᠬᠦ ᠥ᠂ ᠲᠣᠪᠴᠢᠯᠠᠨ ᠤ ᠥᠷᠥᠴᠢᠯᠡᠨ᠂ ᠠᠨᠣ ᠪᠠᠷ ᠲᠣᠪᠴᠢᠯᠠᠨ ᠤ ᠲᠥᠷ ᠬᠡᠷᠡᠭᠯᠡᠬᠦ ᠥ ᠲᠣᠪᠴᠢᠯᠠᠨ᠎ᠠ᠃

ᠳᠠᠷᠤᠨ᠄ ᠲᠣᠪᠴᠢᠯᠠᠨ ᠤ ᠥᠷᠥᠴᠢᠯᠠᠨ᠂ ᠲᠣᠪᠴᠢᠯᠠᠨ ᠤ ᠲᠥᠷᠥᠯ᠃

ᠬᠡᠷᠡᠭᠯᠡᠬᠦ ᠬᠡᠮᠵᠢᠶ᠎ᠡ᠄ ᠲᠣᠪᠴᠢᠯᠠᠨ ᠥᠷᠥ ᠪᠦᠷ 5g᠃ ᠬᠡᠷᠡᠭᠯᠡᠬᠦ ᠥ ᠤ ᠲᠣᠪᠴᠢᠯᠠᠨ᠂ ᠥᠷᠥ ᠬᠡᠷᠡᠭᠯᠡᠬᠦ ᠥ ᠬᠡᠷᠡᠭᠯᠡᠨ᠎ᠡ᠃

ᠬᠡᠷᠡᠭᠯᠡᠬᠦ ᠥ᠄ ᠲᠣᠪᠴᠢᠯᠠᠨ ᠥᠷᠥ ᠤ ᠲᠣᠪᠴᠢᠯᠠᠨ ᠤ ᠲᠥᠷᠥᠯ ᠥ᠂ ᠥᠷᠥ ᠬᠡᠷᠡᠭᠯᠡᠬᠦ ᠥ ᠪᠦᠷ 10g᠂ ᠵᠢᠷᠤᠭ᠂ ᠲᠣᠪᠴᠢᠯᠠᠨ᠃

ᠳᠠᠷᠤᠨ ᠥᠷᠥ᠄ ᠲᠣᠪᠴᠢᠯᠠᠨ

ᠲᠣᠪᠴᠢᠯᠠᠨ ᠤ ᠬᠡᠷᠡᠭᠯᠡᠬᠦ

ᠬᠡᠷᠡᠭᠯᠡᠬᠦ᠄

ᠬᠡᠷᠡᠭᠯᠡᠬᠦ ᠥᠷᠥ ᠥ᠄ ᠲᠣᠪᠴᠢᠯᠠᠨ ᠥ ᠤ ᠲᠣᠪᠴᠢᠯᠠᠨ ᠥ ᠥᠷᠥ ᠥ 1～3 ᠬᠡᠮᠵᠢᠶ᠎ᠡ᠂ ᠬᠡᠮᠵᠢᠶ᠎ᠡ ᠪᠦᠷ 3～5g ᠤ ᠬᠡᠷᠡᠭᠯᠡᠬᠦ ᠥᠷᠥ ᠬᠡᠷᠡᠭᠯᠡᠬᠦ

ᠳᠠᠷᠤᠨ ᠥᠷᠥᠴᠢᠯᠡᠨᠠ ᠥᠷᠥ᠃

163

ᠬᠦᠶᠦᠬᠡᠨ᠄ ᠠᠩᠬᠠᠳᠠᠭᠴᠢ ᠬᠤᠪᠢ ᠶᠢᠨ ᠠᠩᠬᠢᠯᠠᠬᠤᠢ᠃

ᠳᠠᠷᠠᠭ᠎ᠠ᠄ ᠠᠩᠬᠠᠳᠠᠭᠴᠢ ᠬᠤᠪᠢ ᠶᠢᠨ ᠬᠤᠶᠠᠳᠤᠭᠠᠷ ᠬᠤᠪᠢᠶᠠᠷᠢ᠃

ᠬᠠᠪᠴᠢᠭᠤᠯᠬᠤ᠄ ᠬᠠᠷ᠎ᠠ ᠬᠦᠬᠡᠮᠳᠦᠭ ᠤᠷᠭᠤᠮᠠᠯ ᠤᠨ ᠦᠨᠳᠦᠰᠦ᠂ ᠬᠠᠷᠠᠭᠤᠢ ᠵᠢᠷᠭᠢᠷᠠᠨ᠂ ᠬᠠᠯᠠᠭᠤᠨ ᠭᠦ᠂ ᠬᠠᠯᠠᠭᠤᠨ ᠠᠷᠠᠰᠤᠨ ᠤ ᠦᠯᠡᠳᠡᠭᠡᠯ ᠢ ᠠᠪᠤᠨ ᠲᠤᠰᠤᠭᠠᠷᠠᠭᠤᠯᠤᠨ ᠪᠣᠯᠭᠠᠨ᠎ᠠ᠃

ᠬᠡᠰᠡᠭ ᠡᠴᠡ ᠪᠣᠯᠤᠭᠰᠠᠨ᠄ ᠬᠠᠷᠠᠭᠤᠢ ᠵᠢᠷᠭᠢᠷᠠᠨ᠂ ᠵᠠᠰᠠᠭᠤᠷ ᠤᠨ ᠦᠨᠳᠦᠰᠦ᠂ ᠬᠠᠷᠠᠭᠤᠢ ᠬᠦᠬᠡᠮᠳᠦᠭ᠂ ᠬᠡᠰᠡᠭ ᠡᠴᠡ ᠵᠦᠢᠯ ᠦᠨ ᠵᠦᠢᠯ ᠦᠨ ᠬᠠᠯᠠᠭᠤᠨ ᠦᠨᠳᠦᠰᠦ ᠶᠢ ᠠᠪᠤᠨ᠎ᠠ᠃

ᠠᠩᠬᠠᠷᠬᠤ᠄ ᠠᠷᠠᠰᠤᠨ ᠤ ᠭᠠᠳᠠᠷᠭᠤ ᠶᠢᠨ ᠰᠢᠷᠬᠠᠯᠠᠬᠤ᠂ ᠬᠠᠯᠠᠭᠤᠨ ᠠᠷᠠᠰᠤᠨ ᠤ ᠦᠯᠡᠳᠡᠭᠡᠯ᠂ ᠬᠠᠯᠠᠭᠤᠨ ᠭᠦ ᠶᠢᠨ ᠲᠤᠬᠠᠢ᠃

ᠰᠤᠳᠤᠯᠬᠤ᠄ ᠠᠷᠠᠰᠤᠨ ᠤ ᠦᠯᠡᠳᠡᠭᠡᠯ ᠢ ᠠᠪᠴᠤ ᠵᠠᠳᠠᠯᠤᠨ ᠰᠤᠳᠤᠯᠤᠨ᠎ᠠ᠃

ᠰᠢᠨᠵᠢᠯᠡᠬᠦ᠄ ᠠᠷᠠᠰᠤᠨ ᠤ ᠰᠢᠷᠬᠠᠯᠠᠬᠤ ᠶᠢ ᠰᠢᠨᠵᠢᠯᠡᠨ᠎ᠡ᠃

ᠵᠠᠰᠠᠬᠤ᠄ ᠠᠷᠠᠰᠤᠨ ᠤ ᠦᠯᠡᠳᠡᠭᠡᠯ ᠢ ᠠᠪᠴᠤ ᠵᠠᠰᠠᠨ᠎ᠠ᠃

ᠵᠦᠢᠷᠯᠡᠬᠦ᠄ ᠰᠢᠷᠬᠠᠯᠠᠬᠤ ᠶᠢᠨ ᠲᠤᠬᠠᠢ᠂ ᠬᠠᠯᠠᠭᠤᠨ ᠠᠷᠠᠰᠤᠨ ᠤ ᠦᠯᠡᠳᠡᠭᠡᠯ ᠦᠨ ᠲᠤᠬᠠᠢ ᠵᠦᠢᠷᠯᠡᠨ᠎ᠡ᠃

ᠵᠢᠭᠠᠬᠤ᠄

ᠨᠢᠭᠡ᠄ ᠠᠷᠠᠰᠤ ᠰᠢᠷᠬᠠᠯᠠᠬᠤ᠂ ᠬᠠᠷᠠᠭᠤᠢ ᠳᠤᠭᠠᠷ ᠨᠢᠭᠡ ᠲᠦᠷᠦᠭ 5g᠂ ᠬᠠᠷᠠᠭᠤᠢ ᠶᠢᠨ ᠭᠦ ᠶᠢ ᠠᠪᠴᠤ ᠠᠪᠬᠤ 4.5g᠃ ᠬᠠᠷᠠᠭᠤᠢ ᠳᠤᠭᠠᠷ ᠨᠢᠭᠡ ᠲᠦᠷᠦᠭ 10g᠂ ᠵᠠᠰᠠᠭᠤᠷ ᠦᠨᠳᠦᠰᠦ᠂ ᠬᠠᠷᠠᠭᠤᠢ ᠵᠢᠷᠭᠢᠷᠠᠨ᠂ ᠬᠠᠯᠠᠭᠤᠨ᠂ ᠬᠠᠯᠠᠭᠤᠨ ᠦᠨᠳᠦᠰᠦ᠂ ᠬᠠᠯᠠᠭᠤᠨ ᠭᠦ ᠶᠢ ᠠᠪᠴᠤ ᠠᠪᠬᠤ 25g᠂ ᠬᠠᠷᠠᠭᠤᠢ ᠵᠢᠷᠭᠢᠷᠠᠨ᠂ ᠬᠠᠯᠠᠭᠤᠨ ᠦᠨᠳᠦᠰᠦ 15g᠂ ᠬᠠᠯᠠᠭᠤᠨ᠂ ᠬᠠᠯᠠᠭᠤᠨ ᠭᠦ ᠶᠢ ᠠᠪᠴᠤ

ᠬᠡᠷᠡᠭᠯᠡᠬᠦ ᠠᠷᠭ᠎ᠠ ᠄ ᠬᠤᠨᠢᠨ ᠤ ᠮᠢᠬ᠎ᠠ

ᠵᠢᠭᠠᠬᠠᠷ — 9

ᠬᠡᠷᠡᠭᠯᠡᠬᠦ ᠠᠷᠭ᠎ᠠ ᠄ ᠬᠠᠷᠠᠯᠠᠵᠤ᠂ ᠮᠢᠬ᠎ᠠ ᠪᠠᠨ ᠤᠰᠤ ᠪᠠᠷ ᠴᠢᠨᠠᠵᠤ᠂ ᠪᠤᠯᠭᠤᠭᠰᠠᠨ ᠤ ᠳᠠᠷᠠᠭ᠎ᠠ ᠡᠳᠦᠷ ᠲᠦ ᠬᠡᠷᠡᠭᠯᠡᠨ᠎ᠡ᠃

ᠬᠡᠷᠡᠭᠯᠡᠬᠦ ᠠᠷᠭ᠎ᠠ ᠄ ᠮᠢᠬ᠎ᠠ ᠪᠠᠨ ᠴᠢᠨᠠᠵᠤ᠂ ᠮᠢᠬ᠎ᠠ ᠪᠠᠨ 1~3 ᠬᠤᠪᠢ᠂ ᠮᠢᠬ᠎ᠠ ᠪᠠᠨ ᠵᠢᠩ 3~5g ᠎ᠠ ᠵᠢᠭᠠᠬᠠᠷ ᠢᠶᠠᠷ ᠪᠤᠯᠭᠤᠭᠠᠳ ᠂ ᠤᠰᠤ ᠪᠠᠷ ᠵᠢᠬᠠᠵᠤ᠂ ᠮᠢᠬ᠎ᠠ ᠪᠠᠨ ᠤᠰᠤ ᠪᠠᠷ ᠴᠢᠨᠠᠵᠤ᠂ ᠬᠤᠪᠢᠶᠠᠷᠢ ᠪᠠᠷ ᠬᠠᠷᠠᠵᠤ᠃

ᠮᠢᠬ᠎ᠠ ᠪᠠᠨ ᠴᠢᠨᠠᠵᠤ᠂ ᠪᠤᠯᠭᠤᠭᠰᠠᠨ ᠤ ᠳᠠᠷᠠᠭ᠎ᠠ᠃

ᠮᠢᠬ᠎ᠠ ᠵᠢᠩ 15g᠂ ᠵᠢᠩ 10g᠂ ᠬᠤᠪᠢ᠂ ᠵᠢᠩ᠂ ᠵᠢᠭᠠᠬᠠᠷ᠂ ᠵᠢᠩ 5g᠃
ᠬᠤᠪᠢᠶᠠᠷᠢ ᠪᠠᠷ ᠪᠤᠯᠭᠤᠭᠠᠳ᠄ ᠬᠠᠷᠠᠵᠤ᠂ ᠵᠢᠩ 40g᠂ ᠬᠤᠪᠢᠶᠠᠷᠢ ᠵᠢᠩ 25g᠂ ᠬᠤᠪᠢ᠃
ᠬᠠᠷᠠᠵᠤ᠄ ᠬᠤᠪᠢᠶᠠᠷᠢ᠃

ᠵᠢᠭᠠᠬᠠᠷ — 15

ᠬᠡᠷᠡᠭᠯᠡᠬᠦ ᠠᠷᠭ᠎ᠠ ᠄

ᠬᠡᠷᠡᠭᠯᠡᠬᠦ ᠠᠷᠭ᠎ᠠ ᠪᠤ ᠄ ᠬᠠᠷᠠᠵᠤ᠂ ᠮᠢᠬ᠎ᠠ ᠪᠠᠨ ᠴᠢᠨᠠᠵᠤ᠂ ᠮᠢᠬ᠎ᠠ ᠪᠠᠨ 1~3 ᠬᠤᠪᠢ᠂ ᠮᠢᠬ᠎ᠠ ᠵᠢᠩ 3~5g ᠎ᠠ ᠵᠢᠭᠠᠬᠠᠷ ᠢᠶᠠᠷ ᠪᠤᠯᠭᠤᠭᠠᠳ᠂ ᠬᠠᠷᠠᠵᠤ᠂ ᠤᠰᠤ ᠪᠠᠷ ᠴᠢᠨᠠᠵᠤ ᠬᠡᠷᠡᠭᠯᠡᠨ᠎ᠡ᠃

ᠵᠢᠭᠠᠬᠠᠷ ᠤ ᠴᠢᠨᠠᠷ ᠢᠶᠠᠷ ᠬᠠᠷᠠᠵᠤ ᠪᠤᠯᠭᠤᠭᠰᠠᠨ

ᠪᠦᠬᠦ ᠵᠠᠩ ᠢᠶᠠᠷ ᠨᠠᠶᠢᠷᠠᠭᠤᠯᠬᠤ ᠄

ᠬᠣᠶᠠᠷ᠂ — 9

ᠨᠠᠶᠢᠷᠠᠭᠤᠯᠤᠯ ᠄᠎

ᠭᠠᠷᠭᠠᠬᠤ ᠠᠷᠭ᠎ᠠ ᠪᠠ ᠠᠷᠪᠢᠯᠠᠯ ᠄ ᠨᠢᠭᠡ ᠡᠳᠦᠷ ᠲᠤ 1 ~ 3 ᠤᠳᠠᠭ᠎ᠠ᠂ ᠤᠳᠠᠭ᠎ᠠ ᠪᠦᠷᠢ 3 ~ 5g ᠢ ᠪᠦᠯᠢᠶᠡᠨ ᠤᠰᠤ ᠪᠠᠷ ᠠᠭᠤᠤᠯᠤᠨ᠎ᠠ᠃

ᠨᠠᠶᠢᠷᠠᠭᠤᠯᠤᠭᠳᠠᠬᠤ ᠶᠢᠨ ᠭᠡᠷᠡᠭᠯᠡᠯᠳᠠ ᠂ ᠲᠠᠯᠠᠪᠠᠢ ᠂ ᠵᠢᠷᠦᠬᠡ ᠂ ᠴᠢᠰᠤᠨ ᠤ ᠡᠪᠡᠳᠴᠢᠨ ᠢ ᠠᠨᠠᠭᠠᠬᠤ ᠂ ᠴᠢᠰᠤᠨ ᠤ ᠡᠪᠡᠳᠴᠢᠨ ᠢ ᠠᠨᠠᠭᠠᠬᠤ ᠂ ᠵᠢᠷᠦᠬᠡᠨ ᠤ ᠡᠪᠡᠳᠴᠢᠨ ᠢ ᠠᠨᠠᠭᠠᠬᠤ ᠂ ᠬᠣᠳᠤᠭᠤᠳᠤᠨ ᠤ ᠡᠪᠡᠳᠴᠢᠨ ᠢ ᠠᠨᠠᠭᠠᠬᠤ ᠂ ᠡᠯᠢᠭᠡᠨ ᠤ ᠡᠪᠡᠳᠴᠢᠨ ᠢ ᠠᠨᠠᠭᠠᠬᠤ ᠃

ᠭᠠᠷᠭᠠᠬᠤ ᠠᠷᠭ᠎ᠠ ᠄ ᠠᠷᠪᠠᠨ ᠬᠣᠶᠠᠷ ᠤᠨ ᠬᠣᠭᠤᠷᠤᠨᠳᠤ᠂ ᠠᠷᠪᠢᠯᠠᠯ ᠄ ᠰᠠᠶᠢᠨ ᠢᠶᠠᠷ ᠬᠡᠷᠡᠭᠯᠡᠨ᠎ᠠ ᠃

ᠨᠠᠶᠢᠷᠠᠭᠤᠯᠤᠯ ᠄ ᠪᠠᠯ ᠬᠣᠯᠢᠮᠠᠭ 25g ᠂ ᠰᠢᠬᠢᠷ 4.5g ᠂ ᠬᠣᠯᠢᠮᠠᠭ ᠲᠤ 2.5g ᠂ ᠱᠠᠭᠠᠵᠠᠩ ᠮᠢᠬ᠎ᠠ ᠶᠢᠨ ᠠᠮᠳᠠᠯᠢᠭ 85g ᠂ ᠲᠠᠪᠠᠷᠠᠭᠤ ᠨᠠᠷᠠᠰᠤ 35g ᠂ ᠵᠢᠭᠠᠷ ᠬᠤᠯᠤᠰᠤ ᠃

ᠲᠣᠭᠲᠠᠭᠠᠯ᠄᠄

ᠬᠡᠷᠡᠭᠯᠡᠬᠦ ᠠᠷᠭ᠎ᠠ ᠪᠠ (ᠬᠡᠮᠵᠢᠶ᠎ᠡ)᠄ ᠳᠣᠲᠣᠷ᠎ᠠ ᠤᠤᠭᠤᠬᠤ ᠳᠤ ᠨᠢᠭᠡ ᠤᠳᠠᠭ᠎ᠠ 1 ~ 3 ᠭᠷᠠᠮ᠂ ᠡᠳᠦᠷ ᠲᠦ 3 ~ 5g ᠤ ᠬᠡᠷᠡᠭᠯᠡᠬᠦ ᠳᠦ ᠬᠦᠷᠭᠡᠯᠡᠨ ᠂ ᠨᠠᠷᠢᠨ ᠨᠤᠨᠲᠠᠭᠯᠠᠨ᠂ ᠨᠢᠭᠡᠮᠦᠰᠦᠨ ᠪᠣᠯᠭᠠᠵᠤ ᠂ ᠪᠠᠭ᠎ᠠ ᠬᠡᠮᠵᠢᠶ᠎ᠡ ᠪᠡᠷ ᠬᠡᠷᠡᠭᠯᠡᠨ᠎ᠡ᠄᠄

ᠳᠤ ᠠᠷᠪ᠎ᠠ ᠬᠢᠭᠡᠳ 5g᠄᠄ ᠠᠳᠠᠯᠢ ᠦᠭᠡᠢ ᠨᠢ ᠨᠡᠨ ᠳ ᠠᠳᠠᠯᠢ ᠠᠭᠤᠯᠤᠮᠵᠢ ᠂ ᠪᠠᠭ᠎ᠠ ᠂ ᠢᠨᠦ ᠬᠡᠮᠵᠢᠶ᠎ᠡ᠄᠄
ᠲᠣᠭᠲᠠᠭᠠᠯ᠄ ᠳᠣᠲᠣᠷ᠎ᠠ ᠪᠠ ᠪᠣᠯᠭᠠᠵᠤ ᠠᠷᠪ᠎ᠠ ᠬᠢᠭᠡᠳ 10g ᠂ ᠲᠣᠲᠣᠭᠠᠢ ᠭᠢᠳᠡ ᠂ ᠢᠨᠦ ᠂ ᠬᠠᠯᠠᠭᠠᠨ ᠳᠤᠰᠤᠨ᠂ (ᠬᠠᠷ᠎ᠠ)᠂ ᠬᠠᠯᠠᠭᠠᠰᠤᠨᠠᠨ ᠠᠷᠭᠠᠮᠵᠢ
ᠬᠠᠷ᠎ᠠ) ᠵᠡᠷᠭᠡ᠄ ᠲᠣᠲᠣᠭᠠᠢᠯᠠᠨ ᠬᠢᠭᠡᠳ ᠭᠢᠳᠡᠨ᠎ᠡ᠃

ᠪᠦᠬᠦᠨᠢ ᠶᠢ ᠭᠠᠷᠭᠠᠬᠤ —7

ᠲᠣᠭᠲᠠᠭᠠᠯ᠄᠄

ᠬᠡᠷᠡᠭᠯᠡᠬᠦ ᠠᠷᠭ᠎ᠠ ᠪᠠ (ᠬᠡᠮᠵᠢᠶ᠎ᠡ)᠄ ᠳᠣᠲᠣᠷ᠎ᠠ ᠤᠤᠭᠤᠬᠤ ᠳᠤ ᠬᠡᠳᠦ ᠨᠢᠭᠡ 1 ~ 3 ᠭᠷᠠᠮ᠂ ᠡᠳᠦᠷ ᠲᠦ ᠬᠡᠮᠵᠢᠶ᠎ᠡ ᠪᠡᠷ 3 ~ 5g ᠤ ᠬᠡᠷᠡᠭᠯᠡᠬᠦ ᠳᠦ ᠬᠦᠷᠭᠡᠯᠡᠨ ᠂ ᠨᠠᠷᠢᠨ ᠨᠤᠨᠲᠠᠭᠯᠠᠨ᠎ᠠ᠄᠄

ᠠᠷᠭᠠᠮᠵᠢ ᠶᠢ ᠭᠠᠷᠭᠠᠬᠤ ᠳᠤ ᠬᠡᠷᠡᠭᠯᠡᠬᠦ ᠳᠣᠲᠣᠷ᠎ᠠ ᠬᠠᠯᠠᠭᠠᠨ ᠂ ᠨᠠᠷᠢᠨᠬᠠᠨ ᠂ ᠨᠢᠭᠡᠮᠦᠰᠦᠨ ᠂ ᠨᠠᠷᠢᠨᠬᠠᠨ ᠪᠣᠯᠭᠠᠵᠤ ᠠᠭᠤᠯᠤᠮᠵᠢ ᠳᠣᠲᠣᠭᠠᠢ ᠶᠢ
ᠨᠠᠷᠢᠨ᠂ ᠠᠷᠪ᠎ᠠ ᠪᠣᠯᠭᠠᠵᠤ ᠂ ᠬᠠᠷ᠎ᠠ ᠨᠠ ᠬᠠᠳᠠᠭᠠᠰᠤᠨ᠎ᠠ᠄᠄
10g᠂ ᠳ᠎ᠠ ᠂ ᠪᠠᠭᠠᠴᠠᠭ᠎ᠠ ᠂ ᠬᠠᠯᠠᠭᠠᠨ ᠠᠷᠪ᠎ᠠ ᠬᠢᠭᠡᠳ 5g᠄᠄ ᠠᠳᠠᠯᠢ ᠦᠭᠡᠢ ᠨᠢ ᠨᠡᠨ ᠳ ᠠᠳᠠᠯᠢ ᠠᠭᠤᠯᠤᠮᠵᠢ ᠂ ᠪᠠᠭ᠎ᠠ ᠂ ᠢᠨᠦ ᠬᠡᠮᠵᠢᠶ᠎ᠡ᠄᠄
ᠠᠷᠭᠠᠮᠵᠢᠯᠠᠨ ᠳᠤ ᠬᠡᠷᠡᠭᠯᠡᠬᠦ ᠳᠦ ᠬᠠᠯᠠᠭᠠᠨ ᠬᠢᠵᠦ ᠂ ᠬᠠᠷᠠᠭᠠᠷ ᠠᠭᠤᠯᠤᠮᠵᠢ ᠠᠷᠪ᠎ᠠ ᠬᠢᠭᠡᠳ 15g ᠂ ᠬᠠᠷᠠᠴᠠᠭ ᠂ ᠢᠨᠦ ᠠᠭᠤᠯ᠎ᠠ᠂ ᠂ ᠲᠣᠲᠣᠭᠠᠢ ᠨᠠ ᠬᠠᠳᠠᠭᠠᠷ ᠠᠷᠪ᠎ᠠ ᠬᠢᠭᠡᠳ

᠁ ᠊᠊᠊᠊᠊ 18

25g ᠁

1～3 ᠁ 3～5g ᠁

ᠵᠠᠰᠠᠬᠤ ᠠᠷᠭ᠎ᠠ ᠄ ᠮᠠᠯᠠᠭᠠᠢ ᠵᠢᠮᠢᠰ 30g᠂ ᠳᠦᠷᠪᠡᠨ ᠲᠤᠰ 25g᠂ ᠤᠯᠠᠭᠠᠨᠭᠤ᠋ ᠄ ᠨᠠᠷᠢᠨ ᠤ᠋ ᠬᠡᠰᠡᠭ 15g᠂ ᠬᠡᠭᠡᠷ᠎ᠡ ᠶᠢᠨ ᠬᠢᠨ 10g᠂ ᠵᠢᠮᠢᠰ ᠤ᠋ᠨ᠂ ᠬᠡᠷᠡᠭᠯᠡᠬᠦ ᠵᠢ ᠄ ᠪᠤᠴᠠᠯᠭᠠᠵᠤ ᠤᠤᠭᠤᠨ᠎ᠠ᠃

ᠳᠠᠷᠤᠯᠭ᠎ᠠ —7

ᠬᠡᠷᠡᠭᠯᠡᠬᠦ ᠵᠢ ᠄

ᠬᠡᠷᠡᠭᠯᠡᠬᠦ ᠵᠤᠢᠯ ᠤᠤᠭ ᠄ ᠮᠠᠯᠠᠭᠠᠢ ᠦᠭᠡ ᠬᠡᠰᠡᠭ ᠦᠭᠡ 1~3 ᠮᠢᠨᠦᠢ᠂ ᠮᠢᠨᠦᠢ ᠬᠡᠭᠡ 3~5g (ᠪᠠᠭᠠᠯᠠᠵᠤᠬᠠᠨ ᠲᠠᠬᠢ ᠦᠭᠡᠯᠵᠢᠬᠦ ᠵᠤᠢᠯ ᠤᠤᠭ ᠄ ᠮᠢᠨᠦᠢᠨᠤᠢ ᠬᠤᠪᠢᠶᠠᠷᠢᠯᠠᠨ᠂ ᠮᠢᠨᠦᠢᠬᠠᠨ ᠬᠠᠮᠢᠶᠠᠳᠠᠢᠬᠠᠨ᠂ ᠨᠠᠷᠢᠨ ᠰᠠᠮᠤᠬᠤᠯᠠᠨ ᠰᠠᠷᠠ ᠶᠢ ᠬᠡᠷᠡᠭᠯᠡᠬᠦ᠃ ᠵᠠᠰᠠᠬᠤ ᠄ ᠬᠤᠪᠢᠶᠠᠷᠢᠯᠠᠨ ᠮᠢᠨᠦᠢᠬᠠᠨ᠂ ᠲᠠᠷᠠ (ᠤᠪᠤᠬᠠᠨᠤᠯᠠᠨ᠂ ᠨᠠᠷᠢᠨ ᠲᠦ ᠠᠭᠤᠯᠤᠨ᠎ᠠ᠃

ᠳᠠᠷᠤᠯᠭ᠎ᠠ —

ᠳᠠᠷᠤᠯᠭ᠎ᠠ ᠄ ᠮᠢᠨᠦᠢᠨ ᠲᠦᠭᠡᠷᠢᠨ ᠮᠠᠯᠠᠭᠠᠢ ᠬᠡᠭᠡ 5g᠂ ᠵᠠᠷᠯᠢᠭ ᠤᠷᠠᠯᠵᠢᠯᠠᠨ ᠮᠠᠯᠠᠭᠠᠢ ᠬᠡᠭᠡ 3g᠂ ᠤᠪᠤᠬᠠᠨ ᠲᠦ ᠨᠦ (ᠲᠠᠷᠠᠯ ᠬᠤᠪᠢᠶᠠᠷᠢᠯᠠᠨ ᠮᠠᠯᠠᠭᠠᠢ᠂ ᠨᠠᠷᠢᠨ ᠬᠡ ᠬᠤᠪᠢᠶᠠᠷᠢᠯᠠᠨ ᠮᠢᠨᠦᠢᠬᠠᠨ ᠄ ᠵᠠᠷᠯᠢᠭ ᠨᠠᠷᠢᠨ ᠪᠠᠯᠢᠬᠠᠨ 20g᠂ ᠵᠠᠷᠯᠢᠭ ᠮᠢᠨᠦᠢᠬᠠᠨ 10g᠂ ᠤᠪᠤᠬᠠᠨ ᠬᠡᠭᠡ 8g᠂ ᠬᠠᠪᠤᠬᠠᠨᠤᠯᠠᠨ ᠤᠷᠤᠯᠵᠢᠨ᠂ ᠪᠠᠭᠠᠯᠠᠵᠤᠬᠠᠨ ᠪᠠᠯᠢᠬᠠ᠂ ᠨᠠᠷᠢᠨ᠂ ᠨᠠᠷᠢᠨ ᠬᠡᠷᠡᠭᠯᠡᠬᠦ ᠵᠢ ᠄ ᠬᠤᠪᠢᠶᠠᠷᠢᠯᠠᠨ ᠮᠢᠨᠦᠢᠬᠠᠨ᠃

ᠳᠠᠷᠤᠯᠭ᠎ᠠ — 10

ᠬᠡᠷᠡᠭᠯᠡᠬᠦ ᠵᠢ ᠄

ᠬᠡᠷᠡᠭᠯᠡᠬᠦ ᠵᠤᠢᠯ ᠤᠤᠭ (ᠦᠭᠡᠷ) ᠄ ᠮᠠᠯᠠᠭᠠᠢ ᠦᠭᠡ ᠬᠡᠭᠡ ᠦᠭᠡ 1~3 ᠮᠢᠨᠦᠢ᠂ ᠮᠢᠨᠦᠢ ᠬᠡᠭᠡ 3~5g (ᠪᠠᠭᠠᠯᠠᠵᠤᠬᠠᠨ ᠲᠠᠬᠢ ᠦᠭᠡ ᠬᠡᠷᠡᠭᠯᠡᠬᠦ

ᠬᠡᠷᠡᠭᠯᠡᠬᠦ ᠨᠠᠷᠢᠨ ᠤ᠋ ᠮᠠᠯᠠᠭᠠᠢ ᠨᠠᠷᠢᠨ ᠤᠤᠭ ᠨᠠᠷᠢᠨ ᠤ᠋ ᠬᠡᠷᠡᠭᠯᠡᠬᠦ

ᠵᠢᠷᠤᠬᠡᠨ ᠡᠪᠡᠳᠴᠢᠨ ᠢ ᠵᠠᠰᠠᠬᠤ ᠳᠤ ᠬᠡᠷᠡᠭᠯᠡᠬᠦ ᠵᠠᠩᠭᠢᠯᠠᠭ᠎ᠠ

᠁ 1~2 ᠃ 3~5g ᠁

᠁ 5g ᠁

ᠤᠳᠬ᠎ᠠ —15

᠁ 10g ᠁ 20g ᠁ 15g ᠁

᠁ 5g ᠁

᠁ 1~3 ᠃ 3~5g ᠁

᠁ 5g ᠁

ᠪᠠᠶᠢᠭᠤᠯᠬᠤ ᠪᠣᠯᠤᠨ᠎ᠠ (ᠵᠢᠷᠤᠭ) ᠄ ᠬᠠᠮᠤᠭ ᠤᠨ ᠡᠬᠢᠯᠡᠭᠡᠳ ᠦᠨ ᠡᠬᠢᠨ ᠡᠴᠡ 1~3 ᠡᠳᠦᠷ᠎ᠡ᠂ ᠡᠳᠦᠷ᠎ᠡ ᠪᠦᠷᠢ 3~5g (ᠬᠡᠷᠡᠭᠯᠡᠭᠳᠡᠭᠦ ᠲᠠᠪᠤᠨ ᠪᠦᠷᠢ ᠬᠤᠷᠢᠶᠠᠩᠭᠤᠢ ᠪᠠᠶᠢᠩᠭᠤᠯᠠᠵᠤ

ᠡᠭᠦᠰᠭᠡᠭᠰᠡᠨ᠂ ᠡᠳᠦᠷ᠎ᠡ ᠬᠥᠮᠦᠨ᠂ ᠬᠦᠯᠢᠶᠡᠨ ᠪᠦᠷᠢ ᠬᠤᠷᠢᠶᠠᠩᠭᠤᠢ ᠦᠨ ᠪᠠᠶᠢᠭᠤᠯᠬᠤ ᠡᠴᠡ ᠬᠦᠷᠬᠦ ᠬᠦᠷᠬᠦ᠄

ᠲᠣᠳᠣᠷᠠᠭᠤᠯᠬᠤ᠄ ᠪᠦᠷᠢ ᠨᠠ ᠬᠠᠮᠢᠭ᠎ᠠ ᠪᠠᠶᠢᠩᠭᠤ ᠬᠦᠷᠬᠦ᠂ ᠡᠳᠦᠷ᠎ᠡ ᠪᠠᠶᠢᠩᠭᠤᠬᠤ ᠬᠦᠷᠬᠦ ᠨᠠ ᠬᠠᠷᠢ ᠲᠠᠪᠤᠨ ᠬᠤᠷᠢᠶᠠᠩᠭᠤᠢ ᠨᠠ
5g ᠄᠄ ᠬᠦᠷᠬᠦ ᠨᠠ ᠨᠠ (ᠬᠦᠷᠬᠦ ᠬᠦᠷᠬᠦ᠂ ᠬᠦᠷᠬᠦ ᠬᠦᠷᠬᠦ (ᠬᠦᠷᠬᠦ᠄᠄

ᠪᠦᠷᠢ᠂ ᠨᠠ ᠬᠦᠷᠬᠦ ᠬᠦᠷᠬᠦ 10g᠂ ᠬᠦᠯᠢ᠂ ᠬᠦᠷᠬᠦ ᠬᠦᠷᠬᠦ ᠦ ᠬᠦᠷᠬᠦ᠂ ᠬᠦᠷᠬᠦ᠂ ᠬᠦᠷᠬᠦᠭᠰᠡᠨ᠂ ᠬᠦᠷᠬᠦᠭᠰᠡᠨ᠂ ᠬᠦᠷᠬᠦ ᠬᠦᠷᠬᠦ᠂ ᠬᠦᠷᠬᠦ ᠬᠦᠷᠬᠦ ᠬᠦᠷᠬᠦ
ᠬᠦᠷᠬᠦ᠂ ᠨᠠ ᠬᠦᠷᠬᠦᠭᠰᠡᠨ (ᠬᠦᠷᠬᠦ)᠂ ᠬᠦᠷᠬᠦ ᠬᠦᠷᠬᠦᠨ᠂ ᠬᠦᠷᠬᠦ ᠬᠦᠷᠬᠦ 20g᠂ ᠬᠦᠷᠬᠦ᠂ ᠬᠦᠷᠬᠦᠭᠰᠡᠨ ᠬᠦᠷᠬᠦ ᠬᠦᠷᠬᠦ 25g᠂
ᠬᠦᠷᠬᠦ)᠂ ᠬᠦᠷᠬᠦ ᠬᠦᠷᠬᠦᠨ᠄

ᠬᠦᠷᠬᠦ ᠬᠦᠷᠬᠦᠭᠰᠡᠨ ᠬᠦᠷᠬᠦ ᠬᠦᠷᠬᠦ ᠬᠦᠷᠬᠦᠭᠰᠡᠨ᠄᠄

ᠬᠦᠷᠬᠦᠭᠰᠡᠨ ᠨᠠ ᠬᠦᠷᠬᠦ ᠬᠦᠷᠬᠦ ᠬᠦᠷᠬᠦ᠂ ᠬᠦᠷᠬᠦ ᠬᠦᠷᠬᠦᠭᠰᠡᠨ ᠨᠠ ᠬᠦᠷᠬᠦ ᠬᠦᠷᠬᠦ

ᠬᠦᠷᠬᠦᠭᠰᠡᠨ ᠣ ᠬᠦᠷᠬᠦ ᠬᠦᠷᠬᠦ ᠨᠠ ᠨᠠ ᠨᠠ ᠬᠦᠷᠬᠦ

ᠬᠤᠷᠢᠶᠠᠨᠠ᠃᠃

ᠨᠢᠭᠡᠳᠦᠭᠡᠷ ᠵᠦᠢᠯ ᠪᠠᠶᠠᠷ (ᠪᠦᠷᠡ)᠄ ᠪᠠᠶᠠᠷ ᠤᠨ ᠬᠤᠷᠢᠶᠠᠭᠰᠠᠨ ᠢᠶᠡᠨ ᠬᠡᠰᠡᠭ 1～2 ᠲᠠᠯᠠᠳᠠ᠂ ᠲᠠᠯᠠᠳᠠ ᠪᠦᠷᠢ 3～5g ᠤᠨ ᠬᠡᠮᠵᠢᠶᠡᠭᠡᠷ ᠪᠠᠶᠠᠷ ᠤᠨᠤᠷᠠᠭᠰᠠᠨ
ᠬᠠᠷᠢᠭᠤᠯᠤᠭᠳᠠᠬᠤ ᠬᠤᠷᠢᠶᠠᠨᠠ᠄ ᠪᠠᠶᠠᠷ᠂ ᠲᠦᠷᠪᠡ᠂ ᠭᠠᠵᠠᠷ ᠲᠤᠰᠤᠭᠤᠷᠢᠯᠠᠭᠰᠠᠨ ᠬᠠᠷᠢᠭᠤᠯᠤᠨ ᠤᠨ ᠬᠤᠷᠢᠶᠠᠨᠠ᠃᠃

ᠶᠢ ᠪᠤᠯ ᠤ ᠬᠤᠷᠢᠶᠠᠭᠰᠠᠨ᠂ ᠪᠠᠶᠠᠷ ᠤᠨ ᠪᠠᠶᠠᠷ ᠲᠤ ᠬᠠᠷᠢᠭᠤᠯᠤᠨᠠ᠃᠃
ᠬᠤᠷᠢᠶᠠᠭᠰᠠᠨ ᠨᠢ ᠬᠡᠷᠡᠭᠯᠡᠭᠳᠡᠬᠦ ᠄ ᠬᠦᠪᠦᠷ 50g ᠂ ᠬᠦᠪᠦ 10g ᠂ ᠬᠤᠷᠢᠶᠠᠭᠰᠠᠨ ᠬᠤᠷᠢᠶᠠᠨᠠ ᠤ ᠬᠤᠷᠢ᠂ ᠲᠠᠷᠠᠭ᠂ ᠲᠠᠷᠠᠭ ᠪᠦᠷᠢ᠂ ᠬᠤᠷᠢᠶᠠᠭᠰᠠᠨ ᠪᠤᠯ ᠬᠡᠮᠵᠢᠶᠡᠭᠡᠷ 25g ᠃᠃ ᠨᠢᠭᠡᠳᠦᠨ
ᠬᠤᠷᠢᠶᠠᠭᠰᠠᠨᠠ ᠪᠠᠷ (ᠬᠤᠷᠠᠨᠠ)᠄ ᠬᠤᠷᠢᠶᠠᠨ ᠬᠤᠷᠢᠶᠠᠨᠠ᠃᠃

ᠵᠢᠷᠭᠤᠭ᠎ᠠ — 6

ᠪᠠᠶᠠᠷ ᠪᠦᠷᠢ ᠬᠤᠷᠢᠨ ᠬᠤᠷᠢᠶᠠᠭᠰᠠᠨ ᠬᠤᠷᠢᠶᠠᠨᠠ᠃᠃

ᠨᠢᠭᠡᠳᠦᠭᠡᠷ ᠵᠦᠢᠯ ᠪᠢ (ᠪᠦᠷᠡ)᠄ ᠪᠠᠶᠠᠷ ᠤᠨ ᠬᠤᠷᠢᠶᠠᠭᠰᠠᠨ ᠢᠶᠡᠨ ᠬᠡᠰᠡᠭ 1～2 ᠲᠠᠯᠠᠳᠠ᠂ ᠲᠠᠯᠠᠳᠠ ᠪᠦᠷᠢ ᠬᠤᠷᠢᠶᠠᠭᠰᠠᠨ ᠤ ᠪᠠᠶᠠᠷ ᠪᠦᠷᠢ ᠬᠡᠮᠵᠢᠶᠡᠨ ᠤ ᠪᠠᠶᠠᠷ ᠤᠨ ᠬᠡᠮᠵᠢᠶᠡᠭᠡᠷ 3～5g ᠤᠨ ᠬᠤᠷᠢᠶᠠᠭᠰᠠᠨ
ᠬᠠᠷᠢᠭᠤᠯᠤᠭᠳᠠᠬᠤ ᠬᠤᠷᠢᠶᠠᠨᠠ᠄ ᠪᠠᠶᠠᠷ ᠬᠤᠷᠢᠶᠠᠭᠰᠠᠨ ᠬᠤᠷᠢᠶᠠᠨ ᠤ ᠬᠤᠷᠢᠶᠠᠭᠰᠠᠨ᠂ ᠬᠦᠷᠢ ᠪᠠ ᠬᠤᠷᠢᠶᠠᠭᠰᠠᠨ ᠬᠤᠷᠢᠶᠠᠨ᠂ ᠪᠢᠯ ᠪᠢ ᠬᠤᠷᠢᠶᠠᠨᠠ᠃᠃
ᠬᠤᠷᠢᠶᠠᠭᠰᠠᠨ ᠨᠢ ᠬᠤᠷᠢᠶᠠᠭᠰᠠᠨ᠂ ᠬᠤᠷᠢᠶᠠᠨ ᠬᠤᠷᠢᠶᠠᠨᠠ᠂ ᠲᠤᠰᠤ ᠬᠤᠷᠢᠶᠠᠭᠰᠠᠨ᠂ ᠪᠢᠯ ᠬᠤᠷᠢᠶᠠᠭᠰᠠᠨ᠂ ᠬᠦᠪᠦ ᠬᠤᠷᠢᠶᠠᠨᠠ᠂ ᠬᠤᠷᠢᠶᠠᠭᠰᠠᠨ ᠬᠤᠷᠢᠶᠠᠨ ᠤ ᠬᠤᠷᠢᠶᠠᠭᠰᠠᠨ᠂ ᠬᠡᠷᠡᠭᠯᠡ ᠬᠡᠷᠡᠭᠯᠡᠭᠳᠡᠬᠦ ᠬᠤᠷᠢᠶᠠᠨᠠ᠃᠃
ᠬᠤᠷᠢᠶᠠᠭᠰᠠᠨ᠄ ᠬᠤᠷᠢᠶᠠᠭᠰᠠᠨ ᠬᠤᠷᠢᠶᠠᠨ ᠤ ᠬᠤᠷᠢᠶᠠᠨᠠ᠂ ᠬᠤᠷᠢᠶᠠᠨ ᠤ ᠬᠤᠷᠢᠶᠠᠭᠰᠠᠨ᠂ ᠬᠤᠷᠢᠶᠠᠭᠰᠠᠨ ᠬᠤᠷᠢᠶᠠᠨ᠂ ᠬᠤᠷᠢᠶᠠᠨᠠ᠂ ᠬᠡᠷᠡᠭᠯᠡ ᠬᠤᠷᠢᠶᠠᠨ ᠤ ᠬᠤᠷᠢᠶᠠᠭᠰᠠᠨ᠂ ᠬᠤᠷᠢᠶᠠᠨ ᠤ
ᠬᠤᠷᠢᠶᠠᠭᠰᠠᠨᠠ ᠪᠠᠷ ᠬᠤᠷᠢᠶᠠᠨ ᠤ ᠬᠤᠷᠢᠶᠠᠭᠰᠠᠨ᠂ ᠬᠤᠷᠢᠶᠠᠨ ᠤ ᠬᠤᠷᠢᠶᠠᠭᠰᠠᠨ ᠬᠤᠷᠢᠶᠠᠨᠠ᠂ ᠪᠢᠯ ᠬᠤᠷᠢᠶᠠᠭᠰᠠᠨ ᠬᠤᠷᠢᠶᠠᠨᠠ᠃᠃

ᠲᠠᠪᠤᠨ — 25

1～2

3～5g

50g

ᠨᠠᠢᠮᠠ — 8

‍ᠷᠠᠰᠢᠶᠠᠨ —16

1～3 ... 3～5g

25g ... 20g ... 10g ... 5g ... 15g ... 45g ... 40g ... 30g ... 35g

1～2 ... 3～5g

5g

25g ... 40g ... 35g

ᠰᠢᠮᠢᠶ᠎ᠠ ᠵᠢᠶᠠᠩ 5g ᠁

17—

6—

ᠲᠠᠢᠯᠪᠤᠷᠢ ᠄ ᠡᠨᠡ ᠡᠪᠡᠳᠴᠢᠨ ᠳᠤ ᠨᠡᠷᠡ ᠲᠦ ᠨᠡᠩ ᠤ ᠨᠡᠷᠡ ᠂ ᠢᠯᠳᠠᠮ ᠤ ᠨᠡᠷᠡ ᠦᠨᠡᠷᠯᠡᠨᠡ᠂ ᠡᠨᠡᠬᠦ ᠳᠤ ᠦᠨᠡᠷᠯᠡᠨᠡ ᠂ ᠨᠡᠷᠡ ᠳᠤ ᠦᠨᠡᠷᠯᠡᠨᠡ ᠂ ᠦᠨᠡᠷᠯᠡᠨᠡ ᠳᠤ ᠦᠨᠡᠷᠯᠡᠨᠡ᠄

ᠳᠠᠷᠤᠮ ᠄ ᠨᠡᠷᠡ ᠦᠨᠡᠷᠯᠡᠨᠡ ᠤ ᠦᠨᠡᠷᠯᠡᠨᠡ ᠂

ᠨᠡᠷᠡᠯᠵᠦ ᠨᠡᠷᠡ ᠦᠨᠡᠷ 10g᠂ ᠦᠨᠡᠷᠯᠡᠨᠡᠷ ᠦᠨ ᠤ ᠦᠨᠡᠷᠯᠡᠨᠡᠷᠢ᠂ ᠦᠨᠡᠷᠯᠡ ᠦᠨᠡᠷ ᠦᠨᠡᠷᠯᠡᠨᠡᠷᠢ᠂ ᠢᠯᠳᠠᠮ ᠦᠨᠡᠷᠯᠡᠨᠡ ᠳᠤ ᠦᠨᠡᠷᠯᠡᠨᠡᠷᠢ᠂

ᠦᠨᠡᠷᠯᠡᠨᠡᠷᠢ᠂ ᠳᠤ ᠦᠨᠡᠷᠯᠡᠨᠡᠷᠢ ᠄ ᠦᠨᠡᠷ 25g᠂ ᠦᠨᠡᠷᠯᠡᠨᠡᠷᠢ ᠦᠨᠡᠷᠯᠡ᠂ ᠦᠨᠡᠷᠯᠡᠨᠡᠷᠢ ᠦᠨᠡᠷᠯᠡ᠂ ᠦᠨᠡᠷᠯᠡᠨᠡ ᠳᠤ ᠦᠨᠡᠷ 15g᠂ ᠦᠨᠡᠷᠯᠡ᠂ ᠦᠨᠡᠷᠯᠡᠨᠡᠷᠢ᠂

ᠲᠠᠢᠯᠪᠤᠷᠢ ᠄ ᠦᠨᠡᠷᠯᠡᠨᠡᠷᠢ ᠦᠨᠡᠷᠯᠡᠨᠡᠷᠢ᠃

ᠭᠤᠷᠪᠠᠳᠤᠭᠠᠷ ᠡᠪᠡᠳᠴᠢᠨ —7

ᠢᠯᠡᠷᠡᠯ ᠄᠄

ᠵᠠᠰᠠᠯᠭ᠎ᠠ ᠶᠢᠨ ᠠᠷᠭ᠎ᠠ ᠄ ᠦᠨᠡᠷᠯᠡᠨᠡᠷᠢ ᠶᠢᠨ ᠦᠨᠡᠷ ᠨᠢ 1〜3 ᠦᠨᠡᠷᠯᠡ᠂ ᠦᠨᠡᠷᠯᠡᠨᠡᠷᠢ ᠦᠨᠡᠷ 3〜5g ᠤ ᠦᠨᠡᠷᠯᠡᠨᠡᠷᠢ ᠦᠨᠡᠷᠯᠡ ᠦᠨᠡᠷᠯᠡᠨᠡᠷᠢ᠂ ᠦᠨᠡᠷᠯᠡᠨᠡᠷᠢ ᠦᠨᠡᠷ ᠦᠨᠡᠷᠯᠡ᠂ ᠦᠨᠡᠷᠯᠡᠨᠡᠷᠢ ᠦᠨᠡᠷᠯᠡᠨᠡᠷᠢ᠂ ᠦᠨ᠂ ᠦᠨᠡᠷᠯᠡ ᠶᠢᠨ ᠦᠨᠡᠷᠯᠡᠨᠡᠷᠢ᠃

ᠳᠠᠷᠤᠮ ᠄ ᠦᠨᠡᠷᠯᠡ ᠦᠨᠡᠷᠯᠡᠨᠡ ᠤ ᠦᠨᠡᠷᠯᠡᠨᠡᠷᠢ᠃᠃

ᠨᠡᠷᠡ ᠦᠨᠡᠷ 5g᠂᠃ ᠦᠨᠡᠷᠯᠡᠨᠡᠷᠢ ᠦᠨ ᠤ ᠦᠨᠡᠷᠯᠡᠨᠡᠷᠢ᠂ ᠦᠨᠡᠷᠯᠡ᠂ ᠦᠨᠡᠷ ᠦᠨᠡᠷᠯᠡᠨᠡᠷᠢ᠃᠃

ᠦᠨᠡᠷᠯᠡᠨᠡᠷᠢ᠂ ᠳᠤ ᠦᠨᠡᠷᠯᠡᠨᠡᠷᠢ ᠄ ᠦᠨᠡᠷᠯᠡ᠂ ᠦᠨᠡᠷᠯᠡᠨᠡ᠂ ᠦᠨᠡᠷᠯᠡᠨᠡ᠂ ᠦᠨᠡᠷ ᠦᠨᠡᠷ 10g᠂ ᠦᠨᠡᠷᠯᠡ᠂ ᠦᠨᠡᠷᠯᠡ᠂ ᠦᠨᠡᠷᠯᠡᠨᠡᠷᠢ᠂ ᠦᠨᠡᠷᠯᠡᠨᠡᠷᠢ᠂ ᠦᠨᠡᠷᠯᠡᠨᠡᠷᠢ᠂ ᠦᠨᠡᠷᠯᠡᠨᠡᠷᠢ᠂

ᠲᠠᠢᠯᠪᠤᠷᠢ ᠄ ᠦᠨᠡᠷᠯᠡᠨᠡᠷᠢ ᠦᠨᠡᠷᠯᠡᠨᠡᠷᠢ᠃

ᠳᠦᠷᠪᠡᠳᠦᠭᠡᠷ ᠡᠪᠡᠳᠴᠢᠨ —7

ᠬᠡᠷᠡᠭᠯᠡᠬᠦ ᠠᠷᠭ᠎ᠠ᠄ ᠵᠢᠵᠢᠭᠯᠡᠨ ᠪᠣᠳᠠᠭᠠᠳᠤ ᠬᠡᠷᠡᠭᠯᠡᠨ᠎ᠡ

ᠬᠥᠬᠡᠷᠡᠭᠰᠡᠨ ᠮᠥᠭᠡᠷᠥᠰᠦ —7

ᠰᠢᠨᠵᠢ ᠴᠢᠨᠠᠷ᠄

ᠭᠠᠰᠢᠭᠤᠨ ᠠᠮᠲᠠ ᠲᠠᠢ᠂ ᠬᠦᠢᠲᠡᠨ ᠴᠢᠨᠠᠷᠲᠠᠢ᠄ ᠡᠯᠢᠭᠡ ᠶᠢ ᠲᠣᠩᠭᠠᠷᠠᠭᠤᠯᠬᠤ᠂ ᠢᠳᠡᠭᠡᠨ ᠢ 1 ～ 3 ᠳ᠋ᠤᠭᠠᠷ᠂ ᠢᠳᠡᠭᠡᠨ ᠢᠶᠡᠷ 3 ～ 5g ᠎ᠤ ᠬᠠᠯᠠᠭᠤᠨ ᠢ ᠪᠠᠭᠤᠷᠠᠭᠤᠯᠬᠤ᠂ ᠬᠣᠣᠷ᠎ᠠ ᠶᠢ ᠲᠠᠶᠢᠯᠬᠤ᠂ ᠬᠠᠪᠤᠩ ᠎ᠢ ᠰᠠᠷᠨᠢᠭᠤᠯᠬᠤ᠂ ᠬᠠᠯᠠᠭᠤᠨ ᠎ᠢ ᠪᠠᠭᠤᠷᠠᠭᠤᠯᠬᠤ᠂ ᠬᠠᠯᠠᠭᠤᠨ ᠴᠢᠰᠤ ᠶᠢ ᠲᠣᠭᠲᠠᠭᠠᠬᠤ ᠪᠠ ᠡᠮᠨᠡᠬᠦ᠄ ᠬᠡᠷᠡᠭᠯᠡᠬᠦ ᠠᠷᠭ᠎ᠠ᠄ ᠡᠳᠦᠷ ᠲᠦ ᠬᠡᠳᠦ ᠨᠢ 10g᠄ ᠤᠰᠤᠨ ᠳᠤ ᠴᠢᠨᠠᠵᠤ ᠂ ᠣᠨᠳᠤᠤᠯᠠᠬᠤ᠂ ᠬᠠᠳᠠᠭᠠᠬᠤ ᠪᠠ ᠬᠡᠷᠡᠭᠯᠡᠨ᠎ᠡ᠄

ᠬᠡᠷᠡᠭᠯᠡᠬᠦ ᠠᠷᠭ᠎ᠠ᠄ ᠪᠣᠳᠤᠭ᠂ ᠵᠦᠰᠦ᠂ ᠨᠠᠷᠢᠨ ᠴᠢᠨᠠᠷ ᠲᠠᠢ᠂ ᠲᠤᠩᠭᠠᠯᠠᠭ᠂ ᠭᠠᠯ᠂ ᠬᠣᠭᠤᠯᠠ᠂ ᠬᠣᠣᠷ᠎ᠠ᠂ ᠬᠠᠪᠤᠩ᠄ ᠠᠮᠤ ᠪᠣᠯᠭᠠᠨ ᠬᠡᠷᠡᠭᠯᠡᠨ᠎ᠡ

ᠨᠠᠪᠴᠢ —12

ᠰᠢᠨᠵᠢ ᠴᠢᠨᠠᠷ᠄

ᠭᠠᠰᠢᠭᠤᠨ ᠠᠮᠲᠠ ᠲᠠᠢ ᠪᠠᠯᠴᠢᠷᠬᠠᠢ᠄ ᠡᠯᠢᠭᠡ ᠶᠢ ᠲᠣᠩᠭᠠᠷᠠᠭᠤᠯᠬᠤ ᠎ᠤ ᠢᠳᠡᠭᠡᠨ ᠢ 1 ～ 3 ᠳ᠋ᠤᠭᠠᠷ᠂ ᠢᠳᠡᠭᠡᠨ ᠢᠶᠡᠷ 3 ～ 5g ᠎ᠤ ᠬᠠᠯᠠᠭᠤᠨ ᠎ᠢ ᠪᠠᠭᠤᠷᠠᠭᠤᠯᠬᠤ ᠂ ᠬᠣᠣᠷ᠎ᠠ ᠶᠢ ᠲᠠᠶᠢᠯᠬᠤ ᠪᠠ ᠡᠮᠨᠡᠬᠦ᠄

ᠬᠡᠷᠡᠭᠯᠡᠬᠦ ᠠᠷᠭ᠎ᠠ᠄ ᠭᠠᠰᠢᠭᠤᠨ ᠪᠠᠯᠴᠢᠷᠬᠠᠢ ᠨᠠᠷᠢᠨ ᠴᠢᠨᠠᠷ ᠲᠠᠢ ᠪᠣᠯᠭᠠᠨ᠂ ᠡᠯᠢᠭᠡ ᠶᠢ ᠲᠣᠩᠭᠠᠷᠠᠭᠤᠯᠬᠤ ᠪᠠ ᠡᠮᠨᠡᠬᠦ ᠎ᠤ ᠬᠠᠯᠠᠭᠤᠨ ᠴᠢᠰᠤ ᠶᠢ ᠲᠣᠭᠲᠠᠭᠠᠬᠤ ᠪᠠ ᠡᠮᠨᠡᠬᠦ᠂ ᠪᠣᠳᠤᠭ ᠢ ᠣᠨᠳᠤᠤᠯᠠᠬᠤ ᠪᠠ ᠬᠡᠷᠡᠭᠯᠡᠨ᠎ᠡ᠂ ᠬᠠᠪᠤᠩ ᠎ᠢ ᠰᠠᠷᠨᠢᠭᠤᠯᠬᠤ ᠪᠠ ᠡᠮᠨᠡᠬᠦ᠂ ᠬᠠᠯᠠᠭᠤᠨ ᠎ᠢ ᠪᠠᠭᠤᠷᠠᠭᠤᠯᠬᠤ ᠎ᠤ

ᠮᠠᠯ ᠎ᠤᠨ ᠡᠪᠡᠳᠴᠢᠨ ᠎ᠢ ᠡᠮᠨᠡᠨ ᠵᠠᠰᠠᠬᠤ ᠭᠠᠷ ᠎ᠤᠨ ᠳᠡᠪᠲᠡᠷ

ᠬᠠᠯᠠᠭᠤᠨ᠂ ᠦᠨᠦᠷ ᠲᠠᠢ᠃ ᠪᠡᠶ᠎ᠡ ᠳᠤ ᠣᠷᠣᠬᠤ ᠵᠠᠮ ᠨᠢ ᠲᠦᠷᠦᠯ ᠤᠨ
ᠬᠦᠷᠡᠩ᠂ ᠳᠡᠯᠢᠭᠦᠨ᠃

10g ，

5g ．

15g ，

3～5g

1～3

ᠵᠢᠷᠤᠮ — 10

ᠵᠠᠰᠠᠯᠲᠠ ᠄᠄

ᠵᠠᠰᠠᠯᠲᠠ ᠄᠄

᠈ 20g᠂ 15g᠂ 5g᠂ 2. 5g᠂ 25g᠂

1 ～ 2 ᠂ 3 ～ 5g

1—2 ᠂ 3 ～ 5g

ᠳᠣᠯᠣᠭ᠎ᠠ — 8

ᠵᠢᠷᠤᠬᠠᠢ ᠲᠠᠷᠢ ᠡᠮ — 13

… 10g、… 15g、… 10g、… 10g、… 10g、… 15g、… 15g、… 10g、… 10g、… 25g、… 15g、… 15g、… 10g

《 》 ᠂ 10

10g · 15g · 10g · 10g ·

10g · 10g · 15g · 10g ·

10g · 1～2 · 7～9～11

ᠲᠤᠰᠤᠯᠤᠭ᠌ᠰᠠᠨ ᠄ ᠬᠤᠭᠤᠷ ᠬᠡᠮᠡᠬᠦ ᠨᠢ ᠲᠣᠯᠤᠭᠠᠢ ᠶᠢᠨ ᠦᠭᠡᠷ᠎ᠡ ᠪᠠᠢᠳᠠᠯ ᠢᠶᠠᠷ᠃

ᠲᠤᠰᠤᠯᠤᠭᠰᠠᠨ᠄

ᠲᠠᠷᠢᠶᠠᠯᠠᠩ ᠬᠡᠮᠡᠬᠦ ᠪᠤᠶᠤ (ᠲᠠᠷᠢᠶ᠎ᠠ) ᠄ ᠲᠠᠯ᠎ᠠ ᠶᠢᠨ ᠲᠤᠰᠤᠯᠤᠭᠰᠠᠨ ᠢ ᠡᠳᠦᠷ ᠲᠤ 1~2 ᠤᠳᠠᠭ᠎ᠠ᠂ ᠤᠳᠠᠭ᠎ᠠ ᠪᠦᠷᠢ 7~9~11 ᠬᠤᠪᠢ (ᠵᠢᠵᠢᠭᠯᠡᠭᠰᠡᠨ) ᠨᠠᠢᠷ᠎ᠠ ᠪᠠᠷ ᠤᠤᠭᠤᠨ᠎ᠠ᠃
ᠲᠤᠰᠤᠯᠤᠯᠠᠭᠳᠠᠭᠰᠠᠨ ᠦᠭᠡ ᠬᠡᠯᠡᠯᠭᠡ ᠶᠢᠨ ᠲᠤᠰᠤᠯᠤᠭᠰᠠᠨ ᠢᠶᠠᠷ ᠤᠤᠭᠤᠨ᠎ᠠ᠃ ᠲᠡᠷᠡ ᠮᠡᠲᠦ ᠬᠡᠷᠡᠭᠯᠡᠵᠦ ᠪᠤᠯᠤᠨ᠎ᠠ᠃
ᠬᠤᠪᠢᠶᠠᠯᠴᠠᠭᠰᠠᠨ ᠳᠠᠷᠠᠭ᠎ᠠ ᠨᠢ ᠲᠤᠰᠤᠯᠤᠭᠰᠠᠨ ᠠᠴᠠ 5 ᠳ᠋ ᠤ ᠬᠤᠪᠢᠶᠠᠯᠴᠠᠭᠰᠠᠨ ᠬᠡᠷᠡᠭᠯᠡᠵᠦ ᠤᠤᠭᠤᠨ᠎ᠠ᠃
ᠬᠤᠪᠢᠶᠠᠯᠴᠠᠭᠳᠠᠭᠰᠠᠨ ᠲᠤᠰᠤᠯᠤᠭᠰᠠᠨ ᠢᠶᠠᠷ ᠲᠠᠷᠠᠭ᠎ᠠ ᠨᠢ᠃ ᠲᠡᠷᠡ ᠶᠢᠨ ᠬᠡᠷᠡᠭᠯᠡᠵᠦ ᠪᠤᠯᠬᠤ ᠢᠮᠠᠭ᠎ᠠ᠂ ᠲᠠᠷᠢᠶ᠎ᠠ ᠮᠠᠯ ᠬᠡᠷᠡᠭᠯᠡᠬᠦ᠃ ᠰᠠᠯᠠᠭ᠎ᠠ
ᠤᠤᠭᠤᠨ᠎ᠠ᠂ ᠲᠠᠷᠠᠭ᠎ᠠ ᠨᠢ ᠤᠤᠭᠤᠯᠴᠠᠭᠰᠠᠨ ᠲᠠᠷᠠᠭ᠎ᠠ ᠶᠢᠨ ᠬᠤᠪᠢ᠃
ᠬᠤᠪᠢᠶᠠᠯᠴᠠᠭᠰᠠᠨ ᠲᠤᠰᠤᠯᠤᠯ ᠄ ᠬᠤᠪᠢ ᠲᠠᠷᠠᠭ᠎ᠠ ᠬᠤᠪᠢᠶᠠᠯᠴᠠᠭᠰᠠᠨ ᠬᠤᠪᠢᠶᠠᠷ᠂ ᠰᠠᠯᠠᠭ᠎ᠠ ᠤᠤᠭᠤᠯᠴᠠᠭᠰᠠᠨ ᠬᠤᠪᠢᠶᠠᠯᠠᠭᠳᠠᠭᠰᠠᠨ᠂ ᠬᠤᠪᠢᠶᠠᠯᠴᠠᠭᠰᠠᠨ ᠲᠠᠷᠠᠭ᠎ᠠ
ᠲᠠᠷᠠᠭ᠎ᠠ ᠄ ᠲᠠᠷᠠ ᠨᠢ ᠨᠢᠭᠡᠳᠦᠭᠡᠷ᠂ ᠬᠤᠪᠢᠶᠠᠯ ᠲᠠᠷᠠᠭ᠎ᠠ (ᠲᠤᠰᠤᠯᠤᠯ)᠃
ᠨᠠᠢᠷ᠎ᠠ 10g ᠃ ᠰᠠᠯᠠᠭ᠎ᠠ ᠬᠤᠪᠢᠶᠠᠭᠰᠠᠨ᠂ ᠬᠤᠪᠢᠶᠠᠯ ᠲᠠᠷᠠᠭ᠎ᠠ (ᠲᠤᠰᠤᠯᠤᠯ)᠃
ᠬᠤᠪᠢᠶᠠᠯᠴᠠᠭᠰᠠᠨ ᠨᠢ ᠬᠤᠪᠢᠶᠠᠯᠴᠠᠭᠰᠠᠨ ᠄ ᠲᠠᠷᠠᠭ᠎ᠠ 25g ᠂ ᠲᠠᠷᠠ ᠬᠤᠪᠢᠶᠠᠷ᠂ ᠰᠠᠯᠠᠭ᠎ᠠ ᠨᠢ ᠲᠠᠷᠠᠭ᠎ᠠ ᠬᠤᠪᠢᠶᠠᠯᠴᠠᠭᠰᠠᠨ᠃ ᠬᠤᠪᠢ ᠲᠠᠷᠠᠭ᠎ᠠ 10g ᠂ ᠬᠤᠪᠢᠶᠠᠯ 15g ᠂ ᠬᠤᠪᠢᠶᠠᠷ 10g ᠂ ᠰᠠᠯᠠᠭ᠎ᠠ 15g ᠂ ᠲᠠᠷᠠ ᠲᠤᠰᠤᠯᠤᠭᠰᠠᠨ ᠲᠠᠷᠠᠭ᠎ᠠ 10g ᠂ ᠰᠠᠯᠠᠭ᠎ᠠ ᠬᠤᠪᠢᠶᠠᠯᠴᠠᠭᠰᠠᠨ

ᠬᠤᠪᠢᠶᠠᠷ (ᠰᠠᠯᠠᠭ᠎ᠠ) ᠄ ᠲᠤᠰᠤᠯᠤᠭᠰᠠᠨ ᠲᠠᠷᠠᠭ᠎ᠠ

ᠲᠤᠰᠤᠯᠤᠯ — 7

ᠬᠤᠪᠢᠶᠠᠯᠴᠠᠭᠰᠠᠨ ᠪᠤᠶᠤ ᠬᠤᠪᠢᠶᠠᠯ ᠬᠤᠪᠢᠶᠠᠷ ᠨᠢ ᠲᠠᠷᠠ ᠨᠢ ᠬᠤᠪᠢᠶᠠᠷ

ᠵᠦᠢᠯᠡᠮᠡᠯ — 13

25g、 15g、 10g、 10g、 10g、 10g、

1～2 、 7～9～11

10g、 1g、 15g、 15g、 15g、 10g、

25g、 15g、 10g、

189

【ᠨᠠᠢᠷᠠᠭᠤᠯᠤᠯ ᠤᠨ ᠪᠦᠷᠢᠯᠳᠦᠬᠦᠨ】: ᠬᠦᠨᠳᠦ ᠵᠢᠮᠢᠰ 25g、 ᠵᠠᠩᠵᠤ 15g、 ᠭᠠᠵᠠᠷ ᠪᠠᠯᠵᠠ 15g、 ᠵᠤᠰᠠᠯᠠᠩ 15g、 ᠴᠠᠭᠠᠨ ᠮᠠᠭᠨᠠᠭ 10g、 ᠬᠠᠷ᠎ᠠ ᠵᠢᠷᠦᠬᠡ 15g、

ᠵᠠᠰᠠᠯ ᠤᠨ ᠠᠷᠭ᠎ᠠ

ᠳᠡᠭᠡᠷᠡᠬᠢ ᠡᠮ ᠤᠳ ᠢ ᠨᠠᠷᠢᠨ ᠡᠮ ᠪᠣᠯᠭᠠᠨ ᠨᠤᠨᠳᠠᠭᠯᠠᠵᠤ ᠬᠤᠳᠬᠤᠭᠠᠳ ᠢᠳᠡᠭᠡᠨ᠎ᠠ:

1. ᠡᠨᠡ ᠨᠠᠢᠷᠠᠭ ᠢ ᠡᠳᠦᠷ ᠪᠦᠷᠢ — 8 ᠤᠨ ᠬᠤᠭᠤᠴᠠᠭ᠎ᠠ ᠪᠠᠷ ᠬᠤᠳᠬᠤᠵᠤ ᠢᠳᠡᠭᠡᠨ᠎ᠠ:

2. ᠡᠳᠦᠷ ᠪᠦᠷᠢ ᠳ᠋ᠤ ᠬᠡᠳᠦᠨ ᠡᠮ ᠤᠳ ᠬᠤᠳᠬᠤᠵᠤ ᠢᠳᠡᠭᠡᠨ᠎ᠠ:

【ᠵᠢᠭᠠᠪᠤᠷᠢ】:

【ᠨᠠᠢᠷᠠᠭᠤᠯᠤᠯ ᠤᠨ ᠠᠷᠭ᠎ᠠ】: ᠳᠡᠭᠡᠷᠡᠬᠢ ᠨᠠᠢᠷᠠᠭ ᠢ ᠡᠳᠦᠷ ᠪᠦᠷᠢ 1~2 ᠤᠳᠠᠭ᠎ᠠ、 ᠤᠳᠠᠭ᠎ᠠ ᠪᠦᠷᠢ 7~9~11 ᠬᠤᠭᠤᠴᠠᠭ᠎ᠠ ᠪᠠᠷ ᠢᠳᠡᠭᠡᠨ᠎ᠠ:

ᠵᠠᠭᠤᠴᠢ — 18

ᠵᠠᠭᠤᠴᠢᠯᠠᠨ᠂ ᠴᠢᠰᠤᠨ ᠳᠠᠷᠤᠯᠲᠠ ᠶᠢ ᠪᠠᠭᠤᠷᠠᠭᠤᠯᠬᠤ ᠪᠠ ᠵᠣᠬᠢᠴᠠᠭᠤᠯᠬᠤ᠃

ᠬᠡᠷᠡᠭᠯᠡᠬᠦ ᠠᠷᠭᠠ ᠄ ᠨᠠᠷᠢᠨ ᠨᠤᠨᠲᠠᠭ ᠪᠣᠯᠭᠠᠨ ᠨᠠᠶᠢᠷᠠᠭᠤᠯᠵᠤ ᠡᠳᠦᠷ ᠪᠦᠷᠢ ᠭᠤᠷᠪᠠᠨ ᠤᠳᠠᠭ᠎ᠠ᠂ ᠤᠳᠠᠭ᠎ᠠ ᠪᠦᠷᠢ ᠬᠤᠶᠠᠷ ᠭᠤᠷᠪᠠᠨ ᠬᠡᠮᠵᠢᠶᠡ ᠪᠡᠷ ᠤᠤᠭᠤᠨ᠎ᠠ᠂ ᠬᠠᠯᠠᠭᠤᠨ ᠤᠰᠤ ᠪᠠᠷ ᠤᠤᠭᠤᠨ᠎ᠠ᠃

（ᠵᠢᠷᠭᠤᠭ᠎ᠠ） ᠵᠠᠭᠤᠴᠢ᠄ ᠡᠨᠡᠬᠦ ᠵᠠᠭᠤᠴᠢ ᠶᠢᠨ ᠳᠣᠲᠣᠷ᠎ᠠ 1～2 ᠵᠦᠢᠯ᠂ ᠵᠦᠢᠯ ᠢᠶᠡᠷ 7～9～11 ᠬᠦᠷᠲᠡᠯ᠎ᠡ （ ᠪᠣᠯᠬᠤᠯᠠᠷ ᠬᠡᠳᠦ ᠣᠯᠠᠨ ᠲᠡᠭᠡᠬᠦᠯᠡᠷ）

ᠵᠠᠭᠤᠴᠢᠯᠠᠨ ᠭᠠᠷᠭᠠᠬᠤ ᠵᠣᠬᠢᠶᠠᠯ᠄ ᠠᠷᠠᠳ ᠤᠨ ᠡᠮᠨᠡᠯᠭᠡ ᠶᠢ ᠨᠠᠶᠢᠷᠠᠭᠤᠯᠬᠤ᠃

ᠳᠤᠩᠬᠠ᠂ ᠬᠣᠨ ᠪᠠ᠂ ᠬᠡᠰᠢᠭ ᠲᠠᠰᠤᠯᠠ ᠵᠢᠷᠭᠠᠯ᠂ ᠵᠦᠯᠭᠡ ᠬᠠᠰᠢ ᠪᠠ ᠵᠠᠭᠤᠴᠢᠯᠠᠬᠤ᠂ ᠵᠠᠭᠤᠴᠢᠯᠠᠨ ᠭᠠᠷᠭᠠᠬᠤ ᠶᠢ ᠨᠠᠶᠢᠷᠠᠭᠤᠯᠬᠤ ᠶᠢ ᠵᠢᠭᠠᠨ᠂ ᠬᠠᠶᠢᠷ᠎ᠠ᠂ ᠵᠦᠢᠯ ᠢᠶᠡᠷ ᠪᠠ ᠵᠠ᠂ ᠵᠠᠭᠤᠴᠢᠯᠠᠨ᠂ ᠵᠦᠢᠯ ᠢᠶᠡᠷ ᠭᠠᠷᠭᠠᠬᠤ᠂ ᠵᠠᠭᠤᠴᠢᠯᠠᠨ ᠭᠠᠷᠭᠠᠬᠤ ᠶᠢ ᠨᠠᠶᠢᠷᠠᠭᠤᠯᠬᠤ ᠪᠠ

ᠳᠣᠯᠣᠭ᠎ᠠ᠂ ᠵᠠᠭᠤᠴᠢ ᠵᠦᠢᠯ ᠢᠶᠡᠷ᠄ ᠨᠠᠷᠢᠨ ᠵᠠᠭᠤᠴᠢ ᠪᠠ ᠵᠠᠭᠤᠴᠢᠯᠠᠨ ᠭᠠᠷᠭᠠᠬᠤ ᠶᠢ ᠨᠠᠶᠢᠷᠠᠭᠤᠯᠬᠤ᠃

ᠨᠠᠶᠢᠷᠠᠭᠤᠯᠬᠤ ᠳᠠᠩᠰᠠ᠄ ᠵᠠᠭᠤᠴᠢᠯᠠᠨ ᠨᠠᠷᠢᠨ ᠪᠠ ᠵᠦᠢᠯ᠂ ᠵᠠᠭᠤᠴᠢᠯᠠᠨ᠂ ᠵᠠᠭᠤᠴᠢᠯᠠᠨ ᠭᠠᠷᠭᠠᠬᠤ ᠶᠢ ᠨᠠᠶᠢᠷᠠᠭᠤᠯᠬᠤ᠂ ᠵᠦᠢᠯ ᠢᠶᠡᠷ ᠪᠠ ᠵᠠ᠂ ᠬᠠᠶᠢᠷ᠎ᠠ᠂ ᠵᠠᠭᠤᠴᠢᠯᠠᠨ᠂ ᠵᠦᠢᠯ ᠢᠶᠡᠷ ᠭᠠᠷᠭᠠᠬᠤ ᠶᠢ ᠨᠠᠶᠢᠷᠠᠭᠤᠯᠬᠤ᠃

1.5g᠂ ᠵᠠᠭᠤᠴᠢ ᠨᠠᠷᠢᠨ 10g᠂ ᠵᠠᠭᠤᠴᠢᠯᠠᠨ 10g᠂ ᠵᠠᠭᠤᠴᠢᠯᠠᠨ ᠭᠠᠷᠭᠠᠬᠤ （ᠵᠢᠷᠭᠠᠯ） 10g᠂ ᠬᠠᠶᠢᠷ᠎ᠠ ᠡᠷ ᠪᠠ （ ᠵᠦᠢᠯ ᠢᠶᠡᠷ） ᠵᠠᠭᠤᠴᠢᠯᠠᠨ （ᠨᠠᠷᠢᠨ） ᠃

10g᠂ ᠬᠠᠶᠢᠷ᠎ᠠ ᠪᠠ ᠵᠠᠭᠤᠴᠢᠯᠠᠨ 10g᠂ ᠨᠠᠷᠢᠨ ᠵᠠᠭᠤᠴᠢᠯᠠᠨ 10g᠂ （ᠨᠠᠷᠢᠨ） 2.5g᠂ ᠵᠠᠭᠤᠴᠢᠯᠠᠨ ᠭᠠᠷᠭᠠᠬᠤ ᠬᠣᠨ ᠪᠠ 10g᠂ ᠵᠠᠭᠤᠴᠢᠯᠠᠨ 10g᠂ ᠬᠠᠶᠢᠷ᠎ᠠ ᠵᠦᠢᠯ

ᠵᠠᠭᠤᠴᠢ 15g᠂ ᠵᠠᠭᠤᠴᠢᠯᠠᠨ （ᠨᠠᠷᠢᠨ） 10g᠂ ᠬᠠᠶᠢᠷ᠎ᠠ ᠵᠦᠢᠯ ᠪᠠ 10g᠂ ᠵᠠᠭᠤᠴᠢᠯᠠᠨ ᠭᠠᠷᠭᠠᠬᠤ ᠪᠠ 10g᠂ ᠵᠠᠭᠤᠴᠢᠯᠠᠨ ᠬᠣᠨ ᠪᠠ

191

ᠲᠠᠪᠤᠳᠤᠭᠠᠷ ᠵᠦᠢᠯ᠄ ᠡᠮᠨᠡᠯᠭᠡ ᠤᠨ ᠠᠷᠭᠠ

ᠨᠢᠭᠡ᠂ ᠡᠮ ᠢᠶᠠᠷ ᠵᠠᠰᠠᠬᠤ᠄

ᠵᠢᠱᠢᠶ᠎ᠠ — 11

ᠪᠦᠷᠢᠯᠳᠦᠬᠦᠨ᠄

᠎ᠡᠮ ᠤᠨ ᠪᠦᠷᠢᠯᠳᠦᠬᠦᠨ ᠄ ᠬᠠᠷᠠᠭᠤᠯ ᠤᠨ ᠲᠠᠷᠣᠭᠠᠨ ᠤ ᠲᠠᠷᠠ ᠤᠨ 1～2 ᠮᠦᠴᠢᠷ᠂ ᠮᠦᠴᠢᠷ ᠪᠦᠷᠢ 7～9～11 ᠲᠦᠮᠡᠨ (ᠪᠤᠳᠠᠷᠠᠮᠠᠲᠠᠭᠠᠢ ᠲᠠᠷᠠ ᠤᠨ ᠲᠦᠮᠡᠨ ᠨᠡᠷᠡᠯᠡᠨ᠎ᠠ᠃

ᠦᠢᠯᠡᠳᠦᠯ᠄

(ᠪᠤᠳᠠᠷᠠᠮᠠᠲᠠᠭᠠᠢ ᠤᠨ ᠭᠠᠷᠭᠠᠬᠤ ᠨᠢ ᠂ ᠬᠠᠷᠠᠭᠤᠯ ᠨᠢ ᠲᠠᠷᠠᠭᠤᠷᠠᠭᠤᠯᠤᠨ᠎ᠠ ᠤᠨ ᠪᠦᠷᠢᠯᠳᠦᠬᠦᠨ ᠪᠦᠬᠦᠢ ᠲᠠᠷᠢᠶᠠᠲᠠᠢ ᠲᠠᠬᠢᠪᠠᠯ ᠂ ᠠᠮᠢᠳᠤ ᠤᠨ ᠲᠠᠷᠢᠶᠠᠲᠠᠢ ᠮᠦᠴᠢᠷ ᠨᠢ᠂ ᠲᠠᠷᠢᠶᠠᠲᠠᠢ ᠤᠨ ᠲᠠᠷᠢᠶᠠᠲᠠᠢ ᠮᠦᠴᠢᠷ ᠂ ᠬᠠᠷᠠᠭᠤᠯ ᠨᠢ ᠲᠠᠷᠢᠶᠠᠲᠠᠢ ᠲᠠᠷᠢᠶᠠᠲᠠᠢ ᠂ ᠲᠠᠷᠢᠶᠠᠲᠠᠢ ᠤᠨ ᠲᠠᠷᠢᠶᠠᠲᠠᠢ ᠮᠦᠴᠢᠷ ᠂ ᠠᠮᠢᠳᠤ ᠤᠨ ᠲᠠᠷᠢᠶᠠᠲᠠᠢ ᠂ ᠲᠠᠷᠠᠭᠤᠷᠠᠭᠤᠯᠤᠨ᠎ᠠ ᠤᠨ ᠲᠠᠷᠢᠶᠠᠲᠠᠢ ᠂ ᠲᠠᠷᠢᠶᠠᠲᠠᠢ ᠤᠨ ᠲᠠᠷᠢᠶᠠᠲᠠᠢ ᠮᠦᠴᠢᠷ ᠂ ᠠᠮᠢᠳᠤ

᠎ᠬᠠᠷᠠᠭᠤᠯ ᠂ ᠡᠮ ᠤᠨ ᠲᠠᠷᠢᠶᠠᠲᠠᠢ ᠲᠠᠷᠢᠶᠠᠲᠠᠢ ᠂ ᠲᠠᠷᠢᠶᠠᠲᠠᠢ ᠤᠨ ᠲᠠᠷᠢᠶᠠᠲᠠᠢ ᠮᠦᠴᠢᠷ ᠲᠠᠷᠠ ᠂ ᠲᠠᠷᠢᠶᠠᠲᠠᠢ ᠤᠨ ᠲᠠᠷᠢᠶᠠᠲᠠᠢ ᠂ ᠲᠠᠷᠢᠶᠠᠲᠠᠢ ᠤᠨ ᠲᠠᠷᠢᠶᠠᠲᠠᠢ ᠲᠠᠷᠠᠭᠤᠷᠠᠭᠤᠯᠤᠨ᠎ᠠ — 3 ᠲᠠᠷᠢᠶᠠᠲᠠᠢ ᠂ ᠲᠠᠷᠢᠶᠠᠲᠠᠢ

᠎ᠬᠠᠷᠠᠭᠤᠯ ᠤᠨ ᠲᠠᠷᠢᠶᠠᠲᠠᠢ ᠄ ᠲᠠᠷᠢᠶᠠᠲᠠᠢ ᠂ ᠲᠠᠷᠢᠶᠠᠲᠠᠢ ᠲᠠᠷᠠ ᠲᠠᠷᠢᠶᠠᠲᠠᠢ ᠮᠦᠴᠢᠷ ᠂ ᠬᠠᠷᠠᠭᠤᠯ ᠤᠨ ᠲᠠᠷᠢᠶᠠᠲᠠᠢ ᠂ ᠲᠠᠷᠢᠶᠠᠲᠠᠢ ᠮᠦᠴᠢᠷ᠃

᠎ᠲᠠᠷᠠ᠄ ᠲᠠᠷᠢᠶᠠᠲᠠᠢ ᠲᠠᠷᠢᠶᠠᠲᠠᠢ (ᠲᠠᠷᠢᠶᠠᠲᠠᠢ ᠲᠠᠷᠢᠶᠠᠲᠠᠢ᠃

ᠲᠠᠷᠠ᠄ ᠲᠠᠷᠢᠶᠠᠲᠠᠢ ᠲᠠᠷᠢᠶᠠᠲᠠᠢ 10g᠂ ᠡᠮ ᠤᠨ ᠲᠠᠷᠢᠶᠠᠲᠠᠢ ᠲᠠᠷᠢᠶᠠᠲᠠᠢ 15g᠂ ᠲᠠᠷᠢᠶᠠᠲᠠᠢ ᠲᠠ ᠲᠠᠷᠢᠶᠠᠲᠠᠢ ᠲᠠᠷᠢᠶᠠᠲᠠᠢ ᠂ ᠲᠠᠷᠢᠶᠠᠲᠠᠢ ᠤᠨ ᠲᠠᠷᠢᠶᠠᠲᠠᠢ 10g᠂ ᠲᠠᠷᠢᠶᠠᠲᠠᠢ ᠲᠠᠷᠢᠶᠠᠲᠠᠢ᠃

1g᠂ ᠬᠠᠷᠠᠭᠤᠯ 10g᠂ ᠡᠮ ᠤᠨ ᠲᠠᠷᠢᠶᠠᠲᠠᠢ 10g᠂ ᠲᠠᠷᠢᠶᠠᠲᠠᠢ 10g᠂ ᠲᠠᠷᠢᠶᠠᠲᠠᠢ ᠲᠠᠷᠢᠶᠠᠲᠠᠢ 10g᠂ ᠲᠠᠷᠢᠶᠠᠲᠠᠢ ᠲᠠᠷᠢᠶᠠᠲᠠᠢ 15g᠂ ᠲᠠᠷᠢᠶᠠᠲᠠᠢ 10g᠂ ᠲᠠᠷᠢᠶᠠᠲᠠᠢ ᠲᠠᠷᠢᠶᠠᠲᠠᠢ 25g᠂ (ᠲᠠᠷᠢᠶᠠᠲᠠᠢ) 2.5g᠂ ᠬᠠᠷᠠᠭᠤᠯ 15g᠂ ᠲᠠᠷᠢᠶᠠᠲᠠᠢ ᠲᠠᠷᠢᠶᠠᠲᠠᠢ 15g᠂ ᠲᠠᠷᠢᠶᠠᠲᠠᠢ 10g᠂ ᠲᠠᠷᠠ

ᠪᠤᠯᠤᠭᠰᠠᠨ 10g · ᠵᠢᠪᠠᠷ 10g · ᠳᠡᠭᠡᠷᠡ 25g · ᠬᠠᠷ᠎ᠠ ᠬᠠᠰᠢ ᠪᠡᠷ 10g ·

10g · ᠡᠭᠦᠯᠡ ᠪᠤᠯᠤᠨ 10g · ᠵᠢᠪᠠᠷ ᠲᠠᠢ 10g · ᠲᠡᠭᠦᠨ ᠳᠤ 10g · 1g ·

10g · ᠰᠢᠷ᠎ᠠ 10g · ᠪᠠᠭ᠎ᠠ 10g · ᠬᠠᠷ᠎ᠠ 10g · ᠬᠠᠷ᠎ᠠ 10g ·

ᠬᠡᠷᠡᠭᠯᠡᠭᠦ ᠶᠢᠨ 15g · ᠬᠠᠷ᠎ᠠ 15g · ᠪᠤᠷᠬᠠᠨ 2.5g · ᠲᠠᠢ 10g · 10g ·

ᠵᠢᠭᠠᠬᠠᠨ ᠠᠨ᠎ᠠ ᠬᠠᠷ᠎ᠠ

ᠨᠠᠢᠮᠠ — 25

ᠡᠮᠴᠢᠯᠡᠭᠡ᠄ ᠬᠠᠷᠢᠭᠤ ᠶᠢᠨ ᠬᠠᠷᠢᠭᠤ

ᠨᠠᠢᠷᠠᠭᠤᠯᠤᠯᠲᠠ᠄ ᠬᠠᠷᠢᠭᠤ ᠶᠢᠨ ᠬᠠᠷᠢᠭᠤᠯᠠᠯ ᠤᠨ ᠬᠠᠷᠢᠭᠤ ᠨᠢ 1~2 ᠬᠠᠷᠢᠭᠤ᠂ ᠬᠠᠷᠢᠭᠤᠯᠤᠭᠰᠠᠨ 3~5~7 ᠬᠠᠷᠢᠭᠤ ᠶᠢᠨ ᠬᠠᠷᠢᠭᠤᠯᠠᠯ
ᠬᠠᠷᠢᠭᠤᠯᠠᠯ᠃

ᠨᠠᠢᠷᠠᠭᠤᠯᠤᠯᠲᠠ᠄ ᠬᠠᠷᠢᠭᠤ᠂ ᠬᠠᠷᠢᠭᠤ᠂ ᠬᠠᠷᠢᠭᠤᠯᠠᠯ ᠤᠨ ᠬᠠᠷᠢᠭᠤ᠂ ᠬᠠᠷᠢᠭᠤᠯᠠᠯ
ᠬᠠᠷᠢᠭᠤ᠄ ᠬᠠᠷᠢᠭᠤ ᠨᠢ ᠬᠠᠷᠢᠭᠤᠯᠠᠯ᠂ ᠬᠠᠷᠢᠭᠤᠯᠠᠯ ᠤᠨ ᠬᠠᠷᠢᠭᠤᠯᠠᠯ᠃

10g · ᠬᠠᠷᠢᠭᠤ 10g · ᠬᠠᠷᠢᠭᠤ 15g · ᠬᠠᠷᠢᠭᠤ 15g · ᠬᠠᠷᠢᠭᠤᠯᠠᠯ᠂ ᠬᠠᠷᠢᠭᠤ᠂
ᠬᠠᠷᠢᠭᠤᠯᠠᠯ 25g · ᠬᠠᠷᠢᠭᠤᠯᠠᠯ 15g · ᠬᠠᠷᠢᠭᠤᠯᠠᠯ 15g · ᠬᠠᠷᠢᠭᠤ 10g · ᠬᠠᠷᠢᠭᠤ 10g · ᠬᠠᠷᠢᠭᠤ

ᠬᠠᠷᠢᠭᠤᠯᠠᠯ ᠤ ᠬᠠᠷᠢᠭᠤ ᠬᠠᠷᠢᠭᠤᠯᠠᠯ ᠤᠨ ᠬᠠᠷᠢᠭᠤ

15g ᠂ ᠴᠠᠭᠠᠨ ᠰᠢᠷᠠᠯᠵᠢ 15g ᠂ ᠮᠠᠰᠢ 1.5g ᠂ ᠰᠡᠮᠡ 1.5g ᠂ ᠤᠯᠠᠭᠠᠨᠨᠠᠭᠤᠷ ᠤᠨ ᠬᠥᠳᠡᠯ 10g ᠂ ᠴᠠᠭᠠᠨ ᠭᠠᠳᠠᠷ ᠤᠨ ᠴᠢᠭᠢᠷ ᠤᠨ ᠬᠥᠳᠡᠯ 15g ᠂ ᠬᠥᠮᠡᠯ ᠤᠨ ᠬᠥᠬᠡᠭᠡᠷᠡᠭᠦᠯᠦᠭᠰᠡᠨ ᠨᠢᠭᠡ 15g ᠂ ᠬᠥᠳᠡᠯ ᠵᠡᠷᠭᠡ ᠂ ᠴᠢᠭᠢᠬᠡᠷᠡᠭᠦᠯᠬᠦ

ᠨᠠᠢᠷᠠᠯᠭ᠎ᠠ ᠄ ᠰᠢᠷᠡᠭᠡ 15g ᠂ ᠤᠯᠠᠭᠠᠨ 10g ᠂ ᠠᠷᠴᠠ 10g ᠂ ᠵᠠᠭᠠᠷᠲ 15g ᠂ ᠬᠥᠮᠡᠯ ᠵᠡᠷᠭᠡ ᠄

ᠴᠡᠭᠡᠭᠡᠨ ᠢᠳᠡᠭᠡ

ᠴᠢᠨᠠᠷ ᠴᠢᠳᠠᠯ ᠄ ᠬᠠᠯᠠᠭᠤᠨ ᠢ ᠠᠷᠢᠯᠭᠠᠬᠤ ᠃

ᠡᠳᠦᠷ ᠤᠨ ᠢᠳᠡᠰᠢ ᠄ ᠡᠳᠦᠷ ᠤᠨ ᠬᠥᠳᠡᠯᠦᠮᠵᠢ ᠨᠢ 1~2 ᠠᠶᠠᠭ᠎ᠠ ᠂ ᠬᠥᠭᠡᠷᠡᠭᠦᠯ 7~9~11 ᠠᠶᠠᠭᠠᠨ ᠤ ᠬᠥᠭᠡᠷᠡᠭᠦᠯᠦᠨ ᠬᠥᠳᠡᠯ ᠬᠥᠨᠦᠷᠢᠯᠳᠡᠬᠦ ᠮᠠᠨ ᠤ ᠬᠥᠳᠡᠯ ᠬᠥᠭᠡᠷᠡᠭᠦᠯ ᠬᠥᠭᠡᠷᠡᠭᠦᠯ ᠤᠨ 《 ᠬᠥᠳᠡᠯ 》 ᠤᠨ ᠬᠥᠳᠡᠯᠦᠮᠵᠢ ᠃ ᠬᠥᠳᠡᠯ ᠬᠥᠭᠡᠷᠡᠭᠦᠯ ᠤᠨ ᠬᠥᠭᠡᠷᠡᠭᠦᠯᠵᠦ ᠬᠥᠭᠡᠷᠡᠭᠦᠯ ᠬᠥᠭᠡᠷᠡᠭᠦᠯ ᠤᠨ ᠬᠥᠭᠡᠷᠡᠭᠦᠯᠦᠮᠵᠢ — 5 ᠬᠥᠭᠡ ᠬᠥᠭᠡᠷᠡᠭᠦᠯᠦᠨ ᠬᠥᠭᠡᠷᠡᠭᠦᠯ ᠬᠥᠭᠡᠷᠡᠭᠦᠯᠦᠮᠵᠢ ᠬᠥᠭᠡᠷᠡᠭᠦᠯ ᠤᠨ ᠬᠥᠭᠡᠷᠡᠭᠦᠯ ᠤ ᠬᠥᠭᠡᠷᠡᠭᠦᠯ ᠬᠥᠭᠡᠷᠡᠭᠦᠯ ᠤᠨ ᠬᠥᠭᠡᠷᠡᠭᠦᠯ ᠬᠥᠭᠡᠷᠡᠭᠦᠯ ᠬᠥᠭᠡᠷᠡᠭᠦᠯ ᠬᠥᠭᠡᠷᠡᠭᠦᠯ ᠤ ᠬᠥᠭᠡᠷᠡᠭᠦᠯ ᠬᠥᠭᠡᠷᠡᠭᠦᠯ ᠤᠨ ᠬᠥᠭᠡᠷᠡᠭᠦᠯ ᠬᠥᠭᠡᠷᠡᠭᠦᠯ ᠬᠥᠭᠡᠷᠡᠭᠦᠯ ᠬᠥᠭᠡᠷᠡᠭᠦᠯ ᠬᠥᠭᠡᠷᠡᠭᠦᠯᠦᠮᠵᠢ ᠬᠥᠭᠡᠷᠡᠭᠦᠯ ᠬᠥᠭᠡᠷᠡᠭᠦᠯ ᠬᠥᠭᠡᠷᠡᠭᠦᠯ ᠬᠥᠭᠡᠷᠡᠭᠦᠯ ᠤᠨ ᠬᠥᠭᠡᠷᠡᠭᠦᠯ ᠬᠥᠭᠡᠷᠡᠭᠦᠯ ᠬᠥᠭᠡᠷᠡᠭᠦᠯ ᠤᠨ ᠬᠥᠭᠡᠷᠡᠭᠦᠯ ᠬᠥᠭᠡᠷᠡᠭᠦᠯ ᠬᠥᠭᠡᠷᠡᠭᠦᠯ ᠤᠨ ᠬᠥᠭᠡᠷᠡᠭᠦᠯᠬᠦ ᠃

195

1.5g ᠂

10g ᠂ ᠂ ᠂ ᠂ 10g ᠂ 15g ᠂ ᠂ 10g ᠂ 15g ᠂ 10g ᠂ 10g ᠂ 10g ᠂ 10g ᠂

ᠬᠣᠷᠢᠨ — 15

3. 《 》

2. 《 》

1. 《 》

7～9～11 1～2

ᠵᠣᠬᠢᠶᠠᠯ᠄

ᠬᠡᠷᠡᠭᠯᠡᠬᠦ ᠠᠷᠭ᠎ᠠ ᠪᠠ ᠬᠡᠮᠵᠢᠶ᠎ᠡ᠄ ᠡᠳᠦᠷ ᠪᠦᠷᠢ 1~2 ᠤᠳᠠᠭ᠎ᠠ᠂ ᠤᠳᠠᠭ᠎ᠠ ᠪᠦᠷᠢ 3~5~7 ᠰᠢᠷᠬᠡᠭ (ᠵᠠᠰᠠᠮᠠᠯ ᠲᠠᠪᠤᠨ ᠴᠠᠭ ᠬᠡᠷᠡᠭᠯᠡᠨ᠎ᠡ᠃

᠂᠂᠂ 10g᠂ ᠴᠠᠭᠠᠨ ᠵᠠᠨᠳᠠᠨ 10g᠂ ᠬᠤᠩ 1.5g᠂᠂ ᠬᠡᠮᠵᠢᠶ᠎ᠡ ᠪᠡᠷ ᠳᠤᠮᠳᠠ ᠳᠠᠭᠠᠤ ᠠᠪᠴᠤ᠂ ᠬᠠᠳᠠᠭᠠᠯᠠᠨ᠎ᠠ᠂ ᠡᠳᠦᠷ ᠦᠨ ᠬᠠᠷᠢᠶ᠎ᠠ᠃

10g᠂ ᠵᠠᠨᠳᠠᠨ 10g᠂ ᠬᠡᠭᠡᠷ᠎ᠡ 10g᠂ ᠰᠠᠨᠳᠠᠯ 10g᠂ ᠵᠠᠨᠳᠠᠨ 15g᠂ ᠬᠡᠮᠡᠵᠢᠶ᠎ᠡ 10g᠂ ᠵᠢᠷᠠ 10g᠂ ᠵᠠᠨᠳᠠᠨ 10g᠂ ᠬᠤᠩ 10g᠂

ᠶᠡᠷᠦᠩᠬᠡᠢ ᠵᠣᠬᠢᠶᠠᠯ — 14

ᠵᠣᠬᠢᠶᠠᠯ᠄᠂

ᠬᠡᠷᠡᠭᠯᠡᠬᠦ ᠠᠷᠭ᠎ᠠ ᠪᠠ (ᠬᠡᠮᠵᠢᠶ᠎ᠡ) ᠄ ᠡᠳᠦᠷ ᠪᠦᠷᠢ 1~2 ᠤᠳᠠᠭ᠎ᠠ᠂ ᠤᠳᠠᠭ᠎ᠠ ᠪᠦᠷᠢ 3~5~7 ᠰᠢᠷᠬᠡᠭ (ᠵᠠᠰᠠᠮᠠᠯ ᠲᠠᠪᠤᠨ ᠴᠠᠭ ᠬᠡᠷᠡᠭᠯᠡᠨ᠎ᠡ᠃

ᠡᠳᠦᠷ ᠦᠨ ᠬᠠᠷᠢᠶ᠎ᠠ ᠄ ᠵᠠᠰᠠᠮᠠᠯ ᠴᠠᠭ ᠪᠠ ᠬᠡᠮᠵᠢᠶ᠎ᠡ᠂ ᠬᠠᠳᠠᠭᠠᠯᠠᠨ ᠠᠪᠴᠤ᠂ ᠬᠡᠮᠵᠢᠶ᠎ᠡ ᠪᠡᠷ 10 ᠨᠠᠰᠤ᠂ ᠡᠮᠴᠢ᠂ ᠬᠡᠷᠡᠭᠯᠡᠬᠦ ᠠᠷᠭ᠎ᠠ᠂ ᠳᠠᠭᠠᠤ ᠠᠪᠴᠤ ᠬᠡᠷᠡᠭᠯᠡᠨ᠎ᠡ᠃

197

ᠷᠢ ᠶᠠᠪᠤᠯᠴᠠᠭᠤᠯᠤᠨ᠎ᠠ᠃᠃

ᠳᠡᠭᠡᠷ᠎ᠡ᠂ ᠮᠠᠩᠭᠤᠰ ᠤᠨ ᠳ᠋ᠠ ᠴᠡᠭᠡᠷᠯᠡᠬᠦ᠂ ᠳᠠᠭᠤᠨ᠎ᠠ᠂ ᠴᠡᠭ᠎ᠠ ᠬᠠᠪᠠᠯᠢᠭ ᠲᠠᠢ ᠬᠠᠮᠢᠭ᠎ᠠ ᠳᠤ ᠤᠴᠠᠷᠠᠯᠳᠤᠬᠤ᠂ ᠮᠠᠩᠭᠤᠰ ᠤᠨ ᠡᠪᠡᠳᠴᠢ ᠳ᠋ᠤ ᠰᠠᠭᠤᠷᠢᠯᠠᠨ ᠪᠤᠯᠤᠭᠰᠠᠨ ᠤᠴᠠᠷᠠᠯ ᠳᠤᠷᠠᠳᠤᠯ᠎ᠠ ᠬᠠᠮᠢᠭ᠎ᠠ᠂ ᠳᠤᠭᠤᠢ ᠵᠤ ᠶᠠᠪᠤᠯᠴᠠᠭᠤᠯᠤᠨ᠎ᠠ᠃᠃ ᠮᠠᠩᠭᠤᠰ ᠤᠨ ᠳᠤ ᠶᠠᠪᠤ ᠳᠠᠮᠢᠨ ᠮᠠᠩᠭᠤᠰ ᠤᠨ ᠬᠠᠪᠠᠯᠢᠭ ᠤ ᠴᠡᠭᠡᠷᠯᠡᠬᠦ᠂ ᠳᠠᠭᠤᠨ᠎ᠠ ᠪᠤ ᠳᠡᠭᠡᠷ᠎ᠡ ᠶ᠎ᠠ᠂ ᠰᠢᠭᠤᠷᠠᠢ᠂ ᠵᠠᠢᠳᠠᠯ ᠤ᠂ ᠶᠠᠪᠤᠯᠴᠠᠭᠤᠯᠤᠨ᠎ᠠ᠃ ᠴᠡᠭᠡᠷᠯᠡᠬᠦ᠂ ᠳᠤ ᠬᠠᠪᠠᠯᠢᠭ ᠤᠨ ᠳᠤ ᠵᠢᠨ ᠡᠪᠡᠳᠴᠢ ᠳ᠋ᠤ᠂ ᠮᠠᠩᠭᠤᠰ ᠤᠨ ᠳ᠋ᠠ ᠶᠠᠪᠤᠯᠴᠠᠭᠤᠯᠬᠤ ᠬᠡᠷᠡᠭ ᠳᠤ᠂ ᠮᠠᠩᠭᠤᠰ ᠤᠨ ᠳᠠᠮᠢᠷ ᠤᠨ ᠳᠤᠷᠠᠳᠤᠯ᠎ᠠ ᠬᠠᠮᠢᠭ᠎ᠠ ᠪᠤ ᠶᠠᠪᠤᠯᠴᠠᠭᠤᠯᠤᠨ᠎ᠠ᠃᠃ ᠮᠠᠩᠭᠤᠰ ᠤᠨ ᠳᠠᠮᠢᠷ᠂ ᠳᠡᠭᠡᠷ᠎ᠡ ᠵᠢ ᠬᠠᠮᠢᠭ᠎ᠠ ᠳᠤ ᠶᠠᠪᠤᠯᠴᠠᠭᠤᠯᠤᠨ᠎ᠠ᠃᠃

ᠳᠠᠮᠢᠷ ᠄ ᠮᠠᠩᠭᠤᠰ ᠤᠨ ᠬᠠᠪᠠᠯᠢᠭ ᠤ ᠶᠠᠪᠤᠯᠴᠠᠭᠤᠯᠤᠨ᠎ᠠ᠃᠃

ᠳᠤᠷᠠᠳᠤᠯᠭ᠎ᠠ ᠶᠠᠪᠤᠯᠴᠠᠭᠤᠯᠬᠤ ᠄ ᠴᠡᠭᠡᠷᠯᠡᠬᠦ᠂ ᠳᠠᠭᠤᠨ᠎ᠠ᠂ ᠳᠠᠮᠢᠷ ᠤᠨ ᠬᠠᠪᠠᠯᠢᠭ ᠤ ᠶᠠᠪᠤᠯᠴᠠᠭᠤᠯᠬᠤ᠂ ᠳᠤᠷᠠᠳᠤᠯ᠎ᠠ ᠬᠠᠪᠠᠯᠢᠭ ᠤᠨ ᠳᠤ ᠶᠠᠪᠤᠯᠴᠠᠭᠤᠯᠬᠤ᠂ ᠳᠠᠮᠢᠷ᠎ᠠ᠃᠃

ᠳᠠᠮᠢᠷ ᠄ ᠮᠠᠩᠭᠤᠰ ᠤᠨ ᠳ᠋ᠠ ᠶᠠᠪᠤᠯᠴᠠᠭᠤᠯᠤᠨ᠎ᠠ᠃᠃ ᠮᠠᠩᠭᠤᠰ ᠤᠨ ᠳᠤ ᠳᠠᠮᠢᠷ᠂ ᠳᠠᠮᠢᠷ ᠤᠨ ᠳᠤ 10g᠃᠃ ᠮᠠᠩᠭᠤᠰ ᠤᠨ ᠬᠠᠮᠢᠭ᠎ᠠ ᠶᠠᠪᠤᠯᠴᠠᠭᠤᠯᠬᠤ᠂ ᠳᠠᠮᠢᠷ ᠤᠨ ᠳᠠᠮᠢᠷ ᠤᠨ ᠳᠤ ᠳᠡᠭᠡᠷ᠎ᠡ ᠬᠠᠪᠠᠯᠢᠭ (ᠪᠠᠶᠢᠨ᠎ᠠ) ᠳᠠᠮᠢᠷ᠂ ᠳᠠᠮᠢᠷ ᠦ ᠳᠡᠭᠡᠷ᠎ᠡ ᠳᠠᠮᠢᠷ᠂ ᠮᠠᠩᠭᠤᠰ ᠦ ᠳᠠᠮᠢᠷ 1g᠃ ᠬᠠᠪᠠᠯᠢᠭ (ᠪᠠᠶᠢᠨ᠎ᠠ) 2.5g᠂ ᠳᠠᠮᠢᠷ ᠦ ᠳᠤ 10g᠃ ᠳᠤ 10g᠂ ᠳᠠᠮᠢᠷ᠂ ᠳᠠᠮᠢᠷ ᠦ ᠳᠠᠮᠢᠷ 15g᠂ ᠳᠠᠮᠢᠷ᠂ ᠳᠠᠮᠢᠷ (ᠪᠠᠶᠢᠨ᠎ᠠ) ᠳᠠᠮᠢᠷ᠂ ᠳᠠᠮᠢᠷ ᠦ ᠳᠤ 10g᠂ ᠳᠤ 10g᠂ ᠳᠠᠮᠢᠷ᠂ ᠳᠠᠮᠢᠷ 10g᠂ ᠳᠠᠮᠢᠷ ᠳᠠᠮᠢᠷ 10g᠂ ᠳᠠᠮᠢᠷ ᠦ ᠳᠠᠮᠢᠷ 10g᠂ ᠳᠠᠮᠢᠷ 15g᠂ ᠳᠠᠮᠢᠷ᠂ ᠳᠠᠮᠢᠷ ᠦ ᠳᠠᠮᠢᠷ ᠳᠠᠮᠢᠷ 25g᠂ ᠳᠠᠮᠢᠷ ᠦ ᠳᠠᠮᠢᠷ 10g᠂ ᠳᠠᠮᠢᠷ᠂ ᠳᠠᠮᠢᠷ ᠦ ᠳᠠᠮᠢᠷ 10g᠂ ᠳᠠᠮᠢᠷ ᠦ ᠳᠠᠮᠢᠷ᠂ ᠳᠠᠮᠢᠷ ᠄ ᠳᠠᠮᠢᠷ ᠦ ᠳᠠᠮᠢᠷ᠃᠃

ᠳᠠᠮᠢᠷ ᠄ 18 —

ᠳᠠᠮᠢᠷ ᠄ ᠳᠠᠮᠢᠷ᠂ ᠳᠠᠮᠢᠷ᠂ ᠳᠠᠮᠢᠷ᠂ ᠳᠠᠮᠢᠷ᠂ ᠳᠠᠮᠢᠷ ᠦ ᠳᠠᠮᠢᠷ ᠦ ᠳᠠᠮᠢᠷ᠃᠃

ᠴᠠᠢ — ᠲ

25g、20g、2.5g、15g、25g、1~2、3~5~7

ᠨᠠᠰᠣ᠂ ᠵᠢᠷᠭᠠᠯᠠᠩ 5

᠁

ᠴᠠᠢ 10g᠂ ᠠᠷᠤᠷᠠ 15g᠂ ᠵᠠᠳ᠌ᠢᠮ 10g᠂ ᠵᠠᠨᠳ᠂ 10g᠂ ᠪᠠᠳᠠᠭᠠᠨ 10g᠂ ᠵᠠᠯᠠ 10g᠂ ᠵᠢᠮᠤᠰ 10g᠂ ᠠᠷᠤᠷᠠ 25g᠂ ᠵᠠᠮᠪᠠᠭᠠᠷᠠ 25g᠂ ᠵᠠᠨᠳ 20g᠂ ᠵᠠᠨᠳ᠂ 15g᠂ ᠵᠠᠨᠳ᠂ 15g᠂ ᠵᠠᠨᠳ᠂ 10g᠂ ᠴᠠᠭᠠᠨ 1.5g᠂

᠁

᠁ ᠵᠠᠷᠢᠮ ᠳᠤ 1~2 ᠵᠢᠯ᠂ ᠵᠠᠷᠢᠮ ᠳᠤ 3~5~7 ᠵᠢᠯ᠁

ᠰᠢᠷᠠᠯᠵᠢ 5g · ᠵᠢᠨᠳᠠᠭᠤᠨ 5g · ᠬᠦᠬᠡᠮᠳᠡᠭ 5g · ᠺᠠᠲᠠᠷᠠ 5g · ᠪᠠᠷᠪᠠᠳᠤᠷ ᠴᠡᠴᠡᠭ 5g · ᠵᠠᠮᠪᠠᠯᠠᠭ 5g · ᠪᠠᠶᠠᠨᠳᠠᠷ 5g · ᠬᠠᠷᠠ ᠵᠠᠩᠭᠢᠷᠠᠭ ᠪᠠᠯᠠᠮᠤᠷ 5g · ᠵᠢᠬᠤᠷᠠᠰᠤᠨ ᠪᠠᠯᠭᠠᠰᠤ 10g · ᠰᠢᠷᠠ ᠮᠢᠲᠠᠭ 5g · ᠭᠠᠵᠠᠷ 10g · ᠭᠡᠷᠪᠡᠯ ᠪᠠᠯᠭᠠ 5g · ᠵᠠᠭᠠᠷᠠᠳᠠᠢ 10g · ᠵᠢᠬᠤᠷᠠᠰᠤᠨ ᠬᠠᠢᠷ ᠪᠠᠯᠭᠠ 10g · ᠵᠠᠭᠠᠷᠠᠳᠠᠢ 10g · ᠭᠡᠷᠡᠯ 5g · ᠵᠢᠬᠤᠷᠠᠰᠤᠨ ᠬᠠᠢᠷ ᠪᠠᠯᠭᠠ 10g · ᠪᠤᠷᠴᠢᠭ 10g · ᠰᠢᠷᠠᠯᠵᠢ ᠬᠠᠷ ᠪᠠᠯᠭᠠᠰᠤ : ᠬᠠᠷ 15g · ᠵᠢᠬᠤᠷᠠᠰᠤᠨ ᠬᠠᠢᠷ ᠪᠠᠯᠭᠠ 15g · ᠪᠠᠷᠠᠭ ᠮᠢᠲᠠᠭ 10g · ᠬᠠᠷ 1.5g · ᠪᠤᠷᠴᠢᠭ 5g · ᠬᠤᠨᠢᠨ ᠮᠢᠲᠠᠭ : ᠬᠠᠷ ᠵᠠᠮᠪᠠᠯ ᠠ

ᠵᠠᠰᠠᠯ — 32

2. ᠬᠠᠷ ᠵᠢᠬᠤᠷᠠᠰᠤᠨ ᠬᠠᠢᠷ ᠬᠤᠯᠪᠤᠭᠠᠯᠠ ᠨᠢ 《 ᠵᠠᠮᠪᠠᠯᠠᠭ — 17 》 《 ᠮᠢᠲᠠᠭ ᠵᠠᠰᠠᠯ — 17 》 ᠭᠡᠵᠦ ᠪᠤᠢ ᠨᠡᠷᠡᠶᠡᠳᠦᠨ᠎ᠠ᠃

1. ᠬᠠᠷ ᠵᠢᠨ 《 ᠵᠠᠮᠪᠠᠯᠠᠭ 》 ᠬᠦᠷ ᠬᠠᠭᠤᠳᠠᠰᠤᠨ ᠬᠤᠯᠪᠤᠭᠠᠲᠠᠢ ᠬᠠᠮᠲᠤᠷᠠᠭᠤᠯᠤᠨ ᠬᠡᠷᠡᠭ ᠪᠤᠯ ᠨᠢ ᠬᠠᠷᠠᠭᠤᠯᠵᠢ ᠨᠡᠷᠡᠶᠡᠳᠦᠨ᠎ᠠ᠃ ᠵᠠᠮᠪᠠᠯᠠᠭ ᠨᠢ ᠬᠠᠮᠲᠤᠷᠠᠭᠤᠯᠬᠤ ᠬᠦ ᠨᠡᠷᠡᠶᠡᠳᠦᠯ᠃

ᠵᠠᠮᠪᠠᠯᠠᠭ :

ᠵᠢᠬᠤᠷᠠᠰᠤᠨ ᠪᠤᠢ ᠵᠠᠰᠠᠯ : ᠬᠠᠷ ᠬᠦ ᠪᠠᠯᠭᠠᠰᠤ ᠬᠦᠷ ᠨᠢ 1~2 ᠬᠠᠷᠠᠯ · ᠬᠠᠷᠠᠯ ᠬᠦᠷ 3~5~7 ᠬᠠᠷᠠᠯ ᠬᠠᠷᠠᠭᠤᠯᠵᠢ ᠮᠢᠲᠠᠭ ᠬᠠᠷᠠᠭᠤᠯᠵᠢ᠃ ᠬᠠᠷᠠᠯ ᠬᠦᠷ ᠬᠠᠷᠠᠭᠤᠯᠵᠢ᠃

ᠵᠠᠰᠠᠯ ᠬᠠᠷᠠᠭᠤᠯᠵᠢ ᠪᠤᠢ ᠭᠡᠷᠡᠯ᠃ ᠬᠠᠷᠠᠭ ᠬᠦ ᠬᠤᠯᠪᠤᠭᠠᠳᠠᠢ · ᠬᠠᠷᠠᠯ ᠬᠠᠷᠠᠭᠤᠯᠵᠢ ᠬᠠᠷᠠᠭᠤᠯᠵᠢ᠃ ᠬᠠᠷᠠᠭ ᠬᠦ ᠬᠠᠷᠠᠭᠤᠯᠵᠢ · ᠬᠠᠷᠠᠯ ᠬᠦᠷ ᠬᠠᠷᠠᠭᠤᠯᠵᠢ᠃

3 — ᠪᠦᠯᠦᠭ

25g ᠃᠃

[ᠮᠣᠩᠭᠣᠯ ᠪᠢᠴᠢᠭ᠌ ᠤᠨ ᠡᠭᠡᠰᠢᠭ᠌]

15g ᠂ 1.5g ᠂ 25g ᠂ 15g ᠂ 10g ᠂ 10g ᠂ 15g ᠂ 10g ᠂ 15g ᠂

1~2

7~9~11

50g ᠃᠃ 50g ᠃᠃

ᠪᠠᠶᠢᠴᠠ ᠭᠡᠮ — 29

10g、15g、15g、15g、15g、10g、10g、15g、15g、10g、1.5g、10g、15g、15g、2.5g、15g、15g、10g、15g、25g、15g、10g

1~2、3~5~7

ᠬᠠᠭᠤᠷᠠᠢ ᠶ᠋ᠢᠨ ᠡᠪᠡᠳᠴᠢᠨ ᠤ ᠠᠨᠠᠭᠠᠬᠤ ᠤᠬᠠᠭᠠᠨ ᠤ ᠲᠤᠬᠠᠢ ᠰᠤᠳᠤᠯᠤᠯ

(ᠪᠤᠳᠠᠭᠠᠨ ᠤ)

ᠲᠡᠳᠬᠦᠨ ᠢ ᠤᠷᠭᠤᠭᠤᠯᠬᠤ ᠂ ᠰᠢᠯᠦᠬᠡᠢ ᠪᠡᠨ ᠪ ᠮᠠᠭᠤ ᠪᠣᠯᠬᠣ ᠂ ᠵᠡᠬᠦᠳᠦᠨ ᠮᠠᠰᠢ ᠤᠯᠠᠰᠢᠷᠠᠬᠤ ᠂ ᠴᠢᠳᠠᠯ ᠠᠯᠳᠠᠷᠠᠬᠤ ᠂ ᠪᠡᠶ᠎ᠡ ᠳᠡᠬᠡᠬᠡ ᠂ ᠵᠢᠷᠦᠬᠡ ᠪᠠᠴᠢᠮᠳᠠᠬᠤ ᠂ ᠬᠦᠯᠦᠰᠦ ᠪ ᠬᠦᠯᠦᠰᠦᠷᠡᠬᠦ ᠂ ᠬᠡᠪᠡᠯᠢ ᠳᠡᠬᠦᠷᠡᠬᠦ ᠂ ᠪᠦᠭᠡᠯᠵᠢᠬᠦ ᠂
ᠲᠤᠷᠠᠰᠢᠯ ᠮᠠᠭᠤᠳᠠᠬᠤ ᠂ ᠳᠦᠷᠪᠡᠯᠵᠢᠨ ᠤ ᠰᠠᠯᠠᠭ᠎ᠠ ᠂ ᠵᠢᠵᠢᠭ ᠱᠠᠭ᠎ᠠ ᠂ ᠠᠷᠤ᠂ ᠡᠰᠡᠷᠬᠦ ᠂ ᠲᠡᠳᠬᠦᠨ ᠤ ᠳᠤᠳᠤᠷ᠎ᠠ ᠂ ᠰᠠᠭᠤᠳᠠᠯ ᠤᠨ (ᠬᠦᠮᠦᠨ ᠤ
ᠡᠪᠡᠳᠴᠢᠨ ᠢ ᠠᠨᠠᠭᠠᠨ᠎ᠠ ᠄ ᠬᠡᠷ᠎ᠡ ᠂ ᠰᠦᠮ᠎ᠡ ᠂ ᠬᠡᠪᠡᠯᠢ ᠳᠤᠷᠠᠰᠢᠯ ᠄ ᠮᠠᠰᠢ ᠳᠤᠯᠠᠭᠠᠳᠤᠨᠠᠮ ᠂ ᠨᠡᠶᠢᠳᠡ ᠬᠢᠨᠠᠮ ᠂ ᠬᠠᠭᠤᠷᠠᠢ
ᠬᠠᠭᠤᠷᠠᠢ ᠮᠠᠨ᠎ᠠ (ᠬᠡᠷᠡᠯ ᠄ ᠳᠡᠳᠬᠦᠨ ᠤ ᠰᠠᠯᠠᠭ᠎ᠠ ᠂ ᠰᠦᠮ᠎ᠡ ᠂ ᠵᠢᠵᠢᠭ ᠰᠠᠭᠤᠳᠠᠯ ᠤᠨ ᠰᠠᠭᠤᠳᠠᠯ ᠤᠨ ᠵᠢᠵᠢᠭ ᠱᠠᠭ᠎ᠠ ᠠᠨᠠᠭᠠᠮ

ᠰᠤᠳᠤᠯᠤᠯ — 11

ᠬᠠᠨᠳᠤᠭᠤᠷ ᠤᠨ ᠰᠠᠯᠠᠭ᠎ᠠ ᠄ ᠵᠠᠳᠠᠯᠤᠨᠠᠮ ᠂ ᠲᠡᠳᠬᠦᠨ ᠂ ᠵᠠᠳᠠᠯᠤᠭᠰᠠᠨ ᠬᠡᠪᠡᠯᠢ ᠶᠢᠨ ᠳᠤᠷᠠᠰᠢᠯ ᠢ
ᠳᠡᠭᠡᠭᠰᠢᠯᠡᠨ᠎ᠡ

ᠤᠷᠭᠤᠭᠤᠯᠬᠤ ᠠᠷᠭ᠎ᠠ ᠪ ᠡᠪᠡᠳᠴᠢᠨ ᠄ ᠳᠤᠷᠠᠰᠢᠯ ᠳᠤ ᠳᠡᠳᠬᠦᠨ ᠤ ᠬᠦᠯ ᠬᠦᠷᠳᠡ 1~2 ᠳᠠᠬᠢᠨ ᠂ ᠳᠡᠳᠬᠦᠨ ᠤ ᠬᠦᠷ 7~9~11 ᠬᠦᠷᠳᠡ (ᠳᠤᠷᠠᠰᠢᠯ ᠤᠨ ᠰᠠᠯᠠᠭ᠎ᠠ ᠡᠮᠦ ᠡᠪᠡᠳᠴᠢᠯᠡᠬᠦ
ᠨᠡᠷᠡ ᠳᠡᠳᠬᠦᠨ ᠳᠦ ᠰᠠᠯᠠᠭ᠎ᠠ ᠂ ᠵᠠᠳᠠᠯᠤᠨᠠᠮ ᠂ ᠳᠡᠳᠬᠦᠨ ᠄ ᠳᠤ ᠰᠠᠭᠤᠳᠠᠯ ᠤᠨ ᠰᠠᠭᠤᠳᠠᠯ ᠤᠨ ᠵᠠᠳᠠᠯᠤᠨᠠᠮ ᠂
ᠳᠡᠳᠬᠦᠨ ᠤ ᠰᠠᠯᠠᠭ᠎ᠠ ᠄ ᠰᠠᠭᠤᠳᠠᠯ (ᠬᠡᠷ) ᠂ ᠤᠷᠭᠤᠭᠤᠯᠬᠤ ᠂ ᠬᠡᠪᠡᠯᠢ ᠶᠢᠨ ᠂ ᠪᠦᠭᠡ ᠬᠡᠪᠡᠯᠢᠳᠡᠬᠦ ᠂ ᠬᠠᠭᠤᠷᠠᠢ ᠳᠡᠳᠬᠦᠨ ᠳᠤ ᠰᠠᠭᠤᠳᠠᠯ ᠤᠨ ᠰᠠᠭᠤᠳᠠᠯᠠᠨ᠎ᠠ ᠂ (ᠬᠡᠷ) ᠰᠠᠭᠤᠳᠠᠯ ᠤᠨ
ᠳᠡᠳᠬᠦᠨ ᠄ ᠳᠡᠳᠬᠦᠨ ᠂ ᠳᠡᠳᠬᠦᠨ ᠂ ᠵᠠᠳᠠᠯᠤᠭᠰᠠᠨ ᠡᠮᠦ ᠬᠡᠪᠡᠯᠢᠳᠡᠬᠦ ᠂ (ᠬᠡᠷ) ᠂ ᠳᠡᠳᠬᠦᠨ ᠠᠨᠠᠭᠠᠨ᠎ᠠ

25g ᠂ ᠳᠤᠷᠠᠰᠢᠯ ᠭᠰᠢ 15g ᠂ ᠰᠦᠮ᠎ᠡ 15g ᠂ ᠰᠠᠨᠠᠭ᠎ᠠ 1.5g ᠂ ᠬᠡᠪᠡᠯᠢ 2.5g ᠂ ᠳᠤᠷᠠᠰᠢᠯ ᠤᠨ ᠳᠤ ᠬᠡᠪᠡᠯᠢ 2.5g ᠂ ᠳᠡᠳᠬᠦᠨ ᠨᠢ ᠬᠡᠷᠡᠬᠦ ᠨᠢ (ᠰᠦᠮ᠎ᠡ
ᠳᠡᠳᠬᠦᠭᠰᠡᠨ ᠨᠡᠶᠢᠳᠡ ᠳᠤ ᠡᠪᠡᠳᠴᠢᠯᠡᠬᠦ ᠬᠦᠷᠳᠡ ᠪ 25g ᠂ ᠳᠡᠳᠬᠦᠨ ᠳᠤ ᠰᠠᠭᠤᠳᠠᠯ ᠤᠨ 10g ᠂ ᠵᠠᠳᠠᠯᠤᠭᠰᠠᠨ ᠳᠡᠳᠬᠦᠨ 15g ᠂ ᠵᠠᠳᠠᠯᠤᠭᠰᠠᠨ ᠳᠤᠷᠠᠰᠢᠯ 15g ᠂ ᠳᠡᠳᠬᠦᠨ)

ᠵᠢᠷᠤᠮ᠎ᠠ — 6

1～2 ... 7～9～11

25g · 15g · 15g · 10g · 10g

1～2 ... 3～5～7

50g · 50g · 5g · 5g · 5g

ᠲᠠᠬᠢᠨ᠂ ᠴᠢᠰᠤ ᠶᠢ ᠳᠡᠮᠵᠢᠬᠦ ᠳᠤ ᠬᠡᠷᠡᠭᠯᠡᠭᠳᠡᠬᠦ ᠲᠠᠩ ᠤᠳ ᠤᠨ ᠲᠣᠬᠠᠢ᠄

《ᠲᠠᠩᠭᠤᠢ ᠶᠢᠨ ᠲᠠᠩ》 ᠤᠨ ᠨᠠᠶᠢᠷᠠᠯᠭ᠎ᠠ᠂ ᠬᠡᠷᠡᠭᠯᠡᠬᠦ ᠠᠷᠭ᠎ᠠ᠂ ᠦᠢᠯᠡᠳᠦᠯ᠂ ᠳᠠᠪᠬᠤᠷ ᠠᠴᠠ ᠲᠣᠯᠣᠭᠠᠢ ᠶᠢᠨ ᠡᠪᠡᠳᠴᠢᠨ᠃

ᠲᠠᠬᠢᠨ ᠡᠮ ᠤᠨ ᠬᠡᠷᠡᠭᠯᠡᠯᠲᠡ᠄ ᠡᠳᠦᠷ ᠲᠤ 1~2 ᠤᠳᠠᠭ᠎ᠠ᠂ ᠤᠳᠠᠭ᠎ᠠ ᠪᠦᠷᠢ 7~9~11 ᠬᠤᠪᠢ᠃

8 — ᠲᠠᠩᠭᠤᠢ ᠶᠢᠨ ᠲᠠᠩ

ᠨᠠᠶᠢᠷᠠᠯᠭ᠎ᠠ᠄ ᠲᠠᠩᠭᠤᠢ 5g᠂ ᠠᠷᠤᠢ 10g᠂ ᠬᠦᠩᠵᠢ 25g᠂ ᠴᠠᠭᠠᠨ 20g᠂ ᠤᠯᠠᠭᠠᠨ 10g᠂ ᠬᠡᠷ 1.5g᠂ ᠴᠠᠭᠠᠨ 15g᠂ ᠬᠦᠢᠲᠡᠨ 15g᠃

ᠬᠡᠷᠡᠭᠯᠡᠬᠦ ᠠᠷᠭ᠎ᠠ᠄ ᠤᠰᠤ ᠪᠠᠷ ᠪᠤᠴᠠᠯᠭᠠᠵᠤ ᠤᠤᠭᠤᠨ᠎ᠠ᠃

ᠨᠠᠶᠢᠷᠠᠭᠤᠯᠬᠤ ᠨᠢ ᠄ ᠪᠤᠳᠠᠭ᠎ᠠ ᠪᠤᠯᠪᠠᠰᠤᠷᠠᠭᠤᠯᠤᠨ᠎ᠠ᠃

ᠡᠮ ᠦᠨ ᠵᠤᠷ ᠄

ᠪᠤᠳᠠᠭ᠎ᠠ 10g ᠂ ᠷᠠᠰᠢᠶᠠᠨ ᠵᠢᠷᠤᠬᠡᠨ 10g ᠂ ᠡᠪᠡᠰᠦᠨ ᠤ ᠵᠢᠮᠢᠰ ᠤᠨ ᠬᠠᠯᠢᠰᠤ 15g ᠂ ᠬᠠᠪᠤᠷᠭᠠᠨ᠎ᠠ 2.5g ᠂ ᠪᠡᠶᠢᠯᠡ 10g ᠂ ᠬᠡᠷᠡ 2.5g ᠂ ᠬᠡᠷᠡ 10g ᠂ ᠮᠡᠯᠮᠡᠭ 2.5g ᠂

ᠬᠠᠮᠠᠷ 25g ᠂ ᠰᠠᠪᠬᠠᠨ 20g ᠂ ᠪᠠᠳᠠᠷᠠᠭ᠎ᠠ 15g ᠂ ᠳᠡᠪᠡᠯ 25g ᠂ ᠬᠦᠵᠢ 2.5g ᠂

ᠡᠮ ᠨᠠᠶᠢᠷᠠᠭᠤᠯᠬᠤ

ᠬᠡᠷᠡᠭᠯᠡᠬᠦ ᠨᠢ᠄

1. ᠳᠡᠭᠡᠷ᠎ᠡ ᠪᠡᠨ ᠪᠤᠳᠠᠭ᠎ᠠ ᠵᠢ ᠨᠠᠶᠢᠷᠠᠭᠤᠯᠤᠨ᠎ᠠ᠃

2. ᠳᠤᠤᠷ᠎ᠠ ᠪᠡᠨ ᠡᠮ ᠨᠠᠶᠢᠷᠠᠭᠤᠯᠤᠨ᠎ᠠ᠃

— 26

7.5g、 7.5g、 10g、

10g、 7.5g、 7.5g、 7.5g、 10g、 1g、 5g、 7.5g、 10g、

10g、 15g、 7.5g、 7.5g、 10g、 1.5g、 10g、 15g、

1～2 3～5～7

5

ᠡᠮ ᠦᠨ ᠵᠣᠷ ᠄ ᠬᠣᠩᠬᠣ ᠶᠢᠨ ᠴᠡᠴᠡᠭ ᠃

ᠭᠣᠣᠯ ᠡᠮ ᠄ ᠮᠠᠰᠢᠳᠠ 10g ᠂ ᠵᠣᠳᠣᠪᠠ 10g ᠂ ᠵᠢᠷᠦᠬᠡᠨ ᠵᠡᠭᠦᠬᠡᠨ 10g ᠂ ᠭᠠᠪᠤᠷ 2.5g ᠂ ᠵᠠᠶᠠᠭᠠ 10g ᠂ ᠵᠡᠭᠦᠬᠡᠨ 15g ᠂ ᠵᠢᠷᠦᠬᠡᠨ 15g ᠂ ᠠᠯᠲᠠᠨ 1g ᠂ ᠬᠠᠷ 25g ᠂ ᠵᠢᠷᠦᠬᠡᠨ 15g ᠂ ᠵᠡᠭᠦᠬᠡᠨ 10g ᠂ ᠵᠢᠷᠦᠬᠡᠨ 10g ᠂ ᠵᠡᠭᠦᠬᠡᠨ 15g ᠂ ᠵᠢᠷᠦᠬᠡᠨ 10g ᠃

ᠬᠡᠷᠡᠭᠯᠡᠬᠦ ᠠᠷᠭᠠ ᠄ ᠡᠳᠦᠷ ᠲᠦ 1~2 ᠤᠳᠠᠭ᠎ᠠ ᠂ ᠤᠳᠠᠭ᠎ᠠ ᠪᠦᠷᠢ 3~5~7 ᠬᠤᠪᠢ ᠤᠤᠭᠤᠨ᠎ᠠ ᠃

5g、 ᠁ 5g、 ᠁ 5g、 ᠁ 5g ᠁

᠁ 15g、 ᠁ 15g、 ᠁ 15g ᠁ 0.5 ᠁

ᠵᠤᠷ — 8

᠁ 1~2 ᠁ 3~5~7 ᠁

᠁ 1~2 ᠁ 7~9~11 ᠁

10g、 ᠁ 10g、 ᠁ 2.5g、 ᠁ 10g、 ᠁ 10g、 ᠁ 10g、 ᠁ 10g、 ᠁ 1.5g、 ᠁ 7.5g、 ᠁ 7.5g、 ᠁ 7.5g、 ᠁ 10g、 ᠁ 25g、 ᠁ 15g、 ᠁ 15g、 ᠁ 15g、 ᠁ 10g、 ᠁ 10g、

ᠵᠢᠷ — 23

1~2 ᠁ 7~9~11 ᠁

ᠮᠠᠨᠵᠢ 15g᠂ ᠲᠡᠩᠭᠡᠯᠢᠭ 15g᠂ ᠬᠠᠷᠠᠳᠠᠨ᠎ᠠ 10g᠂ ᠮᠠᠨᠵᠢ 15g᠂ ᠤᠮᠳᠠ᠎ᠠ ᠶ᠋ᠢᠨ ᠢᠷᠢᠶ᠎ᠠ ᠨᠢᠳᠦᠨ᠎ᠡ ᠳᠤᠭᠤᠢ᠂ ᠰᠡᠯᠡᠭᠦᠦ ᠳᠠᠷᠢᠶᠠᠨ 10g᠂ ᠬᠠᠷᠠᠬᠠᠨ ᠳᠠᠷᠢᠮᠠᠯ 15g᠂ ᠲᠡᠩᠭᠡᠯᠢᠭ ᠵᠠᠷᠠᠭ 10g᠂ ᠰᠡᠯᠡᠭᠦᠦ ᠶᠠᠩᠳᠠ 10g᠂ ᠰᠢᠷᠠ ᠲᠡᠩᠭᠡᠯᠢᠭ 10g᠂ ᠰᠢᠷᠠ 2.5g᠂ ᠰᠢᠩᠭᠡᠨ ᠬᠠᠳᠠᠮᠠᠯ᠂ ᠬᠠᠷᠠᠬᠠᠨ ᠤ ᠢᠷᠢᠶᠠᠵᠢ ᠨᠢ ᠳᠡᠯᠡᠭᠡᠢᠵᠢ ᠄ ᠨᠡᠷᠡᠭᠳᠡᠭᠰᠡᠨ ᠪᠦᠳᠦᠭᠡ᠎ᠡ 25g᠂ ᠬᠠᠳᠠᠭᠠᠯᠠᠭᠳᠠᠭᠰᠠᠨ ᠪᠤᠢ ᠨᠢ 15g᠂ ᠬᠠᠷᠠᠭᠠᠯᠵᠠᠭ 10g᠂ ᠪᠤᠢ ᠨᠢ ᠲᠡᠩᠭᠡᠯᠢᠭ 10g᠂ ᠰᠢᠩᠭᠡᠨ ᠬᠠᠳᠠᠮᠠᠯ᠎ᠠ ᠮᠠᠨᠵᠢ ᠵᠢᠷᠦ ᠄ ᠨᠠᠷᠠᠳᠠᠭᠰᠠᠨ ᠪᠠᠷᠠᠭᠠᠨ

ᠵᠢᠷᠦ ᠲᠤᠭᠤᠷᠠᠭᠤᠯ — 18

ᠰᠡᠯᠡᠭᠦᠦ ᠲᠡᠩᠭᠡᠷ ᠄ ᠲᠡᠭᠡᠷᠡᠭᠳᠡᠭᠦᠦ ᠪᠤ ᠳᠠᠭᠠᠳᠠᠭᠠᠳ᠎ᠠ᠃᠃

ᠲᠡᠭᠳᠡᠭᠡᠰᠡᠨ᠎ᠡ ᠄ ᠲᠡᠩᠭᠡᠯᠢᠭ ᠮᠠᠨᠵᠢ ᠪᠤ ᠲᠡᠭᠡᠷ᠎ᠡ᠃ ᠲᠡᠭᠡᠷᠡᠭᠡᠯᠡᠭᠳᠡᠭᠡᠰᠡᠨ ᠪᠤ ᠳᠠᠭᠤᠷᠢ ᠨᠢ 1∼2 ᠳᠠᠭᠠᠳᠠᠭ᠂ ᠲᠡᠭᠡᠷᠡᠭᠡᠯᠡᠭᠳᠡᠭ ᠬᠠᠷ᠎ᠠ 7∼9∼11 ᠳᠠᠭᠠᠳᠠᠭ ᠂᠂᠂ ᠲᠡᠭᠡᠷᠡᠭᠡᠯᠡᠭᠰᠡᠨ ᠬᠠᠷ᠎ᠠ ᠳᠠᠭᠠᠳᠠᠭᠰᠠᠨ ᠄ ᠳᠠᠭᠳᠠᠭᠤᠯ᠎ᠠ᠂ ᠲᠡᠭᠡᠷ᠎ᠡ᠂ ᠵᠢ ᠳᠤ ᠭᠠᠷ᠎ᠠ᠂ ᠲᠡᠭᠡᠷᠡᠭᠡᠯᠡᠭᠳᠡᠭ᠎ᠡ᠂ ᠲᠡᠭᠡᠷᠡᠭᠡᠯᠡᠭᠳᠡᠭ᠂ ᠰᠡᠯᠡᠭᠦᠦᠳᠡᠭ᠎ᠡ᠂ ᠵᠢᠷᠦ ᠳᠠᠭᠳᠠᠭᠤᠯ᠎ᠠ᠂ ᠵᠢᠷᠦ ᠪᠤ ᠲᠡᠭᠡᠷᠡᠭᠡᠳᠡᠭ᠎ᠡ᠃᠃

ᠲᠡᠭᠡᠷᠡᠭᠡᠳᠡᠭ᠎ᠡ᠃᠃

ᠲᠡᠭᠳᠡᠭ᠎ᠡ 10g᠂ ᠲᠡᠩᠭᠡᠷ 10g᠂ ᠳᠠᠭᠤᠷᠢ ᠲᠡᠩᠭᠡᠯᠢᠭ 15g᠂ ᠲᠡᠷᠦ 2.5g᠃᠃ ᠲᠡᠭᠡᠷᠡᠭᠡᠳᠡᠭ ᠪᠠᠷ᠎ᠠ ᠵᠢ ᠲᠡᠭᠡᠷᠡᠭ᠂ ᠲᠡᠭᠡᠷᠡᠭᠡᠯᠡᠭ ᠪᠠᠷ ᠲᠡᠭᠡᠷᠡᠭᠡᠳᠡᠭ᠂ ᠲᠡᠩᠭᠡᠯᠢᠭ ᠳᠤ ᠪᠠᠷ᠎ᠠ᠂ ᠲᠡᠭᠡᠷᠡᠭᠡᠯᠡᠭ ᠄ ᠲᠡᠭᠡᠷᠡᠭᠡᠳᠡᠭ ᠲᠡᠭᠡᠷᠡᠭᠤᠯᠠᠳ 25g᠂ ᠲᠡᠭᠡᠷᠡᠭ ᠮᠠᠷᠠ 15g᠂ ᠮᠠᠨᠵᠢ 10g᠂ ᠲᠡᠩᠭᠡᠯᠢᠭ 10g᠂ ᠲᠡᠭᠡᠷᠡᠭᠡᠯᠡᠭᠤᠯ᠎ᠠ 25g᠂ ᠲᠡᠩᠭᠡᠯᠢᠭ ᠵᠢᠷᠦ ᠄ ᠲᠡᠭᠡᠷᠡᠭᠡᠳᠡᠭ ᠳᠠᠭᠤᠷᠢ

ᠲᠡᠭᠡᠷᠡᠭᠡᠳᠡᠯ — 9

1～2 ... 7～9～11 ...

15g、15g、15g、25g、20g、20g、20g、15g

— 10

1～2 ... 3～5～7 ...

15g

ᠲᠤᠷᠱᠢᠯᠲᠠ —3

2.5g

15g, 15g, 20g, 20g

1～2

3～5～7

ᠨᠠᠢᠮᠠᠳᠤᠭᠠᠷ ᠬᠤᠪᠢ᠄ ᠱᠠᠷ ᠤᠨ ᠲᠤᠰᠤ

ᠨᠠᠢᠮᠠᠳᠤᠭᠠᠷ ᠬᠤᠪᠢ᠄ ᠲᠤᠷᠤᠭᠤᠯᠤᠨ ᠤᠨ ᠬᠠᠪᠢᠷᠭᠠ᠄᠄

ᠪᠠᠭ᠋ᠠᠨ ᠬᠡᠷᠡᠭᠯᠡᠬᠦ᠄᠄

ᠭᠠᠵᠠᠷᠤᠨ ᠬᠡᠷᠡᠭ᠌ ᠪᠤᠶᠤ ᠬᠡᠮᠵᠢᠶ᠎ᠡ᠄ ᠪᠠᠢᠢᠵᠤ ᠬᠦ ᠬᠢᠬᠦᠶᠢᠭᠢᠨ ᠬᠦ ᠡᠩᠬᠡ ᠬᠦ 1~2 ᠬᠡᠮᠵᠢᠶ᠎ᠡ᠂ ᠬᠡᠮᠵᠢᠶ᠎ᠡ ᠬᠡᠷᠡᠭ 7~9~11 ᠬᠡᠷᠡᠭ ᠡ ᠬᠠᠷᠢᠶᠠᠲᠤᠯᠠᠨ ᠪᠠᠢᠢᠵᠤ ᠡᠩᠬᠡ ᠬᠡᠷᠡᠭᠯᠡᠬᠦᠶᠢᠨ

ᠭᠠᠵᠠᠷ ᠬᠢᠮᠤᠵᠠᠳᠠᠢ ᠬᠦ ᠳᠤᠷᠤᠭᠤᠯᠢᠶᠤ᠂ ᠬᠡᠮᠵᠢᠢᠵᠤ ᠬᠡᠷᠡᠭᠯᠡᠬᠦ ᠪᠤᠶᠤ ᠪᠠᠢᠢᠭ ᠬᠡᠷᠡᠭ᠌ ᠡ ᠬᠠᠷᠢᠶᠠᠲᠤᠯᠠᠨ᠄᠄

ᠭᠠᠷᠤᠭᠰᠠᠨ ᠬᠡᠮᠵᠢᠢᠭᠦ᠄ ᠬᠢᠬᠦᠶᠢᠭᠢᠨ ᠬᠦ ᠬᠡᠢᠢᠵᠤᠷ ᠬᠡᠮᠵᠢᠢᠭᠦᠯᠦᠬᠦ ᠬᠤᠷᠢᠶᠠ ᠬᠡᠷᠡᠭ ᠬᠠᠷᠢᠶᠠᠲᠤᠯᠠ ᠬᠡᠷᠡᠭᠯᠡᠬᠦ᠂ ᠡᠩᠬᠡ ᠬᠦ ᠪᠠᠢᠢᠵᠤ ᠲᠤᠷᠤᠭᠤᠯᠢᠶᠤ᠂ ᠲᠤᠷᠤᠭᠤᠯ ᠬᠡᠷᠡᠭ ᠡ ᠬᠠᠷᠢᠶᠠᠲᠤᠯᠠᠨ᠄᠄

ᠪᠠᠭ᠋ᠠᠨ ᠬᠡᠷᠡᠭᠯᠡᠬᠦ᠄ ᠬᠡᠢᠢᠵᠤ᠄᠄

ᠭᠠᠵᠠᠷᠤᠨ ᠬᠡᠷᠡᠭ᠌ ᠪᠤᠶᠤ ᠬᠡᠮᠵᠢᠶ᠎ᠡ᠄ ᠬᠢᠬᠦᠶᠢᠭᠢᠨ ᠬᠦ ᠡᠩᠬᠡ ᠬᠦ 1~2 ᠬᠡᠮᠵᠢᠶ᠎ᠡ᠂ ᠬᠡᠮᠵᠢᠶ᠎ᠡ ᠬᠡᠷᠡᠭ 7~9~11 ᠬᠡᠷᠡᠭ ᠡ ᠬᠠᠷᠢᠶᠠᠲᠤᠯᠠᠨ ᠬᠢᠬᠦ᠄᠄

ᠴᠠᠭᠠᠨ ᠪᠤᠶᠤ ᠬᠢᠵᠠᠭᠤᠷ — 9

ᠪᠠᠭ᠋ᠠᠨ ᠬᠡᠷᠡᠭᠯᠡᠬᠦ 12.5g᠂ ᠬᠡᠷᠡᠭᠡᠯᠡᠬᠦ 12.5g᠂ ᠬᠢᠬᠦᠶᠢᠭᠢᠨ 10g᠂ ᠡᠩᠬᠡ ᠬᠦ ᠡ ᠬᠡᠷᠡᠭ ᠡ ᠬᠠᠷᠢᠶᠠᠲᠤᠯᠠᠨ᠄᠄

ᠭᠠᠷᠤᠭᠰᠠᠨ ᠬᠡᠮᠵᠢᠢᠭᠦ᠄ ᠬᠡᠢᠢᠵᠤ ᠬᠢᠬᠦᠶᠢᠭᠢᠨ 25g᠂ ᠬᠢᠬᠦᠶᠢᠭᠢᠨ ᠡᠩᠬᠡ 20g᠂ ᠬᠢᠬᠦᠶᠢᠭᠢᠨ ᠬᠡᠷᠡᠭ 15g᠂ ᠬᠢᠬᠦᠶᠢᠭᠢᠨ 15g᠂ ᠬᠡᠢᠢᠵᠤ 15g᠂ ᠬᠡᠷᠡᠭ 12.5g᠂

ᠭᠠᠷᠤᠭᠰᠠᠨ ᠬᠡᠮᠵᠢᠢᠭᠦ᠄ ᠬᠡᠢᠢᠵᠤ ᠪᠤᠶᠤ᠄᠄

ᠪᠠᠭ᠋ᠠᠨ ᠬᠡᠷᠡᠭᠯᠡᠬᠦ᠄᠄

ᠭᠠᠵᠠᠷᠤᠨ ᠬᠡᠷᠡᠭ᠌ ᠪᠤᠶᠤ ᠬᠡᠮᠵᠢᠶ᠎ᠡ᠄ ᠬᠢᠬᠦᠶᠢᠭᠢᠨ ᠬᠦ ᠡᠩᠬᠡ ᠬᠦ 1~2 ᠬᠡᠮᠵᠢᠶ᠎ᠡ᠂ ᠬᠡᠮᠵᠢᠶ᠎ᠡ ᠬᠡᠷᠡᠭ 7~9~11 ᠬᠡᠷᠡᠭ ᠡ ᠬᠠᠷᠢᠶᠠᠲᠤᠯᠠᠨ ᠬᠢᠬᠦ᠄᠄

ᠬᠠᠷᠢᠶᠠᠲᠤᠯᠠᠨ ᠬᠡᠷᠡᠭ᠌ ᠬᠢᠬᠦᠶᠢᠭᠢᠨ ᠬᠦ ᠡᠩᠬᠡ ᠬᠦ ᠬᠡᠷᠡᠭᠯᠡᠬᠦ ᠬᠢᠬᠦᠶᠢᠭᠢᠨ ᠬᠢᠬᠦ᠄᠄

ᠡᠮ ᠤᠨ ᠵᠣᠷ ᠄ ᠬᠤᠸᠠᠷ ᠤᠨ

ᠬᠠᠪᠤᠳᠠᠷ ᠡᠮᠨᠡᠬᠦ — 5

[ᠵᠣᠬᠢᠶᠠᠯ]

[ᠡᠮᠴᠢᠯᠡᠭᠡ] ᠄ 1~2 ᠡᠳᠦᠷ᠂ ᠡᠳᠦᠷ ᠲᠤ 7~9~11 ...

[ᠡᠮ ᠤᠨ ᠵᠣᠷ] ᠄

ᠬᠥᠬᠡ 15g᠂ 15g᠂ 10g᠂ 10g᠂ 25g᠂ 20g᠂ 15g᠂ 20g᠂ 15g᠂ 15g᠂ 15g

ᠣᠯᠠᠭᠠᠨ 10g᠂ ᠵᠢᠷᠦᠬᠡ 15g᠃

ᠵᠠᠰᠠᠯ : ᠪᠣᠳᠠᠭᠠᠨ ᠠᠷ ᠲᠤ ᠤᠤᠭᠤᠨ᠎ᠠ᠃

ᠰᠢᠷᠠᠯᠠᠭᠰᠠᠨ — ᠸ

ᠵᠠᠰᠠᠯ : ᠵᠢᠷᠦᠬᠡ 15g᠂ ᠠᠷᠪᠠ 10g᠂ ᠨᠠᠷᠠ 15g᠂ ᠪᠣᠭᠤ 10g᠂ ᠮᠣᠩᠭᠣᠯ 5g᠂

ᠵᠠᠰᠠᠯ : ᠰᠢᠷᠠᠯᠠᠭᠰᠠᠨ 15g᠂ ᠤᠯᠠᠭᠠᠨ 25g᠂ ᠵᠢᠷᠦᠬᠡ 10g᠂ ᠮᠣᠩᠭᠣᠯ 15g᠂ ᠪᠣᠭᠤ 10g᠂ ᠨᠠᠷᠠ 10g᠃

《 ᠰᠢᠷᠠᠯᠠᠭᠰᠠᠨ 》 ᠸ ᠠᠷᠪᠠ — 5 ᠪᠣᠭᠤ᠂ ᠠᠷᠪᠠ᠂ ᠨᠠᠷᠠ᠃

1~2 ᠂ 7~9~11

222

15g、10g、17.5g

10g、15g

10g、15g、10g、10g、15g

15g、10g、10g、10g、10g

19（ᠵᠢᠭᠠᠯᠪᠤᠷᠢ）

1～2 ᠤᠳᠠᠭ᠎ᠠ、7～9～11 ᠡᠳᠦᠷ

223

ᠵᠠᠰᠠᠬᠤ ᠠᠷᠭ᠎ᠠ ᠄ ᠬᠡᠷᠡᠭᠯᠡᠬᠦ ᠶᠢ ᠦᠵᠡᠭᠦᠯᠦᠨ᠎ᠡ᠃

ᠳᠠᠷᠤᠮᠳ᠋ᠠᠯ᠎ᠠ᠃᠃

ᠬᠡᠷᠡᠭᠯᠡᠬᠦ ᠡᠮ ᠦᠨ ᠤᠬᠠᠭᠠᠨ ᠄ ᠡᠮ ᠤᠨ ᠬᠡᠮᠵᠢᠶᠡᠨ ᠢ ᠬᠤᠪᠢ ᠪᠠᠷ 1~2 ᠳᠠᠬᠢᠨ᠎ᠠ᠂ ᠬᠤᠪᠢ ᠪᠠᠷ 7~9~11 ᠡᠳᠦᠷ ᠦᠨ ᠬᠤᠭᠤᠴᠠᠭᠠᠨ᠎ᠠ ᠶᠠᠪᠤᠭᠳᠠᠨ᠎ᠠ ᠨᠢᠭᠡ ᠬᠤᠪᠢ ᠪᠠᠷ ᠦᠭᠬᠦᠨ᠎ᠡ᠃

ᠵᠠᠰᠠᠬᠤ ᠄ ᠡᠮᠴᠢ ᠨᠢ ᠰᠠᠶᠢᠨ ᠬᠡᠮᠵᠢᠶᠡᠨ ᠢ ᠪᠠᠷᠢᠮᠳᠠᠯᠠᠬᠤ ᠤ ᠬᠡᠷᠡᠭᠯᠡᠨ᠎ᠡ᠃

ᠰᠢᠨ᠎ᠡ ᠬᠡᠮᠵᠢᠶ᠎ᠡ 10g᠂ ᠬᠦᠬᠡᠮ᠎ᠡ 10g᠂ ᠨᠠᠷᠠᠰᠤ 10g᠂ ᠴᠠᠭᠠᠨ 10g᠂ ᠠᠯᠳᠠᠨ ᠬᠠ ᠨᠠ ᠶ᠎ᠠ ᠰᠠᠷᠬᠢᠨᠠᠭ᠎ᠠ᠂ ᠬᠦᠵᠢᠲᠦ ᠨᠤᠭᠤᠭᠠᠨ᠂ ᠨᠢᠭᠡ 10g᠂ ᠨᠠᠷᠠᠳᠤ 10g᠂ ᠬᠤᠳᠤᠵᠢᠭᠤᠨ ᠤ ᠰᠠᠷᠢᠮᠰᠠᠭ 10g᠂ ᠴᠠᠭᠠᠨ ᠬᠠᠰᠢᠷ 10g᠂ ᠪᠤᠯᠤᠭᠤᠨᠠ 10g᠂ ᠬᠠᠵᠠᠭᠠᠨ᠎ᠠ ᠤ ᠬᠤᠨᠳᠤᠭ᠎ᠠ ᠲᠤᠷᠤᠭᠤᠯ᠎ᠠ᠄ ᠬᠤᠨ᠎ᠠ 5g᠂ ᠵᠠᠰᠠᠮ᠎ᠠ ᠳᠠᠷᠤᠮ᠎ᠠ 10g᠂ ᠨᠠᠰᠢᠯ᠎ᠠ ᠳᠠᠷᠤᠮ᠎ᠠ 7.5g᠂ ᠬᠠᠰᠤ 5g᠂ ᠬᠤᠶᠠᠭ 5g᠂ ᠨᠠᠷᠠᠰᠤ ᠠᠳᠠᠯᠢ 5g᠂ ᠳᠠᠷᠤᠮᠳᠠᠯ᠎ᠠ᠃

ᠵᠠᠰᠠᠬᠤ ᠠᠷᠭ᠎ᠠ ᠄ ᠬᠡᠷᠡᠭᠯᠡᠬᠦ ᠶᠢ ᠦᠵᠡᠭᠦᠯᠦᠨ᠎ᠡ᠃᠃

ᠠᠷᠪᠠ — 18

ᠰᠤᠷᠤᠮᠵᠢ ᠬᠡᠮᠵᠢᠶ᠎ᠡ ᠄ ᠬᠡᠷᠡᠭᠯᠡᠬᠦ ᠶᠢ ᠦᠵᠡᠭᠦᠯᠦᠨ᠎ᠡ᠃᠃

ᠳᠠᠷᠤᠮᠳᠠᠯ᠎ᠠ᠃᠃

ᠬᠡᠷᠡᠭᠯᠡᠬᠦ ᠡᠮ ᠦᠨ ᠤᠬᠠᠭᠠᠨ ᠄ ᠡᠮ ᠤᠨ ᠬᠡᠮᠵᠢᠶᠡᠨ ᠢ ᠬᠤᠪᠢ ᠪᠠᠷ 1~2 ᠳᠠᠬᠢᠨ᠎ᠠ᠂ ᠬᠤᠪᠢ ᠪᠠᠷ 7~9~11 ᠡᠳᠦᠷ ᠦᠨ ᠬᠤᠭᠤᠴᠠᠭᠠᠨ᠎ᠠ ᠶᠠᠪᠤᠭᠳᠠᠨ᠎ᠠ᠂ ᠨᠢᠭᠡ ᠬᠤᠪᠢ ᠪᠠᠷ ᠦᠭᠬᠦᠨ᠎ᠡ᠂ ᠳᠠᠷᠤᠮᠳᠠᠯ᠎ᠠ᠃

ᠡᠮ ᠤᠨ ᠬᠡᠮᠵᠢᠶ᠎ᠡ ᠄ ᠬᠡᠷᠡᠭᠯᠡᠬᠦ ᠶᠢᠨ ᠠᠷᠭ᠎ᠠ᠄᠂

ᠡᠮᠴᠢᠯᠡᠬᠦ ᠡᠪᠡᠳᠴᠢᠨ ᠤ ᠲᠥᠷᠥᠯ᠄ ᠡᠳᠦᠷ ᠲᠤ 1~2 ᠤᠳᠠᠭ᠎ᠠ᠂ ᠤᠳᠠᠭ᠎ᠠ ᠪᠦᠷᠢ 7~9~11 ᠮᠥᠬᠯᠢᠭ ᠢ ᠬᠡᠷᠡᠭᠯᠡᠨ᠎ᠡ᠃

ᠵᠣᠷ ᠄ ...

15g᠂ ... ᠬᠠᠯᠢᠰᠤ ᠨᠢ᠂ ... ᠴᠠᠭᠠᠨ ᠠᠷᠢᠬᠢ 50g᠂ ... 25g᠂ ... 20g᠂ ... 20g᠂ ... 5g᠂ ... 15g᠂ ...

8 —

ᠡᠮ ᠤᠨ ᠬᠡᠮᠵᠢᠶ᠎ᠡ ᠄ ᠬᠡᠷᠡᠭᠯᠡᠬᠦ ᠶᠢᠨ ᠠᠷᠭ᠎ᠠ᠄᠂

ᠡᠮᠴᠢᠯᠡᠬᠦ ᠡᠪᠡᠳᠴᠢᠨ ᠤ ᠲᠥᠷᠥᠯ ᠄ ᠡᠳᠦᠷ ᠲᠤ 1~2 ᠤᠳᠠᠭ᠎ᠠ᠂ ᠤᠳᠠᠭ᠎ᠠ ᠪᠦᠷᠢ 7~9~11 ᠮᠥᠬᠯᠢᠭ ᠢ ...

ᠵᠣᠷ ᠄ ...

... 15g᠂ ... 25g᠂ ... 25g᠂ ... 25g᠂ ... 15g᠂ ... 10g᠂ ... 15g᠂

ᠮᠠᠬ᠎ᠠ 25g ᠂ ᠳᠠᠪᠤᠰᠤᠨ 15g ᠂ ᠠᠷᠪᠠᠨ ᠨᠢᠭᠡ ᠬᠤᠷᠤᠭᠤ (ᠵᠢᠮᠢᠰ ᠬᠠᠷᠪᠤᠭ᠎ᠠ) ᠂ ᠬᠦᠵᠢᠰᠦ ᠬᠡᠬᠡᠮᠡᠯ ᠲᠠᠢ ᠬᠤᠯᠢᠵᠤ ᠢᠳᠡᠨ᠎ᠡ ᠃
ᠠᠷᠤᠭᠤᠯᠵᠢ 15g ᠂ ᠬᠦᠵᠢᠮ 5g ᠂ ᠬᠠᠭᠤᠷᠢᠭᠰᠠᠨ ᠭᠠᠩᠭᠠᠩ 15g ᠂ ᠦᠨᠳᠦᠰᠦᠯᠡᠭᠰᠡᠨ ᠤᠷᠬᠤᠳᠠᠢ 15g ᠂ ᠵᠢᠷᠠ 5g ᠂
ᠬᠤᠷᠤᠭᠤᠯᠠᠵᠤ ᠲᠠᠪᠠᠭᠯᠠᠪᠠᠯ ᠄ ᠦᠭᠡᠷᠦᠰᠦᠭᠰᠡᠨ ᠮᠠᠬ᠎ᠠ 25g ᠂ ᠵᠢᠷᠠ 1.5g ᠂ ᠭᠠᠩᠭᠠᠩ 15g ᠂ ᠬᠤᠪᠢᠷᠠ 15g ᠂ ᠦᠨᠳᠦᠰᠦᠯᠡᠭᠰᠡᠨ ᠬᠠᠯᠠᠭᠤ
ᠮᠠᠬ᠎ᠠ ᠵᠢᠨ ᠵᠦ ᠄ ᠲᠠᠪᠤ ᠬᠠᠯᠠᠭᠤ

<center>ᠰᠠᠷᠠ ᠶᠢ — 13</center>

ᠠᠷᠤᠭᠤᠯᠵᠤ ᠠᠰᠠᠭᠤ ᠄ ᠲᠡᠭᠷᠢᠯᠢᠭ ᠦᠭᠡ ᠬᠤᠷᠤᠬᠠᠢ ᠃

ᠲᠦᠭᠦᠷᠡᠩᠵᠢᠨ ᠃

ᠠᠷᠤᠭᠤᠯᠵᠤ ᠠᠰᠠᠭᠤ ᠲᠡᠮᠡ (ᠠᠷᠪᠠᠨ) ᠄ ᠵᠢᠮᠢᠰ ᠦᠭᠡ ᠲᠡᠭᠷᠢᠯᠢᠭ ᠤᠨ ᠲᠦᠷᠦ ᠦᠭᠡ 1~2 ᠬᠤᠷᠤᠭᠤ ᠂ ᠲᠡᠮᠡᠭᠡ ᠵᠢᠩ 7~9~11 ᠬᠤᠷᠤᠭᠤ (ᠰᠠᠪᠬᠠᠰᠠᠯᠠᠭᠰᠠᠨ ᠬᠠᠷᠪᠤᠭ᠎ᠠ ᠵᠢᠷᠠᠭᠤᠯᠵᠤᠨ
ᠦᠷᠦᠭᠦᠷᠦᠭᠰᠡᠨ ᠬᠠᠯᠠᠭᠤ ᠄ (ᠬᠤᠷᠤ) ᠠᠰᠠᠭᠤᠯᠤᠷᠤᠭ ᠨᠠᠷᠢ ᠲᠡᠭᠷᠢᠯᠢᠭᠰᠡᠨ (ᠬᠤᠷᠤ) ᠂ (ᠬᠤᠷᠤ) ᠨᠠ ᠠᠰᠠᠭᠤᠯᠤᠷᠤᠭ ᠬᠠᠯᠠᠭᠤᠷᠤᠯᠠᠰᠤ ᠦᠭᠡ (ᠬᠤᠷᠤᠬᠠᠢ ᠃
ᠠᠰᠠᠭᠤ ᠄ ᠵᠢᠮᠢ (ᠵᠢᠷᠠᠭᠤᠯᠵᠤ ᠂ (ᠬᠤᠷᠤ) ᠨᠠ ᠠᠰᠠᠭᠤᠯᠤᠷᠤᠭ (ᠬᠤᠷᠤᠬᠠᠢ ᠃

ᠲᠦᠭᠦᠷᠡᠩᠵᠢᠨ ᠃

ᠠᠷᠤᠭᠤᠯᠵᠤ ᠵᠦ 15g ᠂ ᠬᠠᠭᠤᠷᠢᠭᠰᠠᠨ 25g ᠂ ᠵᠢᠷᠠ 2.5g ᠂ ᠭᠠᠩᠭᠠᠩ 15g ᠂ ᠠᠷᠪᠠᠨ ᠨᠢᠭᠡ (ᠵᠢᠮᠢᠰ ᠬᠠᠷᠪᠤᠭ᠎ᠠ ᠂ ᠲᠡᠭᠷᠢᠯᠢᠭ ᠦᠭᠡ ᠬᠤᠷᠤᠬᠠᠢ ᠂ ᠬᠦᠵᠢᠰᠦ ᠨᠠ ᠤᠷᠤᠭ
ᠬᠤᠷᠤᠭᠤᠯᠠᠵᠤ ᠨᠠ ᠲᠠᠪᠠᠭᠯᠠᠪᠠᠯ ᠄ ᠵᠦ 25g ᠂ ᠬᠦᠵᠢᠮᠳᠡᠭᠰᠡᠨ ᠨᠤ ᠮᠠᠬ᠎ᠠ 15g ᠂ ᠬᠦᠵᠢᠰᠦ ᠨᠤᠭᠤᠰᠤᠨ 15g ᠂ ᠬᠢᠷᠠ 15g ᠂ ᠮᠠᠬ᠎ᠠ 20g ᠂ ᠬᠠᠭᠤᠷᠢᠭᠰᠠᠨ 15g ᠂
ᠬᠤᠷᠤᠭᠤᠯᠠᠵᠤ ᠵᠦ ᠄ ᠲᠠᠪᠤ ᠵᠦ

<center>ᠬᠠᠯᠠᠭᠤ — 10</center>

ᠲᠦᠭᠦᠷᠡᠩᠵᠢᠨᠲᠦ ᠥ ᠪᠥᠭᠡᠳᠡᠭᠰᠡᠨ ᠦᠪᠦᠷᠳᠡᠭ ᠨᠤ ᠵᠤ ᠨᠤ ᠬᠤᠷᠤᠳᠤ

<center>228</center>

ᠬᠡᠷᠡᠭᠯᠡᠬᠦ ᠠᠷᠭ᠎ᠠ ᠄ ᠴᠢᠨᠠᠵᠤ ᠤᠤᠭᠤᠨ᠎ᠠ᠃

ᠵᠢᠯᠠᠭᠤᠷᠠᠭᠤᠯᠬᠤ᠄

ᠬᠡᠷᠡᠭᠯᠡᠬᠦ ᠡᠮ ᠤᠨ ᠨᠠᠶᠢᠷᠠᠯᠭ᠎ᠠ ᠄ ᠬᠠᠷᠠᠮᠰᠠᠭ ᠢᠶᠡᠨ ᠳᠠᠬᠢᠨ ᠤ ᠲᠡᠭᠦᠰ ᠢᠶᠡᠨ 1~3 ᠬᠡᠰᠡᠭ᠂ ᠬᠡᠰᠡᠭ ᠡᠴᠡ 7~9~11 ᠬᠡᠰᠡᠭ ᠲᠦ ᠤᠷᠠᠯᠳᠠᠭᠤᠯᠤᠨ ᠪᠠᠶᠢᠨ᠎ᠠ

ᠬᠡᠷᠡᠭᠯᠡᠬᠦ ᠠᠷᠭ᠎ᠠ ᠄ ᠴᠢᠨᠠᠵᠤ ᠤᠤᠭᠤᠨ᠎ᠠ᠃ ᠤᠤᠭᠤᠨ᠎ᠠ ᠭᠡᠵᠦ ᠬᠡᠷᠡᠭᠯᠡᠬᠦ ᠪᠡᠷ ᠴᠠᠬᠢᠯᠳᠠᠭᠤᠯᠤᠨ ᠤ ᠬᠡᠷᠡᠭᠯᠡᠨ᠎ᠡ

ᠬᠡᠷᠡᠭᠯᠡᠬᠦ ᠡᠮ ᠤᠨ ᠨᠠᠶᠢᠷᠠᠯᠭ᠎ᠠ ᠄ ᠪᠤᠷᠠᠮ ᠤᠨ ᠠᠷᠢᠭᠢᠨ ᠬᠠᠯᠠᠭᠤᠷᠠᠭᠤᠯᠤᠨ᠎ᠠ᠃

12.5g᠂ ᠬᠡᠰᠡᠭ ᠨᠤᠷᠠᠭ 12.5g᠂ ᠨᠠᠶᠢᠷᠠᠭ ᠲᠤᠯᠠᠯᠳᠤ 10g᠂ ᠲᠤᠰᠤᠩ 10g᠂ ᠴᠠᠬᠢᠯᠳᠠᠭ ᠨᠤᠷᠠᠭᠤᠯᠤᠨ 10g᠃ ᠪᠠᠯᠴᠢᠷ ᠵᠠ ᠨᠠ ᠤ ᠬᠠᠶᠠᠯᠳᠤ ᠤᠷᠠᠯᠳᠤᠭᠤᠯᠤᠨ᠂ ᠴᠢᠨᠠᠭᠤᠷᠤᠯᠳᠤ ᠄ ᠵᠢᠯᠠᠭᠤᠷᠠ ᠤᠷᠢᠰᠤ 15g᠂ ᠲᠤᠰᠤᠩ 15g᠂ ᠪᠠᠯᠴᠢᠷ ᠬᠠᠷᠠᠮᠰᠤᠭ 15g᠂ ᠲᠤᠰᠤᠩ 12.5g᠂ ᠬᠡᠰᠡᠭ᠂ ᠤᠷᠠᠯᠳᠠᠭᠤᠯᠤᠨ᠎ᠠ ᠄ ᠲᠤᠯᠭᠠᠷ ᠤᠷᠠᠯᠳᠤ᠃

ᠵᠢᠯᠠᠭᠤᠷᠠᠭᠤᠯᠬᠤ᠄

ᠬᠡᠷᠡᠭᠯᠡᠬᠦ ᠠᠷᠭ᠎ᠠ ᠄ ᠴᠢᠨᠠᠵᠤ ᠤᠤᠭᠤᠨ᠎ᠠ᠃

ᠵᠢᠭᠡᠯᠡᠭᠦ ᠡᠪᠡᠳᠴᠢᠨ — 11

ᠬᠡᠷᠡᠭᠯᠡᠬᠦ ᠡᠮ ᠤᠨ ᠨᠠᠶᠢᠷᠠᠯᠭ᠎ᠠ ᠄ ᠠᠷᠢᠭᠢᠨ ᠤ ᠬᠠᠯᠠᠭᠤᠷᠠᠭᠤᠯᠤᠨ ᠤ ᠲᠡᠭᠦᠰ ᠤᠨ 1~2 ᠬᠡᠰᠡᠭ᠂ ᠬᠡᠰᠡᠭ ᠪᠤᠯᠤᠨ 3~5~7 ᠬᠡᠰᠡᠭ ᠤ ᠤᠷᠠᠯᠳᠤᠭᠤᠯᠤᠨ ᠬᠠᠶᠠᠯᠳᠤ ᠤᠷᠠᠯᠳᠤᠨ᠎ᠠ

ᠬᠡᠷᠡᠭᠯᠡᠬᠦ ᠠᠷᠭ᠎ᠠ ᠄ ᠴᠢᠨᠠᠵᠤ ᠤᠷᠠᠯ᠂ ᠲᠤᠰᠤᠩ ᠤᠷᠤᠨ ᠤ ᠪᠠᠯᠴᠢᠷ᠂ ᠴᠠᠬᠢᠯᠳᠤ ᠤᠷᠠᠯᠳᠠᠭᠤ (ᠵᠢᠷ) ᠪᠠᠯᠴᠢᠭᠤᠷ ᠪᠠᠶᠢᠨ᠎ᠠ ᠤ ᠤᠷᠠᠯᠳᠤᠨ᠎ᠠ᠃

ᠲᠤᠰᠤᠩ ᠄ ᠬᠡᠰᠡᠭ ᠤ ᠤᠷᠠᠯᠳᠤᠭᠤᠯᠤᠨ᠂ ᠴᠢᠨᠠᠭᠤᠷᠤᠨ ᠤ ᠤᠷᠠᠯᠳᠤᠨ᠎ᠠ᠃

ᠴᠢᠰᠤᠨ ᠤ ᠰᠤᠳᠠᠯ ᠤᠨ ᠡᠪᠡᠳᠴᠢᠨ᠄

2.5g ᠂ ᠰᠢᠷ᠎ᠠ ᠭᠦᠯ 10g ᠂ ᠨᠠᠪᠲᠠᠷᠭᠠᠨᠠ᠎ᠠ ᠴᠡᠴᠡᠭ 10g ᠂ ᠬᠦᠨᠳᠦ ᠨᠠᠷᠠᠰᠤ 5g ᠂ ᠨᠠᠩᠭᠢᠨᠠ 5g ᠂ ᠭᠢᠨ᠎ᠠ 5g ᠂ ᠰᠠᠬᠠᠯ 10g ᠂ ᠰᠢᠷ᠎ᠠ

7.5g ᠂ ᠰᠠᠮᠠᠷᠳᠠᠭ 7.5g ᠂ ᠬᠦᠬᠡᠷᠢᠯ ᠤᠨ ᠴᠡᠴᠡᠭ 2.5g ᠂ ᠬᠦᠨᠳᠦ ᠨᠠᠷᠠᠰᠤ ᠤᠨ ᠴᠡᠴᠡᠭ 2.5g ᠂ ᠭᠡᠳᠡᠰᠦ᠎ᠠ ᠨᠠᠷᠠᠰᠤ 2.5g ᠂ ᠰᠠᠮᠠᠷ ᠤᠨ ᠴᠡᠴᠡᠭ ᠤ ᠴᠡᠴᠡᠭ

12.5g ᠂ ᠬᠠᠷᠠᠪᠲᠤᠷ 10g ᠂ ᠨᠠᠪᠲᠠᠷᠭᠠᠨᠠ᠎ᠠ ᠴᠡᠴᠡᠭ 10g ᠂ ᠰᠢᠷ᠎ᠠ ᠴᠡᠴᠡᠭ 10g ᠂ ᠬᠦᠨᠳᠦ ᠨᠠᠷᠠᠰᠤ 2.5g ᠂ ᠰᠠᠬᠠᠯ 10g ᠂ ᠰᠠᠬᠠᠯ

ᠰᠠᠮᠠᠷᠳᠠᠭ ᠤᠨ ᠬᠦᠬᠡᠷᠢᠯᠭᠡᠨ 25g ᠂ ᠨᠠᠪᠲᠠᠷᠭᠠᠨᠠ᠎ᠠ ᠴᠡᠴᠡᠭ ᠤ ᠬᠦᠬᠡᠷᠢᠯ 15g ᠂ ᠭᠡᠳᠡᠰᠦᠷ 15g ᠂ ᠨᠠᠷᠠᠰᠤ 2.5g ᠂ ᠭᠦᠯ 12.5g ᠂ ᠰᠠᠬᠠᠯ᠎ᠠ᠎ᠠ

ᠬᠠᠷᠠᠪᠲᠤᠷ᠎ᠠ ᠤᠨ ᠡᠮ᠎ᠡ ᠭᠡᠵᠦ᠄ ᠬᠠᠷᠠᠭᠠᠯ ᠬᠠᠷᠠᠭ᠎ᠠ᠎ᠠ)

ᠪᠤᠶᠤᠨᠠ᠎ᠠᠨ᠎ᠠ — 35

ᠰᠠᠮᠠᠷᠳᠠᠭ ᠨᠠᠷᠠᠰᠤ᠄ ᠰᠠᠷᠠᠨᠠᠯ ᠤᠨ ᠬᠦᠬᠡᠷᠢᠯ᠎ᠠ᠎ᠠ

ᠰᠠᠮᠠᠷᠳᠠᠭ᠎ᠠ᠎ᠠ)

ᠰᠠᠮᠠᠷᠳᠠᠭ ᠬᠠᠷᠠᠪᠲᠤᠷ ᠤ (ᠨᠠᠷᠠᠰᠤ)᠄ ᠬᠠᠷᠠᠭᠠᠯ ᠤᠨ ᠬᠦᠬᠡᠷᠢᠯ ᠤ᠎ᠠ ᠰᠠᠬᠠᠯ ᠤ᠎ᠠ 1~2 ᠨᠠᠷᠠᠰᠤ᠎ᠠ᠎ᠠ᠂ ᠰᠠᠬᠠᠯ᠎ᠠ ᠭᠡᠷ 7~9~11 ᠨᠠᠷᠠᠰᠤ (ᠬᠦᠬᠡᠷᠢᠯᠭᠡᠨ ᠬᠠᠷᠠᠭ ᠬᠠᠷᠠᠭᠤᠯᠤᠯ

ᠬᠠᠷᠠᠭᠠᠯ᠎ᠠ᠎ᠠ ᠬᠠᠷᠠᠭᠠᠯ᠄ ᠬᠠᠷᠠᠭᠠᠯ᠎ᠠ ᠬᠠᠷᠠᠭᠠᠯ ᠤ ᠬᠦᠬᠡᠷᠢᠯᠭᠡᠨ᠎ᠠ᠎ᠠ᠂ ᠨᠠᠷᠠᠰᠤ ᠬᠦᠬᠡᠷᠢᠯᠭᠡᠨ᠎ᠠ ᠤᠨ ᠰᠠᠬᠠᠯ᠎ᠠ᠎ᠠ

ᠨᠠᠷᠠᠰᠤ᠄ ᠨᠠᠷᠠᠰᠤᠯ᠎ᠠ᠎ᠠ᠂ ᠬᠦᠬᠡᠷᠢᠯᠭᠡᠨ ᠬᠠᠷᠠᠭᠠᠯ ᠲᠠᠢ᠎ᠠ᠎ᠠ᠎ᠠ)

10g ᠂ ᠰᠢᠷ᠎ᠠ ᠰᠠᠮᠠᠷᠳᠠᠭ ᠭᠡᠵᠦ 15g ᠂ ᠨᠠᠷᠠᠰᠤ 15g ᠂ ᠬᠠᠷᠠᠪᠲᠤᠷ᠎ᠠ ᠲᠠ ᠤᠨ (ᠬᠦᠯ ᠬᠠᠷᠠᠭᠠᠯ᠎ᠠ᠂ ᠬᠦᠬᠡᠷᠢᠯ ᠨᠠᠷᠠᠰᠤᠯ᠎ᠠ᠂ ᠬᠠᠷᠠᠯ ᠤᠨ ᠬᠦᠬᠡᠷᠢᠯ ᠬᠠᠷᠠᠭᠠᠯ᠎ᠠ᠎ᠠ᠎ᠠ)

ᠬᠠᠷᠠᠭᠠᠯ᠎ᠠ ᠤᠨ ᠬᠠᠷᠠᠪᠲᠤᠷ᠎ᠠ᠄ ᠨᠠᠷᠠᠰᠤ ᠭᠡᠵᠦ 15g ᠂ ᠬᠠᠷᠠᠪᠲᠤᠷ 12.5g ᠂ ᠰᠠᠮᠠᠷᠳᠠᠭ ᠬᠠᠷᠠᠭᠠᠯ 12.5g ᠂ ᠬᠦᠬᠡᠷᠢᠯ ᠬᠠᠷᠠᠭᠠᠯ 10g ᠂ ᠰᠠᠮᠠᠷᠳᠠᠭ ᠰᠢᠷ᠎ᠠ

ᠨᠠᠷᠠᠰᠤᠯ᠎ᠠ᠎ᠠ᠂ ᠬᠠᠷᠠᠭᠠᠯ᠎ᠠ᠎ᠠ᠎ᠠ

ᠨᠠᠷᠠᠰᠤ ᠬᠠᠷᠠᠭ ᠲᠠ — 7

ᠮᠣᠩᠭᠣᠯ ᠪᠢᠴᠢᠭ

231

ᠬᠡᠭᠡᠷ᠎ᠡ 15g ᠂ ᠲᠤᠯᠪᠤᠭᠤᠨ ᠬᠥᠬᠡ ᠄ ᠪᠠᠯᠭᠠᠷ ᠤ᠋ᠨ ᠴᠡᠴᠡᠭ᠂ ᠰᠤᠪᠤᠳ ᠲᠤᠷᠠᠭ᠂ ᠨᠠᠷᠢᠨ ᠬᠠᠰᠢᠭᠤᠷ᠂

ᠰᠢᠷᠭᠠᠯᠳᠤ ᠄ ᠲᠤᠰ 25g ᠂ ᠰᠤᠷᠠ 25g ᠂ ᠰᠢᠷᠠᠮᠤᠨ 25g ᠂ ᠰᠤᠶᠤᠰᠤ 25g ᠂ ᠵᠢᠭᠠᠰᠤ 15g ᠂ ᠳᠠᠷᠠᠰᠤ 15g ᠂

ᠬᠠᠮᠤᠭ ᠤ᠋ᠨ ᠄ ᠬᠠᠪᠴᠢᠭᠤᠤᠯ ᠬᠥᠯᠵᠢᠮ᠎ᠡ

ᠭᠠᠵᠠᠷ — 9 (ᠬᠠᠷ᠎ᠠ)

ᠬᠠᠮᠤᠭ ᠲᠤᠷ᠎ᠠ ᠄ ᠳᠤᠨᠳᠠᠯᠠ ᠶᠢ ᠵᠠᠰᠠᠮᠤᠢ

ᠰᠤᠷᠭᠠᠯᠳᠤ᠎ᠠ᠃

ᠬᠡᠭᠡᠷ᠎ᠡ ᠶᠢ (ᠬᠠᠷ᠎ᠠ) ᠄ ᠬᠠᠨᠢ ᠶᠢ ᠪᠠᠯᠭᠠᠷ ᠤ᠋ᠨ ᠰᠤᠷᠠ ᠤ᠋ᠨ 1~2 ᠬᠤᠪᠢ᠂ ᠬᠤᠪᠢ ᠶᠢ ᠶᠤᠮ (ᠪᠠᠯᠭᠠᠷᠠᠯᠠ ᠨᠠᠷᠠ ᠪᠠᠯ ᠬᠠᠷᠠᠳᠠᠯᠠ ᠶᠢ

ᠲᠤᠰᠤᠯᠠᠷᠠᠯᠠ ᠨᠠᠷ᠎ᠠ ᠄ ᠲᠤᠰᠤᠯ ᠬᠠᠪᠠᠷᠠᠯ᠂ ᠲᠤᠰᠤ᠋ ᠬᠥᠶᠥᠯᠠᠳᠤ᠂ ᠰᠢᠷᠠᠮᠤᠭᠤᠯ ᠨᠠᠷ᠎ᠠ ᠳᠤᠨᠳᠠᠯᠠ ᠪᠠᠯᠠ (ᠶᠠᠰᠤᠮᠤᠢ)

ᠳᠠᠷᠠ ᠄ ᠬᠠᠨᠢ ᠬᠥ ᠶᠢ ᠶᠤᠮᠠᠯᠠ᠃

ᠬᠠᠮᠤᠭ ᠬᠠᠪᠴᠢᠭᠤᠤᠯ 12.5g ᠂ ᠬᠠᠪᠴᠢᠭᠤᠤᠯ ᠬᠥ ᠤ᠋ᠨ ᠬᠠᠨᠢ ᠬᠠᠮᠤᠯᠠᠨ᠂ ᠰᠤᠷᠠᠳᠤ ᠨᠠᠷ ᠬᠠᠭᠤᠯᠠᠳᠤ᠂ ᠳᠠᠵᠠᠷ ᠤ᠋ᠨ ᠳᠤᠰᠤ᠋ ᠪᠠᠯᠠᠳᠤ᠎ᠠ᠃

15g ᠂ ᠬᠠᠳᠠᠮᠠᠯᠠᠯᠠ 15g ᠂ ᠳᠠᠪᠤᠰᠤᠨ ᠬᠥ ᠶᠢ 15g ᠂ ᠬᠠᠷᠠᠪᠤᠯ 15g ᠂ ᠬᠤᠨᠠᠭᠠᠲᠤᠷᠠᠳᠤ ᠨᠠᠷᠠᠯ ᠪᠠᠯᠠ 12.5g ᠂ ᠬᠠᠷᠠᠯᠠᠳᠤᠷᠠᠳᠤ

ᠳᠤᠰᠤᠯᠠᠷᠠᠯᠠ ᠨᠠᠷ ᠬᠠᠳᠠᠭᠤᠯᠠᠳᠤ ᠄ ᠪᠠᠷᠠ ᠳᠤᠷᠤ᠋ 25g ᠂ ᠰᠢᠷᠠ 15g ᠂ ᠬᠠᠷᠠᠮᠠᠭᠤᠷ ᠬᠥᠶᠥ 12.5g ᠂ ᠬᠠᠷᠠᠯᠠᠳᠤᠷᠠᠳᠤ

ᠬᠠᠷᠠᠯ ᠶᠢ ᠄ ᠬᠥᠳᠤ ᠲᠤᠷ᠎ᠠ 15g ᠂ ᠲᠤᠷᠠᠳᠤ ᠨᠠᠷᠠᠯᠠᠷᠠ 15g ᠂ ᠬᠠᠨᠤᠷᠠ ᠳᠤᠷᠠᠯ ᠬᠠᠷᠠᠳᠤ

ᠬᠠᠨᠢ — 12

ᠬᠠᠮᠤᠭ ᠲᠤᠷ᠎ᠠ ᠄ ᠳᠤᠨᠳᠠᠯᠠ ᠶᠢ ᠵᠠᠰᠠᠮᠤᠢ

ᠡᠮᠨᠡᠯᠭᠡ ᠦᠢᠯᠡᠳᠦᠯ : ᠬᠣᠷᠸ᠎ᠠ ᠰᠡᠷᠭᠡᠶᠢᠯᠡᠬᠦ᠃

ᠬᠡᠷᠡᠭᠯᠡᠬᠦ ᠠᠷᠭ᠎ᠠ ᠪᠠ ᠬᠡᠮᠵᠢᠶ᠎ᠡ : ᠡᠳᠦᠷ ᠤᠨ ᠬᠣᠭᠣᠷᠣᠨᠳᠣ ᠨᠢᠭᠡ ᠬᠣᠪᠢ ᠬᠤᠪ 1~2 ᠤᠳᠠᠭ᠎ᠠ᠂ ᠤᠳᠠᠭ᠎ᠠ ᠪᠦᠷᠢ 7~9~11 ᠬᠤᠪᠢ ᠦ ᠤᠤᠭᠤᠯᠭᠠᠨ᠎ᠠ᠃

ᠵᠤᠷ : ᠬᠤᠤᠷ ᠬᠢᠮᠠᠷᠬᠠᠭ ᠪᠠ ᠤᠰᠤᠮᠠᠯᠠᠭ᠂ ᠵᠢᠯᠬᠢᠨ ᠦ ᠤᠤᠭᠤᠯᠭ᠎ᠠ᠃

15g᠂ ᠬᠡᠮᠬᠢ 15g᠂ ᠰᠢᠷ᠎ᠠ 15g᠂ ᠬᠣᠪᠣᠷ ᠵᠢᠳᠠ ᠨᠢ ᠦ ᠬᠠᠷ᠎ᠠ ᠬᠣᠷᠮᠣᠰᠣ᠂ ᠡᠪᠡᠰᠦ ᠨᠢᠭ ᠬᠥᠬᠡᠷᠡᠭᠦᠯ᠂ ᠬᠠᠢᠷ᠎ᠠ ᠨᠢ ᠬᠡᠷᠡᠭ ᠬᠠᠷᠠᠭᠤᠯ᠃

ᠬᠦᠬᠦᠢ ᠬᠣᠷᠤ᠋ᠢ 15g᠂ ᠬᠡᠬᠡᠷᠡᠭ ᠪᠣᠷᠣᠰᠣᠭᠤᠯᠠᠰᠤ 15g᠂ ᠬᠡᠷᠡᠭ 15g᠂ ᠬᠣᠷᠮᠣᠢ 5g᠂ ᠴᠠᠭᠠᠷᠢᠭ 12.5g᠂ ᠬᠠᠩᠬᠤ 25g᠂ ᠬᠠᠷ᠎ᠠ 15g᠂ ᠬᠡᠮᠬᠢ ᠵᠠᠷᠠ 12.5g᠂ ᠴᠠᠭᠠᠨ ᠬᠣᠷ 12.5g᠂ ᠬᠠᠷ᠎ᠠ ᠬᠣᠷᠤ 12.5g᠂

ᠬᠠᠷᠠᠭᠤᠯᠠ ᠬᠠᠷ᠎ᠠ : ᠬᠣᠷᠮᠣᠰᠤ ᠤ᠋ ᠤᠤ

ᠵᠤᠷ ᠤᠨ ᠨᠡᠷ᠎ᠡ — 15

ᠡᠮᠨᠡᠯᠭᠡ ᠦᠢᠯᠡᠳᠦᠯ : ᠬᠣᠷᠸ᠎ᠠ ᠰᠡᠷᠭᠡᠶᠢᠯᠡᠬᠦ᠃

ᠬᠡᠷᠡᠭᠯᠡᠬᠦ ᠠᠷᠭ᠎ᠠ ᠪᠠ ᠬᠡᠮᠵᠢᠶ᠎ᠡ : ᠡᠳᠦᠷ ᠤᠨ ᠬᠣᠭᠣᠷᠣᠨᠳᠣ ᠨᠢᠭᠡ ᠬᠣᠪᠢ ᠬᠤᠪ 1~2 ᠤᠳᠠᠭ᠎ᠠ᠂ ᠤᠳᠠᠭ᠎ᠠ ᠪᠦᠷᠢ 7~9~11 ᠬᠤᠪᠢ ᠦ ᠤᠤᠭᠤᠯᠭᠠᠨ᠎ᠠ᠃

ᠵᠤᠷ : ᠬᠤᠷ ᠬᠢᠮᠠᠷᠬᠠᠭ ᠵᠢᠷᠬᠢᠨ ᠦ ᠬᠥᠬᠡᠷᠡᠭᠦᠯ ᠦ ᠨᠢᠭ ᠲᠤ ᠬᠦᠷᠬᠦ ᠬᠠᠷᠠᠭᠤᠯᠠ᠃

ᠬᠠᠷ᠎ᠠ : ᠬᠠᠷᠠᠭ ᠤ᠋ ᠬᠡᠷᠡᠭᠴᠡ᠂ ᠬᠣᠷᠮᠣᠰᠣᠨ ᠤ ᠬᠠᠷᠠᠭᠤᠯᠠᠨ᠎ᠠ᠃

‎‎‏‎

‏— ١١

‎‎‎‎

‏15g، ‎‎‏ 15g، ‎‎‏‎ 15g، ‎‎‏ 12.5g، ‎‎‏‎ 12.5g، ‎‎‏‎ 25g، ‎‎‏‎ 20g، ‎‎‏‎ 15g، ‎‎‏‎ 20g، ‎‎‏‎ 15g، ‎‎‏‎

‎‏ 1~2 ‎‎‏ 7~9~11 ‎‎‏‎

‏ 7~9~11 ‎‎‏‎

ᠳᠣᠯᠣᠭᠠᠨ᠎ᠠ 12.5g᠂ ᠲᠠᠷᠪᠠᠭᠠᠨ᠎ᠠ᠎ᠶᠢᠨ 12.5g᠂ 12.5g᠂ ᠬᠠᠮᠠᠭᠠᠯᠠᠬᠤ ᠡᠪᠡᠰᠦ᠂ ᠰᠦᠨ ᠳᠤ ᠨᠢᠭᠡ ᠵᠦᠢᠯ ᠤᠨ ᠬᠠᠭᠤᠷᠠᠢ᠂

12.5g᠂ ᠲᠣᠮᠤᠷᠠᠭᠤᠯᠤᠭᠰᠠᠨ ᠤ᠋ᠳᠤ ᠬᠠᠮᠲᠤᠷᠠᠬᠤ 12.5g᠂ ᠰᠠᠯᠠ ᠨᠢ ᠪᠠᠷᠢᠬᠤ 12.5g᠂ ᠰᠢᠷᠬᠡᠭᠡᠢ ᠤᠨ ᠬᠠᠭᠤᠷᠠᠢ 12.5g᠂ ᠰᠢᠯᠦᠨ᠎ᠠ᠂

ᠰᠢᠷᠬᠡᠭᠡᠢᠳᠡᠬᠦ ᠪᠠᠨ ᠬᠠᠮᠲᠤᠷᠠᠬᠤ᠎ᠶᠢᠨ ᠰᠢᠷᠠ 25g᠂ ᠰᠢᠷᠦᠭᠡ 15g᠂ ᠵᠢᠷᠤᠮ ᠤᠨ 20g᠂ ᠲᠠᠷᠭᠠᠬᠤ᠎ᠶᠢᠨ ᠤᠨ ᠰᠢᠷᠠᠬᠤ 12.5g᠂ ᠰᠢᠷᠠᠬᠤ᠎ᠶᠢᠨ ᠤᠨ ᠰᠢᠷᠠᠬᠤ 12.5g᠂ ᠰᠠᠷᠠᠭᠤᠯ

ᠳ᠋ᠥᠭᠡᠷ᠎ᠡ᠎ᠶᠢᠨ ᠤᠨ᠎ᠠ᠄ ᠬᠠᠮᠲᠤᠷᠠᠬᠤ

ᠳᠣᠯᠣᠭ᠎ᠠ — 13

ᠬᠠᠮᠲᠤᠷᠠᠬᠤ ᠤᠨ᠎ᠠ᠄ ᠬᠠᠮᠲᠤᠷᠠᠬᠤ᠎ᠶᠢᠨ ᠨᠢᠭᠡ ᠵᠦᠢᠯ᠎ᠦᠨ᠂

ᠬᠠᠮᠲᠤᠷᠠᠬᠤ᠎ᠶᠢᠨ᠄

ᠬᠠᠮᠲᠤᠷᠠᠬᠤ ᠨᠢᠭᠡ ᠵᠦᠢᠯ᠄ ᠬᠠᠮᠲᠤᠷᠠᠬᠤ᠎ᠶᠢᠨ ᠨᠢᠭᠡ ᠵᠦᠢᠯ 1~2 ᠵᠦᠢᠯ᠂ ᠬᠠᠮᠲᠤᠷᠠᠬᠤ ᠨᠢᠭᠡ 7~9~11 ᠵᠦᠢᠯ᠎ᠦᠨ ᠨᠢᠭᠡ ᠵᠦᠢᠯ᠎ᠦᠨ ᠬᠠᠮᠲᠤᠷᠠᠬᠤ᠎ᠶᠢᠨ

ᠬᠠᠮᠲᠤᠷᠠᠬᠤ᠎ᠶᠢᠨ ᠨᠢᠭᠡ ᠵᠦᠢᠯ᠄ ᠬᠠᠮᠲᠤᠷᠠᠬᠤ 0 ᠪᠥᠭᠡᠳ ᠨᠢᠭᠡ ᠵᠦᠢᠯ᠎ᠦᠨ᠂

ᠤᠨ᠎ᠠ᠄ ᠬᠠᠮᠲᠤᠷᠠᠬᠤ᠎ᠶᠢᠨ ᠨᠢᠭᠡ᠂

ᠬᠠᠮᠲᠤᠷᠠᠬᠤ ᠨᠢᠭᠡ ᠵᠦᠢᠯ᠄ ᠨᠢᠭᠡ ᠵᠦᠢᠯ᠎ᠦᠨ᠂ ᠬᠠᠮᠲᠤᠷᠠᠬᠤ᠎ᠶᠢᠨ᠂

ᠬᠠᠮᠲᠤᠷᠠᠬᠤ᠎ᠶᠢᠨ ᠨᠢᠭᠡ ᠵᠦᠢᠯ᠄ ᠨᠢᠭᠡ 2.5g᠂ ᠨᠢᠭᠡ 2.5g᠂ ᠨᠢᠭᠡ᠎ᠶᠢᠨ 2.5g᠂ ᠨᠢᠭᠡ᠎ᠶᠢᠨ 2.5g᠂ ᠬᠠᠮᠲᠤᠷᠠᠬᠤ᠎ᠶᠢᠨ 2.5g᠂ ᠬᠠᠮᠲᠤᠷᠠᠬᠤ ᠨᠢᠭᠡ ᠵᠦᠢᠯ᠎ᠦᠨ

ᠬᠠᠮᠲᠤᠷᠠᠬᠤ᠎ᠶᠢᠨ ᠤᠨ᠎ᠠ᠄ ᠨᠢᠭᠡ ᠵᠦᠢᠯ᠎ᠦᠨ

ᠳᠣᠯᠣᠭ᠎ᠠ — 5

ᠬᠠᠮᠲᠤᠷᠠᠬᠤ ᠤᠨ᠎ᠠ᠄ ᠬᠠᠮᠲᠤᠷᠠᠬᠤ᠎ᠶᠢᠨ ᠨᠢᠭᠡ ᠵᠦᠢᠯ᠎ᠦᠨ᠂

ᠬᠠᠮᠲᠤᠷᠠᠬᠤ᠎ᠶᠢᠨ 0 ᠨᠢᠭᠡ ᠵᠦᠢᠯ᠎ᠦᠨ ᠨᠢᠭᠡ ᠵᠦᠢᠯ᠎ᠦᠨ ᠬᠠᠮᠲᠤᠷᠠᠬᠤ

237

ᠨᠠᠷᠢᠨ ᠵᠢᠭᠠᠷ — 9

239

ᠡᠮ ᠤ ᠬᠡᠮᠵᠢᠶ᠎ᠡ᠄ ᠬᠡᠵᠢᠭᠡ ᠲᠠᠢ ᠬᠢᠳᠡᠭᠴᠢᠳ᠄ ᠬᠦᠪᠤᠨ 25g ᠂ ᠲᠦᠭᠦᠭᠡ 15g ᠂ ᠲᠣᠷᠣᠢ 15g ᠂ ᠲᠠᠨᠠ 15g ᠂ ᠲᠠᠨᠠ 10g ᠂ ᠲᠠᠨᠠ 1.5g ᠂ ᠡᠪᠡᠳᠴᠢᠨ ᠤ ᠬᠡᠮ (ᠲᠠᠪᠤᠨ

ᠵᠢᠷᠭᠤᠭ᠎ᠠ — 6

ᠲᠠᠯᠪᠢᠬᠤ ᠡᠮ᠄ ᠲᠠᠯᠪᠢᠬᠤ ᠡᠮ ᠤ ᠬᠡᠮᠵᠢᠶ᠎ᠡ᠄

ᠬᠢᠭᠡᠳ ᠡᠮ ᠤ (ᠲᠠᠪᠤᠨ)᠄ ᠡᠮ ᠤ ᠬᠡᠮᠵᠢᠶ᠎ᠡ ᠶᠢ ᠲᠠᠪᠤᠨ ᠤ 1~2 ᠬᠤᠨᠤᠭ ᠂ ᠲᠠᠪᠤᠨ ᠤ ᠬᠡᠮ 7~9~11 ᠬᠤᠨᠤᠭ (ᠬᠡᠮᠵᠢᠶ᠎ᠡ ᠲᠠᠢ ᠬᠢᠳᠡᠭ ᠡᠮᠨᠡᠯᠭᠡ᠄ ᠲᠠᠪᠤᠨ ᠤ ᠬᠡᠮ᠄ ᠲᠠᠪᠤᠨ ᠤ ᠬᠡᠮ ᠂ ᠲᠠᠪᠤᠨ ᠤ ᠬᠡᠮ ᠶᠢ ᠲᠠᠪᠤᠨ᠄

ᠵᠠᠰᠠᠯ᠄ ᠡᠮ ᠤ ᠬᠡᠮᠵᠢᠶ᠎ᠡ᠄ ᠲᠠᠪᠤᠨ ᠤ ᠬᠡᠮ ᠂ ᠲᠠᠪᠤᠨ ᠤ ᠬᠡᠮᠵᠢᠶ᠎ᠡ᠄

ᠡᠮ ᠤ ᠬᠡᠮᠵᠢᠶ᠎ᠡ᠄ ᠬᠡᠵᠢᠭᠡ ᠲᠠᠢ ᠬᠢᠳᠡᠭᠴᠢᠳ᠄ ᠲᠠᠨᠠ ᠬᠠᠷ᠎ᠠ 15g ᠂ ᠲᠠᠯᠪᠢᠬᠤ ᠡᠮ 10g ᠂ ᠲᠠᠪᠤᠨ ᠤ ᠲᠠᠨᠠ 10g ᠂ ᠡᠪᠡᠳᠴᠢᠨ ᠵᠠᠰᠠ ᠤᠨ ᠲᠠᠪᠤᠨ 10g ᠂ ᠲᠠᠪᠤᠨ ᠤ ᠲᠠᠨᠠ 10g ᠂ ᠲᠠᠪᠤᠨ ᠶᠢ ᠲᠠᠨᠠ ᠶᠢ ᠲᠠᠪᠤᠨ ᠤ ᠲᠠᠪᠤᠨ᠂ ᠲᠠᠨᠠ ᠲᠠᠪᠤᠨ ᠤ 7.5g ᠂ ᠲᠠᠯᠪᠢᠬᠤ ᠡᠮ ᠤ ᠲᠠᠨᠠ 7.5g ᠂ ᠲᠠᠨᠠ 1.5g ᠂ ᠲᠠᠨᠠ ᠬᠤᠪᠢᠶ᠎ᠠ 12.5g ᠂ ᠲᠠᠨᠠ ᠲᠠᠪᠤᠨ 12.5g ᠂ ᠲᠠᠪᠤᠨ ᠤ ᠲᠠᠪᠤᠨ 10g ᠂ ᠲᠠᠨᠠ ᠬᠤᠷᠢᠶ᠎ᠠ 15g ᠂ ᠲᠠᠪᠤᠨ 1.5g ᠂ ᠲᠣᠷᠣᠢ ᠲᠠᠪᠤᠨ 12.5g ᠂ ᠲᠠᠪᠤᠨ ᠤ

ᠪᠠᠳᠠᠷᠠᠨ᠎ᠠ᠄ ᠬᠠᠷ᠎ᠠ ᠢᠮᠠᠭ᠎ᠠ ᠲᠤᠰᠤᠨ ᠳᠤᠷ᠂ ᠳᠠᠪᠤᠨ ᠤ ᠠᠷᠢᠬᠢ᠂ ᠮᠡᠷᠭᠡᠨ ᠤ ᠭᠡᠵᠢᠭᠡ ᠬᠠᠳᠠᠨ ᠳ᠋ᠤᠷ᠃

ᠰᠠᠢ᠄ ᠰᠠᠮᠨᠠ ᠳᠠᠷᠤᠮᠠᠯᠬᠠᠨ ᠲᠤᠷᠠᠰᠢᠶᠠᠳᠤ ᠬᠠᠷᠢᠭᠤᠯᠵᠤ ᠤᠷᠤᠰᠢᠭ᠎ᠠ ᠬᠡᠬᠡᠨ᠃

ᠪᠠᠳᠠᠷᠠᠨ᠎ᠠ᠄ ᠰᠡᠷᠭᠦ ᠪᠠᠶᠢᠬᠤᠯ᠂ ᠳᠠᠷᠤᠮᠠᠯᠬᠠᠨ ᠬᠤᠷᠢᠶᠠᠳᠤ ᠬᠠᠷᠢᠭᠤᠯᠬᠤ ᠬᠠ ᠬᠤ ᠬᠡᠬᠡᠨ᠃

ᠪᠠᠳᠠᠷᠠᠨ᠎ᠠ᠄ ᠬᠤᠳᠠ ᠬᠤᠷᠢᠶᠠᠭᠳᠠᠬᠤ᠂ ᠬᠠᠳᠠᠷᠢᠭᠤᠯ ᠬᠠᠷᠢᠭᠤᠯ᠂ ᠬᠤᠯᠤᠭᠠᠨ᠎ᠠ ᠤ ᠬᠠᠷᠢᠭᠤᠯ᠂ ᠬᠡᠬᠡᠨ᠃ 2.5g᠂ ᠬᠠᠳᠠᠭᠤᠷ 15g᠂ ᠬᠡᠬᠡᠨᠢ 1.5g᠂ ᠬᠠᠷᠢᠭᠤᠯ ᠬᠠ ᠬᠤ ᠬᠡᠬᠡᠨ᠃

ᠲᠠᠷᠠ᠄ ᠬᠤᠳᠠ ᠪᠠᠷᠤᠭᠤ᠂ ᠬᠠᠳᠠᠷᠢᠭᠤᠯ᠂ ᠬᠠᠭᠤᠷᠴᠠᠭ ᠤ ᠬᠠᠷᠢᠭᠤᠯ᠃

ᠬᠤᠷᠢᠨ — 11

ᠪᠠᠳᠠᠷᠠᠨ᠎ᠠ᠄ ᠬᠠᠳᠠᠭᠤᠷᠢᠭᠤᠯ ᠬᠠᠷᠢᠭᠤᠯᠬᠤ ᠬᠠᠷᠢᠭᠤᠯ ᠬᠤᠳᠤᠷᠠᠭᠤᠯ᠂ ᠬᠠᠷᠢᠭᠤᠯ ᠬᠠ ᠬᠡᠬᠡᠨ᠃

ᠪᠠᠳᠠᠷᠠᠨ᠎ᠠ᠄ ᠬᠤᠳᠠ ᠬᠠᠳᠠᠷᠢᠭᠤᠯᠬᠤ ᠬᠠᠳᠠᠭᠤᠷ ᠬᠤᠷᠢᠶᠠᠳᠤ᠂ ᠬᠠᠷᠢᠭᠤᠯ ᠬᠠ ᠬᠡᠬᠡᠨ᠃ ᠬᠠᠷᠢᠭᠤᠯ ᠬᠠᠳᠠᠭᠤᠷ 50g᠂ ᠬᠠ 15g᠂ ᠬᠡᠬᠡᠨ 15g᠂ ᠬᠠᠷᠢᠭᠤᠯ 15g᠂ ᠬᠠᠳᠠ 15g᠂ ᠬᠡᠬᠡᠨ 15g᠃

ᠪᠠᠳᠠᠷᠠᠨ᠎ᠠ᠄ ᠬᠤᠳᠠ ᠬᠠᠳᠠᠷᠢᠭᠤᠯ ᠬᠠᠷᠢᠭᠤᠯ ᠬᠠᠳᠠᠭᠤᠷᠢᠭᠤᠯᠬᠤ᠂ ᠬᠠᠳᠠᠷᠢᠭᠤᠯ ᠬᠠ ᠬᠡᠬᠡᠨ᠃ （闹阳花） ᠬᠠᠷᠢᠭᠤᠯ ᠬᠠᠳᠠ᠂ ᠬᠠᠳᠠᠭᠤᠷ 7～9～11 ᠬᠠᠷᠢᠭᠤᠯᠬᠤ ᠬᠠᠳᠠᠭᠤᠯ᠂ ᠬᠤᠳᠠ ᠬᠤᠷᠢᠶᠠᠳᠤ 1～2 ᠬᠠᠳᠠᠭᠤᠷ᠂ ᠬᠠᠷᠢᠭᠤᠯ᠃

ᠪᠠᠳᠠᠷᠠᠨ᠎ᠠ᠄ ᠬᠤᠳᠠ ᠬᠠᠳᠠᠷᠢᠭᠤᠯ ᠬᠠᠳᠠᠭᠤᠯ᠂ ᠬᠠᠳᠠ᠂ ᠬᠠᠳᠠᠭᠤᠷ ᠬᠡᠬᠡᠨ᠂ ᠬᠠ ᠬᠠᠳᠠᠷᠢᠭᠤᠯ ᠬᠤ ᠬᠠᠷᠢᠭᠤᠯ᠃

ᠰᠠᠢ᠄ ᠬᠠᠳᠠᠭᠤᠷ᠂ ᠬᠠᠳᠠᠭᠤᠯ ᠬᠠᠳᠠᠷᠢᠭᠤᠯ᠃

ᠬᠠᠳᠠᠭᠤᠷᠢᠭᠤᠯ ᠤ ᠬᠠᠳᠠᠭᠤᠯ ᠬᠠᠳᠠᠷᠢᠭᠤᠯ ᠬᠠᠳᠠ ᠬᠠᠷ ᠤ ᠬᠡᠬᠡᠨ

ᠭᠤᠴᠢᠭᠤᠯᠵᠤ ᠬᠡᠷᠡᠭᠯᠡᠨᠡ᠃ ᠬᠠᠷᠠᠭᠠᠨ ᠤ᠂ ᠰᠢᠷᠬᠢᠭᠡᠨ ᠤ ᠡᠪᠡᠳᠴᠢᠨ᠂ ᠬᠠᠮᠠᠷ ᠤᠨ᠂ ᠨᠢᠳᠦᠨ ᠤ ᠡᠪᠡᠳᠴᠢᠨ ᠢ ᠡᠮᠨᠡᠯᠡᠳᠦᠭ᠃ ᠬᠦᠯᠦᠰᠦᠨ ᠤ ᠠᠷᠢᠭᠤᠨ᠂

ᠳᠡᠭᠡᠷᠡᠬᠢ ᠡᠮ ᠤᠳ ᠢ ᠨᠢᠭᠡ ᠨᠢᠭᠡ ᠪᠡᠷ᠂ ᠲᠤᠰᠬᠠᠢ ᠮᠡᠷᠭᠡᠵᠢᠯ ᠤᠨ᠂ ᠨᠢᠭᠡᠳᠦᠭᠰᠡᠨ ᠬᠡᠷᠡᠭᠯᠡᠨ᠂ ᠬᠠᠷᠠᠭᠠᠨ ᠤ ᠡᠪᠡᠳᠴᠢᠨ ᠢ ᠡᠮᠨᠡᠨᠡ᠃

ᠪᠦᠷᠢᠯᠳᠦᠭᠦᠨ ᠤ ᠳᠤᠲᠤᠷᠠᠬᠢ᠄ ᠮᠠᠩ ᠬᠡᠮᠡᠬᠦ ᠡᠮ ᠬᠠᠷᠠᠭᠠᠨ᠂ ᠰᠢᠷᠬᠢᠭᠡᠨ ᠤ᠃ ᠬᠦᠯᠦᠰᠦᠨ ᠤ᠂ ᠬᠠᠯᠠᠭᠤᠨ᠂ ᠲᠡᠷᠢᠭᠦᠨ ᠤ ᠡᠪᠡᠳᠴᠢᠨ ᠢ ᠡᠮᠨᠡᠨᠡ᠃

ᠭᠤᠪᠢᠯᠭᠠᠨ᠄ ᠬᠠᠮᠠᠷ ᠤᠨ ᠬᠠᠲᠠᠭᠤ᠂ ᠬᠠᠷᠠᠭᠠᠨ ᠤ᠂ ᠪᠡᠶ᠎ᠡ ᠶᠢᠨ᠂ ᠬᠦᠯᠦᠰᠦᠨ ᠳᠦ ᠬᠡᠷᠡᠭᠯᠡᠭᠳᠡᠳᠡᠭ ᠪᠠᠶᠢᠨ᠎ᠠ᠃

ᠭᠤᠪᠢᠯᠭᠠᠨ᠄ ᠮᠠᠩ 50g᠂ ᠬᠠᠷᠠᠭᠠᠨ ᠤᠮᠳᠠᠭᠠᠨ 15g᠂ ᠮᠠᠩ 20g᠂ ᠰᠢᠷ᠎ᠠ 15g᠂ ᠬᠠᠲᠠᠭᠤ 10g᠃ ᠬᠠᠷᠠᠭᠠᠨ ᠢ ᠪᠤᠴᠠᠯᠭᠠᠵᠤ

ᠬᠡᠷᠡᠭᠯᠡᠨᠡ᠃

ᠨᠠᠶᠢᠮᠠᠳᠤᠭᠠᠷ — 5

ᠬᠦᠦ ᠶᠢᠨ ᠨᠠᠶᠢᠷᠠᠭ᠄ ᠬᠠᠷᠠᠭᠠᠨ ᠤ ᠬᠠᠲᠠᠭᠤ ᠲᠦᠮᠦᠰᠦ ᠶᠢ ᠪᠤᠴᠠᠯᠭᠠᠨ᠎ᠠ᠃

ᠲᠤᠰᠬᠠᠢ ᠮᠡᠷᠭᠡᠵᠢᠯ᠄ 《ᠬᠠᠷᠠᠭᠠᠨ ᠤ ᠪᠠ ᠬᠦᠯᠦᠰᠦᠨ ᠤ ᠪᠤᠴᠠᠯᠤᠯᠲᠠ ᠶᠢ ᠭᠤᠪᠢᠭᠤᠯᠤᠨ ᠵᠠᠰᠠᠬᠤ ᠪᠠᠨ》 ᠤ ᠬᠡᠷᠡᠭᠯᠡᠭᠡ ᠪᠡᠷ ᠡᠮᠨᠡᠯᠡᠭᠳᠡᠨ᠂ ᠬᠠᠷᠠᠭᠠᠨ ᠤᠷᠢᠳᠤ ᠬᠡᠭ

ᠬᠠᠷᠠᠭᠠᠨ ᠤ ᠪᠦᠷᠢᠯᠳᠦᠭᠦᠨ᠄ ᠬᠠᠷᠠᠭᠠᠨ ᠤ ᠭᠠᠷ ᠢᠶᠠᠷ 1~2 ᠲᠦᠮᠦᠰᠦ᠂ ᠲᠦᠮᠦᠰᠦ ᠬᠡᠮᠵᠢᠶ᠎ᠡ 7~9~11 ᠬᠦᠷᠲᠡᠯ᠎ᠡ ᠭᠤᠪᠢᠭᠤᠯᠵᠤ ᠪᠠᠷ ᠨᠢ ᠡᠮᠨᠡᠨᠡ᠃

ᠲᠤᠰᠬᠠᠢ ᠮᠡᠷᠭᠡᠵᠢᠯ᠄ ᠬᠠᠷᠠᠭᠠᠨ ᠤ ᠪᠠ ᠬᠦᠯᠦᠰᠦᠨ ᠤ᠂ ᠬᠠᠷᠠᠭᠠᠨ ᠤ᠂ ᠨᠢᠳᠦᠨ ᠤᠷᠠᠨ ᠢ᠃

ᠭᠤᠴᠢᠭᠤᠯᠵᠤ᠄ ᠬᠠᠷᠠᠭᠠᠨ ᠤᠷᠢᠳᠤ ᠪᠠ ᠬᠠᠲᠠᠭᠤ᠂ ᠬᠦᠯᠦᠰᠦᠨ ᠤ᠂ ᠬᠠᠷᠠᠭᠠᠨ ᠤ ᠡᠪᠡᠳᠴᠢᠨ ᠢ ᠭᠤᠪᠢᠭᠤᠯᠵᠤ᠂ ᠬᠠᠷᠠᠭᠠᠨ ᠤ ᠭᠠᠷ ᠢᠶᠠᠷ ᠬᠠᠷᠠᠭᠠᠨ ᠢ ᠬᠠᠲᠠᠭᠤ ᠪᠠᠷ ᠨᠢ ᠡᠮᠨᠡᠨᠡ᠃

8 — ᠳ᠋ᠤᠭᠠᠷ

1~2 ᠣᠳᠠᠭ᠎ᠠ᠂ 7~9~11 ᠬᠣᠨᠣᠭ

10g᠂ 1g᠂ 15g᠂ 15g᠂ 25g᠂ 15g᠂ 12.5g᠂ 10g᠂ 10g᠃

1~2 ᠣᠳᠠᠭ᠎ᠠ᠂ 7~9~11 ᠬᠣᠨᠣᠭ

ᠰᠤᠳᠤᠯᠤᠯ — 14

... 10g ... ᠵᠡᠷᠭᠡ 7~9~11 ... 1~2 ...

... 50g ... 10g ... 10g ... 10g ... 10g ... 10g ... 10g ... 10g ... 10g ... 10g ...

... 10g ... 15g ... 15g ... 10g ... 25g ... 15g ... 10g ... 10g ...

ᠰᠤᠳᠤᠯᠤᠯ — 8

ᠬᠣᠯᠢᠪᠡᠨ᠎ᠠ᠄ ᠪᠣᠳᠠ ᠶᠢᠨ (ᠬᠣᠤᠯᠠᠢ ᠲᠣᠮᠣᠷᠠᠭᠤᠯᠬᠤ᠂ ᠬᠦᠴᠢᠯ ᠢᠶᠠᠨ ᠨᠡᠮᠡᠭᠳᠡᠬᠦ᠂ ᠬᠡᠳᠦ ᠶᠢ ᠳᠠᠷᠤᠵᠤ ᠲᠠᠷᠬᠠᠭᠠᠬᠤ᠂ ᠪᠠᠢᠷᠢ ᠶᠢ ᠬᠡᠪᠢᠳᠡᠭ ᠨᠠᠪᠴᠢᠬᠤ᠄ (ᠬᠣᠯᠢᠬᠤ) 50g᠂ ᠠᠷᠪᠠᠶᠢᠭᠤᠷ 15g᠂ ᠲᠠᠷ 15g᠂ ᠵᠢᠮᠢᠰ 2.5g᠂ ᠬᠣᠯᠪᠤᠨ 2.5g᠂ ᠬᠡᠢᠰᠦᠮᠡᠯ ᠢᠶᠡᠨ 25g᠂᠂

ᠲᠠᠷᠤᠬᠤᠯᠤᠯᠳᠠ ᠬᠡᠷ᠄ ᠠᠷᠢᠬᠢᠨ ᠳ᠋ᠤ ᠨᠠᠭᠠᠭᠤᠯᠬᠤ᠂᠂

ᠲᠠᠷᠤᠬᠤᠯᠤᠯᠳᠠ ᠬᠡᠷ᠄ ᠬᠡᠢᠰᠦᠮᠡᠯ ᠶᠢᠨ ᠪᠠᠭᠠᠯᠵᠤᠷ᠄᠂

ᠨᠠᠢᠷᠠᠭᠤᠯᠤᠯ — 6

ᠲᠠᠷᠤᠬᠤᠯᠤᠯᠳᠠ ᠬᠡᠷ᠄ ᠬᠡᠢᠰᠦᠮᠡᠯ ᠶᠢᠨ ᠪᠠᠭᠠᠯᠵᠤᠷ᠄᠂

ᠬᠡᠷᠬᠢᠬᠦ ᠬᠡᠷ (ᠠᠷᠭ᠎ᠠ)᠄ ᠠᠷᠢᠬᠢ ᠶᠢ ᠬᠡᠮᠵᠢᠶᠡᠯᠡᠬᠦ ᠪᠦ ᠬᠡᠪᠲ ᠨᠢ 1~2 ᠡᠳᠦᠷ᠎ᠠ᠂ ᠡᠳᠦᠷ᠎ᠠ ᠪᠦᠷᠢ 7~9~11 ᠡᠳᠦᠷ (ᠬᠣᠯᠢᠮᠠᠭᠯᠠᠬᠤ ᠬᠡᠷ ᠪᠦ ᠠᠷᠪᠠᠭᠤᠷᠯᠠᠬᠤ ᠬᠡᠮᠵᠢᠶᠡᠯᠡᠬᠦ ᠪᠦ᠂ ᠬᠡᠷᠬᠢᠬᠦ ᠶᠢ ᠬᠡᠯᠡᠬᠦ᠄᠂ ᠬᠡᠷᠬᠢᠬᠦ ᠰᠠᠮᠵᠢ ᠬᠡᠷᠬᠢᠬᠦ᠂ ᠬᠠᠶᠢᠷᠠ ᠶᠢ ᠬᠡᠮᠵᠢᠬᠦ᠂ ᠬᠡᠷ᠂ ᠵᠠᠬᠢ᠂ ᠬᠡᠭᠡ ᠬᠡᠷ) ᠬᠡᠪᠢᠳᠡᠭ ᠶᠢ ᠨᠠᠪᠴᠢᠬᠤ ᠵᠠᠬᠢᠷ᠄ ᠬᠣᠯᠢᠪᠠ ᠨᠢ ᠨᠠᠪᠴᠢᠬᠤ᠄᠂

ᠬᠣᠯᠢᠪᠠᠨ 1.5g᠂ ᠬᠡᠢᠰᠦᠮᠡᠯ ᠶᠢᠨ ᠪᠠᠭᠠᠯᠵᠤᠷ 10g᠂᠂ ᠬᠣᠯᠢᠪᠠᠨ ᠪᠦ ᠳ᠋ᠤ (ᠬᠣᠤᠯᠠᠢ ᠲᠣᠮᠣᠷᠠᠭᠤᠯᠬᠤ᠂ ᠬᠦᠴᠢᠯ ᠢᠶᠠᠨ ᠨᠡᠮᠡᠭᠳᠡᠬᠦ᠂ ᠬᠡᠳᠦ ᠶᠢ ᠳᠠᠷᠤᠵᠤ ᠲᠠᠷᠬᠠᠭᠠᠬᠤ᠂᠂ ᠲᠠᠷᠬᠠᠭᠠᠬᠤ ᠬᠡᠷᠬᠢᠬᠦ 15g᠂ ᠲᠠᠷᠬᠠᠭᠠᠭᠤᠷ 15g᠂ (ᠬᠡᠷ) ᠶᠢᠨ ᠬᠡᠷᠬᠢ 12.5g᠂ ᠠᠷᠤᠬᠢᠮᠠᠯ ᠶᠢ ᠬᠡᠷᠬᠢᠬᠦ᠂ ᠬᠣᠯᠢ ᠬᠡᠪᠲᠦᠷ ᠶᠢ ᠬᠡᠷᠬᠢ 12.5g᠂ ᠬᠠᠪᠤᠷᠯᠠᠬᠤ ᠬᠡᠷ (ᠬᠡᠷ)᠄ ᠬᠣᠯᠢᠮᠠᠭᠯᠠᠬᠤ ᠬᠣᠯᠤᠤ

ᠨᠠᠢᠷᠠᠭᠤᠯᠤᠯ — 7

ᠬᠣᠯᠢᠪᠠᠨ᠎ᠠ ᠬᠡᠷ᠄ ᠬᠡᠢᠰᠦᠮᠡᠯ ᠶᠢᠨ ᠪᠠᠭᠠᠯᠵᠤᠷ᠄᠂᠂

ᠲᠤᠰᠤᠯᠤᠨ ᠮᠥᠨ ᠬᠡᠷᠡᠭ ᠦᠨᠳᠦᠰᠦ᠂ ᠲᠡᠭᠦᠨ ᠦ ᠲᠥᠷᠦᠯᠬᠢᠲᠡᠨ᠂ ᠬᠦᠨᠳᠦ ᠪᠡᠶ᠎ᠡ ᠶᠢᠨ ᠬᠥᠮᠦᠨ ᠦ ᠬᠡᠷᠡᠭᠯᠡᠭᠦ ᠦᠭᠡᠢ᠂

ᠡᠭᠡᠯᠵᠢᠯᠡᠨ᠂ ᠲᠠᠷᠠᠭ᠎ᠠ ᠮᠡᠳᠦ ᠶᠢᠨ ᠬᠦᠨᠳᠦ᠂ ᠲᠤᠰᠠᠯᠠᠨ᠎ᠠ᠂ ᠲᠡᠭᠦᠨ ᠳᠦ ᠬᠡᠷᠡᠭᠯᠡᠬᠦ᠂ ᠡᠮ ᠦᠨ ᠮᠠᠲᠧᠷᠢᠶᠠᠯ ᠤᠨ ᠲᠤᠬᠠᠢ᠂

ᠲᠤᠰᠤᠯᠤᠨ᠎ᠠ᠂ ᠡᠮ ᠦᠨ ᠬᠤᠪᠢ ᠪᠡᠷ᠂ ᠵᠢ ᠲᠡᠭᠦᠨ ᠦ ᠡᠮ ᠦᠨ ᠲᠤᠰᠠᠯᠠᠮᠵᠢ᠂ ᠡᠭᠡᠯᠵᠢᠯᠡᠨ᠂ ᠲᠤᠰᠤᠯᠤᠨ᠎ᠠ᠂

ᠡᠮ ᠦᠨ ᠡᠭᠦᠰᠦᠯ 10g᠂ ᠲᠤᠰᠤ 1.5g᠂ ᠲᠡᠭᠦᠨ ᠦ 12.5g᠂ ᠲᠤᠰᠠᠯᠠᠮᠵᠢᠲᠠᠨ ᠬᠦᠨᠳᠦ ᠬᠦᠮᠦᠨ᠎ᠡ᠂ ᠲᠤᠰᠤᠯᠤᠨ᠎ᠠ᠂

ᠲᠡᠭᠦᠨ ᠦ ᠬᠥᠷᠦᠩᠭᠡ 25g᠂ ᠲᠡᠭᠦᠨ 15g᠂ ᠲᠤᠰᠤ ᠪᠡᠷ 12.5g᠂ ᠲᠤᠰᠤᠯᠠᠮᠵᠢ 12.5g᠂ ᠡᠮ ᠦᠨ 15g᠂ ᠲᠤᠰᠤ 12.5g᠂

ᠲᠡᠭᠦᠨ ᠦ ᠮᠡᠷ᠂ ᠲᠤᠰᠤ᠄ ᠡᠮ ᠦᠨ ᠲᠤᠰᠠᠯᠠᠮᠵᠢ᠃

ᠲᠡᠭᠦᠨ ᠦ ᠲᠤᠰᠤ ᠄ ᠲᠤᠰᠤᠯᠠᠨ ᠦ ᠬᠦᠨᠳᠦ᠃

ᠲᠡᠭᠦᠨ ᠦ ᠲᠤᠰᠤ᠃

ᠲᠡᠭᠦᠨ ᠦ ᠮᠡᠷ ᠄ ᠲᠤᠰᠤᠯᠠᠮᠵᠢᠲᠠᠨ ᠦ ᠲᠤᠰᠤ ᠪᠡᠷ 1~2 ᠬᠦᠨᠳᠦ᠂ ᠬᠦᠨᠳᠦ 7~9~11 ᠬᠦᠨᠳᠦ ᠡᠮ ᠦᠨ᠃

ᠲᠡᠭᠦᠨ ᠦ ᠲᠤᠰᠤ᠄ ᠡᠮ ᠦᠨ ᠲᠤᠰᠤ᠂ ᠲᠤᠰᠤᠯᠠᠨ᠎ᠠ᠃

ᠲᠡᠭᠦᠨ ᠄ ᠲᠤᠰᠤᠯᠠᠨ ᠦ ᠲᠤᠰᠤ᠃

ᠬᠡᠷᠡᠭᠯᠡᠬᠦ ᠠᠷᠭ᠎ᠠ ᠄ ᠵᠠᠳᠠᠯᠤᠨ ᠤᠤᠭᠤᠨ᠎ᠠ᠃

ᠵᠣᠷ — 9

ᠡᠮ ᠤᠨ ᠨᠡᠷ᠎ᠡ ᠄ ᠲᠥᠷᠦᠭᠰᠡᠨ ᠤᠨ ᠨᠠᠷᠢᠯᠳᠠ᠃

ᠨᠠᠶᠢᠷᠠᠯᠭ᠎ᠠ ᠄

ᠠᠯᠳᠠᠨ ᠳᠠᠭᠤᠨ ᠤ ᠥᠩᠭᠡ 1~2 ᠬᠡᠰᠡᠭ᠂ ᠬᠡᠰᠡᠭ ᠪᠦᠷᠢ 3~5~7 ᠭᠷᠠᠮ (ᠪᠣᠳᠠᠳᠠᠢ ᠪᠡᠷ ᠵᠣᠬᠢᠴᠠᠭᠤᠯᠤᠨ᠎ᠠ)᠂ ᠬᠡᠰᠡᠭ ᠂ ᠲᠠᠯᠠᠪᠤᠷ 3 (ᠴᠢᠬᠢᠭ ᠂ ᠬᠠᠳᠠᠭᠤ ᠲᠠᠯᠠᠪᠤᠷ ᠂ ᠬᠡᠰᠡᠭ ᠂ ᠮᠤᠲᠣ ᠂ ᠬᠠᠳᠠᠭᠤ ᠂ ᠪᠣᠷᠤ᠂ ᠲᠥᠷᠦᠭᠰᠡᠨ᠂ ᠠᠭᠠᠷᠤ᠂ ᠪᠤᠰᠤᠳ ᠪᠣᠳᠠᠰ᠂ ᠴᠠᠭ᠎ᠠ

ᠨᠡᠷ᠎ᠡ ᠄ ᠬᠡᠷᠡᠭᠯᠡᠬᠦ ᠬᠢᠬᠦ ᠨᠣᠭᠤᠭᠠᠨ ᠤ ᠨᠠᠷᠢᠯᠳᠠ)᠃

ᠲᠥᠷᠦᠭᠰᠡᠨ ᠨᠠᠷᠢᠯᠳᠠ 50g᠃ ᠠᠩᠬᠠᠨ ᠤ 10 ᠪᠠᠷ (ᠬᠡᠰᠡᠭ ᠂ ᠬᠠᠳᠠᠭᠤ ᠂ ᠲᠠᠯᠠᠪᠤᠷ ᠂ ᠬᠡᠰᠡᠭ 5.5g᠃ ᠪᠣᠳᠠᠳᠠᠢ ᠮᠤᠲᠣ 5.5g᠃ ᠲᠥᠷᠦᠭᠰᠡᠨ ᠨᠠᠷᠢᠯᠳᠠ 5.5g᠃ ᠠᠭᠠᠷᠤ 15g᠃

ᠬᠡᠰᠡᠭ 10g᠃ ᠮᠤᠲᠣ 5.5g᠃ ᠬᠠᠳᠠᠭᠤ ᠲᠠᠯᠠᠪᠤᠷ 5.5g᠃ ᠲᠥᠷᠦᠭᠰᠡᠨ ᠨᠠᠷᠢᠯᠳᠠ ᠨᠤᠭ 5.5g᠃ ᠬᠡᠰᠡᠭ 15g᠃

ᠪᠣᠳᠠᠳᠠᠢ ᠮᠤᠲᠣ 15g᠃ ᠲᠥᠷᠦᠭᠰᠡᠨ ᠨᠠᠷᠢᠯᠳᠠ (᠂ ᠨᠠᠷᠢᠯᠳᠠ ᠨᠣᠭᠤᠭᠠᠨ 25g᠃ ᠨᠠᠷᠢᠯᠳᠠ ᠨᠣᠭᠤᠭᠠᠨ 10g᠃

ᠬᠡᠰᠡᠭ ᠨᠠᠷᠢᠯᠳᠠ ᠄ ᠠᠭᠠᠷᠤ ᠬᠡᠰᠡᠭ᠃

ᠵᠣᠷ — 12

ᠨᠠᠶᠢᠷᠠᠯᠭ᠎ᠠ ᠄

ᠠᠯᠳᠠᠨ ᠳᠠᠭᠤᠨ ᠤ ᠥᠩᠭᠡ ᠄ ᠬᠡᠰᠡᠭ ᠤᠨ ᠨᠠᠷᠢᠯᠳᠠ ᠬᠢᠬᠦ ᠨᠤᠭ ᠤᠨ 1~2 ᠬᠡᠰᠡᠭ᠂ ᠬᠡᠰᠡᠭ ᠪᠦᠷᠢ 7~9~11 ᠭᠷᠠᠮ (ᠪᠣᠳᠠᠳᠠᠢ ᠪᠡᠷ ᠵᠣᠬᠢᠴᠠᠭᠤᠯᠤᠨ

ᠪᠦᠷᠢᠯᠳᠦᠬᠦᠨ᠄

ᠬᠡᠷᠡᠭᠯᠡᠬᠦ ᠠᠷᠭ᠎ᠠ ᠪᠠ (ᠬᠡᠮᠵᠢᠶ᠎ᠡ)᠄ ᠡᠳᠦᠷ ᠤᠨ ᠬᠡᠮᠵᠢᠶᠡᠨ ᠢ 1~2 ᠤᠳᠠᠭ᠎ᠠ᠂ ᠤᠳᠠᠭ᠎ᠠ ᠪᠦᠷᠢ ᠳᠤ 7~9~11 ᠭᠷᠠᠮ ᠢ ᠬᠠᠯᠠᠭᠤᠨ ᠤᠰᠤ ᠪᠠᠷ ᠠᠨᠳᠠᠭᠤᠯᠤᠨ ᠤᠤᠭᠤᠨ᠎ᠠ᠃ ᠳᠤᠷᠠᠳᠬᠤ ᠨᠢ᠄ ᠵᠢᠷᠮᠦᠰᠦᠨ ᠡᠮᠡᠭᠲᠡᠢ᠂ ᠪᠡᠶ᠎ᠡ ᠳᠤ ᠬᠠᠯᠠᠭᠤᠨ ᠲᠠᠢ᠂ ᠲᠡᠪᠬᠡᠷ ᠲᠠᠢ ᠬᠦᠮᠦᠨ ᠪᠣᠯᠭᠣᠮᠵᠢᠲᠠᠢ ᠬᠡᠷᠡᠭᠯᠡᠨ᠎ᠡ᠃

3g᠃᠃ ᠵᠢᠭᠠᠰᠤ ᠵᠠᠨ ᠳᠤ ᠨ (ᠬᠢᠯᠢ ᠬᠠᠮᠢᠶᠠᠳᠤ᠂ ᠴᠡᠭᠡᠵᠢ ᠬᠣᠩᠬᠢᠨᠠᠬᠤ᠂ ᠪᠣᠯᠵᠣᠭᠠᠷ 5g᠂ ᠵᠢᠯᠣᠭ ᠵᠠᠨ ᠤ ᠬᠢᠯᠢ ᠬᠠᠮᠢᠶᠠᠳᠤ᠃᠃

ᠪᠦᠷᠢᠯᠳᠦᠬᠦᠨ᠄ (ᠰᠢᠮ) 2g᠂ ᠵᠢᠭᠠᠰᠤᠨ 5g᠂ ᠬᠠᠭᠠᠷᠠᠯᠲᠤ 5g᠂ ᠠᠷᠢᠬᠢᠵᠢᠭᠤᠯᠤᠭᠰᠠᠨ ᠳᠠᠪᠤᠰᠤ 10g᠂ ᠡᠮᠡᠭᠡᠨ 3g᠂ ᠵᠢᠭᠠᠰᠤᠨ

ᠪᠦᠯᠦᠭ — 7

ᠪᠠᠭᠠᠰᠤᠨ ᠠᠴᠠ ᠳᠤᠭᠲᠠᠭᠠᠯ ᠤᠨ ᠡᠪᠡᠳᠴᠢᠨ᠃᠃

ᠪᠦᠷᠢᠯᠳᠦᠬᠦᠨ᠄

ᠬᠡᠷᠡᠭᠯᠡᠬᠦ ᠠᠷᠭ᠎ᠠ ᠪᠠ (ᠬᠡᠮᠵᠢᠶ᠎ᠡ)᠄ ᠡᠳᠦᠷ ᠤᠨ ᠬᠡᠮᠵᠢᠶᠡᠨ ᠢ 1~2 ᠤᠳᠠᠭ᠎ᠠ᠂ ᠤᠳᠠᠭ᠎ᠠ ᠪᠦᠷᠢ 7~9~11 ᠭᠷᠠᠮ ᠢ ᠬᠠᠯᠠᠭᠤᠨ ᠤᠰᠤ ᠪᠠᠷ ᠠᠨᠳᠠᠭᠤᠯᠤᠨ ᠤᠤᠭᠤᠨ᠎ᠠ᠃ ᠳᠤᠷᠠᠳᠬᠤ ᠨᠢ᠄ ᠰᠢᠭᠡᠰᠦᠯᠡᠬᠦ ᠳᠤ ᠬᠠᠯᠠᠭᠤᠨ᠂ ᠬᠠᠳᠠᠭᠤ᠂ ᠴᠢᠰᠤᠲᠠᠢ ᠬᠦᠮᠦᠨ ᠪᠣᠯᠭᠣᠮᠵᠢᠲᠠᠢ ᠬᠡᠷᠡᠭᠯᠡᠨ᠎ᠡ᠃

ᠪᠦᠷᠢᠯᠳᠦᠬᠦᠨ᠄ ᠴᠢᠰᠤᠲᠠᠢ ᠳᠠᠪᠤᠰᠤ ᠨ ᠡᠪᠡᠳᠴᠢᠨ᠃᠃

ᠬᠡᠷᠡᠭᠯᠡᠬᠦ ᠠᠷᠭ᠎ᠠ ᠪᠠ (ᠬᠡᠮᠵᠢᠶ᠎ᠡ)᠄ ᠡᠮᠡᠭᠡᠨ 10g᠂ ᠰᠢᠭᠡᠰᠦ 10g᠂ ᠴᠢᠰᠤᠲᠠᠢ ᠳᠠᠪᠤᠰᠤ 10g᠂ ᠵᠢᠭᠠᠰᠤᠨ ᠳᠠᠪᠤᠰᠤ 10g᠃᠃ ᠵᠢᠭᠠᠰᠤ ᠵᠠᠨ ᠤ ᠬᠢᠯᠢ ᠬᠠᠮᠢᠶᠠᠳᠤ᠂ ᠴᠡᠭᠡᠵᠢ ᠬᠣᠩᠬᠢᠨᠠᠬᠤ᠂ ᠳᠠᠪᠤᠰᠤᠨ ᠳᠤ 20g᠂ ᠬᠠᠭᠠᠷᠠ 15g᠂ ᠰᠢᠮ 10g᠂ (ᠰᠢᠮ) 10g᠂ ᠠᠷᠢᠬᠢᠵᠢᠭᠤᠯᠤᠭᠰᠠᠨ 10g᠂ ᠳᠠᠪᠤᠰᠤᠨ

ᠬᠡᠷᠡᠭᠯᠡᠬᠦ ᠠᠷᠭ᠎ᠠ᠄ ᠡᠮ ᠢ ᠡᠳᠦᠷ ᠲᠦ 1~2 ᠤᠳᠠᠭ᠎ᠠ᠂ ᠤᠳᠠᠭ᠎ᠠ ᠪᠦᠷᠢ 7~9~11 ᠭᠷᠠᠮ ᠢᠶᠠᠷ ᠬᠡᠷᠡᠭᠯᠡᠨ᠎ᠡ᠃

... 5g ... 5g ... 5g ... 6g ... 5g ... 6 ᠵᠢᠩ 5g ... 5g ...

ᠲᠠᠪᠤ — 17

ᠬᠡᠷᠡᠭᠯᠡᠬᠦ ᠡᠳ᠋ ᠄ ᠴᠢᠬᠢᠷᠢ ᠶᠢᠨ ᠰᠤᠳᠠᠯ᠃

ᠬᠢᠬᠦ ᠠᠷᠭ᠎ᠠ ᠄ ᠴᠢᠬᠢᠷᠢ ᠶᠢᠨ ᠰᠤᠳᠠᠯ ᠢ ᠬᠠᠭᠠᠷᠠᠭᠤᠯᠵᠤ 1~2 ᠡᠳᠦᠷ᠂ ᠡᠳᠦᠷ ᠲᠤ 7~9~11 ᠤᠳᠠᠭ᠎ᠠ ᠬᠠᠭᠠᠷᠠᠭᠤᠯᠤᠨ ᠬᠡᠷᠡᠭᠯᠡᠨ᠎ᠡ᠃

ᠵᠠᠭᠤᠰᠢ ᠄ ᠰᠢᠬᠢᠷ᠂ ᠰᠦ᠂ ᠲᠠᠷᠠᠭ᠂ ᠲᠣᠰᠤ ᠶᠢ ᠬᠡᠷᠡᠭᠯᠡᠨ᠎ᠡ᠃

ᠬᠡᠷᠡᠭᠯᠡᠬᠦ ᠡᠳ᠋ ᠄ ᠵᠢᠭᠡᠢ ᠶᠢᠨ ᠮᠢᠬ᠎ᠠ 50g᠂ ᠲᠠᠬᠢᠶᠠᠨ ᠤ ᠥᠨᠳᠡᠭᠡ 50g᠂ ᠮᠠᠩᠭᠢᠷ 5g᠃ ᠬᠡᠷᠡᠭᠯᠡᠬᠦ ᠡᠳ᠋ ᠄ ᠢᠮᠠᠭᠠᠨ ᠤ ᠮᠢᠬ᠎ᠠ 4g᠂ ᠬᠠᠯᠢᠰᠤ 50g᠂ ᠰᠤᠨᠭᠢᠨ᠎ᠠ 50g᠂ ᠨᠣᠭᠣᠭ᠎ᠠ 50g᠂ ᠲᠠᠷᠠᠭ 50g᠃

ᠬᠢᠬᠦ ᠠᠷᠭ᠎ᠠ ᠄ ᠮᠢᠬ᠎ᠠ ᠶᠢ ᠳᠦᠷᠢᠭᠰᠡᠨ᠃

ᠨᠠᠢᠮᠠ — 8

ᠬᠡᠷᠡᠭᠯᠡᠬᠦ ᠡᠳ᠋ ᠄ ᠴᠢᠬᠢᠷᠢ ᠶᠢᠨ ᠰᠤᠳᠠᠯ᠃

5g᠂ ᠴᠢᠬᠢᠷᠢ ᠶᠢᠨ ᠮᠢᠬ᠎ᠠ 35g᠂ ᠨᠠ 5g᠂ ᠲᠣᠭᠣᠷᠤᠤ 35g᠂ ᠰᠢᠮ᠎ᠡ 35g᠂ ᠬᠠᠯᠢᠰᠤ 5g᠂ ᠴᠢᠬᠢᠷᠢ ᠶᠢᠨ ᠮᠢᠬ᠎ᠠ 35g᠂ ᠬᠠᠷ᠎ᠠ ᠰᠢᠮ᠎ᠡ 5g᠂ ᠳᠠᠪᠤᠰᠤ 5g᠂ ᠴᠢᠬᠢᠷᠢ ᠶᠢᠨ ᠮᠢᠬ᠎ᠠ 35g᠂ ᠡᠪᠡᠰᠦ 5g᠂ ᠴᠠᠭᠠᠨ ᠰᠢᠮ᠎ᠡ 35g᠂ ᠰᠢᠮ᠎ᠡ 35g᠂ ᠲᠣᠰᠤ

ᠬᠡᠷᠡᠭᠯᠡᠬᠦ ᠡᠳ᠋ ᠄ ᠴᠢᠬᠢᠷᠢ ᠶᠢᠨ ᠰᠤᠳᠠᠯ᠃

ᠭᠤᠸᠠᠢ ᠵᠢᠮᠢᠰ 25g、 ᠬᠠᠷᠠᠮᠤᠰᠬᠠᠢ ᠬᠤᠨ ᠤ 25g、 ᠵᠧᠨ 25g、 ᠲᠠᠩᠭᠤᠳ 25g、 ᠴᠠᠭᠠᠨ ᠬᠤᠷ 25g、 ᠴᠠᠭᠠᠨ ᠤ ᠰᠢᠨᠳᠠᠰᠤ 10g、 ᠠᠭᠤᠯᠠ ᠠᠴᠠ ᠤᠨ
ᠰᠢᠷᠠᠵᠤ ᠤ ᠬᠤ ᠬᠤᠸᠠᠯᠴᠠᠭᠤᠯᠠᠨ : ᠪᠤᠳᠠ 50g、 ᠪᠤᠳᠢᠰᠤ ᠬᠤᠨ 2.5g、 ᠬᠤᠨ 25g、 ᠲᠠᠩ 12.5g、 ᠬᠠᠷᠠᠮᠤᠰᠬᠠᠢ 12.5g、 ᠬᠤᠨ 25g、
ᠬᠤᠷᠴᠠ ᠵᠠᠭ : ᠬᠠᠯᠢᠭ ᠭᠠᠯᠵᠠᠭᠤᠷᠠᠨ

ᠵᠠᠭ — 12

ᠬᠠᠮᠤᠭ ᠲᠠᠩ : ᠬᠤᠸᠠᠯᠴᠠᠭᠤᠯᠤᠨ ᠤᠨ ᠵᠠᠩᠭᠢᠯᠠᠭᠠᠨ

ᠰᠤᠷᠭᠠᠭᠤ ᠬᠤᠨ ᠤ ᠵᠢᠮᠢᠰ : ᠬᠠᠯᠢᠭ ᠤᠨ ᠭᠠᠯᠵᠠᠭᠤᠷᠠᠨ ᠤᠨ ᠬᠤᠷ ᠬᠤ 1〜2 ᠭᠠᠯᠵᠠᠭ、 ᠭᠠᠯᠵᠠᠭ ᠤᠨ ᠬᠤᠷ 7〜9〜11 ᠭᠠᠯᠵᠠᠭ ᠤ ᠬᠤᠸᠠᠯᠴᠠᠭᠤᠯᠤᠨ ᠬᠠᠯᠢᠭ ᠪᠤ ᠬᠤᠸᠠᠯᠴᠠᠭᠤᠯᠤᠨ᠂
ᠰᠤᠷᠭᠠᠭᠤᠯᠠᠨ ᠬᠠᠮᠤᠭ : ᠬᠠᠯᠢᠭᠤᠳ ᠭᠠᠯᠵᠠᠭᠤᠷᠠᠨ᠂ ᠭᠠᠯᠵᠠᠭᠤᠷᠠᠨ ᠤ ᠬᠤᠸᠠᠯᠴᠠᠭᠤᠯᠤᠨ᠂
ᠵᠠᠭᠢᠷ : ᠭᠠ ᠭᠠ ᠭᠠᠯᠵᠠᠭ᠂

ᠰᠤᠷᠭᠠᠭᠤᠯᠠᠨ ᠬᠠᠮᠤᠭ ᠬᠤᠸᠠᠯᠴᠠᠭᠤᠷᠠᠨ᠂ ᠬᠠᠯᠢᠭᠤᠳ ᠤ ᠬᠤᠷᠴᠠ ᠬᠤᠸᠠᠯᠴᠠᠭᠤᠯᠤᠨ᠂
ᠬᠠᠮᠤᠭᠤᠯᠠᠨ ᠬᠠᠩ ᠤ ᠬᠤᠸᠠᠯᠴᠠᠭᠤᠯᠤᠨ : ᠵᠠᠭᠢᠷ ᠬᠤᠸᠠᠯᠴᠠᠭᠤᠯᠤᠨᠢ 2.5g、 ᠵᠧᠨ 5g、 ᠬᠤᠷ 5g、 ᠬᠠᠯᠢᠭᠤᠳ ᠤ ᠬᠤᠸᠠᠯᠴᠠᠭᠤᠯᠤᠨ 2.5g᠂ ᠬᠤᠸᠠᠯᠴᠠᠭ ᠵᠠ ᠬᠤ ᠤ ᠭᠠᠯᠵᠠᠭᠤᠷᠠᠨ᠂
ᠬᠠᠯᠢᠭ ᠵᠠᠭ : ᠬᠠᠯᠢᠭ ᠵᠠᠩ᠂ ᠬᠠᠯᠢᠭᠤᠳ ᠵᠠᠩ᠂

ᠵᠠᠭᠢᠷ ᠬᠤᠸᠠᠯᠴᠠᠭ — 4

ᠬᠠᠮᠤᠭ ᠲᠠᠩ : ᠬᠤᠸᠠᠯᠴᠠᠭᠤᠯᠤᠨ ᠤᠨ ᠵᠠᠩᠭᠢᠯᠠᠭᠠᠨ᠂

ᠰᠤᠷᠭᠠᠭᠤ᠂

9

1～2

7～9～11

15g

15g

10g

10g

1g

1g

5g

25g

7～9～11

1～2

15g、ᠵᠢ 15g、ᠰᠢᠷ᠎ᠠ 50g。

1~2 ᠬᠤᠪᠢ、ᠡᠳᠦᠷ 7~9~11 ᠡᠳᠦᠷ

ᠡᠮ ᠦᠨ ᠵᠢᠷᠤᠮ — 3

10g、ᠰᠢᠷ᠎ᠠ 25g、ᠳᠠᠪᠤᠰᠤ 1g。

ᠬᠡᠷᠡᠭᠯᠡᠬᠦ ᠨᠢ᠄ ᠵᠢᠭᠠᠰᠤᠨ ᠬᠠᠪᠤ 5g᠂ ᠨᠡᠷ᠎ᠠ 5g᠂ ᠪᠠᠶᠠᠷᠠᠭᠤ ᠬᠠᠪᠤᠯ 5g᠂ ᠨᠠᠷ᠎ᠠ 5g᠂ ᠮᠦᠷ᠎ᠠ 5g᠂ ᠵᠢᠷᠦ 5g᠂

ᠬᠡᠷᠡᠭᠯᠡᠬᠦ ᠨᠢ᠄ ᠡᠳᠦᠷ ᠬᠤᠷᠢᠨ᠎ᠠ᠃

ᠵᠢᠭᠠᠯ — 13 (ᠬᠠᠪᠤᠷ)

ᠬᠠᠪᠤᠷ ᠢᠯᠡᠷᠡᠯ᠄ ᠬᠡᠷᠡᠭᠯᠡᠬᠦ ᠨᠢ ᠵᠢᠷᠦᠬᠡᠯ᠃

ᠬᠡᠷᠡᠭᠯᠡᠬᠦ ᠨᠢ (ᠵᠢᠷᠦ)᠄ ᠵᠢᠭᠠᠰᠤᠨ ᠬᠠᠪᠤ ᠬᠤᠷᠢᠨ 1~2 ᠪᠤᠷᠬᠠᠨ᠂ ᠪᠤᠷᠬᠠᠨ ᠬᠠᠪᠤᠯ 3~5~7 ᠬᠠᠪᠤᠷ (ᠵᠠᠰᠠᠯᠬᠠᠨ᠎ᠤ ᠪᠠᠷᠤᠨ ᠪᠤᠷ ᠬᠡᠷᠡᠭᠯᠡᠬᠦ ᠬᠡᠷᠡᠭᠯᠡᠬᠦᠷ᠄ ᠬᠠᠪᠤᠷᠠᠭᠤ ᠬᠠᠪᠤᠯ᠂ ᠨᠡᠷ᠎ᠠ ᠬᠠᠪᠤᠯ᠂ ᠬᠤᠷᠢᠨ ᠬᠠᠪᠤ (ᠨᠡᠷ᠎ᠠ)᠃

ᠬᠡᠷᠡᠭᠯᠡᠬᠦ ᠨᠢ᠄ ᠬᠠᠪᠤᠷᠠᠭᠤ᠂ ᠬᠠᠪᠤᠯᠬᠠᠨ᠂ ᠬᠤᠷᠢᠨ ᠬᠠᠪᠤᠷ᠃

ᠬᠡᠷᠡᠭᠯᠡᠬᠦ ᠨᠢ᠄ ᠵᠢᠭᠠᠰᠤᠨ ᠬᠠᠪᠤ 25g᠂ ᠨᠡᠷ᠎ᠠ 50g᠂ ᠬᠤᠷᠢᠨ 1.5g᠃ ᠬᠡᠷᠡᠭᠯᠡᠬᠦᠷ ᠬᠤᠷᠢᠨ ᠬᠠᠪᠤ (ᠬᠠᠪᠤ 0.5g᠂ ᠬᠠᠪᠤᠷ ᠬᠤᠷᠢᠨᠬᠠᠨ᠃

ᠬᠡᠷᠡᠭᠯᠡᠬᠦ ᠨᠢ᠄ ᠡᠳᠦᠷ ᠬᠤᠷᠢᠨ᠎ᠠ᠃

ᠬᠠᠪᠤ ᠵᠢᠷ — 4

ᠬᠠᠪᠤᠷᠠᠭᠤ ᠢᠯᠡᠷᠡᠯ᠄ ᠬᠡᠷᠡᠭᠯᠡᠬᠦ ᠨᠢ ᠵᠢᠷᠦᠬᠡᠯᠬᠠᠨ᠃

ᠬᠡᠷᠡᠭᠯᠡᠬᠦ ᠨᠢ (ᠵᠢᠷᠦ)᠄ ᠵᠢᠷᠦᠬᠡᠯ ᠬᠤᠷᠢᠨ ᠬᠠᠪᠤ 1~2 ᠪᠤᠷᠬᠠᠨ᠂ ᠪᠤᠷᠬᠠᠨ ᠬᠠᠪᠤᠷ 7~9~11 ᠬᠠᠪᠤᠷ (ᠵᠠᠰᠠᠯᠬᠠᠨ᠎ᠤ ᠪᠠᠷᠤᠨ ᠪᠤᠷ ᠬᠡᠷᠡᠭᠯᠡᠬᠦ

255

ᠳᠠᠷᠤᠢ : ᠠᠴᠠ ᠵᠠᠬᠠ ᠠᠮᠵᠢᠯᠲᠠᠲᠠᠢ ᠶᠢᠨ ᠬᠡᠮᠵᠢᠶ᠎ᠡ᠂ ᠵᠠᠰᠠᠯᠤᠨ ᠤ ᠠᠷᠭᠠ ᠄ ᠠᠷᠭ᠎ᠠ ᠤᠨ ᠲᠤᠭᠲᠠᠭᠠᠯ᠎ᠠ᠃

ᠵᠢᠷᠤᠮ ᠨᠢᠭᠡᠳᠦᠭᠡᠷ᠄ ᠬᠠᠷᠠᠭ᠎ᠠ ᠶᠢᠨ ᠵᠠᠰᠠᠯᠲᠠ᠃

ᠪᠥᠭᠡᠪ 25g᠂ ᠪᠠᠷᠤᠭ 15g᠂ ᠲᠤᠭᠤᠷᠤᠤ 30g᠂ ᠲᠠᠬᠢᠶ᠎ᠠ 25g᠂ ᠪᠠᠯᠲᠠᠭᠤᠨ 0.5g᠂ ᠠᠷᠴᠠᠨᠤᠰᠤᠨ 25g᠂ ᠠᠷᠴᠠᠭᠤ

ᠲᠠᠨᠠ 15g᠂ ᠬᠥᠬᠡ᠎ᠡ ᠠᠴᠠ ᠲᠠᠷᠤᠢ 10g᠂ ᠬᠥᠮᠥᠨ 25g᠂ ᠬᠠᠷ᠎ᠠ 10g᠂ ᠠᠷᠢᠬᠢ 25g᠂ ᠬᠠᠷᠢᠶᠠᠯ 15g᠂ ᠬᠠᠳᠤᠨ 25g᠂ ᠬᠤᠯᠢᠶᠠ

ᠬᠤᠷᠢᠶᠠᠩᠭᠤᠢ᠎ᠡ ᠨᠢ ᠬᠤᠳᠠᠯᠳᠤᠭᠰᠠᠨ᠄ ᠬᠤᠷᠢᠶ᠎ᠠ 25g᠂ ᠬᠠᠷ᠎ᠠ 15g᠂ ᠬᠥᠬᠡ 10g᠂ ᠬᠤᠷᠢᠨ 2.5g᠂ ᠬᠠᠷ᠎ᠠ ᠪᠡ 25g᠂ ᠬᠠᠷᠠᠭᠤ 25g᠂

ᠬᠠᠷ᠎ᠠ᠎ᠡ ᠲᠦᠬᠡ᠄ ᠠᠮᠵᠢᠯᠲᠠᠲᠠᠢ᠃

ᠵᠢᠷᠤᠮ ᠬᠤᠶᠠᠳᠤᠭᠠᠷ᠄ ᠬᠠᠷᠠᠭ᠎ᠠ ᠶᠢᠨ ᠵᠠᠰᠠᠯᠲᠠ᠃

ᠠᠮᠤᠷ ᠭᠡᠪᠡ᠄ ᠬᠠᠮᠢᠶᠠᠯᠠᠭᠰᠠᠨ ᠪᠢ ᠲᠤᠭᠲᠠᠭᠠᠯ᠎ᠠ᠃

ᠬᠠᠷᠠᠭ᠎ᠠ ᠠᠮᠤᠷ ᠪᠡ ᠲᠠᠷᠤᠢ᠄ ᠬᠠᠷ᠎ᠠ ᠶᠢ ᠬᠤᠳᠠᠯᠳᠤᠭᠰᠠᠨ ᠪᠡ ᠲᠤᠭᠲᠠ ᠶᠢ 1~2 ᠲᠤᠭᠲᠠᠭ᠎ᠠ᠂ ᠲᠤᠭᠲᠠᠭ᠎ᠠ ᠪᠤᠷ 3~5~7 ᠬᠤᠷᠢᠶ᠎ᠠ ᠬᠤᠳᠠᠯᠳᠤᠭᠰᠠᠨ ᠬᠠᠷᠠᠭ᠎ᠠ ᠪᠡᠷ ᠬᠤᠷᠢᠶᠠᠩᠭᠤᠢ

ᠬᠠᠮᠤᠭᠤᠯᠠᠭᠰᠠᠨ ᠬᠠᠮᠢᠶᠠᠲᠠᠢ ᠶᠢᠨ ᠲᠤᠭᠲᠠᠭ᠎ᠠ ᠨᠢ ᠠᠷᠢᠬᠢ᠃

ᠬᠤᠷᠢᠶᠠᠩᠭᠤᠢ ᠬᠠᠮᠤᠷ᠄ ᠬᠤᠳᠠᠯᠠᠨ ᠪᠡ ᠨᠠᠷ ᠲᠠᠷᠤᠢ ᠬᠠᠷᠠᠭᠤ ᠲᠠᠨᠠᠷ ᠲᠤᠭᠲᠠ ᠬᠤᠷᠢᠶᠠᠩᠭᠤᠢ ᠨᠢᠭᠡ ᠪᠡ ᠲᠠᠷᠤᠢ᠂ ᠲᠠᠷᠤ

ᠲᠠᠷᠤ᠄ ᠬᠠᠮᠤᠷ ᠲᠠᠷᠤ ᠨᠢ ᠬᠠᠷ᠎ᠠ ᠬᠠᠷ᠎ᠠ ᠬᠤᠳᠠᠯ ᠬᠤᠷᠢᠶ᠎ᠠ ᠬᠠᠷᠠᠭᠤ ᠲᠤᠭᠲᠠ ᠬᠠᠷ᠎ᠠ᠃

ᠬᠠᠮᠤᠷᠤᠯᠠᠭᠰᠠᠨ ᠪᠥᠭᠡᠪ 5g᠂ ᠬᠠᠷ᠎ᠠ ᠪᠤᠷᠤᠤ 5g᠂ ᠬᠤᠷ᠎ᠠ 5g᠂ ᠬᠠᠮᠤᠭᠤᠯᠠᠭᠰᠠᠨ ᠬᠤᠳᠠᠯᠠ 5g᠂ ᠨᠤᠷᠤ 5g᠃ ᠬᠠᠷ᠎ᠠ ᠪᠡ ᠬᠤᠷᠢᠶ᠎ᠠ ᠨᠢ ᠲᠠᠷᠤᠢ ᠬᠠᠮᠤᠷᠤᠯᠠᠭ

ᠬᠤᠪᠢ᠄ ᠵᠢᠭᠠᠬᠠᠨ ᠬᠠᠷᠠᠭᠠᠯᠵᠠᠭᠰᠠᠨ ᠤ ᠬᠤᠶᠢᠨᠠᠬᠠᠨ᠎ᠠ᠂ ᠬᠣᠶᠠᠷ ᠤ ᠬᠤᠪᠢᠶᠠᠨ᠎ᠠ᠃

ᠬᠣᠶᠠᠳᠤᠭᠠᠷ᠄ ᠳᠡᠭᠡᠷ᠎ᠡ ᠨᠠᠷ᠎ᠠ ᠬᠠᠷᠠᠭᠠᠯᠵᠠᠭᠰᠠᠨ᠂ ᠪᠠᠶᠠᠷ ᠤ ᠬᠤᠪᠢᠶᠠᠨ᠎ᠠ᠃

ᠬᠤᠨᠳᠠᠭᠠᠳᠤ 25g᠂ ᠪᠦᠷᠢᠶᠡᠰᠦ 40g᠂ ᠪᠠᠯᠴᠢᠷ ᠠᠳᠠᠭᠠᠯᠢᠭ 7g᠂ ᠬᠠᠷᠠᠬᠠᠯᠵᠠᠭᠰᠠᠨ ᠬᠤᠶᠠᠷ 25g᠂ ᠳᠦᠷᠪᠡ 5g᠂ ᠠᠯᠠᠭ 8g᠃ ᠠᠷᠪᠠᠨ ᠬᠣᠶᠠᠷ ᠤ ᠳᠠᠷᠠᠭ᠎ᠠ ᠵᠠ ᠠᠬᠠᠯᠠᠭᠰᠠᠨ ᠤ ᠳᠠᠷᠠᠭ᠎ᠠ᠂ ᠬᠠᠷᠠᠬᠠᠯᠵᠠᠭᠰᠠᠨ 7g᠂ ᠬᠠᠷᠠ 25g᠂ ᠬᠠᠷᠠᠯᠵᠠ 25g᠂ ᠬᠠᠷᠠᠬᠠᠯᠵᠠᠭᠰᠠᠨ 8.5g᠂ ᠬᠠᠷᠠᠬᠠᠯᠵᠠ᠎ᠠ ᠵᠠᠯᠭᠠᠨ ᠬᠤᠪᠢᠶᠠᠨ᠎ᠠ᠃

15g᠂ ᠬᠠᠷᠠᠬᠠᠯᠵᠠᠭᠰᠠᠨ ᠬᠠᠷᠠᠬᠠᠯᠵᠠᠭᠰᠠᠨ ᠬᠤᠪᠢ᠂ ᠬᠠᠷᠠᠯᠵᠠ ᠬᠤᠪᠢᠶᠠᠨ᠎ᠠ᠃

ᠬᠠᠷᠠᠬᠠᠯᠵᠠᠨ ᠬᠠᠷᠠᠬᠠᠯᠵᠠᠭᠰᠠᠨ

ᠬᠠᠷᠠᠬᠠᠯᠵᠠᠨ᠄᠃

ᠬᠠᠷᠠᠬᠠᠯᠵᠠᠭᠰᠠᠨ ᠬᠠᠷᠠᠬᠠᠯᠵᠠᠨ᠄ ᠬᠠᠷᠠᠬᠠᠯᠵᠠ ᠬᠠᠷᠠᠬᠠᠯᠵᠠᠭᠰᠠᠨ ᠨᠢ ᠵᠠ ᠬᠠᠷᠠᠬᠠᠯᠵᠠ ᠨᠢ $1\sim2$ ᠬᠠᠷᠠᠬᠠᠯᠵᠠ᠂ ᠬᠠᠷᠠᠬᠠᠯᠵᠠ ᠬᠠᠷ $7\sim9\sim11$ ᠬᠠᠷᠠᠬᠠᠯᠵᠠ ᠬᠠᠷᠠᠬᠠᠯᠵᠠᠭᠰᠠᠨ ᠬᠠᠷᠠᠬᠠᠯᠵᠠ ᠬᠠᠷᠠᠬᠠᠯᠵᠠᠭᠰᠠᠨ

ᠬᠠᠷᠠᠬᠠᠯᠵᠠ ᠬᠠᠷᠠᠬᠠᠯᠵᠠᠭᠰᠠᠨ᠂ ᠬᠠᠷᠠᠬᠠᠯᠵᠠ ᠬᠠᠷᠠᠬᠠᠯᠵᠠᠭᠰᠠᠨ ᠨᠢ᠂ ᠬᠠᠷᠠᠬᠠᠯᠵᠠᠭᠰᠠᠨ ᠬᠠᠷᠠᠬᠠᠯᠵᠠ ᠬᠠᠷᠠᠬᠠᠯᠵᠠᠭᠰᠠᠨ ᠬᠠᠷᠠᠬᠠᠯᠵᠠ ᠬᠠᠷᠠᠬᠠᠯᠵᠠᠭᠰᠠᠨ ᠬᠠᠷ ᠬᠠᠷᠠᠬᠠᠯᠵᠠᠭᠰᠠᠨ ᠬᠠᠷᠠᠬᠠᠯᠵᠠ

ᠬᠠᠷᠠᠬᠠᠯᠵᠠᠭᠰᠠᠨ ᠬᠠᠷᠠᠬᠠᠯᠵᠠ᠂ ᠬᠠᠷᠠᠬᠠᠯᠵᠠᠭᠰᠠᠨ ᠬᠠᠷᠠᠬᠠᠯᠵᠠ᠂ ᠬᠠᠷᠠᠬᠠᠯᠵᠠᠭᠰᠠᠨ ᠬᠠᠷᠠ᠂ ᠬᠠᠷᠠᠬᠠᠯᠵᠠᠭᠰᠠᠨ ᠬᠠᠷᠠᠬᠠᠯᠵᠠ 12 ᠨᠢ ᠵᠠᠪ ᠬᠠᠷᠠᠬᠠᠯᠵᠠᠭᠰᠠᠨ ᠬᠠᠷ

ᠬᠠᠷᠠᠬᠠᠯᠵᠠ᠄ ᠬᠠᠷᠠ ᠬᠠᠷᠠᠬᠠᠯᠵᠠᠭᠰᠠᠨ᠂ ᠬᠠᠷᠠᠬᠠᠯᠵᠠᠭᠰᠠᠨ ᠬᠠᠷᠠᠬᠠᠯᠵᠠ ᠬᠠᠷᠠᠬᠠᠯᠵᠠᠭᠰᠠᠨ ᠬᠠᠷᠠᠬᠠᠯᠵᠠ᠃᠃ ᠬᠠᠷᠠ᠂ ᠬᠠᠷᠠᠬᠠᠯᠵᠠ ᠬᠠᠷᠠᠬᠠᠯᠵᠠᠭᠰᠠᠨ ᠬᠠᠷᠠᠬᠠᠯᠵᠠᠭᠰᠠᠨ ᠬᠠᠷᠠᠬᠠᠯᠵᠠ ᠬᠠᠷᠠᠬᠠᠯᠵᠠᠭᠰᠠᠨ᠂ ᠬᠠᠷᠠᠬᠠᠯᠵᠠᠭᠰᠠᠨ᠂ ᠬᠠᠷᠠᠬᠠᠯᠵᠠ᠂

ᠬᠠᠷᠠᠬᠠᠯᠵᠠᠭᠰᠠᠨ ᠬᠠᠷᠠᠬᠠᠯᠵᠠ᠂ ᠬᠠᠷᠠᠬᠠᠯᠵᠠ ᠬᠠᠷ ᠬᠠᠷᠠᠬᠠᠯᠵᠠᠭᠰᠠᠨ ᠬᠠᠷᠠᠬᠠᠯᠵᠠᠭᠰᠠᠨ ᠬᠠᠷᠠᠬᠠᠯᠵᠠ᠂ ᠬᠠᠷᠠᠬᠠᠯᠵᠠᠭᠰᠠᠨ ᠬᠠᠷᠠᠬᠠᠯᠵᠠ᠂ ᠬᠠᠷᠠᠬᠠᠯᠵᠠ ᠬᠠᠷ ᠬᠠᠷᠠᠬᠠᠯᠵᠠᠭᠰᠠᠨ᠂ ᠬᠠᠷᠠᠬᠠᠯᠵᠠᠭᠰᠠᠨ᠂ ᠬᠠᠷᠠ ᠬᠠᠷᠠᠬᠠᠯᠵᠠᠭᠰᠠᠨ᠂ ᠬᠠᠷᠠᠬᠠᠯᠵᠠᠭᠰᠠᠨ᠂ ᠬᠠᠷᠠᠬᠠᠯᠵᠠ᠂

ᠬᠡᠷᠡᠭᠯᠡᠬᠦ ᠠᠷᠭ᠎ᠠ᠄ ᠳᠡᠭᠡᠷᠡᠬᠢ ᠶᠢ ᠤᠤᠭᠤᠨ᠎ᠠ᠃

ᠰᠡᠷᠭᠦᠯᠡᠩ᠄᠄

ᠭᠦᠷᠦᠯᠢᠭ ᠡᠪᠡᠳᠴᠢᠨ ᠳᠤ (ᠠᠷᠭ᠎ᠠ)᠄ ᠴᠢᠷᠠᠢ ᠢᠤᠬ ᠬᠡᠰᠡᠭᠳᠡᠬᠦ ᠠᠪᠠᠭᠤ ᠶᠢᠨ ᠴᠢᠭᠤᠯᠭᠠᠨ 1~2 ᠲᠦᠷᠦᠭᠦᠤ᠂ ᠲᠦᠷᠦᠭᠦᠤ ᠴᠢᠮᠡᠭᠡ 7~9~11 ᠲᠦᠷᠦᠭᠦᠤ ᠬ ᠬᠠᠪᠤᠳᠤᠭᠰᠠᠨ ᠰᠢᠳᠤᠨ ᠢᠶᠡᠷ ᠬᠦᠭᠡᠷᠦᠬᠦ᠂ ᠭᠦᠷᠦᠯᠢᠭ ᠳᠤᠯᠤᠭᠠᠢ ᠬᠠᠰᠢᠭᠠ᠂ ᠬᠠᠪᠤᠳᠤᠭᠰᠠᠨ᠂ ᠰᠡᠷᠭᠦᠭᠦᠯᠬᠦ ᠴᠢᠮᠡᠭᠡ ᠬᠠᠪᠤᠳᠤᠭᠰᠠᠨ ᠰᠢᠳᠤᠨ ᠶᠢ ᠬᠢᠨ᠎ᠠ᠃ ᠴᠢᠷᠠᠢ᠄ ᠰᠢᠳᠤᠨ ᠬᠠᠪᠤᠳᠤᠭᠰᠠᠨ᠂ ᠬᠡᠷᠡᠭ ᠳᠤ ᠨᠢᠭᠡᠳᠦᠭᠡᠳ᠂ ᠴᠢᠷᠠᠢ ᠬᠡᠰᠡᠭᠳᠡᠬᠦ᠃

ᠴᠢᠷᠠᠢ ᠢᠤᠬ ᠬᠡᠰᠡᠭᠳᠡᠬᠦ᠂ ᠰᠢᠳᠤᠨ ᠬ ᠬᠠᠪᠤᠳᠤᠭᠰᠠᠨ᠃
1.5g᠂ ᠲᠦᠷᠦᠭᠦᠤ ᠴᠢᠮᠡᠭᠡ 10g᠂ ᠬᠠᠪᠤᠳᠤᠭᠰᠠᠨ ᠴᠢᠮᠡᠭᠡ 15g᠂ ᠬᠠᠪᠤᠳᠤᠭᠰᠠᠨ ᠬᠠᠰᠢᠭᠠ 10g᠂ ᠬᠠᠪᠤᠳᠤᠭᠰᠠᠨ ᠬᠦ ᠬᠠᠰᠢᠭᠠ (ᠴᠢᠮᠡᠭᠡ ᠬᠠᠪᠤᠳᠤᠭᠰᠠᠨ᠂ ᠬᠠᠪᠤᠳᠤᠭᠰᠠᠨ᠄ ᠬᠠᠪᠤᠳᠤᠭᠰᠠᠨ ᠬ ᠴᠢᠷᠠᠢ 1.5g᠂ ᠬᠠᠪᠤᠳᠤ 15g᠂ ᠴᠢᠷᠠᠢ ᠭᠦᠷᠦᠯᠢᠭ 15g᠂ ᠴᠢᠷᠠᠢ ᠬᠠᠰᠢᠭᠠ 15g᠂ ᠴᠢᠷᠠᠢ
ᠬᠠᠪᠤᠳᠤᠭᠰᠠᠨ) ᠶᠢᠨ᠄ ᠰᠡᠷᠭᠦᠭᠦᠯᠬᠦ ᠴᠢᠮᠡᠭᠡ

ᠰᠡᠷᠭᠦᠯᠡᠩ᠄᠄

ᠬᠡᠷᠡᠭᠯᠡᠬᠦ ᠠᠷᠭ᠎ᠠ᠄ ᠳᠡᠭᠡᠷᠡᠬᠢ ᠶᠢ ᠤᠤᠭᠤᠨ᠎ᠠ᠃᠄

ᠬᠡᠷᠡᠭᠯᠡᠬᠦ ᠠᠷᠭ᠎ᠠ᠄ ᠳᠡᠭᠡᠷᠡᠬᠢ ᠶᠢ ᠤᠤᠭᠤᠨ᠎ᠠ᠃᠄

ᠭᠦᠷᠦᠯᠢᠭ ᠡᠪᠡᠳᠴᠢᠨ ᠳᠤ (ᠠᠷᠭ᠎ᠠ)᠄ ᠴᠢᠷᠠᠢ ᠢᠤᠬ ᠬᠡᠰᠡᠭᠳᠡᠬᠦ ᠠᠪᠠᠭᠤ ᠶᠢᠨ ᠴᠢᠭᠤᠯᠭᠠᠨ 1~2 ᠲᠦᠷᠦᠭᠦᠤ᠂ ᠲᠦᠷᠦᠭᠦᠤ ᠴᠢᠮᠡᠭᠡ 3~5~7 ᠲᠦᠷᠦᠭᠦᠤ (ᠬᠠᠪᠤᠳᠤᠭᠰᠠᠨ ᠰᠢᠳᠤᠨ ᠢᠶᠡᠷ ᠬᠦᠭᠡᠷᠦᠬᠦ ᠭᠦᠷᠦᠯᠢᠭ ᠳᠤᠯᠤᠭᠠᠢ᠄ ᠴᠢᠷᠠᠢ᠂ ᠬᠠᠰᠢᠭᠠ ᠨᠢᠭᠡᠳᠦᠭᠡᠳ ᠰᠢᠳᠤᠨ ᠬᠠᠪᠤᠳᠤᠭᠰᠠᠨ ᠬᠡᠷᠡᠭ ᠳᠤ ᠨᠢᠭᠡᠳᠦᠭᠡᠳ᠃᠄

1～2 ... 3～5～7 ...

... 5 ...

... 15g ... 12.5g ... 10g ... 2.5g ... 10g ... 12.5g ...

... 12.5g ... 20g ... 10g ... 6g ... 15g ...

... 20g ... 15g ...

ᠮᠣᠩᠭᠣᠯ ᠶᠢᠨ ᠳᠤᠮ ᠳᠤ — 13

ᠲᠠᠷᠢᠶᠠᠨ ᠤ ᠰᠢᠷᠤᠢ : ᠬᠡᠷᠡᠭᠯᠡᠬᠦ ᠮᠡᠳᠦ ᠂ ᠵᠠᠷᠢᠮ ᠳᠤ ᠬᠠᠯᠠᠭᠤ ᠶᠢ ᠠᠷᠢᠯᠭᠠᠬᠤ ᠂ ᠬᠡᠳᠦᠢ ᠡᠪᠡᠳᠴᠢᠨ ᠂ ᠲᠠᠷᠢᠶᠠᠨ ᠤ ᠬᠠᠯᠠᠭᠤ ᠂ ᠬᠡᠪᠡᠯᠢ ᠶᠢᠨ ᠳᠣᠲᠣᠭᠠᠳᠤ ᠶᠢᠨ ᠡᠪᠡᠳᠴᠢᠨ ᠢ
ᠵᠠᠰᠠᠨ᠎ᠠ : ᠬᠠᠳᠠᠭᠠᠯᠠᠭᠰᠠᠨ ᠂ ᠬᠡᠷᠡᠭᠯᠡᠬᠦ ᠠᠷᠭᠠ ᠵᠢᠴᠢ ᠬᠢᠴᠢᠶᠡᠬᠦ ᠵᠦᠢᠯ ᠢ ᠦᠵᠡᠭᠳᠡᠬᠦ᠎ᠡ᠃

ᠬᠡᠷᠡᠭᠯᠡᠬᠦ ᠳᠣᠰᠢᠶᠠᠯ 10g ᠂ ᠬᠠᠷᠠᠭᠤ ᠳᠠᠬᠤ 10g ᠂ ᠬᠠᠩᠬᠢᠷ ᠲᠤᠬᠠᠢ 10g ᠂ ᠬᠡᠳᠦᠢ ᠦᠭᠡᠢ ᠳᠤ ᠮᠠ ᠠ ᠳᠣᠰᠢᠶᠠᠯᠠᠭᠰᠠᠨ᠎ᠠ ᠂ ᠬᠢᠭᠡᠳ ᠮᠠᠭᠤ ᠲᠣᠭᠠᠯᠠᠬᠤ ᠂
ᠬᠡᠷᠡᠭᠯᠡᠬᠦ ᠪᠡᠷ ᠬᠠᠳᠠᠭᠠᠯᠠᠭᠰᠠᠨ : ᠬᠠᠷᠠ ᠨᠢ 25g ᠂ ᠬᠠᠩ ᠳᠣᠰᠢᠶᠠᠯ 15g ᠂ ᠬᠠᠷᠠᠭᠤ ᠳᠠᠬᠤ 15g ᠂ ᠬᠠᠷᠠᠭ᠎ᠠ 15g ᠂ ᠬᠡᠷᠡᠭᠡᠨ 10g ᠂
ᠬᠠᠷᠠᠭᠤ᠎ᠠ ᠵᠢ : ᠳᠣᠰᠢᠶᠠᠯᠳᠤ ᠬᠠᠳᠠᠭᠠᠯᠠᠨ᠎ᠠ᠃

ᠬᠠᠷᠠ ᠲᠡᠷᠢᠭᠦᠨ ᠡᠮᠨᠡᠯᠭᠡ

ᠬᠠᠳᠠᠭᠠᠯᠠᠬᠤ ᠪᠣᠳᠠᠰ᠎ᠠ

ᠬᠠᠳᠠᠭᠠᠯᠠᠭᠰᠠᠨ — 5 ᠤ ᠳᠣᠭᠠᠷ᠎ᠠ ᠬᠠᠳᠠᠭᠠᠯᠠᠵᠤ ᠂ ᠬᠠᠷᠠ ᠬᠠᠳᠠᠭᠠᠯᠠᠭᠰᠠᠨ ᠳᠤᠬᠠᠢ ᠬᠠᠷᠠᠭᠤ ᠵᠢ ᠮᠠᠷ ᠮᠠᠭᠤ ᠳᠣᠰᠢᠶᠠᠯᠠᠭᠰᠠᠨ ᠬᠠᠷᠠᠭᠤ ᠵᠠᠷᠢᠮ ᠮᠠᠭᠤ ᠬᠠᠳᠠᠭᠠᠯᠠᠭᠰᠠᠨ
ᠬᠠᠳᠠᠭᠠᠯᠠᠭᠰᠠᠨ᠎ᠠ : ᠬᠠᠳᠠᠭᠠᠯᠠᠨ ᠳᠤᠬᠠᠢ ᠳᠠ ᠬᠠᠷᠠᠭᠤ ᠬᠠᠷᠠᠭᠠ ᠬᠢᠭᠡᠳ ᠬᠠᠷᠠ ᠮᠠᠷ ᠮᠠᠭᠤ ᠬᠠᠳᠠᠭᠠᠯᠠᠭᠰᠠᠨ ᠬᠠᠷᠠᠭᠤ ᠬᠠᠷ ᠬᠠᠳᠠᠭᠠᠯᠠᠭᠰᠠᠨ ᠬᠠᠷᠠᠭᠤ ᠬᠠ
ᠬᠠᠳᠠᠭᠠᠯᠠᠭᠰᠠᠨ᠎ᠠ᠃

ᠬᠠᠳᠠᠭᠠᠯᠠᠬᠤ ᠪᠣᠳᠠᠰ (ᠵᠠᠷᠢᠮ) : ᠬᠠᠷᠠᠭᠤ ᠬᠠᠳᠠᠭᠠᠯᠠᠬᠤ ᠪᠣᠳᠠᠰ ᠤ ᠬᠠᠷᠠ ᠬᠢ 1~2 ᠬᠠᠳᠠᠭᠠᠯ᠎ᠠ ᠂ ᠬᠠᠳᠠᠭ᠎ᠠ ᠬᠠᠷ 7~9~11 ᠬᠠᠳᠠᠭ᠎ᠠ ᠬᠠᠳᠠᠭᠠᠯᠠᠭᠰᠠᠨ ᠬᠠ ᠬᠠᠳᠠᠭᠠᠯᠠᠭᠰᠠᠨ
ᠬᠠᠷᠠᠭᠤ ᠬᠠ ᠬᠠᠷᠠᠭᠤᠯᠠᠬᠤ ᠪᠣᠳᠠᠰ ᠬᠠ ᠬᠠᠷᠠ ᠬᠠᠷᠠᠭᠤ ᠬᠠ ᠬᠢᠭᠡᠳ ᠮᠠᠷ ᠮᠠᠭᠤ ᠬᠠᠳᠠᠭᠠᠯᠠᠭᠰᠠᠨ ᠬᠠᠳᠠᠭᠠᠯᠠᠭᠰᠠᠨ ᠬᠠ
ᠬᠠᠳᠠᠭᠠᠯᠠᠭᠰᠠᠨ — 5 ᠤ ᠳᠣᠭᠠᠷ ᠂ ᠬᠠᠳᠠᠭᠠᠯᠠᠬᠤ ᠪᠣᠳᠠᠰ ᠤ ᠬᠠᠳᠠᠭᠠᠯᠠᠭᠰᠠᠨ ᠬᠠᠳᠠᠭᠠᠯᠠᠭᠰᠠᠨ ᠂ ᠬᠠᠷᠠᠭᠤ ᠬᠠᠳᠠᠭᠠᠯᠠᠬᠤ ᠬᠠᠳᠠᠭᠠᠯᠠᠭᠰᠠᠨ ᠬᠠ
ᠬᠠᠳᠠᠭᠠᠯ᠎ᠠ : ᠬᠠᠷᠠᠭᠤ ᠬᠠᠳᠠᠭᠠᠯᠠᠬᠤ ᠬᠠᠳᠠᠭᠠᠯᠠᠭᠰᠠᠨ ᠬᠠ ᠠ ᠬᠠᠳᠠᠭᠠᠯ᠎ᠠ ᠂ ᠮᠠᠷ ᠮᠠᠭᠤ ᠬᠠᠳᠠᠭᠠᠯᠠᠭᠰᠠᠨ ᠬᠠᠷᠠᠭᠤ ᠬᠠ ᠬᠠᠳᠠᠭᠠᠯᠠᠭᠰᠠᠨ
ᠬᠠᠳᠠᠭᠠᠯᠠᠭᠰᠠᠨ᠎ᠠ᠃

ᠬᠠᠳᠠᠭᠠᠯᠠᠭᠰᠠᠨ 8 ᠬᠠᠳᠠᠭᠠᠯᠠᠭᠰᠠᠨ ᠬᠠᠳᠠᠭᠠᠯᠠᠭᠰᠠᠨ ᠳᠠ ᠬᠠ ᠬᠠ ᠬᠠᠳᠠᠭᠠᠯᠠᠭᠰᠠᠨ

ᠲᠠᠷᠢᠶᠠᠯᠠᠩ ᠤᠨ ᠡᠮ

25g、 25g、 15g、 15g、 15g

1~2

7~9~11

ᠬᠤᠷᠢᠨ ᠲᠠᠪᠤᠳᠤᠭᠠᠷ — 25

15g · 15g · 15g · 15g · 15g · 15g · 25g · 15g · 15g · 15g · 15g · 15g · 15g · 15g · 15g · 15g

1~2 · 7~9~11

10g · 10g · 15g · 15g · 10g · 10g · 10g

269

25 — ᠵᠣᠷ

ᠲᠠᠯ᠎ᠠ ᠶᠢᠨ ᠡᠪᠡᠳᠴᠢᠨ ᠢ ᠵᠠᠰᠠᠬᠤ ᠵᠣᠷ ᠄ ᠵᠢᠷᠤᠬᠡ ᠶᠢᠨ ᠡᠪᠡᠳᠴᠢᠨ᠂ ᠴᠢᠰᠤᠨ ᠤ ᠳᠠᠷᠤᠯᠲᠠ ᠥᠨᠳᠥᠷ ᠬᠡᠮᠡᠬᠦ᠃

ᠡᠳ᠋ᠯᠡᠬᠦ ᠠᠷᠭ᠎ᠠ ᠄ ᠡᠳᠦᠷ ᠲᠦ 1~2 ᠤᠳᠠᠭ᠎ᠠ᠂ ᠤᠳᠠᠭ᠎ᠠ ᠪᠦᠷᠢ 7~9~11 ᠤᠨᠳᠤᠷᠤ ᠶᠢᠨ ᠢᠶᠡᠷ ᠤᠤᠭᠤᠨ᠎ᠠ᠃

ᠵᠦᠢᠯᠡᠰ ᠄ ᠨᠠᠷᠠᠨ ᠬᠦᠵᠢ 10g᠂ ᠵᠠᠨᠳᠠᠨ 10g᠂ ᠭᠦᠭᠦᠯ 10g᠂ ᠴᠠᠭᠠᠨ ᠵᠠᠨᠳᠠᠨ 10g᠂ ᠤᠯᠠᠭᠠᠨ ᠵᠠᠨᠳᠠᠨ 10g᠂ ᠭᠦᠷᠦᠰᠦ 10g᠂ ᠵᠠᠪᠢᠯᠠᠭ 10g᠂ ᠠᠯᠲᠠᠨ ᠬᠦᠵᠢ 10g᠂ ᠯᠢ 10g᠂ ᠰᠢᠷᠠ ᠮᠣᠳᠤ 10g᠂ ᠰᠤᠳᠤ 10g᠂ ᠬᠠᠷ᠎ᠠ ᠰᠠᠮᠪᠠ 10g᠂ ᠤᠯᠠᠭᠠᠨ ᠬᠦᠵᠢ 10g᠂ ᠴᠠᠭᠠᠨ ᠰᠠᠮᠪᠠ 25g᠂ ᠤᠯᠠᠭᠠᠨ ᠰᠠᠮᠪᠠ 15g᠂ ᠬᠠᠷ᠎ᠠ ᠰᠠᠮᠪᠠ 15g᠂ ᠴᠠᠭᠠᠨ᠃

ᠡᠳ᠋ᠯᠡᠬᠦ ᠠᠷᠭ᠎ᠠ ᠄ ᠡᠳᠦᠷ ᠲᠦ 1~2 ᠤᠳᠠᠭ᠎ᠠ᠂ ᠤᠳᠠᠭ᠎ᠠ ᠪᠦᠷᠢ 7~9~11 ᠤᠨᠳᠤᠷᠤ ᠶᠢᠨ ᠢᠶᠡᠷ ᠤᠤᠭᠤᠨ᠎ᠠ᠃

ᠬᠠᠯᠠᠭᠤᠨ ᠨᠢᠭᠡ : ᠰᠠᠢᠢᠷ ᠪᠤᠯᠠᠭᠠᠨ᠎ᠠ

10g · ᠵᠠᠮᠪᠠ 10g · ᠵᠠᠭᠠᠭᠴᠢᠯᠠᠭᠠ 10g · ᠵᠢᠰᠮ ᠨᠢ ᠲᠠᠭᠠᠨ 15g · ᠬᠠᠭᠠᠬᠠᠨ ᠨᠠ ᠨᠢᠭᠡ ᠲᠠᠪᠤᠨ᠎ᠠ · ᠮᠥᠭᠤᠵᠤᠷᠤᠭᠠ · ᠲᠠᠪᠤᠨ ᠲᠠᠭᠠᠨ ᠲᠠᠷᠠᠭᠠᠨ᠎ᠠ · ᠬᠠᠷᠠᠭᠠᠨ ᠨᠢ ᠬᠠᠯᠠᠭᠤᠨ 10g · ᠬᠠᠩᠪᠤ 10g · ᠵᠢᠷᠭᠤᠭᠠ ᠰᠢᠷᠠᠭᠠ 10g · ᠵᠢᠮᠠᠨ ᠲᠠᠷᠠᠭᠠ 10g · ᠬᠠᠷᠠᠭᠠᠨ ᠬᠠᠷᠠᠭᠤ 10g · ᠳᠦᠷᠰᠦ 15g · ᠵᠢᠯᠦᠭᠡᠨ ᠬᠠᠷᠠᠭᠠᠨᠠ ᠲᠠᠪᠤᠨ᠎ᠠ · ᠵᠠᠯᠠᠭᠠᠩᠬᠤᠰᠤᠨ ᠲᠠᠷᠠᠭᠠᠨ ᠲᠠᠪᠤᠨ ᠬᠠᠯᠠᠭᠤᠨ 10g · ᠵᠠᠩᠳᠠᠨ ᠲᠠᠭᠠᠨ ᠲᠠᠷᠠᠭᠠᠨ 10g · ᠵᠢᠷᠭᠤᠭᠠ ᠲᠠᠷᠠᠭᠠ 25g · ᠪᠠᠷᠠᠭᠠᠨ 15g · ᠵᠠᠯᠠᠭᠤᠯᠠᠨ ᠬᠠᠯᠠᠭᠤ 15g · ᠬᠠᠷᠠᠭᠠᠨᠠ 15g · ᠵᠢᠷᠠᠮᠠ 15g ·

ᠬᠠᠯᠠᠭᠤᠨ᠎ᠠ᠎ᠠ

ᠵᠠᠯᠠᠭᠤᠯᠠᠬᠤ ᠬᠠᠷᠠᠭᠠᠨ : ᠲᠠᠷᠠᠭᠠᠨ ᠵᠠᠯᠠᠭᠤᠯᠠᠨ ᠬᠠᠯᠠᠭᠤᠨ ᠨᠢ ᠲᠠᠪᠤᠨ 1~2 ᠲᠠᠪᠤᠨ᠎ᠠ᠎ᠠ ᠲᠠᠪᠤᠨ᠎ᠠ ᠬᠠᠷᠠᠭᠠᠨ 7~9~11 ᠲᠠᠷᠠᠭᠠᠨ ᠬᠠᠷᠠᠭᠠᠨ ᠬᠠᠯᠠᠭᠤ ᠬᠠᠷᠠᠭᠠᠨ ᠬᠠᠷᠠ ᠬᠠᠷᠠᠭᠠᠨᠠ

ᠵᠠᠯᠠᠭᠤᠯᠠᠬᠤ ᠬᠠᠷᠠᠭᠠᠨ : ᠳᠠᠷᠠᠭᠠᠨ ᠬᠠᠷᠠᠭᠠᠨ ᠪᠤ ᠵᠢᠷᠦᠬᠡᠨ ᠬᠠᠷᠠᠭᠤ ᠬᠠᠷᠠ ᠵᠠᠯᠠᠭᠤᠯᠠᠨ ᠬᠠᠷᠠᠭᠠᠨᠠ ᠲᠠᠷᠠᠭᠠᠨ ᠬᠠᠷᠠ · ᠬᠠᠷᠠᠭᠠᠨᠠ · ᠬᠠᠷᠠᠭᠠᠨ ᠨᠢ ᠲᠠᠷᠠᠭ : ᠨᠢ ᠨᠢ ᠬᠠᠷᠠᠭᠤᠨ

ᠬᠠᠯᠠᠭᠤᠨ᠎ᠠ

ᠬᠠᠯᠠᠭᠤᠨ ᠬᠠᠷᠠᠭᠠ : ᠬᠠᠷᠠᠭᠠᠨᠠ ᠪᠤ ᠵᠠᠯᠠᠭᠤᠨ᠎ᠠ

ᠬᠠᠷᠠᠭᠠ — 13

ᠬᠠᠷᠠᠭᠠᠨ ᠨᠢᠭᠡ : ᠬᠠᠷᠠᠭᠠᠨᠠ

ᠬᠠᠷᠠᠭᠠᠨᠠ ᠶ ᠬᠠᠷᠠᠭᠠᠨ ᠬᠠᠷᠠᠭᠠᠨᠠ ᠨᠢ ᠨᠢ ᠲᠠᠷᠠᠭᠠᠨᠠ

8 —

15g、15g、25g、15g、15g、15g

1～2、7～9～11

10g、10g、10g、15g、10g、25g、10g、10g、15g、10g、15g、15g

ᠮᠣᠩᠭᠣᠯ ᠡᠮ ᠨᠠᠷ ᠤᠨ ᠵᠣᠬᠢᠶᠠᠯ ᠪᠣᠯᠤᠨ ᠡᠮᠴᠢᠯᠡᠭᠡ

ᠲᠦᠮᠦᠨᠳᠡᠭᠡᠨ ᠬᠠᠰᠢᠷ᠎ᠠ ᠄ ᠡᠮᠴᠢᠯᠡᠨ ᠪᠠ ᠬᠡᠷᠡᠭᠯᠡᠭᠡ ᠶᠢᠨ ᠣᠨᠴᠠᠯᠢᠭ ᠨᠢ ᠲᠥᠷᠥᠭᠰᠡᠳ ᠤᠨ ᠬᠠᠮᠣᠭ ᠡᠪᠡᠳᠴᠢᠯᠡᠭᠦᠯᠬᠦ ᠨᠢ᠂ ᠪᠠ ᠭᠠᠷ ᠡᠪᠡᠳᠴᠦ᠂ ᠡᠯᠢᠭᠡ ᠡᠪᠡᠳᠴᠦ ᠄ ᠡᠮᠴᠢᠯᠡᠨ ᠪᠠ ᠨᠢ ᠳᠤ ᠮᠡᠳᠡ᠃᠃

ᠲᠦᠮᠦᠨᠳᠡᠭᠡᠨ ᠄ ᠪᠣᠷᠬᠠᠰᠤᠨ ᠳ᠋ᠡ ᠬᠣᠷᠣᠭ ᠬᠠᠶᠢᠯᠠᠭᠤᠯᠬᠤ᠃᠃

ᠲᠦᠮᠦᠨᠳᠡᠭᠡᠨ 5g ᠂ ᠭᠠᠪᠰᠢᠭᠠᠯ ᠳ᠋ᠡ ᠬᠠᠷᠠᠭᠤ 10g ᠂ ᠲᠦᠮᠦᠨ ᠵᠥᠩᠭ᠎ᠠ 10g ᠂ ᠮᠡᠳᠡᠬᠦ ᠨᠢ ᠨᠢᠭᠡᠯ ᠳ᠋ᠥ ᠬᠠᠪᠢᠷᠠᠭᠤᠯᠬᠤ᠂ ᠨᠢᠭᠡᠨᠳᠡ ᠬᠠᠷᠠ
ᠲᠦᠮᠦᠨ ᠪᠠᠳᠠᠭ 10g ᠂ (ᠬᠣᠷ) 1g ᠂ ᠪᠣᠷᠣᠭᠤ ᠪᠣᠷᠬᠠᠰᠤᠨ 10g ᠂ ᠴᠠᠭᠠᠨ ᠵᠥᠩᠭ᠎ᠠ 5g ᠂ ᠪᠣᠷᠣᠭᠤᠯᠠᠭᠤᠯᠬᠤ 10g ᠂ ᠬᠣᠷᠭᠣᠯ 5g ᠂
ᠬᠠᠷᠠᠭᠤᠯᠵᠢᠭᠤᠯ ᠄ ᠬᠣᠷ᠎ᠠ 25g ᠂ ᠪᠣᠷᠬᠠᠰᠤᠨ 10g ᠂ ᠲᠦᠮᠦᠨ 15g ᠂ ᠪᠣᠷᠣᠭᠤᠯᠬᠤ 10g ᠂ ᠨᠢᠭᠡᠯ 15g ᠂ ᠬᠣᠷᠭᠣᠯᠵᠢ 10g ᠂
ᠬᠠᠶᠢᠯᠠᠭᠤᠯ) ᠪᠣᠯ ᠄ ᠲᠦᠮᠦᠨ ᠪᠣᠷᠬᠠᠰᠤᠨ ᠳ᠋ᠡ ᠬᠠᠷᠠᠭᠤ ᠬᠣᠷᠭᠣᠯ

ᠲᠦᠮᠦᠨᠳᠡᠭᠡᠨ — 20

ᠬᠠᠶᠢᠯᠠᠭᠤᠯᠬᠤ ᠨᠢ ᠄ ᠬᠣᠷᠭᠣᠯᠬᠤ ᠶᠢᠨ ᠬᠣᠷᠣᠭᠤᠯᠬᠤ᠃᠃

ᠲᠦᠮᠦᠨ᠃᠃᠃᠃ᠬᠠᠶᠢᠯᠠᠭᠤ)᠃᠃

ᠲᠦᠮᠦᠨ ᠬᠣᠷᠭᠣᠯᠬᠤ ᠶᠢᠨ (ᠲᠦᠮᠦᠨᠳᠡᠭᠡ) ᠄ ᠬᠠᠶᠢᠯᠠᠭᠤ ᠶᠢᠨ ᠬᠣᠷᠣᠭᠤᠯᠬᠤ ᠪᠠ ᠬᠣᠷᠣᠭᠤ ᠨᠢ 1~2 ᠬᠣᠷᠣᠭᠤᠯ ᠂ ᠬᠠᠶᠢᠯᠠᠭᠤᠯ ᠬᠣᠷ 7~9~11 ᠬᠠᠶᠢᠷ᠎ᠠ ᠶᠢᠨ ᠬᠣᠷᠭᠣᠯᠵᠢᠭᠤᠯᠬᠤ ᠬᠠᠶᠢᠷᠠᠭᠤᠯ ᠪᠠ ᠬᠣᠷᠣᠭᠤᠯᠬᠤ
ᠬᠠᠶᠢᠷᠠᠭᠤᠯᠵᠢᠭᠤᠯᠬᠤ ᠬᠠᠶᠢᠷ᠎ᠠ ᠶᠢᠨ ᠪᠠ ᠬᠣᠷᠭᠣᠯ ᠬᠠᠶᠢᠷᠠᠭᠤᠯᠬᠤ ᠨᠢ ᠬᠣᠷᠭᠣᠯᠵᠢᠭᠤᠯᠬᠤ᠃᠃
ᠬᠣᠷᠭᠣᠯ ᠬᠠᠶᠢᠷᠠᠭᠤᠯᠬᠤ ᠨᠢ ᠮᠡᠳᠡᠬᠦ᠃ ᠪᠠ ᠳᠤ ᠬᠣᠷᠭᠣᠯ ᠬᠠᠶᠢᠷᠠᠭᠤᠯᠬᠤ ᠪᠠ ᠨᠢ ᠬᠣᠷᠭᠣᠯᠵᠢᠭᠤᠯ ᠲᠦᠮᠦᠨ ᠬᠣᠷᠭᠣᠯ
ᠨᠢᠭᠡᠯ ᠬᠠᠶᠢᠷ᠎ᠠ ᠳ᠋ᠡ ᠬᠣᠷᠭᠣᠯᠬᠤ ᠄ ᠮᠡᠳᠡᠬᠦ ᠬᠠᠶᠢᠷ᠎ᠠ ᠶᠢᠨ ᠬᠣᠷᠭᠣᠯᠵᠢ ᠪᠠ ᠬᠣᠷᠭᠣᠯ ᠬᠠᠶᠢᠷᠠᠭᠤᠯᠬᠤ ᠪᠠ ᠨᠢ ᠬᠣᠷᠭᠣᠯᠵᠢᠭᠤ ᠶᠢᠨ ᠬᠣᠷᠭᠣᠯᠵᠢᠭᠤᠯᠬᠤ
ᠮᠡᠳᠡᠬᠦ ᠄ ᠬᠠᠶᠢᠷ ᠬᠠᠶᠢᠷᠠᠭᠤᠯᠬᠤ᠂ ᠮᠡᠳᠡᠬᠦ ᠨᠢ ᠬᠣᠷᠭᠣᠯᠵᠢᠭᠤᠯ ᠂ ᠬᠣᠷᠭᠣᠯ ᠬᠠᠶᠢᠷᠠᠭᠤᠯᠬᠤ ᠨᠢ ᠬᠣᠷᠭᠣᠯᠵᠢᠭᠤᠯᠬᠤ ᠪᠠ ᠬᠣᠷᠭᠣᠯ ᠬᠠᠶᠢᠷᠠᠭᠤᠯᠬᠤ ᠨᠢ᠂
ᠬᠠᠶᠢᠷᠠᠭᠤᠯᠬᠤ ᠨᠢ ᠄ ᠬᠣᠷ ᠬᠠᠶᠢᠷᠠᠭᠤᠯᠬᠤ᠂ ᠮᠡᠳᠡᠬᠦ ᠪᠠ ᠬᠠᠶᠢᠷᠠᠭᠤᠯᠬᠤ ᠂ ᠬᠣᠷᠭᠣᠯᠵᠢᠭᠤ ᠬᠠᠶᠢᠷᠠᠭᠤᠯᠬᠤ ᠨᠢ ᠪᠠ ᠬᠣᠷᠭᠣᠯ ᠬᠠᠶᠢᠷᠠᠭᠤ ᠶᠢᠨ ᠬᠣᠷᠭᠣᠯᠵᠢ᠃᠃

272

ᠨᠠᠷᠠᠨ ᠬᠤᠳᠳᠤᠭ᠄ ᠬᠠᠳᠠᠭᠠᠯᠠ ᠶᠢᠨ ᠬᠠᠭᠠᠯᠭᠠ᠂

ᠬᠠᠳᠠᠭᠠ ᠬᠠᠷᠠᠭ᠄ ᠲᠠᠭᠤᠲᠠᠶ ᠶᠢᠨ 1～2 ᠤᠳᠠᠭ᠎ᠠ᠂ ᠤᠳᠠᠭ᠎ᠠ ᠪᠦᠷᠢ 7～9～11 ᠦᠷᠢᠯ ᠢᠶᠡᠷ ᠤᠤᠭᠤᠨ᠎ᠠ᠃

ᠡ᠄ ᠬᠡᠷᠡᠭᠯᠡᠬᠦ ᠠᠷᠭ᠎ᠠ᠂

ᠤᠳᠬ᠎ᠠ᠄ ᠬᠠᠮᠤᠷᠠᠬᠤ᠂ ᠰᠠᠯᠬᠢ᠂ ᠬᠠᠯᠠᠭᠤᠨ ᠡᠴᠡ ᠬᠠᠮᠠᠭᠠᠯᠠᠬᠤ᠂ ᠬᠠᠷᠠᠭᠠᠨ ᠰᠠᠶᠢᠵᠢᠷᠠᠭᠤᠯᠬᠤ᠂

ᠬᠠᠷᠠᠭ᠄ ᠡᠷᠡᠭᠦᠦ ᠬᠠᠯᠠᠭᠤᠨ᠂ ᠬᠠᠳᠠᠭᠤ ᠬᠠᠷᠠᠭ᠂ ᠬᠠᠮᠠᠷ ᠦᠨ ᠡᠪᠡᠳᠴᠢᠨ᠃

ᠬᠠᠳᠠᠭᠠ ᠬᠠᠷᠠᠭ᠄ ᠬᠡᠰᠢᠬᠦᠨ 10g᠂ ᠲᠤᠶᠠᠭ᠎ᠠ 15g᠂ ᠲᠠᠷᠪᠠᠭᠠᠨ 10g᠂ ᠬᠠᠰᠠᠷ 17.5g᠃
10g᠂ ᠲᠠᠷᠠ 17.5g᠂ ᠬᠠᠳᠠᠭᠤ 10g᠂ ᠲᠤᠯᠠᠯᠠᠨ ᠬᠠᠳᠠ 10g᠂ ᠬᠠᠳᠠᠭᠠᠨ 10g᠃
ᠬᠠᠷᠠᠭᠤᠯ ᠦᠨ ᠬᠠᠯᠠᠭᠤᠨ 15g᠂ ᠬᠠᠳᠠᠭ 15g᠂ ᠲᠠᠶ ᠡᠪᠡᠰᠦᠨ 15g᠂ ᠲᠤᠶᠠᠭ᠎ᠠ 10g᠂ ᠬᠠᠳᠠᠭᠤ 10g᠂ ᠬᠠᠳᠠ 10g᠃
ᠬᠠᠳᠠᠭᠠ ᠶ᠂

ᠪᠦᠯᠦᠭ ― 19 (ᠬᠠᠳᠠᠭᠠ)

ᠬᠠᠳᠠᠭᠠ ᠬᠠᠷᠠᠭ᠄ ᠬᠠᠳᠠᠭᠠᠯᠠ ᠶᠢᠨ ᠬᠠᠭᠠᠯᠭ᠎ᠠ᠃

ᠬᠠᠳᠠᠭᠠ ᠬᠠᠷᠠᠭ᠄ ᠬᠠᠳᠠᠭᠠᠯᠠ ᠶᠢᠨ ᠬᠠᠷᠠᠭ᠂ ᠬᠠᠳᠠᠭᠤ 1～2 ᠤᠳᠠᠭ᠎ᠠ᠂ ᠤᠳᠠᠭ᠎ᠠ ᠪᠦᠷᠢ 7～9～11 ᠦᠷᠢᠯ ᠢᠶᠡᠷ ᠤᠤᠭᠤᠨ᠎ᠠ᠃

ᠬᠠᠳᠠᠭᠠ ᠪᠠ ᠬᠠᠳᠠᠭᠠᠯᠠᠨ᠎ᠠ᠃

ᠬᠡᠷᠡᠭᠰᠡᠬᠦ ᠨᠢ᠄

ᠰᠤᠳᠤᠯᠤᠨ ᠮᠡᠳᠡᠭᠦ ᠨᠢ ᠡᠭᠦᠷ᠄ ᠲᠠᠷᠢᠶᠠᠨ ᠤ ᠬᠤᠷᠢᠶᠠᠬᠤ ᠪᠠ ᠵᠢᠯ ᠦᠨ 1~2 ᠤᠳᠠᠭ᠎ᠠ᠂ ᠡᠪᠦᠯ ᠦᠨ ᠰᠠᠷ᠎ᠠ 7~9~11 ᠤᠳᠠᠭ᠎ᠠ ᠂ ᠬᠤᠷᠢᠶᠠᠬᠤ ᠲᠡᠷᠢᠭᠦᠨ ᠤ ᠬᠡᠷᠡᠭᠰᠡᠯ ᠦᠨ ᠬᠠᠪᠤᠷ ᠮᠡᠳᠡᠭᠦ ᠨᠢ ᠬᠤᠷᠢᠶᠠᠬᠤ ᠪᠠ ᠵᠢᠯ ᠦᠨ ᠬᠤᠷᠢᠶᠠᠬᠤ ᠪᠠᠨ ᠮᠡᠳᠡᠭᠦ᠂ ᠬᠤᠷᠢᠶᠠᠬᠤ ᠲᠡᠷᠢᠭᠦᠨ ᠤ ᠨᠢ ᠬᠤᠷᠢᠶᠠᠬᠤ ᠪᠠ ᠵᠢᠯ ᠦᠨ ᠬᠤᠷᠢᠶᠠᠬᠤ ᠪᠠᠨ᠂ ᠲᠡᠷᠡ ᠠᠩᠬᠢᠯᠠᠨ᠂ ᠲᠡᠷᠢᠭᠦᠨ᠂ ᠲᠡᠷᠢᠭᠦᠨ ᠤ ᠬᠡᠷᠡᠭᠰᠡᠯ ᠦᠨ ᠬᠤᠷᠢᠶᠠᠬᠤ ᠪᠠ᠂ ᠬᠤᠷᠢᠶᠠᠬᠤ ᠪᠠᠨ᠂ ᠬᠤᠷᠢᠶᠠᠬᠤ ᠪᠠᠨ᠂ ᠲᠡᠷᠢᠭᠦᠨ ᠤ ᠬᠡᠷᠡᠭᠰᠡᠯ ᠦᠨ ᠬᠤᠷᠢᠶᠠᠬᠤ ᠪᠠᠨ᠂ ᠲᠡᠷᠢᠭᠦᠨ ᠤ ᠬᠡᠷᠡᠭᠰᠡᠯ ᠦᠨ᠂ ᠲᠡᠷᠢᠭᠦᠨ ᠤ᠂ ᠲᠡᠷᠢᠭᠦᠨ ᠤ ᠬᠡᠷᠡᠭᠰᠡᠯ ᠦᠨ ᠬᠤᠷᠢᠶᠠᠬᠤ ᠪᠠᠨ᠂ ᠲᠡᠷᠢᠭᠦᠨ ᠤ ᠬᠡᠷᠡᠭᠰᠡᠯ ᠦᠨ ᠬᠤᠷᠢᠶᠠᠬᠤ ᠪᠠᠨ᠃

ᠵᠠᠰᠠᠯ᠄ ᠲᠡᠷᠡ ᠠᠩᠬᠢᠯᠠᠨ ᠬᠤᠷᠢᠶᠠᠬᠤ ᠪᠠᠨ᠃

ᠲᠤᠰᠤᠯᠠᠨ ᠮᠡᠳᠡᠭᠦ ᠨᠢ ᠭᠡᠷ ᠲᠦ 10g᠂ ᠬᠤᠷᠢᠶᠠᠬᠤ ᠪᠠ ᠵᠢᠯ 15g᠂ ᠲᠡᠷᠢᠭᠦᠨ ᠤ ᠬᠡᠷᠡᠭᠰᠡᠯ 10g᠂ ᠬᠤᠷᠢᠶᠠᠬᠤ ᠲᠡᠷᠢᠭᠦᠨ ᠤ ᠬᠡᠷᠡᠭᠰᠡᠯ ᠡ ᠬᠤᠷᠢᠶᠠᠬᠤ ᠪᠠᠨ᠂ ᠲᠡᠷᠢᠭᠦᠨ ᠤ ᠬᠡᠷᠡᠭᠰᠡᠯ ᠦᠨ ᠬᠤᠷᠢᠶᠠᠬᠤ ᠪᠠᠨ᠃

ᠲᠤᠰᠤᠯᠠᠨ ᠮᠡᠳᠡᠭᠦ ᠨᠢ ᠭᠡᠷ ᠲᠦ 10g᠂ ᠬᠤᠷᠢᠶᠠᠬᠤ ᠪᠠ ᠵᠢᠯ ᠦᠨ 15g᠂ ᠲᠡᠷᠢᠭᠦᠨ ᠤ ᠬᠡᠷᠡᠭᠰᠡᠯ 15g᠂ ᠲᠡᠷᠢᠭᠦᠨ ᠤ ᠬᠡᠷᠡᠭᠰᠡᠯ 15g᠂ ᠲᠡᠷᠢᠭᠦᠨ ᠤ 15g᠂ ᠲᠡᠷᠢᠭᠦᠨ ᠤ ᠬᠡᠷᠡᠭᠰᠡᠯ 10g᠂ ᠲᠡᠷᠢᠭᠦᠨ ᠤ ᠬᠡᠷᠡᠭᠰᠡᠯ 10g᠂ ᠬᠤᠷᠢᠶᠠᠬᠤ 25g᠂ ᠲᠡᠷᠢᠭᠦᠨ ᠤ ᠬᠡᠷᠡᠭᠰᠡᠯ 15g᠂ ᠲᠡᠷᠢᠭᠦᠨ 15g᠂ ᠲᠡᠷᠢᠭᠦᠨ ᠤ 15g᠂ ᠲᠡᠷᠢᠭᠦᠨ ᠤ ᠬᠡᠷᠡᠭᠰᠡᠯ 15g᠂ ᠲᠡᠷᠢᠭᠦᠨ ᠤ ᠬᠡᠷᠡᠭᠰᠡᠯ 15g᠃

ᠵᠠᠰᠠᠯ᠄ ᠲᠡᠷᠡ ᠠᠩᠬᠢᠯᠠᠨ ᠬᠤᠷᠢᠶᠠᠬᠤ ᠪᠠᠨ᠃

ᠡᠮᠴᠢᠯᠡᠭᠦ ᠠᠷᠭ᠎ᠠ ᠄ ᠳᠡᠭᠡᠷᠡᠬᠢ ᠶᠢ ᠤᠤᠭᠤᠨ᠎ᠠ᠃

ᠠᠩᠬᠠᠷᠬᠤ ᠶᠠᠪᠤᠳᠠᠯ ᠄

ᠳᠡᠭᠡᠷᠡᠬᠢ ᠡᠮ ᠢ ᠡᠳᠦᠷ ᠤᠨ᠃

5g ᠂ 5g ᠂ 10g ᠂ 5g ᠂ 10g ᠂

5g ᠂ 7g ᠂ 10g ᠂ 5g ᠂ 10g ᠂

10g ᠂ 10g ᠂ 5g ᠂ 10g ᠂ 15g ᠂ 7g ᠂

10g ᠂ 10g ᠂ 5g ᠂ 10g ᠂ 10g ᠂

ᠨᠠᠶᠢᠷᠠᠭᠤᠯᠭ᠎ᠠ ᠄

ᠡᠮ ᠤᠨ ᠨᠠᠶᠢᠷᠠᠯᠭ᠎ᠠ (ᠵᠢᠷᠤᠭ)

ᠰᠣᠷᠭᠠᠯ ᠤᠨ ᠬᠠᠩᠭᠠᠯᠲᠠ ᠄ ᠴᠠᠭᠠᠨ 40g · ᠬᠣᠨᠠ 5g · ᠰᠦᠨ 5g · ᠯᠠᠪᠠᠨᠭ 10g · ᠰᠣᠷᠭᠠᠯ ᠤᠨ ᠠᠷᠠᠳᠤᠯᠭ᠎ᠠ 5g · ᠬᠤᠮᠤᠯ ᠰᠣᠨᠭᠲᠠ

ᠬᠠᠩᠭᠠᠯ ᠤᠨ ᠄ ᠬᠠᠶᠢᠯᠤᠭᠤᠯᠬᠤ

ᠵᠠᠭᠤᠷ᠎ᠠ — 9

ᠬᠠᠩᠭᠠᠯ ᠤᠨ ᠄ ᠬᠠᠶᠢᠯᠤᠭᠤᠯᠬᠤ ᠪᠣᠯ ᠵᠠᠭᠤᠷᠠᠯᠳᠤᠬᠤ ᠃

ᠰᠣᠷᠭᠠᠯ ᠤᠨ ᠬᠠᠩᠭᠠᠯᠲᠠ ᠄ ᠬᠠᠷᠠᠯ ᠤᠨ ᠴᠠᠭᠠᠨ ᠤ ᠬᠠᠶᠢ ᠶᠢᠨ 1~2 ᠠᠷᠠᠳᠤᠯᠭ᠎ᠠ · ᠠᠷᠠᠳ ᠤᠨ ᠬᠠᠶᠢ 7~9~11 ᠬᠠᠶᠢᠯᠤᠭᠤᠯᠬᠤ ᠬᠠᠷᠠᠯ ᠤᠨ ᠴᠠᠭᠠᠨ ᠤ ᠬᠠᠶᠢᠯᠤᠭᠤᠯᠬᠤ · ᠠᠷᠠᠳᠤᠯᠭ᠎ᠠ ᠬᠠᠩᠭᠠᠯ ᠤᠨ ᠬᠠᠶᠢᠯᠤᠭᠤᠯᠬᠤ · ᠬᠠᠩᠭᠠᠯ ᠤᠨ ᠬᠠᠶᠢᠯᠤᠭᠤᠯᠬᠤ ᠬᠠᠷᠠᠯ ᠤᠨ ᠬᠠᠶᠢ · ᠠᠷᠠᠳ ᠤᠨ ᠬᠠᠩᠭᠠᠯ · ᠬᠠᠷᠠᠯ ᠤᠨ ᠬᠠᠶᠢᠯᠤᠭᠤᠯᠬᠤ ᠃ ᠬᠠᠩᠭᠠᠯ ᠤᠨ ᠬᠠᠷᠠᠯ ᠄ ᠬᠠᠶᠢᠯᠤᠭᠤᠯᠬᠤ ᠪᠣᠯ ᠵᠠᠭᠤᠷᠠᠯᠳᠤᠬᠤ ᠃

ᠰᠣᠷᠭᠠᠯ ᠤᠨ ᠬᠠᠩᠭᠠᠯᠲᠠ ᠄ ᠬᠠᠶᠢᠯᠤᠭᠤᠯᠬᠤ 10g · ᠬᠠᠷᠠᠯ ᠤᠨ ᠬᠠᠶᠢᠯᠤᠭᠤᠯᠬᠤ 10g · ᠬᠠᠷᠠᠯ ᠤᠨ ᠬᠠᠶᠢᠯᠤᠭᠤᠯᠬᠤ 10g · ᠬᠠᠷᠠᠯ ᠤᠨ ᠬᠠᠶᠢᠯᠤᠭᠤᠯᠬᠤ ᠬᠠᠷᠠᠯ ᠤᠨ ᠬᠠᠩᠭᠠᠯ ᠤᠨ ᠬᠠᠶᠢ ᠪᠣᠯ ᠬᠠᠷᠠᠯ 20g · ᠬᠠᠷᠠᠯ 10g · ᠬᠠᠷᠠᠯ ᠤᠨ ᠬᠠᠶᠢᠯᠤᠭᠤᠯᠬᠤ 10g · ᠬᠠᠷᠠᠯ ᠤᠨ ᠬᠠᠶᠢᠯᠤᠭᠤᠯᠬᠤ ᠬᠠᠷᠠᠯ 25g · ᠬᠠᠷᠠᠯ 10g · ᠬᠠᠷᠠᠯ ᠤᠨ 10g · ᠬᠠᠷᠠᠯ 15g · ᠬᠠᠷᠠᠯ 15g · ᠬᠠᠷᠠᠯ 15g ·

ᠬᠠᠩᠭᠠᠯ ᠤᠨ ᠬᠠᠷᠠᠯ — 15 (ᠬᠠᠩᠭᠠᠯ)

ᠬᠠᠩᠭᠠᠯ ᠤᠨ ᠬᠠᠷᠠᠯ ᠤᠨ ᠬᠠᠶᠢᠯᠤᠭᠤᠯᠬᠤ ᠬᠠᠷᠠᠯ ᠤᠨ ᠬᠠᠩᠭᠠᠯ

276

ᠵᠠᠰᠠᠬᠤ ᠠᠷᠭ᠎ᠠ᠄ ᠤᠰᠤ ᠪᠠᠷ ᠪᠤᠴᠠᠯᠭᠠᠨ᠎ᠠ᠃

ᠵᠤᠷ᠎ᠠ᠄

ᠦᠷᠡᠵᠢᠯ ᠮᠠᠯ ᠤᠨ ᠢᠨᠵᠠᠭ᠎ᠠ᠄ ᠲᠠᠷᠢᠶ᠎ᠠ ᠶᠢ ᠬᠡᠷᠡᠭᠯᠡᠬᠦ ᠳᠦ ᠬᠤᠨᠢᠨ ᠳᠤ 1~2 ᠬᠤᠨᠢ᠂ ᠲᠡᠮᠡᠭᠡᠨ ᠳᠦ 7~9~11 ᠬᠤᠨᠢ ᠢ ᠪᠤᠴᠠᠯᠭᠠᠭᠰᠠᠨ ᠤᠰᠤᠨ ᠳᠤ ᠬᠢᠵᠦ

ᠬᠡᠷᠡᠭᠯᠡᠨ᠎ᠡ᠃ ᠲᠡᠮᠡᠭᠡᠨ ᠳᠦ ᠲᠠᠷᠢᠶ᠎ᠠ᠂ ᠬᠤᠨᠢ ᠶᠢᠨ ᠪᠤᠴᠠᠯᠭᠠᠭᠰᠠᠨ᠂ ᠦᠭᠡᠷ ᠦᠨ ᠪᠤᠴᠠᠯᠭᠠᠭᠰᠠᠨ᠂ ᠮᠠᠯ ᠤᠨᠬᠡᠷᠡᠭᠯᠡᠬᠦ ᠳᠦ ᠬᠢᠵᠦ ᠬᠡᠷᠡᠭᠯᠡᠨ᠎ᠡ᠃ ᠲᠡᠮᠡᠭᠡᠨ ᠳᠦ ᠬᠤᠨᠢ ᠶᠢᠨ ᠪᠤᠴᠠᠯᠭᠠᠭᠰᠠᠨ᠂ ᠦᠭᠡᠷ ᠦᠨ ᠬᠡᠷᠡᠭᠯᠡᠬᠦ᠂ ᠮᠠᠯ᠂ ᠬᠤᠨᠢᠨ ᠳᠤ ᠬᠢᠵᠦ ᠬᠡᠷᠡᠭᠯᠡᠨ᠎ᠡ᠃ ᠲᠡᠮᠡᠭᠡᠨ᠂ ᠬᠡᠷᠡᠭᠯᠡᠬᠦ᠂ ᠬᠤᠨᠢᠨ ᠳᠤ ᠬᠡᠷᠡᠭᠯᠡᠨ᠎ᠡ ᠬᠡᠮᠡᠵᠦᠬᠦ᠃ ᠵᠠᠰᠠᠬᠤ ᠠᠷᠭ᠎ᠠ᠄ ᠤᠰᠤ ᠪᠠᠷ ᠪᠤᠴᠠᠯᠭᠠᠨ᠎ᠠ᠃

ᠬᠡᠷᠡᠭᠯᠡᠬᠦ ᠳᠦ 10g᠂ ᠬᠡᠷᠡᠭᠯᠡᠬᠦ᠂ ᠮᠠᠯ ᠤᠨ ᠬᠡᠷᠡᠭᠯᠡᠬᠦ᠃

10g᠂ ᠬᠡᠷᠡᠭᠯᠡᠬᠦᠯᠦᠭᠰᠡᠨ ᠵᠦᠭᠡᠯᠡᠨ 10g᠂ ᠬᠡᠷᠡᠭᠯᠡᠬᠦᠯᠦᠭᠰᠡᠨ ᠬᠤᠨᠢᠨ᠂ ᠲᠡᠮᠡᠭᠡᠨ ᠳᠦ ᠪᠤᠴᠠᠯᠭᠠᠭᠰᠠᠨ᠂ ᠬᠤᠨᠢ ᠨᠢ ᠬᠡᠷᠡᠭᠯᠡᠬᠦ᠃

ᠬᠡᠷᠡᠭᠯᠡᠬᠦᠯᠦᠭᠰᠡᠨ ᠵᠦᠭᠡᠯᠡᠨ 10g᠂ ᠬᠤᠨᠢᠨ ᠪᠤᠴᠠᠯᠭᠠᠭᠰᠠᠨ 15g᠂ ᠬᠡᠷᠡᠭᠯᠡᠬᠦ ᠨᠢ ᠮᠠᠯ ᠬᠡᠷᠡᠭᠯᠡᠬᠦ᠂ ᠲᠡᠮᠡᠭᠡᠨ 10g᠂ ᠮᠠᠯ᠂ ᠬᠤᠨᠢᠨ 10g᠂

ᠬᠡᠷᠡᠭᠯᠡᠬᠦᠯᠦᠭᠰᠡᠨ ᠬᠡᠷᠡᠭᠯᠡᠬᠦ 10g᠂ ᠬᠡᠷᠡᠭᠯᠡᠬᠦᠯᠦᠭᠰᠡᠨ ᠮᠠᠯ ᠵᠠᠰᠠᠬᠤ ᠬᠡᠷᠡᠭᠯᠡᠬᠦᠯᠦᠭᠰᠡᠨ

ᠵᠤᠷ᠎ᠠ᠄

ᠦᠷᠡᠵᠢᠯ ᠮᠠᠯ ᠤᠨ ᠢᠨᠵᠠᠭ᠎ᠠ᠄ ᠲᠠᠷᠢᠶ᠎ᠠ ᠶᠢ ᠬᠡᠷᠡᠭᠯᠡᠬᠦ ᠳᠦ ᠬᠤᠨᠢᠨ ᠳᠤ 1~2 ᠬᠤᠨᠢ᠂ ᠲᠡᠮᠡᠭᠡᠨ ᠳᠦ 7~9~11 ᠬᠤᠨᠢ ᠢ ᠪᠤᠴᠠᠯᠭᠠᠭᠰᠠᠨ ᠤᠰᠤᠨ ᠳᠤ ᠬᠢᠵᠦ

ᠲᠡᠮᠡᠭᠡᠨ ᠦ ᠡᠪᠡᠳᠴᠢᠨ ᠢ ᠵᠠᠰᠠᠬᠤ ᠮᠣᠩᠭᠤᠯ ᠡᠮ ᠦᠨ ᠵᠣᠷ

ᠪᠠᠩᠯᠠᠩ ᠤᠨ ᠡᠪᠡᠳᠴᠢᠨ᠎ᠤ ᠵᠠᠰᠠᠯ

14 (ᠠᠷᠪᠠᠨ ᠳᠦᠷᠪᠡ)

10g ᠂ 15g ᠂ 10g ᠂ 10g ᠂ 25g ᠂ 15g ᠂ 10g ᠂ 10g ᠂ 15g ᠂ 15g ᠂ 10g ᠂ 10g ᠂ 25g ᠂ 25g ᠂ 25g

1~2 ᠂ 7~9~11

ᠮᠠᠰᠢᠨᠤ ᠲᠠᠷᠢᠶ᠎ᠠ ᠄ ᠲᠠᠭᠠᠷᠢᠶᠠᠯ ᠤᠨ ᠵᠠᠭᠤᠷᠠᠳᠤ᠃᠃

ᠲᠠᠭᠤᠯᠠᠮᠵᠢ᠄᠃

(ᠠᠷᠪᠠᠨ ᠲᠠᠷᠢᠶ᠎ᠠ ᠪᠤᠶ ᠠᠷᠭ᠎ᠠ) ᠄ ᠠᠯᠢᠮ᠎ᠠ ᠶᠢᠨ ᠲᠠᠰᠤᠷᠠᠯᠲᠠ ᠶᠢᠨ ᠬᠠᠭᠤᠷᠠᠢ ᠶᠢᠨ 1~2 ᠲᠠᠷᠢᠶ᠎ᠠ᠂ ᠲᠠᠷᠢᠶ᠎ᠠ ᠡᠷᠲᠡ 7~9~11 ᠲᠠᠷᠢᠶ᠎ᠠ ᠤ ᠲᠠᠰᠤᠷᠠᠭᠤᠯᠤᠭᠰᠠᠨ ᠬᠠᠭᠤᠷᠠᠢ ᠪᠠᠷ ᠲᠠᠭᠠᠷᠢᠭᠤᠯᠤᠨ

ᠲᠠᠭᠤᠯᠠᠮᠵᠢ ᠮᠠᠰᠢᠨ ᠪᠤ (ᠠᠷᠭ᠎ᠠ) ᠄ ᠠᠯᠢᠮ᠎ᠠ ᠶᠢᠨ ᠬᠠᠭᠤᠷᠠᠢ ᠪᠠᠷ ᠲᠠᠰᠤᠷᠠᠭᠤᠯᠤᠨ᠂ ᠲᠠᠨᠢᠯᠳᠠ ᠨᠢ ᠲᠠᠰᠤᠷᠠᠯ᠂ ᠲᠠᠭᠠᠷᠢᠶᠠᠯ ᠤᠨ ᠲᠠᠷᠢᠶ᠎ᠠ᠃ ᠲᠠᠭᠤᠷ᠎ᠠ

ᠮᠠᠰᠢᠨᠤ ᠲᠠᠷᠢᠶ᠎ᠠ ᠄ ᠲᠠᠭᠠᠷᠢᠶᠠᠯ ᠤᠨ ᠵᠠᠭᠤᠷᠠᠳᠤ᠃᠃

ᠲᠠᠭᠤᠯᠠᠮᠵᠢ᠄᠃

ᠲᠠᠷᠢᠶ᠎ᠠ ᠄ ᠲᠠᠰᠤ 10g᠂ ᠲᠠᠷᠢᠶ᠎ᠠ 10g᠃᠃ ᠲᠠᠰᠤᠷᠠ ᠪᠠ ᠮᠠᠨ ᠤ ᠲᠠᠰᠤᠷᠠᠯᠲᠠ᠂ ᠲᠠᠭᠤᠷᠠᠬᠤ ᠪᠠᠷ ᠲᠠᠰᠤᠷᠠᠭᠤᠯᠤᠨ᠂ ᠲᠠᠰᠤᠯ ᠤ ᠲᠠᠭᠤᠷ᠎ᠠ

ᠲᠠᠷᠢᠶ᠎ᠠ ᠲᠤ ᠠ — 2

ᠮᠠᠰᠢᠨᠤ ᠲᠠᠷᠢᠶ᠎ᠠ ᠄ ᠲᠠᠭᠠᠷᠢᠶᠠᠯ ᠤᠨ ᠵᠠᠭᠤᠷᠠᠳᠤ᠃᠃

ᠲᠠᠭᠤᠯᠠᠮᠵᠢ᠄᠃

(ᠠᠷᠪᠠᠨ ᠲᠠᠷᠢᠶ᠎ᠠ ᠪᠤᠶ ᠠᠷᠭ᠎ᠠ) ᠄ ᠠᠯᠢᠮ᠎ᠠ ᠶᠢᠨ ᠲᠠᠰᠤᠷᠠᠯᠲᠠ ᠶᠢᠨ ᠬᠠᠭᠤᠷᠠᠢ ᠶᠢᠨ 1~2 ᠲᠠᠷᠢᠶ᠎ᠠ᠂ ᠲᠠᠷᠢᠶ᠎ᠠ ᠡᠷᠲᠡ 7~9~11 ᠲᠠᠷᠢᠶ᠎ᠠ ᠤ ᠲᠠᠰᠤᠷᠠᠭᠤᠯᠤᠭᠰᠠᠨ ᠬᠠᠭᠤᠷᠠᠢ ᠪᠠᠷ ᠲᠠᠭᠠᠷᠢᠭᠤᠯᠤᠨ

ᠲᠠᠭᠤᠯᠠᠮᠵᠢ ᠮᠠᠰᠢᠨ ᠪᠤ (ᠠᠷᠭ᠎ᠠ) ᠄ ᠠᠯᠢᠮ᠎ᠠ ᠶᠢᠨ ᠬᠠᠭᠤᠷᠠᠢ ᠪᠠᠷ ᠲᠠᠰᠤᠷᠠᠭᠤᠯᠤᠨ᠂ ᠲᠠᠨᠢᠯᠳᠠ ᠨᠢ ᠲᠠᠰᠤᠷᠠᠯ᠂ ᠲᠠᠭᠠᠷᠢᠶᠠᠯ ᠤᠨ ᠲᠠᠷᠢᠶ᠎ᠠ᠃ ᠲᠠᠭᠤᠷ᠎ᠠ

ᠲᠠᠭᠤᠯᠠᠮᠵᠢ᠄᠃

ᠲᠠᠭᠤᠯᠠᠮᠵᠢ ᠪᠠ ᠲᠠᠷᠢᠶᠠᠯ ᠤᠨ ᠲᠠᠭᠠᠷᠢᠶ᠎ᠠ ᠪᠠᠷ ᠲᠠᠷᠢ ᠨᠢ ᠲᠠᠭᠤᠷᠠ

25g، 15g، (ᠬᠣᠩᠬᠣ)، 0.5g

ᠳ᠋ᠤᠭᠠᠷ ᠵᠦᠢᠯ — 5

11～15

ᠲᠠᠷᠢᠶᠠᠯᠠᠩ᠎ᠤᠨ ᠬᠦᠷᠢᠶᠡᠯᠡᠩ ᠎ᠤᠨ ᠡᠮ᠎ᠦᠨ ᠨᠣᠮᠰᠠᠭ

ᠵᠢᠷᠤᠮ — 18

3~5g

2.5g

5g

10g

20g

10g

3~5g

ᠨᠠᠢᠮᠠ ᠄ ᠬᠠᠯᠠᠭᠤᠨ ᠤ ᠡᠪᠡᠳᠴᠢᠨ ᠄

15g ᠂ ᠪᠠᠯᠮᠠᠳᠤ ᠵᠢ 15g ᠂ ᠬᠠᠭᠤᠴᠢᠨ ᠪᠠ ᠨᠣᠭᠣᠭᠠᠨ 5g ᠨ ᠭᠣᠣᠯ ᠬᠡᠷᠡᠭᠯᠡᠨ᠎ᠡ ᠃

᠄ ᠬᠠᠷ᠎ᠠ 1.5g ᠂ ᠰᠢᠷ᠎ᠠ 25g ᠂ ᠬᠠᠷ᠎ᠠ 15g ᠂ ᠪᠠᠯᠮᠠ 15g ᠂ ᠨᠠᠷ᠎ᠠ 15g ᠂ ᠬᠠᠷ᠎ᠠ 15g ᠂ ᠨᠠᠷ᠎ᠠ 15g ᠂

᠄ ᠬᠠᠯᠠᠭᠤᠨ ᠤ

9 — ᠵᠠᠩᠭ᠎ᠠ

᠄ ᠬᠠᠷ᠎ᠠ 1 ~ 2 ᠬᠠᠭᠤᠷ ᠭᠤᠷᠪᠠ 3 ~ 5g

ᠮᠣᠩᠭᠣᠯ ᠤᠨ ᠤᠯᠠᠮᠵᠢᠯᠠᠯᠲᠤ ᠠᠨᠠᠭᠠᠬᠤ ᠤᠬᠠᠭᠠᠨ ᠤ ᠰᠤᠳᠤᠷ

ᠬᠡᠷᠡᠭᠯᠡᠬᠦ ᠬᠡᠮᠵᠢᠶ᠎ᠡ᠄ ᠲᠣᠮᠣᠴᠤᠳ ᠲᠤ ᠡᠳᠦᠷ ᠲᠤ 1～2 ᠤᠳᠠᠭ᠎ᠠ᠂ ᠤᠳᠠᠭ᠎ᠠ ᠪᠦᠷᠢ 3～5g ᠢ ᠨᠠᠭᠠᠳᠠᠭ᠃

10g᠂ 10g᠂ 10g᠂ 10g᠂ 10g᠃

5g᠂ 10g᠃

ᠨᠠᠷᠢᠨ ᠲᠤᠰᠤ — 3

ᠡᠭᠦᠷᠭᠡ ᠨᠢ ᠄ ᠲᠡᠮᠳᠡᠭᠯᠡᠵᠦ ᠨᠢ ᠵᠠᠭᠤᠷ᠎ᠠ᠃

ᠲᠤᠬᠢᠷᠠᠭᠤᠯᠤᠯᠲᠠ ᠄

ᠲᠤᠳᠤᠷᠭᠠ ᠬᠠᠷ᠎ᠠ ᠵᠢᠨ (ᠬᠢᠳᠡᠷ) ᠄ ᠨᠡᠷ᠎ᠡ ᠶᠢ ᠬᠠᠷᠠᠭᠤᠯᠤᠬᠤ ᠶᠢ ᠨᠡᠷᠡᠯᠡᠵᠦ ᠪᠠᠶᠢᠭ᠎ᠠ ᠴᠠᠭᠠᠨ᠎ᠠ᠂ ᠨᠠᠷᠢᠨ ᠪᠠᠷᠠ ᠠᠯᠳᠠᠷᠠᠮᠤᠢ ᠂ ᠨᠢᠭᠡ ᠵᠢᠷᠤᠭ ᠬᠢᠭᠡᠳ 1~2 ᠨᠠᠷ᠎ᠠ᠂ ᠨᠠᠷ᠎ᠠ ᠪᠠᠷ ᠳᠠᠷ᠎ᠠ ᠪᠠᠷᠢᠬᠤ᠂ ᠲᠠᠪᠤᠨ ᠪᠠᠷ ᠴᠠᠭᠠᠨ᠎ᠠ᠃

ᠠᠷᠢᠬᠢᠨ ᠲᠤᠰᠤ ᠄ ᠨᠠᠷᠢᠨ ᠬᠠᠷᠠᠭᠤᠯᠤᠬᠤ᠂ ᠨᠠᠷᠠ ᠪᠠᠷ ᠨᠡᠷᠡᠯᠡᠵᠦ᠂ ᠨᠠᠷᠢᠨ ᠨᠠᠷᠠ ᠂ ᠨᠠᠷᠢᠨ ᠬᠢᠭᠡᠳ᠂ ᠨᠠᠷᠢᠨ ᠴᠠᠭᠠᠨ᠎ᠠ᠂ ᠨᠠᠷᠢᠨ (ᠬᠢᠳᠡᠷ) ᠨᠡᠷᠡᠯᠡᠵᠦ ᠬᠠᠷᠠᠭᠤᠯᠵᠤ ᠪᠠᠶᠢᠭ᠎ᠠ᠃ ᠨᠠᠷᠢᠨ ᠨᠠᠷᠠ ᠬᠠᠷᠠᠭᠤᠯᠤᠯᠲᠠ᠃

5g᠂ ᠨᠠᠷᠢᠨ ᠲᠤᠰᠤ 5g᠂ ᠠᠷᠢᠬᠢᠨ ᠪᠠ ᠪᠠᠯ (ᠨᠠᠷᠢᠨ ᠬᠠᠷᠠᠭᠤᠯᠤᠬᠤ 5g ᠪᠠ ᠲᠤᠳᠤᠷᠭᠠ ᠬᠠᠷᠠᠭᠤᠯᠤᠬᠤ᠃

ᠠᠯᠳᠠᠷᠠᠮᠤᠷ 5g᠂ (ᠨᠠᠷᠠ) ᠨᠠ ᠨᠠᠷᠠ 5g᠂ ᠠᠷᠢᠬᠢᠨ ᠲᠤᠰᠤ 5g᠂ ᠨᠠᠷᠢᠨ (ᠬᠢᠳᠡᠷ) 5g᠂ ᠨᠠᠷᠢᠨ 5g᠂ ᠨᠠᠷᠠ᠃

5g᠂ ᠨᠠᠷᠢᠨ 5g᠂ ᠨᠠᠷᠢᠨ ᠨᠠᠷᠢᠨ 5g᠂ ᠠᠷᠢᠬᠢᠨ 5g᠂ ᠨᠠᠷᠠ 5g᠂ ᠠᠷᠢᠬᠢᠨ (ᠬᠢᠳᠡᠷ) ᠪᠠ ᠬᠠᠷᠠᠭᠤᠯᠤᠬᠤ 5g᠂ ᠨᠠᠷᠢᠨ ᠪᠠ

5g᠂ ᠬᠠᠷᠠᠭᠤᠯᠤᠬᠤ ᠄ ᠨᠠᠷᠠ ᠲᠤᠰᠤ 10g᠂ ᠨᠠᠷᠠᠭᠤᠯᠤ 5g᠂ ᠨᠠᠷᠢᠨ ᠳᠡᠭᠦᠷᠭᠡ 5g᠂ ᠨᠠᠷᠢᠨ 5g᠂ ᠨᠠᠷᠠᠭᠤᠯ

ᠠᠷᠢᠬᠢᠨ ᠪᠠ ᠬᠠᠷᠠᠭᠤᠯᠤᠬᠤ ᠄ ᠨᠠᠷᠢᠨ ᠲᠤᠰᠤ 25g᠂ ᠨᠠᠷᠢᠨ ᠨᠠᠷ᠎ᠠ 10g᠂ ᠨᠠᠷᠢᠨ (ᠬᠢᠳᠡᠷ) 5g᠂ ᠨᠠᠷᠢᠨ ᠳᠡᠭᠦᠷᠭᠡ 5g᠂ ᠨᠠᠷᠢᠨ ᠨᠠᠷᠠ 5g᠂ ᠨᠠᠷᠢᠨ

ᠨᠠᠷ᠎ᠠ ᠨᠢ ᠬᠠᠷᠠᠭᠤᠯᠤᠬᠤ ᠄ ᠨᠠᠷᠠ ᠬᠢᠭᠡᠳ ᠪᠠ

ᠨᠠᠷᠢᠨ ᠨᠢ ᠲᠤᠰᠤ — 25

ᠨᠠᠷᠢᠨ ᠲᠤᠰᠤ ᠄ ᠨᠠᠷᠢᠨ ᠬᠠᠷᠠᠭᠤᠯᠤᠬᠤ 12.5g᠂ ᠨᠠᠷᠠ 25g᠂ ᠨᠠᠷᠢᠨ 10g ᠂᠂ ᠨᠠᠷᠢᠨ ᠪᠠ ᠨᠠ (ᠨᠠᠷᠠ ᠬᠠᠷᠠᠭᠤᠯᠤᠬᠤ᠂ ᠪᠠ ᠨᠠᠷᠠ ᠬᠠᠷᠠᠭᠤᠯᠤᠬᠤ 5g ᠪᠠ

ᠨᠠᠷᠢᠨ ᠬᠢᠭᠡᠳ ᠪᠠ ᠨᠠᠷᠢᠨ ᠨᠠᠷᠠ ᠨᠢ ᠨᠠᠷᠠ ᠪᠠ ᠨᠠᠷᠢᠨ

ᠬᠤᠳᠳᠤᠭ᠎ᠠ᠄᠎᠎᠂

ᠬᠡᠷᠡᠭᠯᠡᠬᠦ ᠠᠷᠭ᠎ᠠ ᠨᠢ ᠄ ᠡᠳᠦᠷ ᠪᠦᠷᠢ ᠤᠤᠭᠤᠯᠭᠠᠨ᠎ᠠ ᠨᠢᠭᠡ ᠬᠤᠪᠢ ᠪᠣᠯ 1～3 ᠤᠳᠠᠭ᠎ᠠ᠂ ᠤᠳᠠᠭ᠎ᠠ ᠪᠦᠷᠢ ᠨᠢᠭᠡ ᠠᠶᠠᠭ᠎ᠠ (ᠪᠦᠯᠢᠶᠡᠨ ᠢᠶᠡᠷ ᠤᠤᠭᠤᠨ᠎ᠠ᠂

ᠵᠠᠰᠠᠬᠤ ᠄ ᠪᠠᠭᠤᠯᠭᠠᠨ ᠨᠠᠢᠷᠠᠭᠤᠯᠵᠤ ᠨᠠᠷᠢᠯᠢᠭ ᠲᠤ ᠲᠠᠯᠪᠢᠨ᠎ᠠ᠂

5g᠂ ᠳᠤᠮᠳᠠ 5g᠂ ᠰᠢᠷ᠎ᠠ ᠮᠣᠳᠤ 50g᠂ ᠲᠡᠮᠡᠭᠡᠨ ᠵᠢᠭᠡ ᠨᠢ (ᠠᠷᠴᠠ ᠪᠦᠯᠢᠶᠡᠨ 5g ᠨᠢ ᠪᠣᠯᠤ ᠲᠤᠯᠤᠭᠠᠢ ᠨᠢ᠂ ᠬᠤᠳᠳᠤᠭ᠎ᠠ᠄ ᠰᠠᠶᠢᠷᠠᠭ᠎ᠠ 6 ᠵᠢᠭᠡ 15g᠂ ᠰᠦᠰᠦ 25g᠂ ᠲᠤᠰᠤᠯᠤᠨ ᠬᠡᠷᠢᠶ᠎ᠡ 5g᠂ ᠲᠠᠷᠢᠶᠠᠨ ᠵᠢᠭᠡ 5g᠂ ᠬᠤᠪᠢᠯᠭᠠᠨ ᠬᠠᠷᠠᠭ᠎ᠠ ᠪᠡᠷ (ᠰᠠᠶᠢᠷᠠᠭ᠎ᠠ ᠵᠢᠭᠡ᠂ ᠲᠠᠷᠢᠶᠠᠨ ᠵᠢᠭᠡ᠄ ᠰᠠᠶᠢᠷ᠎ᠠ ᠨᠢᠭᠡ᠂

9 — ᠰᠠᠶᠢᠷᠠᠭ᠎ᠠ ᠶᠢᠨ ᠵᠠᠰᠠᠯ

ᠡᠮᠴᠢᠯᠡᠭᠦ ᠲᠡᠮᠳᠡᠭ ᠄ ᠬᠤᠳᠳᠤᠭ᠎ᠠ ᠶᠢᠨ ᠡᠪᠡᠳᠴᠢᠨ᠂

ᠬᠤᠳᠳᠤᠭ᠎ᠠ᠄᠎᠎᠂

ᠬᠡᠷᠡᠭᠯᠡᠬᠦ ᠠᠷᠭ᠎ᠠ ᠨᠢ (ᠵᠠᠰᠠᠯ) ᠄ ᠡᠳᠦᠷ ᠪᠦᠷᠢ ᠤᠤᠭᠤᠯᠭᠠᠨ᠎ᠠ ᠨᠢᠭᠡ ᠬᠤᠪᠢ ᠪᠣᠯ 1～3 ᠤᠳᠠᠭ᠎ᠠ᠂ ᠤᠳᠠᠭ᠎ᠠ ᠪᠦᠷᠢ ᠨᠢᠭᠡ ᠠᠶᠠᠭ᠎ᠠ ᠪᠦᠯᠢᠶᠡᠨ ᠢᠶᠡᠷ (ᠤᠤᠭᠤᠯᠭᠠᠨ᠎ᠠ᠂ ᠪᠦᠯᠢᠶᠡᠨ ᠪᠠᠷ

ᠵᠠᠰᠠᠬᠤ ᠠᠷᠭ᠎ᠠ ᠨᠢ᠂᠂

ᠨᠠᠢᠷᠠᠭᠤᠯᠬᠤ ᠪᠦᠷᠢᠯᠳᠦᠬᠦᠨ ᠄ ᠪᠠᠭᠤᠯᠭᠠᠨ ᠪᠤᠴᠠᠯᠭᠠᠵᠤ ᠰᠢᠭᠰᠢᠨ᠎ᠡ᠂ ᠬᠠᠯᠢᠰᠤ ᠲᠠᠢ ᠬᠠᠳᠠᠭᠠᠨ᠎ᠠ᠂ ᠠᠷᠢᠬᠢ ᠲᠠᠢ᠂ ᠬᠦᠷᠵᠦ ᠬᠤᠯᠢᠵᠤ᠂ ᠲᠠᠷᠢ ᠬᠠᠶᠢ ᠬᠤᠪᠢᠶᠠᠨ᠎ᠠ ᠶᠢᠨ ᠠᠷᠭ᠎ᠠ᠂

ᠨᠠᠷ᠎ᠠ ᠄ ᠵᠠᠰᠠᠯ ᠤᠨ ᠨᠠᠷ᠎ᠠ ᠬᠤᠪᠢ᠂᠂

ᠬᠤᠳᠳᠤᠭ᠎ᠠ ᠠᠷᠴᠠᠯᠠᠭ᠎ᠠ᠂᠂

ᠥᠯᠢᠶᠠᠰᠤ 15g ᠂ ᠬᠦᠷᠢᠨ ᠤ ᠲᠣᠰᠣ 15g ᠂ ᠭᠦᠭᠡ 2g ᠂ ᠠᠯᠲᠠᠨ ᠵᠢ ᠨᠠ ᠤ ᠬᠤᠨᠳᠠᠭ᠎ᠠ ᠰᠠᠮᠤᠷᠢᠪᠤ ᠂ ᠡᠨᠡ ᠨᠢ ᠬᠠᠭᠤᠷᠠᠢ 5g ᠤ ᠬᠤᠳᠬᠤᠷ ᠬᠠᠪᠢᠰᠤᠷᠤᠨ᠎ᠠ ᠂

ᠰᠠᠮᠤᠷᠠᠯᠵᠠᠭᠠᠨᠤ ᠨᠢ ᠬᠤᠳᠬᠤᠷ ᠬᠠᠭᠤᠷᠠᠢ 25g ᠂ ᠥᠯᠢᠶᠠᠰᠤ ᠤ ᠬᠠᠶᠢᠯᠠᠰᠤᠷ 5g ᠂ ᠥᠯᠢᠶᠠᠰᠤ ᠤ ᠵᠢᠮᠢᠰ 5g ᠂ ᠬᠠᠪᠢᠰᠤᠷᠠᠭᠴᠢ ᠰᠠᠪᠬᠤ 15g ᠂ ᠤᠯᠠᠭᠠᠨᠤ 10g ᠂ ᠬᠠᠷ᠎ᠠᠰᠤ
ᠬᠠᠪᠢᠷᠠᠨᠤ ᠤᠷ᠎ᠠ ᠂ ᠬᠠᠪᠢᠰᠤᠷᠤᠨ᠎ᠠ ᠂

ᠪᠠᠶᠢᠴᠠᠭ᠎ᠠ — 8

ᠰᠠᠮᠤᠷᠠᠯᠵᠠᠭᠠᠨᠤ ᠬᠤᠳᠬᠤᠷ ᠄ ᠬᠠᠪᠢᠰᠤᠷᠠᠭᠴᠢ ᠤ ᠰᠠᠮᠤᠷᠠᠯᠵᠠᠭᠠᠨᠤ ᠂

ᠰᠠᠮᠤᠷᠠᠯᠵᠠᠭᠠᠨᠤ ᠮᠠᠰᠢᠨᠤ ᠤ ᠬᠤᠳᠬᠤᠷ ᠄ ᠬᠠᠪᠢᠰᠤᠷᠠᠭᠴᠢ ᠤ ᠬᠠᠪᠢᠷᠠᠭᠴᠢ ᠤ ᠬᠠᠪᠢᠰᠤᠷᠠᠭᠴᠢ ᠤ ᠬᠠᠪᠢᠰᠤᠷᠤᠨ᠎ᠠ ᠂
ᠬᠠᠪᠢᠰᠤᠷᠠᠭᠴᠢ ᠰᠠᠮᠤᠷᠠᠯᠵᠠᠭᠠᠨᠤ ᠄ ᠬᠠᠷ᠎ᠠ ᠬᠠᠪᠢᠷᠠᠭᠴᠢ ᠤ ᠬᠠᠪᠢᠰᠤᠷᠠᠭᠴᠢ ᠰᠠᠮᠤᠷᠠᠯᠵᠠᠭᠠᠨᠤ ᠂ ᠬᠠᠪᠢᠰᠤᠷᠠᠭᠴᠢ ᠤ ᠰᠠᠮᠤᠷᠠᠯᠵᠠᠭᠠᠨᠤ ᠂
ᠮᠠᠰᠢᠨᠤ ᠄ ᠬᠠᠪᠢᠰᠤᠷᠠᠭᠴᠢ ᠤ ᠰᠠᠮᠤᠷᠠᠯᠵᠠᠭᠠᠨᠤ ᠂

ᠬᠠᠪᠢᠰᠤᠷᠠᠭᠴᠢ ᠬᠤᠳᠬᠤᠷ 5g ᠂ ᠬᠠᠪᠢᠷ᠎ᠠ 5g ᠂ ᠬᠠᠪᠢᠰᠤᠷᠠᠭᠴᠢ ᠬᠠᠪᠢᠷᠠᠨᠤ 10g ᠂ ᠠᠯᠲᠠᠨ ᠵᠢ ᠨᠠ ᠤ ᠬᠤᠨᠳᠠᠭ᠎ᠠ ᠰᠠᠮᠤᠷᠢᠪᠤ ᠂ ᠭᠦᠭᠡ ᠨᠢ ᠬᠠᠭᠤᠷᠠᠢ 5g ᠤ ᠬᠠᠪᠢᠰᠤᠷᠤᠨ᠎ᠠ ᠂
ᠮᠠᠰᠢᠨᠤ 5g ᠂ ᠬᠠᠪᠢᠷᠠᠭᠴᠢ ᠬᠠᠪᠢᠷ᠎ᠠ 5g ᠂ ᠬᠠᠪᠢᠷᠠᠭᠴᠢ 5g ᠂ ᠬᠠᠪᠢᠷᠠᠭᠴᠢ ᠬᠠᠪᠢᠰᠤᠷᠤᠨ᠎ᠠ 5g ᠂ ᠬᠠᠪᠢᠰᠤᠷᠠᠭᠴᠢ ᠬᠠᠪᠢᠷᠠᠨᠤ 5g ᠂ ᠠᠯᠲᠠᠨ 5g ᠂
ᠬᠠᠪᠢᠰᠤᠷᠠᠭᠴᠢ ᠄ ᠬᠠᠪᠢᠷ᠎ᠠ 5g ᠂ ᠬᠠᠪᠢᠰᠤᠷᠠᠭᠴᠢ ᠬᠠᠪᠢᠷ᠎ᠠ 5g ᠂ ᠬᠠᠪᠢᠰᠤᠷᠠᠭᠴᠢ ᠬᠠᠪᠢᠷ᠎ᠠ 5g ᠂ ᠬᠠᠪᠢᠷᠠᠭᠴᠢ ᠬᠠᠪᠢᠷ᠎ᠠ 5g ᠂ ᠬᠠᠪᠢᠰᠤᠷᠤᠨ᠎ᠠ
ᠬᠠᠪᠢᠰᠤᠷᠠᠭᠴᠢ ᠂

ᠪᠠᠶᠢᠴᠠᠭ᠎ᠠ — 18

ᠰᠠᠮᠤᠷᠠᠯᠵᠠᠭᠠᠨᠤ ᠬᠤᠳᠬᠤᠷ ᠄ ᠬᠠᠪᠢᠰᠤᠷᠠᠭᠴᠢ ᠤ ᠰᠠᠮᠤᠷᠠᠯᠵᠠᠭᠠᠨᠤ ᠂

ᠬᠠᠪᠢᠰᠤᠷᠠᠭᠴᠢ ᠤ ᠬᠠᠪᠢᠷᠠᠭᠴᠢ ᠰᠠᠮᠤᠷᠠᠯ ᠤ᠋ ᠤᠷ᠎ᠠ ᠤ ᠬᠠᠪᠢᠰᠤ

293

— 25

15g ᠂ 15g ᠂ 15g ᠂ 15g ᠂ 15g ᠂ 15g ᠂ 15g ᠂ 15g ᠂ 10g ᠂ 15g ᠂ 10g ᠂ 15g ᠂ 15g ᠂ 15g ᠂ 15g ᠂ 15g ᠂ 15g ᠂ 15g ᠂ 15g ᠂ 15g

1 ～ 3

ᠮᠣᠩᠭᠣᠯ ᠤᠨ ᠡᠮ ᠡᠮᠨᠡᠯᠭᠡ ᠶᠢᠨ ᠲᠣᠪᠴᠢ ᠲᠠᠶᠢᠯᠪᠤᠷᠢ

This page contains Mongolian traditional script (vertical Mongolian writing). The text is written in classical/traditional Mongolian script arranged in vertical columns reading left to right.

Visible Latin/numeric content:

7

1.

2.

《 》

1 ~ 3

3 ~ 5g

50g

25g

295

ᠡᠮ ᠤᠨ ᠨᠡᠷ᠎ᠡ ᠄ ᠪᠠᠯᠠᠮᠤᠷᠲᠠᠯ᠎ᠠ

ᠪᠠᠯᠠᠮᠤᠷᠲᠠᠯ᠎ᠠ ᠶᠢᠨ ᠵᠠᠩᠴᠢ ᠄ ᠮᠤᠳᠤ ᠶᠢᠨ ᠪᠠᠯᠠᠮᠤᠷᠲᠠᠯ᠎ᠠ ᠶᠢᠨ ᠬᠤᠯᠳᠤ ᠶᠢ 1~3 ᠵᠢᠩᠯᠡᠵᠦ᠂ ᠵᠢᠩᠯᠡᠵᠦ ᠪᠤᠶᠤ 3~5g ᠪᠠᠳᠮᠠᠯᠠᠮᠤᠷ ᠢᠶᠠᠷ ᠬᠦᠢᠳᠡᠨ ᠪᠤᠯᠭᠠᠨ ᠬᠡᠷᠡᠭᠯᠡᠨ᠎ᠡ᠃

ᠨᠢᠭᠡ ᠪᠦᠷ ᠄᠃

ᠪᠠᠯᠠᠮᠤᠷᠲᠠᠯ᠎ᠠ ᠶᠢᠨ ᠰᠤᠳᠤᠯᠭ᠎ᠠ

ᠪᠠᠯᠠᠮᠤᠷᠲᠠᠯ᠎ᠠ ᠶᠢᠨ ᠵᠠᠩᠴᠢ ᠶᠢᠨ ᠵᠤᠶᠢᠯ ᠂ ᠪᠠᠷᠭᠤ᠂ ᠪᠠᠯᠠᠮᠤᠷ ᠤᠨ ᠪᠤᠳᠤᠯᠭᠠᠨ ᠤᠳ ᠤᠳ ᠤᠨ ᠪᠠᠯᠠᠮᠤᠷ ᠪᠠᠯᠠᠮ᠂ ᠪᠠᠷᠭᠤ᠂ ᠪᠤᠯᠭᠠᠨ᠂ ᠵᠠᠩ᠂ ᠪᠠᠯ᠂ ᠪᠠᠷᠤᠨ᠂ ᠪᠤᠶᠤ ᠪᠠᠯᠠᠮᠤᠷ ᠤᠨ ᠪᠤᠳᠤᠯᠭᠠᠨ ᠄ ᠪᠠᠯ᠂ ᠪᠠᠷᠤᠭ᠂ ᠪᠠᠯᠠᠮᠤᠷ ᠄ ᠪᠠᠯ ᠤᠨ ᠴᠤᠭᠳᠠᠯ᠂ ᠵᠠᠩ᠂ ᠪᠠᠯᠠᠮᠤᠷ ᠤᠨ ᠪᠤᠳᠤᠯᠭ᠎ᠠ ᠶᠢᠨ ᠪᠤᠳᠤᠯᠭᠠᠨ ᠪᠠᠯ ᠤᠨ ᠄ ᠪᠠᠷᠭᠤ᠂ ᠪᠠᠯᠠᠮ᠂ ᠪᠠᠷᠤᠭ᠂ ᠵᠠᠩᠴᠢ ᠶᠢᠨ ᠪᠠᠯᠭᠠᠨ ᠤ ᠪᠤᠶᠤ ᠪᠠᠯ᠃

ᠪᠠᠯᠠᠮᠤᠷᠲᠠᠯ᠎ᠠ ᠄ ᠵᠠᠩ ᠤ ᠪᠤᠳᠤᠯᠭᠠᠨ᠂ ᠵᠠᠩᠴᠢ ᠶᠢᠨ ᠄᠃

ᠪᠠᠯᠠᠮᠤᠷ ᠤᠨ ᠪᠠᠯᠠᠮᠤᠷ᠂ ᠪᠠᠷᠤᠭ ᠂ ᠪᠠᠯᠠᠮ ᠤᠨ ᠄ 10g ᠂ ᠵᠠᠩᠴᠢᠨ 10g ᠂ ᠪᠠᠷ᠎ᠠ 2.5g ᠂ ᠵᠢᠩ ᠪᠤᠶᠤ 10g ᠂ ᠪᠠᠯᠠᠮᠤᠷ ᠪᠠᠯ 10g ᠂ ᠵᠢᠩ 1.5g ᠂ ᠪᠠᠯ ᠵᠠᠩ 10g ᠂ ᠪᠠᠯ ᠪᠠᠷ ᠤ ᠪᠤᠶᠤ᠃ ᠪᠠᠯᠠᠮᠤᠷᠲᠠ 25g ᠂ ᠵᠤᠭᠴᠢᠨ ᠪᠠᠯ 15g ᠂ ᠵᠠᠩᠴᠢᠨ ᠪᠠᠯ 15g ᠂ ᠪᠠᠯᠭᠤᠨ 10g ᠂ ᠪᠠᠯ ᠪᠠᠷ ᠤ ᠵᠢᠩ 10g ᠂ ᠵᠢᠩ ᠪᠤᠶᠤ 15g ᠂ ᠵᠤᠭᠴᠢᠨ ᠪᠠᠯᠠᠮᠤᠷ᠃

ᠨᠢᠭᠡ ᠪᠦᠷ ᠄ ᠪᠤᠳᠤᠯᠭ᠎ᠠ᠃

ᠪᠠᠯᠠᠮᠤᠷᠲᠠᠯ᠎ᠠ — 12

ᠪᠠᠯᠠᠮᠤᠷᠲᠠᠯ᠎ᠠ ᠄ ᠵᠠᠩᠴᠢ ᠶᠢᠨ ᠪᠤᠳᠤᠯᠭᠠᠨ᠃

15g ·

15g · 10g ··

10g 15g · 10g · 15g · 15g ·

25g · 15g · 5g

ᠲᠠᠪᠤᠳᠤᠭᠠᠷ ᠪᠦᠯᠦᠭ — 16

20

25 ··

ᠰᠢᠭᠡᠰᠤᠨ ᠤ ᠥᠢᠯᠡ ᠄ ᠨᠠᠷᠢᠨ ᠤᠨᠠᠭᠠᠨ ᠤ ᠡᠮᠴᠢᠯᠡᠬᠦ᠃

ᠬᠡᠷᠡᠭᠯᠡᠬᠦ ᠠᠷᠭᠠ ᠄

ᠬᠡᠷᠡᠭᠯᠡᠬᠦ ᠠᠷᠭᠠ ᠨᠢ (ᠬᠣᠶᠠᠷ)᠄ ᠵᠢᠯᠳᠠᠩᠨᠠᠭᠰᠠᠨ ᠤ ᠬᠣᠶᠢᠨᠠ ᠡᠳᠦᠷ ᠲᠤ 1~2 ᠤᠳᠠᠭᠠ᠂ ᠤᠳᠠᠭᠠ ᠪᠦᠷᠢ ᠨᠢᠭᠡ ᠤᠳᠠᠭᠠ (ᠪᠠᠶᠢᠴᠠᠭᠠᠯᠲᠠ ᠪᠠᠷ ᠪᠤᠴᠠᠯᠭᠠᠨ ᠪᠤᠰᠤ ᠥᠭᠭᠡᠬᠦ

ᠪᠦᠷ ᠬᠠᠲᠠᠭᠠᠯᠠᠭᠠᠳ ᠪᠤᠴᠠᠯᠭᠠᠨ᠃ ᠪᠦᠭᠦ ᠡᠮᠵᠢᠯᠡᠯᠭᠡ (ᠪᠤᠳᠠᠭᠠᠯᠠᠬᠤ)᠂ ᠠᠮᠤᠷᠠᠭ ᠪᠠᠶᠢᠭᠤᠯᠬᠤ᠂ ᠵᠢᠯᠳᠠᠩᠨᠠᠬᠤ ᠪᠠᠷ ᠪᠦᠭᠦ ᠬᠡᠷᠡᠭ ᠪᠠᠶᠢᠨᠠ᠃

ᠵᠢᠯᠳᠠᠩᠨᠠᠭᠰᠠᠨ ᠳᠤᠮᠠᠯ ᠄ ᠤᠬᠢᠶᠠᠯᠭᠠᠨ ᠠᠮᠤᠷᠠᠭ᠂ ᠴᠡᠪᠡᠷ ᠦᠬᠡᠷ ᠨᠠᠷᠢᠨ ᠤᠨᠠᠭᠠᠨ᠂ ᠪᠦᠭᠦ ᠬᠣᠪᠳᠤ ᠬᠣᠪᠣ᠂ ᠵᠠᠷᠤᠭ ᠤᠳᠠᠭ᠃

ᠨᠢᠭᠡ (ᠨᠢᠭᠡ) ᠪᠠᠶᠢᠭᠤᠯᠤᠭᠰᠠᠨ᠂ ᠪᠦᠷ ᠪᠦᠷᠢ ᠬᠠᠲᠠᠭᠠᠯᠠᠭᠠᠳ 5g ᠤ ᠪᠠᠶᠢᠭᠤ ᠬᠠᠲᠠᠭᠠᠯᠠᠭᠠᠳ᠃

ᠬᠡᠷᠡᠭᠯᠡᠬᠦ 10g᠂ ᠵᠠᠩᠬᠢ ᠪᠤᠯ ᠠᠷ 20g᠂ (ᠠᠮᠤᠷᠠᠭ) 2g᠂ ᠭᠠᠷᠤᠭᠰᠠᠨ 10g᠂ ᠬᠤᠳᠠᠯ ᠰᠤᠳᠤᠷ 40g᠂ ᠠᠶᠤᠷ ᠠᠶᠤᠷᠲᠠᠢ 50g᠂ ᠠᠮᠤᠷᠠᠬᠤ ᠬᠦ 10g᠂ ᠪᠤᠳᠠᠭᠠᠯᠠᠨ 10g᠂ ᠬᠠᠲᠠᠭᠤᠷᠠᠨ 15g᠂ ᠬᠠᠲᠠᠭᠤᠷᠠᠨ 5g᠂ ᠤᠳᠠᠭᠠ 30g᠂ ᠬᠠᠲᠠᠭᠤᠷ 20g᠂ ᠤᠳᠠᠭᠠ 5g᠂ ᠠᠮᠤᠷᠠᠬᠤ ᠤᠳᠠᠭᠠ 20g᠂ ᠬᠠᠲᠠᠭᠤᠷᠠᠨ 50g᠂ ᠬᠣᠪᠳᠤ 50g᠂ ᠠᠮᠤᠷᠠᠬᠤ 20g᠂ ᠤᠳᠠᠭᠠᠯᠠᠨ 20g᠂ ᠠᠮᠤ 10g᠂ ᠬᠠᠲᠠᠭᠤᠷ ᠤᠳᠠᠭᠠᠨ ᠤ ᠤᠳᠠᠭᠠ᠃

ᠴᠡᠭᠡᠳᠬᠡᠯ — 21 (ᠠᠭᠤᠯᠠ)

ᠰᠢᠭᠡᠰᠤᠨ ᠤ ᠥᠢᠯᠡ ᠄ ᠨᠠᠷᠢᠨ ᠤᠨᠠᠭᠠᠨ ᠤ ᠡᠮᠴᠢᠯᠡᠬᠦ᠃

ᠬᠡᠷᠡᠭᠯᠡᠬᠦ ᠠᠷᠭᠠ ᠄

ᠪᠤᠷᠤ ᠳᠤᠬᠠᠢ ᠡᠯᠢᠭᠡᠨ ᠳᠡᠬᠢ ᠲᠦᠷᠦ ᠳᠦ᠂

ᠱᠠᠯᠠᠭᠤᠳᠠᠨ᠂ ᠨᠤᠲᠤᠭᠳᠠᠨ ᠤ ᠬᠠᠨᠠᠷ ᠲᠠᠭᠠᠨ ᠬᠤᠷᠢᠶᠠᠭᠳᠠᠵᠤ᠂ ᠰᠠᠭᠤᠷᠢᠨ ᠳᠠᠭᠠᠨ ᠬᠤᠷᠢᠶᠠᠭᠳᠠᠵᠤ᠃ ᠨᠡᠩ ᠲᠡᠭᠦᠨ ᠢ ᠵᠠᠷᠤᠳᠠᠭ ᠦᠭᠡᠢ ᠪᠤᠯᠤᠭᠰᠠᠨ᠂ ᠣᠳᠤ ᠲᠡᠷᠡ ᠨᠢᠭᠡᠨ

ᠨᠢᠭᠡᠨ ᠤ ᠳᠤᠬᠠᠢ ᠵᠦᠢᠯ ᠳᠦ

ᠳᠤᠬᠠᠢ ᠵᠢᠷᠭᠤᠭᠠᠨ ᠳᠤᠬᠠᠢ ᠲᠡᠬᠦᠨᠴᠢᠯᠡᠨ

ᠲᠡᠭᠦᠨ ᠦ ᠨᠢᠭᠡ ᠠᠮᠢᠳᠤᠷᠠᠯ ᠤᠨ

ᠪᠣᠯᠣᠨ᠎ᠠ ᠁

ᠪᠣᠯᠣᠨ᠎ᠠ᠂ ᠳᠡᠷᠭᠡᠳᠡᠬᠢ ᠪᠣᠯᠣᠨ᠎ᠠ ᠶᠢᠨ ᠳᠡᠭᠡᠷ᠎ᠡ ᠳᠦ ᠤᠷᠤᠨ᠋ᠠᠢ᠋ ᠤᠳᠤᠷᠢᠳᠤᠯ ᠦᠭᠡᠢ᠂ ᠳᠡᠷᠭᠡᠳᠡᠬᠢ ᠤᠷᠤᠭᠤᠯ ᠳᠤ ᠤᠷᠤᠯᠴᠠᠬᠤ ᠠᠨᠤ ᠳᠡᠷᠭᠡᠳᠡᠬᠢ ᠤᠷᠤᠭᠤᠯ ᠳᠤ ᠤᠷᠤᠯᠴᠠᠬᠤ ᠠᠨᠤ᠂ ᠤᠷᠤᠯᠴᠠᠬᠤ ᠠᠨᠤ ᠤᠷᠤᠭᠤᠯ ᠳᠤ᠂ ᠤᠷᠤᠭᠤᠯ ᠳᠤ ᠤᠷᠤᠯᠴᠠᠬᠤ ᠠᠨᠤ ᠤᠷᠤᠯᠴᠠᠬᠤ ᠠᠨᠤ ᠳᠡᠷᠭᠡᠳᠡᠬᠢ᠂ ᠤᠷᠤᠭᠤᠯ ᠳᠤ᠂ ᠳᠡᠷᠭᠡᠳᠡᠬᠢ ᠤᠷᠤᠭᠤᠯ ᠳᠤ ᠤᠷᠤᠯᠴᠠᠬᠤ ᠠᠨᠤ᠂ ᠤᠷᠤᠭᠤᠯ ᠳᠤ ᠤᠷᠤᠯᠴᠠᠬᠤ᠂ ᠤᠷᠤᠯᠴᠠᠬᠤ ᠠᠨᠤ ᠤᠷᠤᠭᠤᠯ᠂ ᠤᠷᠤᠭᠤᠯ ᠳᠤ ᠤᠷᠤᠯᠴᠠᠬᠤ᠂ ᠳᠡᠷᠭᠡᠳᠡᠬᠢ ᠁ ᠤᠷᠤᠭᠤᠯ ᠳᠤ᠂ ᠤᠷᠤᠯᠴᠠᠬᠤ ᠠᠨᠤ ᠤᠷᠤᠭᠤᠯ ᠳᠤ᠂ ᠤᠷᠤᠯᠴᠠᠬᠤ ᠠᠨᠤ᠂ ᠤᠷᠤᠭᠤᠯ ᠳᠤ᠂ ᠤᠷᠤᠯᠴᠠᠬᠤ ᠠᠨᠤ᠂ ᠤᠷᠤᠭᠤᠯ ᠳᠤ ᠤᠷᠤᠯᠴᠠᠬᠤ᠂ ᠤᠷᠤᠯᠴᠠᠬᠤ ᠠᠨᠤ᠃

ᠠᠷᠪᠠᠨ᠂ ᠦᠢᠯᠡᠳᠦᠯ ᠦᠨ ᠳᠡᠷᠭᠡᠳᠡᠬᠢ ᠪᠠᠢᠳᠠᠯ

ᠳᠡᠷᠭᠡᠳᠡᠬᠢ ᠶᠢᠨ ᠦᠢᠯᠡᠳᠦᠯ ᠳᠦ ᠳᠡᠷᠭᠡᠳᠡᠬᠢ ᠁

ᠤᠷᠤᠭᠤᠯ ᠳᠤ ᠤᠷᠤᠯᠴᠠᠬᠤ ᠠᠨᠤ᠂ ᠳᠡᠷᠭᠡᠳᠡᠬᠢ ᠤᠷᠤᠭᠤᠯ ᠳᠤ ᠤᠷᠤᠯᠴᠠᠬᠤ ᠠᠨᠤ᠂ ᠤᠷᠤᠭᠤᠯ ᠳᠤ ᠤᠷᠤᠯᠴᠠᠬᠤ᠂ ᠤᠷᠤᠯᠴᠠᠬᠤ ᠠᠨᠤ᠂ ᠤᠷᠤᠭᠤᠯ ᠳᠤ ᠤᠷᠤᠯᠴᠠᠬᠤ᠂ ᠳᠡᠷᠭᠡᠳᠡᠬᠢ ᠤᠷᠤᠭᠤᠯ ᠳᠤ᠂ ᠤᠷᠤᠯᠴᠠᠬᠤ ᠠᠨᠤ ᠤᠷᠤᠭᠤᠯ ᠳᠤ᠂ ᠤᠷᠤᠯᠴᠠᠬᠤ ᠠᠨᠤ᠁ ᠳᠡᠷᠭᠡᠳᠡᠬᠢ᠂ ᠤᠷᠤᠭᠤᠯ ᠳᠤ ᠤᠷᠤᠯᠴᠠᠬᠤ᠂ ᠤᠷᠤᠭᠤᠯ ᠳᠤ ᠤᠷᠤᠯᠴᠠᠬᠤ ᠠᠨᠤ᠂ ᠤᠷᠤᠭᠤᠯ ᠳᠤ᠂ ᠤᠷᠤᠯᠴᠠᠬᠤ ᠠᠨᠤ ᠤᠷᠤᠭᠤᠯ ᠳᠤ᠂ ᠤᠷᠤᠯᠴᠠᠬᠤ᠂ ᠤᠷᠤᠭᠤᠯ ᠳᠤ ᠤᠷᠤᠯᠴᠠᠬᠤ᠂ ᠤᠷᠤᠯᠴᠠᠬᠤ ᠠᠨᠤ ᠳᠡᠷᠭᠡᠳᠡᠬᠢ᠃

ᠲᠣᠭ᠎ᠠ ᠪᠠᠷ ᠢᠶᠠᠨ ᠬᠡᠯᠡᠪᠡᠯ᠃᠂᠃ ᠵᠢᠯ ᠳ᠋ᠤ ᠵᠢᠩᠬᠢᠨᠢ ᠲᠣᠭ᠎ᠠ ᠭᠠᠷᠤᠨ᠎ᠠ᠃᠂᠃ ᠲᠡᠭᠦᠨ ᠤ 4% ~ 6% ᠬᠠᠷᠢᠴᠠᠭᠤᠯᠵᠤ ᠭᠠᠷᠤᠨ᠎ᠠ ᠳ᠋ᠤ᠃ ᠡᠭᠦᠨ᠎ᠡᠴᠡ
ᠬᠣᠶᠢᠰᠢ ᠬᠡᠳᠤ ᠬᠡᠳᠤ ᠬᠠᠷᠠᠭᠠᠯᠵᠠᠨ ᠭᠠᠷᠤᠨ᠎ᠠ᠃᠂᠃ ᠵᠢᠯ ᠳ᠋ᠤ ᠬᠠᠷᠴᠠᠭᠤᠯᠤᠨ ᠬᠠᠷᠠᠭᠠᠯᠵᠠᠨ《 ᠬᠠᠷᠠᠭᠠᠯᠵᠠᠯᠠᠨ 》 ᠬᠡᠮᠡᠨ ᠬᠠᠷᠠᠭᠠᠯᠵᠠᠯᠠᠨ ᠭᠠᠷᠤᠨ᠎ᠠ ᠳ᠋ᠤ

(ᠳᠦᠷᠪᠡ)᠂ ᠨᠠᠢᠮᠠᠨ ᠤ ᠬᠣᠶ᠎ᠠ

ᠬᠠᠷᠠᠭᠠᠯᠵᠠᠯᠠᠨ ᠤ ᠬᠠᠷᠠᠭᠠᠯᠵᠠᠩ ᠬᠠᠷᠠᠭᠠᠯᠵᠠᠯᠠᠨ᠎ᠠ᠃᠂᠃

ᠬᠠᠷᠠᠭᠠᠯᠵᠠᠯᠠᠨ᠎ᠠ᠃ ᠬᠠᠷᠢᠯᠴᠠ ᠬᠠᠷᠠᠭᠠᠯᠵᠠᠩ ᠳ᠋ᠤ ᠬᠠᠷᠠᠭᠠᠯᠵᠠᠯᠠᠩ ᠬᠠᠷᠠᠭᠠᠯᠵᠠᠨ᠎ᠠ᠃᠂᠃ ᠬᠠᠷᠠᠨ ᠬᠠᠷᠠᠭᠠᠯᠵᠠᠩ ᠬᠠᠷᠠᠭ᠎ᠠ᠂ ᠬᠠᠷᠠᠭᠤᠯ᠂ ᠬᠠᠷᠠᠭᠠᠯᠵᠠᠩ
ᠬᠠᠷᠠᠭᠠᠯᠵᠠᠯᠠᠨ ᠤ ᠬᠠᠷᠠᠭᠠᠯᠵᠠᠩ ᠬᠠᠷᠠᠭᠠᠯᠵᠠᠯᠠᠨ ᠤ ᠬᠠᠷᠠᠭᠤᠯᠤᠨ᠎ᠠ ᠳ᠋ᠤ ᠬᠠᠷᠠᠭᠠᠯᠵᠠᠯᠠᠨ᠂ ᠬᠠᠷᠠᠭᠤᠯ᠂ ᠬᠠᠷᠠᠭᠠᠯᠵᠠᠩ᠂ ᠬᠠᠷᠠᠭᠤᠯ
ᠬᠠᠷᠠᠭᠠᠯᠵᠠᠯᠠᠨ ᠤ ᠬᠠᠷᠠᠭᠠᠯᠵᠠᠩ ᠬᠠᠷᠠᠭ᠎ᠠ᠂ ᠬᠠᠷᠠᠭᠠᠯᠵᠠᠩ ᠬᠠᠷᠠᠭᠠᠯᠵᠠᠩ ᠳ᠋ᠤ ᠬᠠᠷᠠᠭᠠᠯᠵᠠᠩ ᠬᠠᠷᠠᠭᠠᠯᠵᠠᠨ᠎ᠠ᠃᠂᠃ ᠬᠠᠷᠠᠭᠠᠯᠵᠠᠩ ᠳ᠋ᠤ ᠬᠠᠷᠠᠭᠠᠯᠵᠠᠩ
ᠬᠠᠷᠠᠭᠠᠯᠵᠠᠩ ᠬᠠᠷᠠᠭᠠᠯᠵᠠᠯᠠᠨ᠎ᠠ᠃᠂᠃ ᠬᠠᠷᠠᠭᠠᠯᠵᠠᠩ ᠬᠠᠷᠠᠭᠠᠯᠵᠠᠩ ᠬᠠᠷᠠᠭᠠᠯᠵᠠᠩ ᠬᠠᠷᠠᠭᠠᠯᠵᠠᠩ ᠳ᠋ᠤ ᠬᠠᠷᠠᠭᠠᠯᠵᠠᠯᠠᠨ᠎ᠠ᠃᠂᠃

(ᠳᠦᠷᠪᠡ)᠂ ᠨᠠᠢᠮᠠ

ᠬᠠᠷᠠᠭᠠᠯᠵᠠᠩ ᠬᠠᠷᠠᠭᠠᠯᠵᠠᠩ᠂ ᠬᠠᠷᠠᠭᠤᠯ᠂ ᠬᠠᠷᠠᠭ᠎ᠠ ᠬᠠᠷᠠᠭᠠᠯᠵᠠᠩ ᠳ᠋ᠤ ᠬᠠᠷᠠᠭᠠᠯᠵᠠᠩ ᠬᠠᠷᠠᠭᠠᠯᠵᠠᠯᠠᠨ᠎ᠠ᠃᠂᠃

ᠲᠠᠪᠤ ᠬᠠᠷᠠᠭᠠᠯᠵᠠᠩ ᠤ ᠬᠠᠷᠠᠭᠠᠯᠵᠠᠩ ᠪᠠ ᠬᠠᠷᠠᠭᠠᠯᠵᠠᠩ ᠤ ᠬᠠᠷᠠᠭᠠᠯᠵᠠᠩ

ᠳᠤ ᠪᠡᠶᠡᠯᠡᠭᠦᠯᠦᠨᠡ᠃᠂

(ᠨᠢᠭᠡ) ᠬᠦ

᠃ ᠬᠦᠬᠡᠮᠳᠦᠭ ᠬᠦᠴᠢᠯ

3.5% ᠪᠠᠶᠢᠨ᠎ᠠ᠂

(25℃) ᠂ 1.349

64%

25%

8%

70%

307

ᠮᠤᠳᠤᠨ ᠤ ᠬᠡᠯᠡᠷᠢ᠂ ᠠᠷᠪᠠᠨ ᠤᠨ ᠳᠤᠮᠳᠠ᠂ ᠨᠠᠪᠴᠢᠳᠠᠭ ᠵᠢᠮᠢᠰᠳᠦ᠂ ᠮᠤᠳᠤᠷᠬᠠᠭ ᠨᠠᠪᠴᠢᠳᠤ᠂ ᠬᠡᠯᠡᠷᠢ ᠳᠦ ᠨᠢ᠂ ᠲᠡᠭᠦᠰᠬᠡᠭᠳᠡᠭᠰᠡᠨ ᠨᠢ P ᠬᠡᠮᠡᠨ ᠲᠡᠮᠳᠡᠭᠯᠡᠪᠡᠢ᠃ ᠠᠷᠪᠠᠨ ᠭᠤᠷᠪᠠᠨ ᠤ ᠳᠤᠮᠳᠠ᠂ ᠨᠠᠪᠴᠢᠨ ᠤ ᠪᠠᠭᠤᠷᠠᠢ᠂ ᠬᠡᠷᠡᠭᠯᠡᠯ ᠳᠦ ᠨᠢ᠂ ᠰᠠ ᠮᠤᠳᠤᠨ ᠤ ᠬᠡᠯᠡᠷᠢ᠂ ᠬᠡᠷᠡᠭᠯᠡᠯ ᠠᠴᠠ ᠮᠠᠰᠢ ᠳᠦ ᠬᠤᠳᠤᠷ ᠨᠢ ᠠᠷᠪᠠᠨ᠂ ᠨᠢᠭᠡᠳᠦ ᠮᠠᠰᠢ ᠳᠦ ᠬᠡᠯᠡᠷᠢ᠃ ᠳᠤᠨᠵᠢᠷ ᠨᠢ ᠨᠠᠪᠴᠢᠭ ᠪᠠᠷ᠂ ᠨᠠᠪᠴᠢᠭ ᠳᠠᠨᠢ ᠪᠠᠷ᠂ ᠬᠠᠢᠵᠤ ᠨᠠᠪᠴᠢ ᠳᠠᠨᠢ ᠪᠠᠷ᠂ ᠮᠠᠰᠢ ᠳᠦ ᠨᠠᠪᠴᠢᠷ᠃

ᠳᠤᠯᠤᠳᠤᠭᠠᠷ ᠪᠦᠯᠦᠭ ᠤᠨ ᠨᠠᠪᠴᠢᠳᠤ ᠠᠮᠢᠳᠤ᠃

ᠳᠤᠯᠤᠳᠤᠭᠠᠷ᠂ ᠮᠤᠳᠤᠨ ᠤ ᠳᠠᠪᠤᠷᠬᠠᠭ ᠤᠨ ᠬᠠᠷᠢᠯᠴᠠᠭᠠᠨ ᠤ ᠳᠤᠭᠤᠯᠤᠨ ᠳᠦ᠃

ᠨᠠᠪᠴᠢᠭ ᠨᠠ ᠳᠤᠯᠤᠳᠤᠭᠠᠷ ᠤᠨ ᠳᠤᠯᠤᠳᠤᠭᠠᠷᠠᠭ ᠪᠤᠯ ᠳᠤᠷᠬᠠᠭ᠂ ᠨᠠᠪᠴᠢᠳᠤ᠂ ᠳᠤᠷᠬᠠᠯᠴᠠᠭᠠᠨᠳᠤ ᠳᠤᠷᠬᠠᠯ ᠳᠦ᠂ ᠨᠠᠪᠴᠢᠳᠤ ᠮᠤᠳᠤᠨ ᠤ ᠬᠠᠷᠢᠯᠴᠠᠭᠠᠨ ᠤ ᠬᠠᠷᠢᠭ᠃ ᠨᠠᠪᠴᠢᠳᠤ ᠮᠤᠳᠤᠨ ᠤ ᠨᠠᠪᠴᠢᠯᠠᠰᠢᠨ᠂ ᠨᠠᠪᠴᠢ᠃ ᠨᠠᠪᠴᠢᠳᠤ ᠮᠤᠳᠤᠨ ᠤ ᠨᠠᠪᠴᠢ ᠳᠦ ᠬᠠᠷᠢᠴᠠᠭᠠᠨᠳᠤ ᠳᠤᠷᠬᠠᠯ ᠳᠦ᠃

ᠨᠠᠪᠴᠢᠳᠤ ᠮᠤᠳᠤᠨ ᠤ ᠬᠠᠷᠢᠯᠴᠠᠭᠠᠨ ᠤ ᠨᠠᠪᠴᠢᠳᠤ ᠮᠤᠳᠤᠨ ᠤ ᠬᠤᠪᠢ ᠠᠯᠳᠠᠷᠠᠯ ᠤ ᠨᠠᠪᠴᠢ ᠨᠠᠪᠴᠢᠭ ᠨᠠ᠃ ᠨᠠᠪᠴᠢᠳᠤ ᠮᠤᠳᠤᠨ ᠤ ᠰᠤᠷᠬᠠᠯ ᠤ ᠨᠠᠪᠴᠢᠭ ᠨᠠ᠃ ᠨᠠᠪᠴᠢᠭ ᠨᠠ ᠮᠤᠳᠤᠨ ᠤ ᠨᠠᠪᠴᠢ ᠳᠦ᠂ ᠬᠤᠪᠢ ᠨᠠᠷᠬᠠᠷ ᠨᠠ᠃ ᠨᠠᠪᠴᠢ ᠳᠦ ᠤ ᠬᠠᠷᠢᠯᠴᠠᠭᠠᠨ ᠤ ᠨᠠᠪᠴᠢᠳᠤ ᠮᠤᠳᠤᠨ ᠤ ᠨᠠᠪᠴᠢᠯᠠᠰᠢᠨ᠃ ᠬᠠᠷᠢᠯᠴᠠᠭᠠᠨ ᠤ ᠨᠠᠪᠴᠢᠳᠤ ᠮᠤᠳᠤᠨ ᠤ ᠬᠠᠷᠢᠯᠴᠠᠭᠠᠨᠳᠤ ᠨᠠᠪᠴᠢᠭ ᠨᠠ᠃ ᠮᠤᠳᠤᠨ ᠤ ᠬᠠᠷᠢᠭ ᠨᠠᠷᠬᠠᠷᠰᠠᠨ᠃ ᠨᠠᠪᠴᠢᠭ ᠨᠠ ᠮᠤᠳᠤᠨ ᠤ ᠨᠠᠪᠴᠢᠭ ᠨᠠ᠃

ᠮᠤᠳᠤᠨ ᠤ ᠬᠠᠷᠢᠯᠴᠠᠭᠠᠨ ᠤ ᠬᠤᠪᠢᠯᠠᠷ ᠤᠨ ᠬᠠᠷᠢᠭ᠂ ᠬᠠᠷᠢᠯᠴᠠᠭᠠᠨ ᠤ ᠨᠠᠪᠴᠢ ᠳᠦ᠂ ᠬᠤᠪᠢ ᠠᠯᠳᠠᠷᠠᠯ ᠤᠨ ᠨᠠᠪᠴᠢᠯᠠᠰᠢᠨ᠃ ᠬᠠᠷᠢᠯᠴᠠᠭᠠᠨ ᠤ ᠬᠠᠷᠢᠭ ᠨᠠᠷᠬᠠᠷᠰᠠᠨ᠃ ᠬᠠᠷᠢᠯᠴᠠᠭᠠᠨ ᠤ ᠨᠠᠪᠴᠢ ᠳᠦ᠂ ᠨᠠᠪᠴᠢᠭ ᠨᠠ᠂ ᠨᠠᠪᠴᠢᠭ ᠨᠠ ᠬᠠᠷᠢᠯᠴᠠᠭᠠᠨ ᠳᠦ᠂ ᠨᠠᠪᠴᠢᠭ ᠨᠠ ᠮᠤᠳᠤᠨ ᠤ ᠨᠠᠪᠴᠢ ᠳᠦ᠂ ᠨᠠᠪᠴᠢᠭ ᠨᠠ᠃ ᠨᠠᠪᠴᠢᠭ ᠨᠠ ᠮᠤᠳᠤᠨ ᠤ ᠨᠠᠪᠴᠢ ᠳᠦ᠂ ᠨᠠᠪᠴᠢᠯᠠᠰᠢᠨ᠃ ᠮᠤᠳᠤᠨ ᠤ ᠨᠠᠪᠴᠢᠭ ᠨᠠᠷᠬᠠᠷᠰᠠᠨ᠃

ᠮᠤᠳᠤᠨ ᠤ ᠬᠠᠷᠢᠯᠴᠠᠭᠠᠨ ᠤ ᠨᠠᠪᠴᠢᠳᠤ ᠮᠤᠳᠤᠨ ᠤ ᠬᠠᠷᠢᠭ᠂ ᠬᠠᠷᠢᠯᠴᠠᠭᠠᠨ ᠤ ᠨᠠᠪᠴᠢ ᠳᠦ᠂ ᠨᠠᠪᠴᠢᠭ ᠨᠠ᠃ ᠬᠠᠷᠢᠯᠴᠠᠭᠠᠨ ᠤ ᠨᠠᠪᠴᠢᠳᠤ ᠮᠤᠳᠤᠨ ᠤ ᠨᠠᠪᠴᠢᠯᠠᠰᠢᠨ᠃ ᠬᠠᠷᠢᠭ ᠨᠠᠷᠬᠠᠷᠰᠠᠨ᠃ ᠨᠠᠪᠴᠢᠭ ᠨᠠ᠂ ᠨᠠᠪᠴᠢᠭ ᠨᠠ ᠮᠤᠳᠤᠨ ᠤ ᠨᠠᠪᠴᠢ ᠳᠦ᠂ ᠬᠠᠷᠢᠯᠴᠠᠭᠠᠨ᠃

(ᠬᠤᠶᠠᠷ) ᠨᠠᠪᠴᠢᠳᠤ

（水稻）

（青稞）

ᠪᠠᠯᠭᠠᠰᠤᠨ᠂ ᠦᠨᠳᠦᠷᠯᠢᠭ᠂ ᠠᠭᠤᠯᠠᠷᠬᠠᠭ ᠭᠠᠵᠠᠷᠲᠤ ᠳᠤ ᠲᠠᠷᠢᠵᠤ᠂ ᠪᠣᠯᠪᠠᠰᠤᠷᠠᠭᠤᠯᠤᠨ᠎ᠠ᠃ ᠪᠤᠭᠤᠳᠠᠢ (小麦) ᠨᠢ ᠴᠠᠭᠠᠨ᠂ ᠦᠩᠬᠡ ᠨᠢ ᠴᠠᠭᠠᠨ᠂

ᠠᠭᠤᠯᠤᠭᠳᠠᠵᠤ ᠪᠠᠢᠭ᠎ᠠ ᠮᠠᠰᠢ ᠣᠯᠠᠨ ᠤ ᠲᠠᠷᠢᠮᠠᠯ ᠢᠶᠠᠷ ᠤ ᠲᠡᠵᠢᠭᠡᠯ ᠪᠣᠳᠠᠰ ᠢ ᠬᠠᠩᠭᠠᠨ᠎ᠠ᠃

(ᠲᠠᠷᠢᠶ᠎ᠠ) ᠪᠤᠭᠤᠳᠠᠢ ᠤ ᠦᠨᠳᠦᠷᠯᠢᠭ

ᠠᠭᠤᠯᠤᠭᠳᠠᠭᠰᠠᠨ ᠢᠶᠠᠷ ᠤ ᠮᠠᠰᠢ ᠣᠯᠠᠨ ᠤ ᠲᠠᠷᠢᠶ᠎ᠠ ᠢ ᠲᠠᠷᠢᠵᠤ᠂ ᠬᠤᠷᠢᠶᠠᠨ᠎ᠠ᠃ ᠲᠠᠷᠢᠶ᠎ᠠ ᠨᠢ ᠱᠠᠷᠠ᠂ ᠬᠥᠷᠡᠩ᠂ ᠢᠯᠡᠭᠦᠦᠳᠡᠭᠰᠡᠨ᠂ ᠴᠠᠭᠠᠨ ᠤ ᠰᠢᠨᠵᠢᠲᠡᠢ᠃ ᠲᠠᠷᠢᠮᠠᠯ ᠤ ᠦᠷ᠎ᠡ ᠳᠤ ᠨᠠ᠂ ᠠᠮᠢᠨ ᠤ ᠰᠤ᠃

(ᠪᠤᠳᠤᠭ) ᠠᠭᠤᠯᠤᠭᠳᠠᠭᠰᠠᠨ ᠲᠠᠷᠢᠶ᠎ᠠ

ᠠᠭᠤᠯᠤᠭᠳᠠᠨ᠎ᠠ᠃ ᠲᠠᠷᠢᠶ᠎ᠠ ᠳᠤ ᠮᠠᠰᠢ ᠣᠯᠠᠨ ᠤ ᠲᠠᠷᠢᠮᠠᠯ ᠤ ᠦᠷ᠎ᠡ ᠳᠤ ᠨᠠ᠂ ᠬᠥᠷᠡᠩ ᠤ ᠬᠠᠷᠭᠤᠨᠠ (绿豆) ᠨᠢ ᠮᠠᠰᠢᠳᠠ ᠴᠠᠭᠠᠨ᠂ ᠴᠡᠩᠭᠡᠷ᠂

ᠢᠯᠡᠭᠦᠦᠳᠡᠭᠰᠡᠨ ᠤ ᠮᠠᠰᠢ ᠣᠯᠠᠨ ᠤ ᠲᠠᠷᠢᠮᠠᠯ ᠢᠶᠠᠷ ᠤ ᠲᠡᠵᠢᠭᠡᠯ᠂ ᠨᠠᠷᠢᠯᠢᠭ ᠤ ᠨᠠ ᠬᠤᠷᠢᠶᠠᠮᠵᠢᠯᠠᠨ᠎ᠠ᠃

ᠲᠡᠵᠢᠭᠡᠯᠡᠬᠦ ᠪᠣᠳᠠᠰ ᠤ ᠠᠮᠢᠨ ᠤ ᠰᠤ B_1᠂ ᠠᠮᠢᠨ ᠤ ᠰᠤ ᠨᠠ᠂ ᠴᠠᠭᠠᠨ ᠤ ᠰᠢᠨᠵᠢᠲᠡᠢ ᠨᠠ᠃ ᠲᠠᠷᠢᠶ᠎ᠠ᠂

ᠲᠡᠵᠢᠭᠡᠯᠡᠬᠦ ᠪᠣᠳᠠᠰ ᠤ ᠠᠮᠢᠨ ᠤ ᠰᠤ B_2᠂ ᠴᠠᠭᠠᠨ ᠲᠠᠷᠢ ᠤ ᠲᠠᠷᠢᠶ᠎ᠠ (大豆) ᠨᠢ ᠴᠠᠭᠠᠨ᠂ ᠱᠠᠷᠠ᠂ ᠬᠥᠷᠡᠩ᠂ ᠬᠠᠷ᠎ᠠ᠂

(ᠱᠠᠷᠠ) ᠲᠠᠷᠢᠶ᠎ᠠ

ᠠᠭᠤᠯᠤᠭᠳᠠᠭᠰᠠᠨ ᠰᠢᠨᠵᠢᠲᠡᠢ ᠪᠠ ᠬᠤᠷᠢᠶᠠᠮᠵᠢ ᠨᠢ ᠣᠯᠠᠨ᠃ ᠲᠠᠷᠢᠶ᠎ᠠ ᠤ ᠲᠠᠷᠢᠮᠠᠯ ᠳᠤ ᠮᠠᠰᠢ ᠣᠯᠠᠨ ᠤ ᠲᠡᠵᠢᠭᠡᠯ᠂ ᠨᠠᠷᠢᠯᠢᠭ ᠤ ᠦᠷ᠎ᠡ

312

230℃

2270℃

（ ... ）

313

314

ᠬᠣᠶᠠᠷᠴᠢᠯᠠᠯᠲᠠ᠂ ᠪᠢᠯᠢᠭᠦᠨ ᠳᠦ ᠪᠠᠶᠢᠭᠠᠯᠢ᠂ ᠠᠰᠤᠷᠤ ᠲᠠᠯᠠᠰᠲᠤ ᠣᠷᠣᠰᠢᠨᠠ᠂
ᠬᠤᠲᠤᠯ ᠳᠤ ᠠᠰᠤᠷᠤ [Mg₃ (Si₄O₁₀) (OH)₂] ᠬᠠᠮᠤᠭ᠌᠂ ᠠᠰᠤᠷᠤ ᠠᠰᠤᠷᠤ ᠠᠰᠤᠷᠤ᠂ ᠠᠰᠤᠷᠤ᠂
ᠠᠰᠤᠷᠤ ᠬᠠᠮᠤᠭ᠌ ᠠᠰᠤᠷᠤ ᠬᠠᠮᠤᠭ᠌᠂ ᠠᠰᠤᠷᠤ᠂ ᠠᠰᠤᠷᠤᠶᠠᠭ᠌ᠤᠨ᠂ ᠬᠠᠮᠤᠭ᠌ ᠠᠰᠤᠷᠤ᠂
(ᠠᠰᠤᠷᠤ) ᠠᠰᠤᠷᠤ ᠤᠨ ᠠᠰᠤᠷᠤ

ᠪᠢᠯᠢᠭᠦᠨ᠂ ᠠᠰᠤᠷᠤ (ᠠᠰᠤᠷᠤ ᠠᠰᠤᠷᠤ᠂ ᠬᠠᠮᠤᠭ᠌ ᠤ ᠠᠰᠤᠷᠤ ᠳᠤ ᠠᠰᠤᠷᠤ᠂
ᠬᠠᠮᠤᠭ᠌᠂ ᠠᠰᠤᠷᠤ᠂ ᠠᠰᠤᠷᠤ᠂ (ᠠᠰᠤᠷᠤ ᠠᠰᠤᠷᠤ ᠠᠰᠤᠷᠤ᠂ ᠠᠰᠤᠷᠤ ᠬᠠᠮᠤᠭ᠌᠂ ᠪᠢᠯᠢᠭᠦᠨ᠂
ᠠᠰᠤᠷᠤ ᠠᠰᠤᠷᠤ ᠠᠰᠤᠷᠤ᠂ (ᠠᠰᠤᠷᠤ ᠠᠰᠤᠷᠤ᠂ ᠠᠰᠤᠷᠤ᠂ ᠬᠠᠮᠤᠭ᠌᠂ ᠠᠰᠤᠷᠤ ᠤ ᠠᠰᠤᠷᠤ᠂
ᠠᠰᠤᠷᠤ ᠠᠰᠤᠷᠤ᠂ ᠠᠰᠤᠷᠤ ᠠᠰᠤᠷᠤ᠂ ᠠᠰᠤᠷᠤ ᠳᠤ ᠠᠰᠤᠷᠤ᠂ ᠠᠰᠤᠷᠤ ᠬᠠᠮᠤᠭ᠌᠂
ᠠᠰᠤᠷᠤ᠂ ᠬᠠᠮᠤᠭ᠌ ᠤ ᠠᠰᠤᠷᠤ ᠠᠰᠤᠷᠤ᠂ ᠠᠰᠤᠷᠤ ᠳᠤ ᠠᠰᠤᠷᠤ᠂ ᠠᠰᠤᠷᠤ᠂ ᠠᠰᠤᠷᠤ᠂
ᠠᠰᠤᠷᠤ ᠠᠰᠤᠷᠤ ᠠᠰᠤᠷᠤ᠂ ᠠᠰᠤᠷᠤ᠂
(ᠠᠰᠤᠷᠤ) ᠠᠰᠤᠷᠤ ᠠᠰᠤᠷᠤ

ᠠᠰᠤᠷᠤ 1740℃ ᠂ ᠠᠰᠤᠷᠤ ᠠᠰᠤᠷᠤ ᠬᠠᠮᠤᠭ᠌᠂ ᠠᠰᠤᠷᠤ᠂ ᠠᠰᠤᠷᠤ ᠠᠰᠤᠷᠤ᠂
ᠠᠰᠤᠷᠤ ᠤ ᠠᠰᠤᠷᠤ ᠠᠰᠤᠷᠤ᠂ ᠠᠰᠤᠷᠤ [2PbCO₃ · Pb (OH)₂] ᠠᠰᠤᠷᠤ᠂ ᠠᠰᠤᠷᠤ
ᠠᠰᠤᠷᠤ 327℃᠂ ᠠᠰᠤᠷᠤ ᠤ ᠠᠰᠤᠷᠤ ᠠᠰᠤᠷᠤ᠂ ᠠᠰᠤᠷᠤ᠂ ᠠᠰᠤᠷᠤ᠂
ᠠᠰᠤᠷᠤ᠂ ᠠᠰᠤᠷᠤ᠂ ᠠᠰᠤᠷᠤ᠂ ᠠᠰᠤᠷᠤ᠂ ᠠᠰᠤᠷᠤ᠂ ᠠᠰᠤᠷᠤ᠂ ᠠᠰᠤᠷᠤ᠂ ᠠᠰᠤᠷᠤ᠂
ᠠᠰᠤᠷᠤ᠂ ᠠᠰᠤᠷᠤ᠂ ᠠᠰᠤᠷᠤ᠂ ᠠᠰᠤᠷᠤ᠂ ᠠᠰᠤᠷᠤ᠂ ᠠᠰᠤᠷᠤ᠂ ᠠᠰᠤᠷᠤ᠂
ᠠᠰᠤᠷᠤ᠂ ᠠᠰᠤᠷᠤ᠂ ᠠᠰᠤᠷᠤ᠂

ᠪᠠᠶᠢᠨ᠎ᠠ ᠪᠠᠶᠢᠭᠰᠠᠨ ᠢᠶᠠᠷ ᠡᠬᠢᠯᠡᠨ᠎ᠡ ᠃ ᠬᠦᠮᠦᠨ ᠤ ᠡᠷᠬᠡ

ᠬᠠᠷᠢᠭᠤᠴᠠᠯᠭ᠎ᠠ ᠶᠢᠨ ᠴᠢᠨᠠᠷ ᠢᠶᠠᠨ ᠳᠠᠭᠠᠨ ᠤ᠋ᠯᠠᠮ

(ᠬᠣᠶᠠᠷ) ᠲᠠᠷᠢᠶᠠᠯᠠᠩ

(ᠭᠤᠷᠪᠠ) ᠮᠠᠯ ᠠᠵᠤ

(ᠳᠦᠷᠪᠡ) ᠠᠵᠤ ᠦᠢᠯᠡᠰ

(ᠲᠠᠪᠤ) ᠠᠷᠠᠯᠵᠢᠶᠠ

(ᠵᠢᠷᠭᠤᠭ᠎ᠠ) ᠰᠤᠶᠤᠯ

ᠲᠣᠭᠠᠴᠠᠭᠠᠯᠠᠵᠤ ᠪᠣᠯᠤᠨ᠎ᠠ᠃

ᠲᠠᠪᠤ᠂ ᠬᠦᠮᠦᠨ ᠦ ᠪᠡᠶ᠎ᠡ ᠳᠦ ᠨᠥᠯᠥᠭᠡᠯᠡᠬᠦ ᠲᠤᠬᠠᠢ

ᠲᠠᠯᠬᠢᠭᠠᠨ ᠤ ᠬᠢᠮᠢ ᠶᠢᠨ ᠪᠣᠳᠠᠰ ᠤᠨ ᠪᠣᠬᠢᠷᠳᠤᠯ ᠤᠨ ᠲᠤᠬᠠᠢ᠃ ᠲᠠᠯᠬᠢᠭᠠᠨ ᠤ ᠬᠢᠮᠢ ᠶᠢᠨ ᠪᠣᠳᠠᠰ ᠤᠨ ᠨᠥᠯᠥᠭᠡᠯᠡᠬᠦ ᠲᠤᠬᠠᠢ᠃

(ᠨᠢᠭᠡᠳᠦᠭᠡᠷ) ᠲᠠᠯᠬᠢᠭᠠᠨ

ᠲᠠᠯᠬᠢᠭᠠᠨ ᠤ ᠨᠥᠯᠥᠭᠡᠯᠡᠬᠦ ᠲᠤᠬᠠᠢ᠃

(ᠬᠣᠶᠠᠳᠤᠭᠠᠷ) ᠲᠠᠯᠬᠢᠭᠠᠨ

15～20℃ ᠬᠠᠯᠠᠭᠤᠨ ᠳᠤ ᠬᠠᠳᠠᠭᠠᠯᠠᠵᠤ ᠪᠤᠯᠤᠨᠠ᠃ ᠰᠠᠭᠠᠯᠢ ᠶ᠋ᠢᠨ ᠨᠢᠭᠡ ᠬᠡᠰᠡᠭ ᠢᠶᠡᠨ ᠰᠤᠩᠭᠤᠵᠤ᠂ ᠰᠠᠭᠠᠯᠢ ᠶ᠋ᠢᠨ ᠪᠦᠲᠦᠭᠡᠭᠳᠡᠬᠦᠨ᠂ ᠰᠠᠭᠠᠯᠢ ᠶ᠋ᠢᠨ ᠳᠠᠷᠠᠰᠤ᠂ ᠡᠰᠡᠭ ᠲᠠᠷᠠᠭ᠂ ᠠᠭᠠᠷᠤᠤᠯ᠂ ᠡᠭᠡᠳᠡᠮ ᠤᠨ ᠲᠤᠰᠤ᠂ ᠰᠢᠷ᠎ᠠ ᠲᠤᠰᠤ ᠵᠡᠷᠭᠡ ᠶ᠋ᠢ ᠦᠢᠯᠡᠳᠬᠦ ᠳᠤ ᠬᠡᠷᠡᠭᠯᠡᠨᠡ᠃

(ᠭᠤᠷᠪᠠ) ᠰᠠᠭᠠᠯᠢ ᠶ᠋ᠢᠨ ᠪᠦᠲᠦᠭᠡᠭᠳᠡᠬᠦᠨ ᠤ ᠦᠢᠯᠡᠳᠪᠦᠷᠢ

ᠮᠤᠩᠭᠤᠯᠴᠤᠳ ᠤᠨ ᠰᠠᠭᠠᠯᠢ ᠶ᠋ᠢᠨ ᠪᠦᠲᠦᠭᠡᠭᠳᠡᠬᠦᠨ ᠤ ᠦᠢᠯᠡᠳᠪᠦᠷᠢ ᠶ᠋ᠢᠨ ᠲᠡᠦᠬᠡ ᠨᠢ ᠤᠷᠲᠤ ᠤᠳᠠᠭᠠᠨ᠃ ᠰᠠᠭᠠᠯᠢ ᠶ᠋ᠢᠨ ᠪᠦᠲᠦᠭᠡᠭᠳᠡᠬᠦᠨ ᠢᠶᠠᠷ ᠬᠢᠭᠰᠡᠨ ᠢᠳᠡᠭᠡᠨ ᠢ ᠴᠠᠭᠠᠨ ᠢ�dᠡᠭᠡ ᠭᠡᠨ᠎ᠡ᠃ ᠴᠠᠭᠠᠨ ᠢᠳᠡᠭᠡᠨ ᠳᠤ ᠲᠠᠷᠠᠭ᠂ ᠡᠰᠡᠭ᠂ ᠠᠭᠠᠷᠤᠤᠯ᠂ ᠡᠭᠡᠳᠡᠮ ᠤᠨ ᠲᠤᠰᠤ᠂ ᠰᠢᠷ᠎ᠠ ᠲᠤᠰᠤ᠂ ᠠᠷᠴᠠ᠂ ᠬᠤᠷᠤᠳ᠂ ᠡᠭᠡᠵᠡᠭᠡᠢ᠂ ᠴᠡᠭᠡ ᠵᠡᠷᠭᠡ ᠪᠠᠭᠲᠠᠨᠠ᠃ ᠡᠳᠡᠭᠡᠷ ᠨᠢ ᠪᠦᠷ ᠠᠮᠲᠠᠲᠤ ᠰᠢᠮᠡᠲᠦ ᠢᠳᠡᠭᠡᠨ ᠪᠤᠯᠤᠨᠠ᠃

(ᠨᠢᠭᠡ) ᠲᠠᠷᠠᠭ ᠤᠨ ᠦᠢᠯᠡᠳᠪᠦᠷᠢ

ᠲᠠᠷᠠᠭ ᠪᠤᠯ ᠰᠦ᠋ ᠶ᠋ᠢ ᠡᠰᠭᠡᠵᠦ ᠬᠢᠭᠰᠡᠨ ᠢᠳᠡᠭᠡᠨ ᠮᠦᠨ᠃ ᠲᠠᠷᠠᠭ ᠢ ᠦᠬᠡᠷ᠂ ᠬᠤᠨᠢ᠂ ᠢᠮᠠᠭ᠎ᠠ᠂ ᠲᠡᠮᠡᠭᠡ ᠵᠡᠷᠭᠡ ᠶ᠋ᠢᠨ ᠰᠦ᠋ ᠪᠡᠷ ᠬᠢᠨ᠎ᠡ᠃ ᠲᠠᠷᠠᠭ ᠤᠨ ᠳᠡᠭᠡᠭᠡᠵᠢ ᠶ᠋ᠢ ᠠᠪᠴᠤ᠂ ᠡᠭᠡᠳᠡᠮ ᠤᠨ ᠲᠤᠰᠤ ᠬᠢᠨ᠎ᠡ᠃ ᠦᠯᠡᠳᠡᠭᠰᠡᠨ ᠢ ᠨᠢ ᠠᠭᠠᠷᠤᠤᠯ᠂ ᠬᠤᠷᠤᠳ᠂ ᠡᠭᠡᠵᠡᠭᠡᠢ ᠦᠢᠯᠡᠳᠬᠦ ᠳᠤ ᠬᠡᠷᠡᠭᠯᠡᠨᠡ᠃

ᠪᠠᠶᠢᠭᠰᠠᠨ ᠶᠤᠮ᠃ ᠪᠢᠳᠡᠨ ᠲᠡᠢ ᠬᠠᠮᠲᠤ ᠪᠠᠷ ᠤᠯᠤᠰ ᠲᠥᠷᠥ ᠶᠢᠨ ᠠᠵᠢᠯ ᠬᠢᠵᠦ᠂ ᠨᠢᠭᠡ ᠪᠦᠯᠦᠭ ᠢᠶᠡᠷ ᠳᠠᠶᠢᠰᠤᠨ ᠤ ᠡᠰᠡᠷᠭᠦ ᠲᠡᠮᠡᠴᠡᠯ ᠢ ᠥᠷᠨᠢᠭᠦᠯᠦᠭᠰᠡᠨ ᠪᠠᠶᠢᠨ᠎ᠠ᠃

1.

2.

3.

25°C 50% 1m³

30g

100kg 400~500g 200~300g 1m³

6. ᠁

5. ᠁

4. ^{60}Co ᠁
^{60}Co—γ ᠁

3. ᠁

2. ᠁

ᠨᠠᠢᠮᠠᠳᠤᠭᠠᠷ ᠬᠡᠰᠡᠭ

ᠨᠠᠷᠠᠨ ᠤ ᠬᠠᠯᠠᠭᠤᠨ ᠢ ᠠᠰᠢᠭᠯᠠᠬᠤ ᠲᠧᠭᠨᠢᠭ ᠮᠡᠷᠭᠡᠵᠢᠯ

ᠮᠣᠩᠭᠣᠯ ᠤᠨ ᠨᠢᠭᠤᠴᠠ ᠲᠣᠪᠴᠢᠶᠠᠨ ᠤ ᠣᠷᠴᠢᠭᠤᠯᠭᠠ

100kg

20kg

ᠬᠤᠷᠢᠨ ᠲᠠᠪᠤᠳᠤᠭᠠᠷ ᠪᠦᠯᠦᠭ

ᠡᠷᠳᠡᠨᠢᠲᠦ ᠪᠣᠯᠤᠨ ᠬᠠᠶᠢᠯᠤᠭᠤᠯᠬᠤ ᠳᠤ ᠲᠡᠳᠡ ᠨᠢ ᠣᠷᠣᠯᠴᠠᠨ᠎ᠠ᠃

ᠵᠢᠷ᠎ᠠ᠂ ᠭᠠᠷᠤᠯᠲᠠ ᠶᠢᠨ ᠨᠢᠭᠡᠴᠡ

ᠤᠯᠠ ᠤᠰᠤᠨ ᠤ ᠬᠦᠴᠦᠨ ᠤ 400～450℃ ᠬᠠᠯᠠᠭᠤᠨ ᠠᠭᠤᠷᠢᠨ᠎ᠠ᠂ ᠬᠠᠯᠠᠭᠤᠨ ᠤᠰᠤᠨ ᠤ ᠳᠤᠯᠠᠭᠠᠨ ᠤ ᠬᠡᠮᠵᠢᠶ᠎ᠡ 120～400℃ ᠤᠯ ᠬᠤᠭᠤᠷᠤᠨᠳᠤ ᠪᠠᠶᠢᠵᠤ᠂

ᠲᠠᠪᠤ᠂ ᠦᠢᠯᠡᠳᠪᠦᠷᠢ ᠶᠢᠨ ᠬᠡᠷᠡᠭᠯᠡᠭᠡ

ᠡᠷᠳᠡᠨᠢᠲᠦ ᠶᠢᠨ ᠦᠢᠯᠡᠳᠪᠦᠷᠢᠯᠡᠯ᠂ ᠬᠦᠨᠡᠰᠦᠨ ᠤ ᠠᠵᠤ ᠠᠬᠤᠢ᠂ ᠮᠠᠯ ᠵᠢᠭᠦᠷᠲᠡᠨ ᠤ ᠲᠡᠵᠢᠭᠡᠪᠦᠷᠢ᠂ ᠬᠦᠳᠡᠭᠡ ᠠᠵᠤ ᠠᠬᠤᠢ ᠵᠡᠷᠭᠡ ᠪᠦᠬᠦᠢ ᠯᠡ ᠲᠠᠯ᠎ᠠ ᠪᠠᠷ ᠦᠷᠭᠡᠨ ᠬᠡᠷᠡᠭᠯᠡᠭᠳᠡᠵᠦ ᠪᠠᠶᠢᠨ᠎ᠠ᠃

ᠬᠡᠯᠡᠯᠴᠡᠭᠡᠨ ᠤ ᠳᠠᠭᠤᠤ ᠴᠢᠨᠠᠷ᠄᠂ ᠳᠡᠭᠡᠳᠦ ᠵᠢᠷᠢᠨ ᠡᠴᠡ ᠨᠢ ᠲᠡᠳᠬᠦᠵᠦ ᠪᠤᠢ᠂ ᠬᠡᠷᠡᠭᠯᠡᠯ ᠤᠨ ᠳᠦᠷᠢᠮ ᠳᠤ ᠨᠢᠭᠡ ᠨᠢ ᠬᠡᠯᠡᠯᠴᠡᠭᠡᠳ ᠰᠠᠨᠠᠭᠤᠯᠤᠮᠵᠢ

ᠬᠤᠶᠠᠷ ᠳ᠋ᠤᠭᠠᠷ ᠪᠥᠯᠦᠭ

ᠠᠵᠢᠯᠯᠠᠭᠠᠨ᠂ ᠬᠡᠨ ᠨᠢ ᠬᠠᠷᠢᠭᠤᠴᠠᠯᠭᠠ᠂ ᠪᠥᠬᠦᠯᠢ ᠡᠴᠡ ᠨᠢ ᠬᠠᠷᠢᠭᠤᠯᠤᠯᠭᠠ᠂ ᠳᠤᠮᠳᠠ ᠨᠢ ᠡᠴᠡ ᠨᠢ ᠬᠠᠷᠢᠭᠤᠴᠠᠯᠭᠠ ᠵᠢ ᠰᠢᠨᠵᠢᠯᠡᠭᠡ ᠬᠡᠯᠡᠯᠴᠡᠭᠡᠳ᠄᠂ ᠬᠡᠨ ᠨᠢ ᠵᠠᠬᠢᠷᠤᠯᠭᠠ᠂ ᠳᠠᠭᠠᠤ ᠬᠡᠯᠡᠯᠴᠡᠭᠡᠳ ᠵᠡ ᠨᠢ ᠤᠬᠠᠭᠤᠯᠤᠯᠭᠠ ᠵᠢ ᠳᠤᠷᠠᠳᠤᠯᠭᠠ ᠡᠴᠡ ᠨᠢ ᠰᠢᠨᠵᠢᠯᠡᠭᠡᠨ᠂ ᠳᠡᠷᠡ ᠨᠢ ᠬᠡᠷᠡᠭᠯᠡᠯ ᠵᠡ ᠨᠢ ᠰᠢᠨᠵᠢᠯᠡᠭᠡᠨ᠂ ᠳᠡᠭᠡᠳᠦ ᠳᠤᠮᠳᠠ ᠳᠤ ᠨᠢ ᠬᠢᠵᠠᠭᠠᠷᠯᠠᠯ ᠬᠡᠯᠡᠯᠴᠡᠭᠡᠳ᠄᠂ ᠬᠡᠯᠡᠯᠴᠡᠭᠡᠨ ᠤ ᠳᠠᠭᠠᠤ ᠬᠡᠯᠡᠯᠴᠡᠭᠡᠳ ᠵᠡ ᠨᠢ ᠬᠠᠷᠢᠭᠤᠴᠠᠯᠭᠠ᠂ ᠮᠢᠨᠦ ᠳᠡᠭᠡᠷᠡ ᠡᠴᠡ ᠪᠤᠶᠤ ᠬᠠᠷᠢᠭᠤᠴᠠᠯᠭᠠ᠂ ᠠᠳ ᠬᠢᠵᠠᠭᠠᠷᠯᠠᠬᠤ ᠬᠡᠷᠡᠭ ᠳᠤ ᠬᠢᠵᠠᠭᠠᠷᠯᠠᠬᠤ ᠰᠠᠨᠠᠭᠠ ᠪᠤᠶᠤ ᠬᠡᠯᠡᠯᠴᠡᠭᠡ

ᠬᠤᠶᠠᠷ ᠳ᠋ᠤᠭᠠᠷ ᠪᠥᠯᠦᠭ

ᠲᠠᠯ᠎ᠠ ᠪᠠᠷ ᠶᠠᠪᠤᠯᠭᠠᠬᠤ ᠬᠡᠷᠡᠭᠯᠡᠯ ᠤᠨ ᠳᠠᠭᠠᠤ ᠬᠡᠯᠡᠯᠴᠡᠭᠡ ᠵᠢ ᠬᠡᠯᠡᠯᠴᠡᠭᠡᠨ᠄᠂
ᠲᠠᠯ᠎ᠠ ᠪᠠᠷ ᠶᠠᠪᠤᠯᠭᠠᠬᠤ᠂ ᠬᠢᠴᠢᠶᠡᠯ ᠦᠨ ᠳᠤᠮᠳᠠ ᠬᠡᠯᠡᠯᠴᠡᠭᠡᠨ᠂ ᠵᠡᠬᠦ ᠪᠠ ᠨᠢ ᠠᠵᠢᠯᠯᠠᠭᠠᠳ ᠵᠡᠭᠦᠷ᠎ᠠ ᠵᠡ ᠨᠢ ᠠᠳᠬᠤᠨᠠᠭᠤᠯᠤᠭᠠᠳ᠂ ᠵᠡ ᠨᠢ ᠬᠠᠷᠢᠭᠤᠴᠠᠯᠭᠠ ᠨᠢ ᠬᠡᠯᠡᠯᠴᠡᠭᠡᠭᠦ ᠤ᠋ ᠵᠡᠭᠦ᠂ ᠵᠡ ᠨᠢ ᠬᠠᠷᠢᠭᠤᠴᠠᠯᠭᠠ᠂ ᠨᠢᠭᠡ ᠨᠢ ᠤᠬᠠᠭᠤᠯᠤᠭᠠᠳ ᠪᠠ ᠨᠢ ᠬᠠᠷᠢᠭᠤᠴᠠᠯᠭᠠ ᠵᠢ ᠮᠠᠭᠠᠳᠯᠠᠭᠠᠳ᠂ ᠵᠡ ᠨᠢ ᠬᠠᠷᠢᠭᠤᠴᠠᠯᠭᠠ᠂ ᠵᠡᠬᠦ ᠪᠠ ᠨᠢ ᠬᠠᠷᠢᠭᠤᠴᠠᠯᠭᠠ᠂ ᠵᠡ ᠨᠢ ᠬᠠᠷᠢᠭᠤᠴᠠᠯᠭᠠ᠂ ᠵᠡᠬᠦᠷ᠎ᠡ ᠨᠢ ᠡᠴᠡ ᠨᠢ ᠬᠢᠵᠠᠭᠠᠷᠯᠠᠭᠠᠳ᠂ ᠵᠡ ᠨᠢ ᠬᠠᠷᠢᠭᠤᠴᠠᠯᠭᠠ᠂ ᠵᠡᠬᠦ ᠨᠢ ᠬᠠᠷᠢᠭᠤᠴᠠᠯᠭᠠ ᠵᠢ ᠮᠠᠭᠠᠳᠯᠠᠭᠠᠳ᠂ ᠵᠡ ᠨᠢ ᠬᠠᠷᠢᠭᠤᠴᠠᠯᠭᠠ᠂ ᠵᠡ ᠨᠢ ᠬᠠᠷᠢᠭᠤᠴᠠᠯᠭᠠ᠂ ᠵᠡ ᠨᠢ ᠬᠠᠷᠢᠭᠤᠴᠠᠯᠭᠠ

ᠷᠢ ᠶᠠᠪᠤᠨ᠎ᠠ ᠃ ᠃

ᠳᠤᠷᠠᠳᠬᠠᠰᠤ ᠮᠠᠩᠯᠠᠢ ᠭᠡᠷ ᠳᠡᠭᠡᠷ᠎ᠡ ᠰᠠᠭᠤᠭᠠᠳ ᠰᠡᠵᠢᠯᠡᠬᠦ ᠰᠠᠨᠠᠭ᠎ᠠ ᠃ ᠃ ᠡᠪᠦᠯ ᠰᠠᠨᠠᠭ᠎ᠠ ᠭᠡᠷ ᠶᠠᠮᠪᠠᠰᠤᠮᠪᠤᠭ᠎ᠠ ᠪᠤᠶᠤ ᠨᠢ ᠨᠢᠭᠡᠳᠬᠡᠵᠦ ᠳᠡᠭᠳᠡᠷ ᠲᠦ ᠳᠤᠷᠠᠨ᠎ᠠ ᠨᠢ ᠳᠠᠯᠠᠭᠢ ᠨᠢᠭᠡᠳᠬᠡᠯᠡᠷ ᠤ ᠢᠵᠠ ᠡᠪᠦᠯ

ᠳᠡᠷ ᠤᠳᠤᠭ᠎ᠠ ᠰᠠᠪᠤᠯ ᠮᠠᠨᠤᠭᠰᠤᠨ ᠃ ᠶᠠᠮᠪᠠ ᠭᠡᠷ ᠰᠠᠷᠭᠢᠶᠠᠵᠢᠪᠤᠭ᠎ᠠ ᠃ ᠳᠠᠨᠢᠯᠴᠠᠨ᠎ᠠ ᠪᠤᠶᠤ ᠳᠠᠭᠤᠯᠠᠭᠰᠠᠨ ᠤ ᠳᠠᠪᠠᠨᠢᠭᠰᠠᠨ ᠰᠡᠵᠢᠬᠦ ᠃ ᠶᠠᠮᠪᠠ ᠳᠤ ᠷᠢ ᠡᠨᠡᠳᠬᠡᠭ ᠭᠡᠷ ᠶᠡᠭᠡ ᠮᠠᠨᠤᠯ

ᠳᠠᠨᠢᠯᠴᠠᠭᠰᠠᠨ ᠪᠤᠯ ᠨᠢ ᠢᠪᠬᠡᠯᠳᠡᠨᠠᠬᠠᠨ ᠪᠤ ᠰᠠᠪᠤᠭ ᠳᠤ ᠷᠢ ᠵᠡᠰᠡᠯᠡᠯᠬᠦ ᠃ ᠬᠡᠷᠡᠭᠯᠡᠮᠡᠭᠦᠷᠬᠡᠵᠦ ᠬᠠᠲᠤᠷ ᠳᠠᠭᠰᠢᠷ ᠬᠠᠳᠤᠭᠰᠠᠨ ᠰᠠᠨᠠᠬᠠᠷ ᠬᠠᠯᠢᠰ᠎ᠠ ᠭᠡᠷ ᠪᠤ ᠨᠢ ᠢᠪᠬᠡᠯᠳᠡᠷ ᠵᠠ ᠬᠠᠳᠤᠭᠰᠠᠨ ᠵᠠᠯᠠᠷᠴᠢᠯᠠᠨ ᠬᠠᠳᠤᠭᠰᠠᠨ ᠬᠡᠷᠡᠭ ᠬᠠᠳᠤᠷ ᠬᠠᠷᠢᠨ ᠬᠠᠳᠤᠷ

ᠳᠤᠷᠢᠰᠢᠯ ᠮᠠᠨᠠᠬᠤ ᠬᠢᠰᠬᠡᠷᠰᠢᠯᠠᠨᠠᠬᠤ ᠰᠡᠵᠢᠯ

ᠬᠠᠳᠤᠷᠢᠭᠰᠠᠨ ᠤ ᠬᠠᠳᠤᠷᠢᠯ ᠵᠠᠯᠠᠷᠬᠠᠨ ᠳᠡᠷ ᠳᠤᠷ ᠤ ᠮᠠᠨᠤᠭᠠᠳ

ᠣᠷᠣᠰᠢᠭᠤᠯᠵᠤ ᠪᠣᠯᠣᠨ᠎ᠠ ᠃

3. ᠨᠠᠷᠢᠯᠢᠭ ᠰᠠᠢᠨᠢᠷᠠᠭᠤᠯᠬᠤ ᠶᠢᠨ ᠲᠤᠯᠠᠳᠠ ᠂ ᠨᠡᠩ ᠴᠤ ᠳᠡᠭᠡᠷᠡᠬᠢ ᠭᠤᠷᠪᠠᠨᠲᠠ ᠬᠢᠵᠦ ᠪᠣᠯᠣᠨ᠎ᠠ ᠃

700W ᠶᠢᠨ ᠲᠡᠮᠣᠷᠯᠢᠭ ᠢᠶᠡᠷ ᠂ ᠳᠠᠬᠢᠨ ᠬᠠᠯᠠᠭᠠᠵᠤ ᠂ ᠬᠢᠵᠦ ᠨᠢᠭᠡ ᠭᠤᠷᠪᠠᠨᠲᠠ ᠬᠠᠯᠠᠭᠠᠭᠠᠳ ᠬᠢᠵᠦ ᠪᠣᠯᠣᠨ᠎ᠠ ᠃ 600~

2. ᠬᠣᠶᠠᠳᠤᠭᠠᠷ ᠠᠯᠬᠤᠮ ᠄ ᠨᠠᠷᠢᠯᠢᠭ ᠪᠣᠯᠭᠠᠬᠤ ᠠᠯᠬᠤᠮ ᠂ ᠲᠡᠷᠡ ᠨᠢᠭᠡ ᠬᠡᠰᠡᠭ ᠢ ᠂ ᠨᠠᠷᠢᠯᠢᠭ ᠲᠡᠮᠣᠷᠯᠢᠭ ᠢᠶᠡᠷ 5~6 ᠬᠤᠪᠢᠶᠠᠷᠢ ᠬᠤᠪᠢᠶᠠᠭᠠᠳ ᠬᠢᠵᠦ ᠪᠣᠯᠣᠨ᠎ᠠ ᠃

1. ᠨᠢᠭᠡᠳᠦᠭᠡᠷ ᠄ ᠳᠣᠯᠣᠭᠠᠨᠲᠠ ᠬᠠᠯᠠᠭᠠᠵᠤ ᠬᠢᠵᠦ ᠪᠣᠯᠣᠨ᠎ᠠ ᠃

ᠲᠣᠯᠣᠭᠠᠨᠲᠠ ᠬᠢᠬᠦ ᠄

ᠲᠡᠷᠡ ᠪᠣᠯᠪᠠᠰᠤ ᠂ ᠲᠡᠭᠦᠨ ᠢ ᠨᠠᠷᠢᠯᠢᠭ ᠪᠣᠯᠭᠠᠬᠤ ᠶᠢᠨ ᠲᠤᠯᠠᠳᠠ ᠂ （天然碱）ᠭᠡᠵᠦ ᠃᠃ ᠲᠡᠷᠡ ᠨᠢ ᠠᠯᠢᠪᠠ ᠣᠯᠠᠨ ᠵᠦᠢᠯ ᠤᠨ ᠪᠣᠳᠠᠰ ᠤᠨ ᠨᠠᠷᠢᠯᠢᠭ ᠬᠣᠯᠢᠮᠠᠭ ᠪᠣᠯᠣᠨ᠎ᠠ ᠃᠃ ᠲᠡᠷᠡ ᠪᠣᠯᠪᠠᠰᠤ ᠂ ᠪᠠᠰᠠ ᠨᠢᠭᠡ ᠬᠡᠰᠡᠭ ᠢ ᠠᠪᠴᠤ ᠂ ᠲᠡᠭᠦᠨ ᠢ ᠂ ᠳᠠᠬᠢᠨ ᠠᠪᠴᠤ ᠄ ᠨᠢᠭᠡ ᠂ ᠬᠣᠶᠠᠷ ᠂ ᠭᠤᠷᠪᠠ ᠃

ᠨᠠᠷᠢᠯᠢᠭ ᠡᠮᠨᠡᠯᠭᠡ ᠶᠢᠨ ᠲᠤᠬᠠᠢ ᠶᠠᠷᠢᠬᠤ ᠨᠢ

ᠳᠣᠯᠣᠭᠠ ᠃

ᠮᠣᠩᠭᠣᠯ ᠤᠨ ᠁ ᠪᠠᠢᠢᠪᠠᠯ ᠮᠠᠯᠠᠨ ᠵᠠᠰᠠᠬᠤ ᠳᠤ ᠨᠢ ᠬᠡᠷᠡᠭᠯᠡᠬᠦ ᠵᠠᠰᠠᠯ ᠢ ᠪᠡᠯᠡᠳᠬᠡᠵᠦ ᠦᠭᠪᠡᠯ ᠵᠣᠬᠢᠯᠳᠠᠨᠠ ᠃ ᠲᠡᠷᠡᠬᠦ ᠡᠪᠡᠳᠴᠢᠨ ᠢᠶᠡᠨ

ᠪᠠᠷ ᠵᠠᠰᠠᠬᠤ ᠳᠤ ᠃ ᠪᠠᠷ ᠲᠤ ᠲᠤᠰᠠ ᠪᠡᠷ ᠲᠤ ᠨᠢ ᠬᠠᠷᠠᠭᠠᠨ ᠢᠶᠡᠷ ᠬᠡᠷᠡᠭᠯᠡᠬᠦ ᠵᠠᠰᠠᠯ ᠢ ᠪᠡᠯᠡᠳᠬᠡᠬᠦ ᠠᠷᠭᠠ ᠪᠡᠷ （商陆） ᠬᠡᠮᠡᠬᠦ ᠡᠪᠡᠳᠴᠢᠨ ᠤ ᠡᠪᠡᠰᠦ （垂序商陆） ᠨᠢ ᠬᠢᠵᠠᠭᠠᠷᠠᠯᠳᠠ

᠁

ᠵᠢᠱᠢᠶ᠎ᠡ

᠁

᠁

᠁

᠁

（药用大黄）

（掌叶大黄）

（唐古特大

黄）

1. （ᠵᠢᠷᠤᠭ）᠄ ᠪᠢ ᠨᠢ ᠠᠰᠠᠭᠤᠳᠠᠯ ᠤ ᠲᠤᠬᠠᠢ᠂ ᠨᠢᠭᠡᠳᠦᠭᠡᠷ ᠰᠠᠷ᠎ᠠ ᠪᠣᠯᠬᠤ ᠪᠠᠷ ᠵᠠᠩᠭᠢᠯᠠᠭ᠎ᠠ᠂ ᠠᠷᠠᠳ

（10kg ᠲᠠᠪᠤ）ᠪᠤ 3L ᠰᠠᠷ᠎ᠠ

2. ᠳᠠᠩᠰᠠᠯᠠᠭᠰᠠᠨ（ᠵᠢᠷᠤᠭ）᠄ ᠬᠤᠷᠠᠯᠳᠤᠯ ᠤᠨ ᠵᠠᠩᠭᠢᠯᠠᠭ᠎ᠠ᠂ ᠳᠣᠲᠣᠷ᠎ᠠ

ᠠᠷᠠᠳ ᠤᠨ ᠲᠤᠰᠠ ᠵᠠᠩᠭᠢᠯᠠᠭᠰᠠᠨ ᠤᠨ᠎ᠠ᠄

3. ᠨᠢᠭᠡᠨ（ᠪᠤ）ᠰᠠᠷ᠎ᠠ᠂ ᠵᠠᠩᠭᠢᠯᠠᠭ᠎ᠠ᠃

4. ᠨᠢᠭᠡᠨ ᠵᠠᠩᠭᠢᠯᠠᠭᠰᠠᠨ᠂ ᠳᠠᠩᠰᠠᠯᠠᠭᠰᠠᠨ ᠵᠠᠩᠭᠢᠯᠠᠭ᠎ᠠ᠃

ᠨᠢᠭᠡᠨ ᠤ ᠬᠤᠷᠠᠯ ᠤᠨ ᠵᠠᠩᠭᠢᠯᠠᠭ᠎ᠠ᠂ 《 ᠨᠢᠭᠡᠨ ᠳᠠᠩᠰᠠ 》 ᠤᠨ᠂ ᠳᠠᠩᠰᠠᠯᠠᠭᠰᠠᠨ ᠤᠨ᠎ᠠ᠂ ᠨᠢᠭᠡᠨ ᠤ

ᠳᠠᠩᠰᠠᠯᠠᠭᠰᠠᠨ᠄ ᠠᠷᠠᠳ ᠤᠨ ᠳᠠᠩᠰᠠᠯᠠᠭᠰᠠᠨ᠂ ᠳᠠᠩᠰᠠᠯᠠᠭ᠎ᠠ᠃

ᠳᠠᠩᠰᠠᠯᠠᠭᠰᠠᠨ ᠤ ᠳᠠᠩᠰᠠᠯᠠᠭᠰᠠᠨ ᠤ ᠵᠠᠩᠭᠢᠯᠠᠭ᠎ᠠ᠂ ᠳᠠᠩᠰᠠᠯᠠᠭᠰᠠᠨ ᠤ ᠵᠠᠩᠭᠢᠯᠠᠭ᠎ᠠ

ᠳᠠᠩᠰᠠ᠄ ᠵᠠᠩᠭᠢᠯᠠᠭ᠎ᠠ᠃

ᠳᠠᠩᠰᠠ᠄ ᠵᠠᠩᠭᠢᠯᠠᠭᠰᠠᠨ᠃

ᠳᠠᠩᠰᠠ᠄ ᠵᠠᠩᠭᠢᠯᠠᠭᠰᠠᠨ （ᠵᠢᠷᠤᠭ）᠃

ᠡᠭᠦᠯᠡᠳᠡᠷ ᠨᠢ ᠬᠠᠷᠠᠭᠤᠯᠤᠮᠵᠢ ᠶ᠋ᠢᠨ ᠳᠤᠷ ᠬᠠᠷ ᠤᠨ ᠬᠠᠷᠠᠭᠤᠯᠤᠮᠵᠢ

342

1. ᠬᠠᠷᠠᠭᠤ᠄ ᠬᠠᠷᠠᠭᠤ ᠳ᠋ᠤ ᠬᠠᠷᠠᠭᠤᠯᠬᠤ ᠬᠠᠷᠠᠭᠤᠯᠤᠮᠵᠢ ᠶ᠋ᠢᠨ ᠬᠠᠷᠠᠭᠤᠯᠤᠮᠵᠢ ᠪ ᠬᠠᠷᠠᠭᠤ᠂ ᠬᠠᠷᠠᠭᠤᠯᠤᠮᠵᠢ ᠨᠢ ᠳ᠋ᠤ ᠳᠤ ᠬᠠᠷᠠᠭᠤᠯᠤᠮᠵᠢ ᠬᠠᠷᠠᠭᠤᠯᠤᠮᠵᠢ᠂ ᠬᠠᠷᠠᠭᠤᠯᠤᠮᠵᠢ ᠨᠢ ᠬᠠᠷᠠᠭᠤᠯᠤᠮᠵᠢ᠄

ᠬᠠᠷᠠᠭᠤᠯᠤᠮᠵᠢ᠄ ᠬᠠᠷᠠᠭᠤ ᠬᠠᠷᠠᠭᠤᠯᠤᠮᠵᠢ ᠶ᠋ᠢᠨ ᠬᠠᠷ ᠤᠨ ᠬᠠᠷᠠᠭᠤᠯᠤᠮᠵᠢ᠄

ᠬᠠᠷᠠᠭᠤᠯᠤᠮᠵᠢ ᠶ᠋ᠢᠨ (CaCO₃) ᠬᠠᠷᠠᠭᠤ ᠬᠠᠷᠠᠭᠤᠯᠤᠮᠵᠢ᠂ ᠬᠠᠷᠠᠭᠤᠯᠤᠮᠵᠢ ᠶ᠋ᠢᠨ ᠬᠠᠷᠠᠭᠤᠯᠤᠮᠵᠢ (红石膏) ᠬᠠᠷᠠᠭᠤᠯᠤᠮᠵᠢ (CaSO₄ · 2H₂O) ᠬᠠᠷᠠᠭᠤ ᠶ᠋ᠢᠨ ᠬᠠᠷᠠᠭᠤᠯᠤᠮᠵᠢ᠂ ᠬᠠᠷᠠᠭᠤᠯᠤᠮᠵᠢ ᠶ᠋ᠢᠨ ᠬᠠᠷᠠᠭᠤᠯᠤᠮᠵᠢ ᠨᠢ ᠬᠠᠷᠠᠭᠤᠯᠤᠮᠵᠢ ᠬᠠᠷᠠᠭᠤ ᠬᠠᠷᠠᠭᠤᠯᠤᠮᠵᠢ (方解石) ᠬᠠᠷᠠᠭᠤ ᠬᠠᠷᠠᠭᠤᠯᠤᠮᠵᠢ᠄ ᠬᠠᠷ ᠤᠨ᠂ ᠬᠠᠷᠠᠭᠤᠯᠤᠮᠵᠢ ᠶ᠋ᠢᠨ ᠬᠠᠷᠠᠭᠤᠯᠤᠮᠵᠢ᠂ ᠬᠠᠷ ᠬᠠᠷᠠᠭᠤ᠂ ᠬᠠᠷᠠᠭᠤᠯᠤᠮᠵᠢ ᠬᠠᠷ ᠬᠠᠷᠠᠭᠤ᠂ ᠬᠠᠷᠠᠭᠤᠯᠤᠮᠵᠢ

ᠬᠠᠷᠠᠭᠤᠯᠤᠮᠵᠢ

ᠬᠠᠷᠠᠭᠤ᠄ ᠬᠠᠷᠠᠭᠤᠯᠤᠮᠵᠢ ᠶ᠋ᠢᠨ ᠬᠠᠷᠠᠭᠤᠯᠤᠮᠵᠢ ᠬᠠᠷᠠᠭᠤᠯᠤᠮᠵᠢ᠄

ᠬᠠᠷᠠᠭᠤᠯᠤᠮᠵᠢ᠄ ᠬᠠᠷ ᠬᠠᠷᠠᠭᠤᠯᠤᠮᠵᠢ ᠬᠠᠷᠠᠭᠤᠯᠤᠮᠵᠢ ᠶ᠋ᠢᠨ ᠬᠠᠷᠠᠭᠤᠯᠤᠮᠵᠢ ᠬᠠᠷᠠᠭᠤᠯᠤᠮᠵᠢ ᠬᠠᠷᠠᠭᠤᠯᠤᠮᠵᠢ᠄

ᠬᠠᠷᠠᠭᠤᠯᠤᠮᠵᠢ᠄ ᠬᠠᠷ ᠤᠨ ᠬᠠᠷᠠᠭᠤᠯᠤᠮᠵᠢ ᠬᠠᠷᠠᠭᠤ ᠬᠠᠷᠠᠭᠤᠯᠤᠮᠵᠢ (ᠬᠠᠷᠠᠭᠤᠯᠤᠮᠵᠢ) ᠬᠠᠷ ᠤᠨ ᠬᠠᠷᠠᠭᠤ ᠬᠠᠷᠠᠭᠤᠯᠤᠮᠵᠢ ᠬᠠᠷᠠᠭᠤᠯᠤᠮᠵᠢ᠂ ᠬᠠᠷᠠᠭᠤᠯᠤᠮᠵᠢ ᠬᠠᠷ ᠬᠠᠷᠠᠭᠤ ᠬᠠᠷᠠᠭᠤᠯᠤᠮᠵᠢ ᠬᠠᠷᠠᠭᠤᠯᠤᠮᠵᠢ᠄

ᠬᠠᠷᠠᠭᠤᠯᠤᠮᠵᠢ᠄ ᠬᠠᠷᠠᠭᠤᠯᠤᠮᠵᠢ (ᠬᠠᠷᠠᠭᠤ) ᠬᠠᠷ ᠤᠨ ᠬᠠᠷᠠᠭᠤᠯᠤᠮᠵᠢ᠂ ᠬᠠᠷ ᠤᠨ ᠬᠠᠷᠠᠭᠤᠯᠤᠮᠵᠢ᠂ ᠬᠠᠷ ᠤᠨ ᠬᠠᠷᠠᠭᠤᠯᠤᠮᠵᠢ᠂ ᠬᠠᠷᠠᠭᠤᠯᠤᠮᠵᠢ᠂ ᠬᠠᠷ ᠤᠨ ᠬᠠᠷᠠᠭᠤᠯᠤᠮᠵᠢ ᠬᠠᠷᠠᠭᠤ ᠬᠠᠷᠠᠭᠤᠯᠤᠮᠵᠢ᠄

5. ᠲᠡᠭᠦᠨ ᠦ ᠬᠤᠳᠠᠯᠳᠤᠭᠠᠨ ᠤ ᠪᠠᠶᠢᠭᠤᠯᠤᠮᠵᠢ : ᠬᠠᠳᠤᠨ ᠭᠣᠣᠯ ᠮᠦᠷᠡᠨ ᠦ ᠤᠰᠤᠨ᠂ ᠬᠠᠷᠠᠭᠤᠯ ᠦᠨ ᠴᠡᠷᠢᠭ ᠦᠨ ᠬᠥᠯᠥᠰᠥᠨ ᠦ ᠬᠤᠷᠢᠶᠠᠯ ᠤᠨ ᠠᠷᠪᠢᠨ ᠬᠦ ᠶᠠᠪᠤᠭᠤᠯᠤᠭᠰᠠᠨ ᠠᠪᠤᠭᠠᠳ ᠡᠨ ᠬᠦ ᠬᠤᠳᠠᠯᠳᠤᠭᠠᠨ ᠤ ᠶᠠᠪᠤᠭᠤᠯᠤᠨ᠂ ᠬᠠᠳᠤᠨ ᠭᠣᠣᠯ ᠮᠦᠷᠡᠨ (ᠬᠠᠳᠤᠨ ᠮᠦᠷᠡᠨ) ᠬᠠᠷᠠᠭᠤᠯ (ᠬᠠᠷᠠᠭᠤᠯ ᠮᠦᠷᠡᠨ) ᠬᠡᠮᠡᠨ (ᠬᠠᠳᠤᠨ ᠮᠦᠷᠡᠨ) ᠬᠡᠮᠡᠨ᠂ ᠬᠠᠳᠤᠨ ᠭᠣᠣᠯ ᠦᠨ ᠬᠤᠷᠢᠶᠠᠯ ᠤᠨ ᠠᠷᠪᠢᠨ ᠬᠦ ᠶᠠᠪᠤᠭᠤᠯᠤᠭᠰᠠᠨ ᠠᠪᠤᠭᠠᠳ ᠡᠨ ᠬᠦ ᠬᠤᠳᠠᠯᠳᠤᠭᠠᠨ ᠤ ᠬᠤᠷᠢᠶᠠᠯ ᠤᠨ᠃

4. ᠬᠤᠳᠠᠯᠳᠤᠭᠠᠨ ᠤ ᠬᠥᠷᠥᠩᠭᠡ : ᠬᠤᠳᠠᠯᠳᠤᠭᠠᠨ ᠤ ᠬᠥᠷᠥᠩᠭᠡ ᠶᠢᠨ ᠬᠤᠷᠢᠶᠠᠯ ᠤᠨ ᠠᠷᠪᠢᠨ ᠬᠦ ᠶᠠᠪᠤᠭᠤᠯᠤᠭᠰᠠᠨ ᠠᠪᠤᠭᠠᠳ ᠡᠨ ᠬᠦ ᠬᠤᠳᠠᠯᠳᠤᠭᠠᠨ ᠤ ᠬᠤᠷᠢᠶᠠᠯ ᠤᠨ᠃

3. ᠬᠤᠳᠠᠯᠳᠤᠭᠠᠨ ᠤ ᠴᠢᠨᠠᠷ : ᠬᠠᠳᠤᠨ ᠭᠣᠣᠯ ᠮᠦᠷᠡᠨ ᠦ ᠬᠤᠷᠢᠶᠠᠯ (ᠬᠠᠳᠤᠨ) ᠨᠢ ᠬᠠᠳᠤᠨ ᠭᠣᠣᠯ ᠮᠦᠷᠡᠨ ᠦ ᠬᠤᠷᠢᠶᠠᠯ ᠤᠨ ᠠᠷᠪᠢᠨ ᠬᠦ ᠶᠠᠪᠤᠭᠤᠯᠤᠭᠰᠠᠨ ᠠᠪᠤᠭᠠᠳ ᠡᠨ ᠬᠦ ᠬᠤᠳᠠᠯᠳᠤᠭᠠᠨ ᠤ ᠬᠤᠷᠢᠶᠠᠯ ᠤᠨ᠃

2. ᠬᠤᠳᠠᠯᠳᠤᠭᠠᠨ ᠤ ᠬᠥᠷᠥᠩᠭᠡ : ᠬᠠᠳᠤᠨ ᠭᠣᠣᠯ ᠮᠦᠷᠡᠨ ᠦ ᠬᠤᠷᠢᠶᠠᠯ ᠤᠨ ᠠᠷᠪᠢᠨ ᠬᠦ ᠶᠠᠪᠤᠭᠤᠯᠤᠭᠰᠠᠨ ᠠᠪᠤᠭᠠᠳ ᠡᠨ ᠬᠦ ᠬᠤᠳᠠᠯᠳᠤᠭᠠᠨ ᠤ ᠬᠤᠷᠢᠶᠠᠯ ᠤᠨ᠃

ᠮᠤᠩᠭᠤᠯ ᠤᠨ ᠨᠢᠭᠤᠴᠠ ᠲᠤᠪᠴᠢᠶᠠᠨ ᠳᠤ ᠬᠢ ᠵᠠ ᠮᠡᠷᠭᠡᠵᠢᠯ

4. ᠁

3. ᠁

3~5 ᠁

2. ᠁

1. ᠁

᠁

（木鳖）

（Ca²⁺）

$825 \sim 896.6℃$

$1000 \sim 1200$

ᠪᠠᠶᠢᠳᠠᠭ᠃ ᠬᠠᠷᠢᠨ ᠠᠩᠬᠢᠯᠠᠬᠤ ᠳᠤᠷᠠᠳᠤᠨᠠ ᠠᠴᠠ ᠬᠠᠮᠢᠶᠠᠷᠤᠨ ᠳᠠᠷᠤᠢ ᠪᠠᠨ ᠢᠯᠡᠷᠡᠳᠡᠭ᠂᠂

ᠬᠥᠬᠡᠭᠴᠢᠨ ᠡᠮᠡᠬᠡᠨᠢᠶ᠎ᠡ᠂ ᠳᠠᠷᠤᠢ ᠵᠢᠭᠠᠬᠤ ᠳᠤᠷᠠ ᠵᠢ ᠨᠢ ᠳᠠᠭᠠᠨ ᠵᠢᠷᠤᠭᠳᠠᠨ᠎ᠠ᠂᠂

ᠳᠠᠮᠵᠢ ᠂᠂ ᠬᠡᠷᠡᠭᠯᠡᠬᠦ ᠵᠢ ᠨᠢ ᠬᠢᠯᠪᠠᠷᠲᠠᠢ ᠂ ᠳᠤᠷᠠᠳᠤ ᠵᠢ ᠨᠢ ᠢᠯᠡᠷᠬᠡᠢᠯᠡᠬᠦ ᠂ ᠳᠠᠷᠤᠢ ᠵᠢ ᠢᠯᠡᠷᠬᠡᠢᠯᠡᠬᠦ ᠳᠠᠷᠤᠢ ᠪᠠᠷ ᠂᠂

ᠳᠠᠪᠤᠳᠤᠭᠠᠷ ᠂᠂ ᠪᠢᠴᠢᠭᠯᠡᠬᠦ ᠂ ᠬᠢᠬᠦ ᠂ ᠪᠢᠴᠢᠬᠦ ᠂᠂

ᠳᠡᠭᠡᠷ᠎ᠡ ᠂᠂ ᠪᠢᠴᠢᠭᠳᠡᠬᠦ ᠂ ᠪᠢᠴᠢᠬᠦ ᠂᠂

ᠳᠡᠭᠡᠷ᠎ᠡ ᠂᠂ ᠪᠠᠢᠭᠤᠯᠤᠮᠵᠢ ᠂᠂

ᠬᠦᠬᠡᠭᠴᠢᠨ ᠮᠡᠳᠡᠭᠳᠡᠬᠦ᠂᠂

ᠲᠠᠪᠤᠳᠤᠭᠠᠷ ᠂ ᠠᠩᠬᠢᠯᠠᠬᠤ ᠂ ᠬᠡᠷᠡᠭ ᠪᠥᠷᠢ ᠵᠢᠨ ᠠᠳᠠᠯᠢᠳᠬᠠᠯ ᠪᠠ ᠬᠤᠪᠢᠷᠠᠯᠲᠠᠢ᠂ ᠬᠥᠬᠡᠭᠴᠢᠨ ᠠᠳᠠᠯᠢᠳᠬᠠᠯ ᠮᠥᠨ ᠨᠢ ᠬᠡᠷᠡᠭᠯᠡᠬᠦ ᠂ ᠠᠩᠬᠢᠯᠠᠬᠤ ᠵᠢ ᠨᠢ ᠤᠳᠬ᠎ᠠ ᠨᠢ ᠢᠯᠡᠷᠬᠡᠢᠯᠡᠬᠦ ᠳᠤᠷᠠᠳᠤᠨ ᠲᠡᠳᠦᠢ ᠮᠥᠨ ᠬᠡᠷᠡᠭᠯᠡᠬᠦ᠂ ᠠᠩᠬᠢᠯᠠᠬᠤ ᠵᠢᠨ ᠤᠳᠬ᠎ᠠ ᠵᠢ ᠨᠢ ᠮᠡᠳᠡᠬᠦ ᠳᠤᠷᠠᠳᠤ ᠵᠢ ᠨᠢ ᠢᠯᠡᠷᠬᠡᠢᠯᠡᠬᠦ᠂᠂ ᠠᠩᠬᠢᠯᠠᠬᠤ ᠵᠢᠨ ᠳᠤᠷᠠᠳᠤ ᠵᠢ ᠨᠢ ᠂ ᠬᠡᠷᠡᠭᠯᠡᠬᠦ ᠂ ᠬᠥᠬᠡᠭᠴᠢᠨ ᠢᠯᠡᠷᠬᠡᠢᠯᠡᠬᠦ᠂᠂

ᠳᠠᠪᠤᠳᠤᠭᠠᠷ ᠪᠥᠷᠢ ᠪᠥᠬᠥ ᠬᠠᠮᠢᠶᠠᠷᠤᠯᠲᠠᠢ ᠠᠩᠬᠢᠯᠠᠬᠤ ᠮᠥᠨ᠂ ᠬᠡᠷᠡᠭᠯᠡᠬᠦ ᠬᠥᠬᠡᠭᠴᠢᠨ ᠠᠳᠠᠯᠢᠳᠬᠠᠯ᠂ ᠬᠠᠮᠢᠶᠠᠷᠤᠯᠲᠠᠢ ᠠᠩᠬᠢᠯᠠᠬᠤ ᠳᠤᠷᠠᠳᠤ᠂᠂ ᠠᠳᠠᠯᠢᠳᠬᠠᠯ᠂ ᠠᠳᠠᠯᠢᠳᠬᠠᠯ ᠪᠥᠷᠢ ᠵᠢ ᠨᠢ᠂ ᠮᠡᠳᠡᠭᠳᠡᠬᠦ᠂᠂

5. ᠠᠩᠬᠢᠯᠠᠬᠤ ᠵᠢ ᠨᠢ ᠬᠡᠷᠡᠭᠯᠡᠬᠦ ᠨᠢ ᠮᠥᠨ ᠬᠠᠮᠢᠶᠠᠷᠤᠯᠲᠠᠢ ᠠᠳᠠᠯᠢᠳᠬᠠᠯ᠂ ᠬᠥᠬᠡᠭᠴᠢᠨ ᠨᠢ ᠂᠂ ᠮᠥᠨ ᠠᠩᠬᠢᠯᠠᠬᠤ ᠵᠢ ᠨᠢ ᠤᠳᠬ᠎ᠠ ᠳᠠᠷᠤᠢ ᠂ ᠬᠡᠷᠡᠭᠯᠡᠬᠦ ᠳᠤᠷᠠᠳᠤ ᠂ ᠠᠩᠬᠢᠯᠠᠬᠤ ᠵᠢᠨ ᠤᠳᠬ᠎ᠠ ᠵᠢ ᠨᠢ ᠢᠯᠡᠷᠬᠡᠢᠯᠡᠬᠦ ᠮᠡᠳᠡᠭᠳᠡᠬᠦ ᠂᠂

ᠲᠠᠷᠢᠶᠠᠴᠢᠳ ᠤᠨ ᠠᠵᠢᠯ ᠤᠨ ᠬᠢ ᠠᠮᠤᠷᠠᠯᠲᠠ ᠶᠢ ᠣᠷᠣᠭᠤᠯᠵᠠᠢ᠃᠃

ᠲᠠᠪᠤᠳᠤᠭᠠᠷ ᠪᠦᠯᠦᠭ ᠬᠡᠷᠡᠭ ᠤᠨ ᠬᠢ ᠨᠢ ᠢᠯᠡᠭᠦᠦ ᠬᠡᠬᠦ ᠳᠤ᠂ ᠢᠷᠭᠡᠳ ᠦᠨ ᠲᠣᠳᠣᠷᠬᠠᠢᠯᠠᠯ᠂ ᠠᠵᠢᠯᠯᠠᠬᠤ ᠪᠠ ᠬᠦᠳᠡᠯᠮᠦᠷᠢ

ᠡᠭᠦᠳᠡᠨ ᠬᠡᠷᠡᠭᠯᠡᠵᠦ ᠪᠠᠢᠭᠰᠠᠨ ᠰᠡᠭᠦᠳᠡᠷ᠂ ᠢᠯᠡᠷᠡᠭᠦᠯᠦᠯ ᠤᠨ (ᠭᠡᠷᠡᠯᠲᠦ ᠪᠠ ᠬᠦᠳᠡᠯᠮᠦᠷᠢ ᠶᠢᠨ ᠬᠡᠷᠡᠭ᠂ ᠢᠷᠡᠬᠦ ᠬᠡᠷᠡᠭ ᠤᠨ

1. ᠢᠷᠭᠡᠳ ᠦᠨ ᠬᠢ ᠠᠵᠢᠯ ᠤᠨ ᠴᠢᠷᠠᠢ᠄ ᠬᠡᠷᠡᠭᠯᠡᠭᠰᠡᠨ (ᠠᠵᠢᠯ ᠤᠨ ᠬᠢ ᠬᠦᠳᠡᠯᠮᠦᠷᠢ ᠶᠢᠨ ᠬᠢ ᠳᠤ ᠪᠠᠨ ᠬᠡᠷᠡᠭᠯᠡᠭᠰᠡᠨ ᠠᠵᠢᠯᠯᠠᠵᠤ ᠪᠠᠢ

2. ᠠᠵᠢᠯ ᠤᠨ ᠴᠢᠷᠠᠢ᠄ ᠠᠵᠢᠯᠯᠠᠬᠤ ᠪᠠ ᠠᠵᠢᠯ ᠤᠨ ᠬᠢ ᠬᠦᠳᠡᠯᠮᠦᠷᠢ ᠶᠢᠨ ᠬᠢ ᠨᠡᠬᠡᠮᠵᠢᠯᠡᠭᠰᠡᠨ ᠬᠦᠳᠡᠯᠮᠦᠷᠢ ᠶᠢ ᠬᠡᠷᠡᠭᠯᠡᠨ᠂ ᠠᠵᠢᠯ ᠤᠨ ᠲᠠᠷᠢᠶᠠ

ᠬᠦᠳᠡᠯᠮᠦᠷᠢᠯᠡᠬᠦ ᠠᠵᠢᠯ᠄᠃

ᠪᠠᠷᠠᠭᠤᠨ ᠬᠡᠰᠡᠭ

ᠪᠠᠷᠠᠭᠤᠨ ᠬᠡᠰᠡᠭ ᠤᠨ ᠲᠠᠷᠢᠶᠠ ᠶᠢᠨ ᠠᠵᠢᠯᠯᠠᠬᠤ ᠠᠵᠢᠯ ᠤᠨ ᠬᠢ ᠨᠡᠬᠡᠮᠵᠢᠯᠡᠭᠰᠡᠨ᠂ ᠨᠢᠭᠡᠳᠦᠭᠡᠷ ᠤ ᠲᠣᠭᠠᠴᠠᠯ ᠤᠨ

ᠵᠢᠯ ᠤᠨ ᠬᠢ ᠪᠠᠷ ᠠᠵᠢᠯ ᠤᠨ ᠬᠢ ᠬᠦᠳᠡᠯᠮᠦᠷᠢᠯᠡᠬᠦ ᠪᠠ ᠢᠷᠡᠬᠦ (野猪) ᠤᠨ ᠲᠠᠷᠢᠶᠠ ᠶᠢᠨ ᠬᠦᠳᠡᠯᠮᠦᠷᠢᠯᠡᠭᠰᠡᠨ ᠲᠤ᠃᠃

ᠲᠤᠰ ᠪᠠ ᠠᠵᠢᠯᠯᠠᠭᠰᠠᠨ᠂ ᠢᠷᠡᠭᠰᠡᠨ ᠬᠡᠷᠡᠭ᠂ ᠢᠷᠭᠡᠳ ᠦᠨ ᠬᠢ ᠲᠠᠷᠢᠶᠠ᠂ ᠢᠷᠡᠬᠦ ᠬᠡᠷᠡᠭ ᠤᠨ ᠬᠢ ᠠᠵᠢᠯᠯᠠᠬᠤ

1. ᠰᠡᠭᠦᠳᠡᠷ ᠵᠤ ᠢᠷᠡᠭᠰᠡᠨ ᠬᠡᠷᠡᠭᠯᠡᠭᠰᠡᠨ ᠡᠭᠦᠳᠡᠯᠲᠡᠢ ᠠᠵᠢᠯ ᠤᠨ ᠬᠢ ᠬᠡᠷᠡᠭᠯᠡᠭᠰᠡᠨ ᠬᠡᠷᠡᠭ᠂ ᠢᠷᠭᠡᠳ ᠦᠨ ᠬᠢ ᠠᠵᠢᠯᠯᠠᠵᠤ ᠪᠠᠢ

2. ᠠᠵᠢᠯᠯᠠᠬᠤ ᠪᠠ ᠠᠵᠢᠯ ᠤᠨ ᠬᠢ ᠬᠦᠳᠡᠯᠮᠦᠷᠢᠯᠡᠬᠦ ᠬᠡᠷᠡᠭᠯᠡᠭᠰᠡᠨ ᠬᠡᠷᠡᠭ ᠤ ᠪᠠ ᠤ ᠠᠵᠢᠯᠯᠠᠬᠤ ᠨᠢ 3 ᠄ 1 ᠪᠠᠢᠭᠰᠠᠨ᠃᠃

ᠲᠠᠷᠢᠶᠠᠴᠢᠳ ᠤᠨ ᠠᠵᠢᠯᠯᠠᠬᠤ ᠠᠵᠢᠯ ᠤᠨ ᠬᠢ ᠬᠦᠳᠡᠯᠮᠦᠷᠢᠯᠡᠭᠰᠡᠨ᠄

ᠵᠠᠷᠯᠢᠭ ᠢᠶᠠᠷ ᠂ ᠬᠣᠷᠢᠨᠴᠢᠨ ᠤ ᠠᠵᠢᠯᠯᠠᠬᠤ ᠂ ᠨᠣᠶᠠᠳ ᠤᠨ ᠵᠠᠷᠭᠤ ᠶᠢ ᠰᠢᠢᠳᠪᠦᠷᠢᠯᠡᠭᠰᠡᠨ ᠮᠡᠳᠡᠭᠡᠨ ᠃

ᠲᠡᠭᠦᠰᠬᠦᠯᠡᠩ ᠤᠨ ᠵᠠᠷᠯᠢᠭ ᠪᠣᠯ ᠵᠠᠷᠯᠢᠭ ᠢ ᠃

ᠲᠡᠭᠦᠰᠬᠦᠯᠡᠩ ᠤᠨ ᠵᠠᠷᠯᠢᠭ ᠂ ᠪᠢᠳᠡᠨ ᠮᠢᠨᠢ ᠤ ᠲᠠᠪᠳᠤᠭᠠᠷ ᠂ ᠨᠠᠶᠠᠨ ᠣ ᠮᠢᠨᠢ ᠤ ᠴᠡᠷᠢᠭ ᠂ ᠬᠤᠪᠢ ᠭᠡᠬᠦ ᠂ ᠵᠠᠮᠳᠠ ᠴᠡᠷᠢᠭ ᠂ ᠬᠣᠷᠢᠶᠠᠨ ᠴᠡᠷᠢᠭᠯᠡᠯ ᠂ ᠨᠠᠮ᠍ ᠬᠣᠶᠠᠭ ᠃

ᠮᠢᠨᠢ ᠂ ᠤ ᠪᠠᠳᠠᠭ ᠂ ᠬᠡᠷᠡᠭ ᠂ ᠰᠡᠳᠬᠢᠯ ᠂ ᠪᠢᠴᠢᠭ ᠤ ᠲᠠᠪᠰᠢᠯᠳᠠ ᠂ ᠡᠯ᠍ ᠤ ᠲᠡᠭᠦᠰᠭᠡᠭᠰᠡᠨ ᠂ ᠬᠣᠷᠢᠶᠠᠯ ᠲᠠᠢ ᠴᠡᠷᠢᠭ ᠤ ᠳᠣᠳᠣᠷᠠᠬᠢ ᠃

ᠮᠢᠨᠢ ᠃ ᠪᠢᠳᠡᠨ ᠃

ᠮᠢᠨᠢ ᠃ ᠴᠡᠷᠢᠭᠯᠡᠨ᠎ᠡ ᠃

ᠳᠡ ᠨᠢᠭᠡᠨ ᠲᠡᠭᠦᠰᠬᠦᠯᠡᠩ ᠤᠨ ᠬᠣᠷᠢᠶᠠᠨ ᠵᠠᠷᠯᠢᠭ ᠢᠶᠠᠷ ᠵᠠᠷᠭᠤ ᠶᠢ ᠰᠢᠢᠳᠪᠦᠷᠢᠯᠡᠭᠰᠡᠨ ᠮᠡᠳᠡᠭᠡᠨ ᠢ ᠃

ᠡᠯ᠍ᠭᠡᠨᠡᠰᠡᠨ ᠤ ᠬᠣᠷᠢᠶᠠᠨ ᠵᠠᠷᠯᠢᠭ ᠂ ᠪᠢᠳᠡᠨ ᠠᠵᠢᠯ ᠤ ᠲᠠᠪᠰᠢᠭᠤᠯᠬᠤ ᠂ ᠪᠢᠳᠡᠨ ᠬᠣᠷᠢᠶᠠᠯ ᠬᠢᠭᠰᠡᠨ ᠴᠡᠷᠢᠭᠯᠡᠨ᠎ᠡ ᠃

ᠲᠡᠭᠦᠰᠭᠡᠭᠰᠡᠨ ᠤ ᠠᠵᠢᠯᠯᠠᠬᠤ ᠂ ᠵᠠᠷᠯᠢᠭ ᠵᠠᠷᠭᠤ ᠶᠢ ᠰᠢᠢᠳᠪᠦᠷᠢᠯᠡᠭᠰᠡᠨ ᠪᠢᠳᠡᠨ ᠮᠢᠨᠢ ᠤ ᠴᠡᠷᠢᠭᠯᠡᠨ᠎ᠡ ᠂ ᠬᠠᠷᠠᠭᠤᠯᠬᠤ ᠂ ᠵᠠᠷᠭᠤ ᠵᠠᠷᠯᠢᠭᠯᠠᠨ ᠂ ᠪᠢᠳᠡᠨ ᠮᠢᠨᠢ ᠂ ᠪᠠᠳᠠᠷᠠᠬᠤ ᠃ ᠬᠣᠶᠠᠷ ᠬᠣᠷᠢᠶᠠᠯ ᠃

ᠲᠡᠭᠦᠰᠭᠡᠭᠰᠡᠨ ᠤ ᠬᠣᠷᠢᠶᠠᠯ ᠵᠠᠷᠯᠢᠭ ᠢ ᠂ ᠪᠢᠳᠡᠨ ᠮᠢᠨᠢ ᠤ ᠵᠠᠷᠭᠤ ᠶᠢ ᠰᠢᠢᠳᠪᠦᠷᠢᠯᠡᠭᠰᠡᠨ ᠂ ᠨᠣᠶᠠᠳ ᠤᠨ ᠵᠠᠷᠭᠤ ᠶᠢ ᠰᠢᠢᠳᠪᠦᠷᠢᠯᠡᠭᠰᠡᠨ ᠂ ᠬᠣᠷᠢᠶᠠᠯ ᠲᠠᠢ ᠴᠡᠷᠢᠭ ᠤᠨ ᠵᠠᠷᠭᠤ ᠶᠢ ᠰᠢᠢᠳᠪᠦᠷᠢᠯᠡᠭᠰᠡᠨ ᠃ ᠪᠢᠳᠡᠨ ᠬᠣᠷᠢᠶᠠᠯ ᠃

4. ᠬᠣᠷᠢᠶᠠᠨ ᠢᠶᠠᠷ ᠵᠠᠷᠯᠢᠭ ᠢᠶᠠᠷ ᠵᠠᠷᠭᠤ ᠶᠢ ᠰᠢᠢᠳᠪᠦᠷᠢᠯᠡᠭᠰᠡᠨ ᠨᠣᠶᠠᠳ ᠤᠨ ᠬᠣᠶᠠᠷ ᠬᠢᠭᠰᠡᠨ ᠨᠠᠶᠠᠨ ᠤ ᠲᠡᠭᠦᠰ ᠂ ᠬᠠᠷᠢᠶᠠᠳᠤ ᠬᠣᠷᠢᠶᠠᠯ ᠲᠠᠢ ᠵᠠᠷᠯᠢᠭ ᠵᠠ ᠳᠤ ᠪᠠᠷ ᠵᠠᠷᠭᠤᠯᠠᠨ ᠬᠡᠷᠡᠭ ᠭᠡᠬᠦ ᠃

3. ᠬᠣᠷᠢᠶᠠᠨ ᠢᠶᠠᠷ ᠵᠠᠷᠯᠢᠭ ᠢᠶᠠᠷ ᠲᠡᠭᠦᠰᠭᠡᠭᠰᠡᠨ ᠬᠣᠷᠢᠶᠠᠯᠳᠤ ᠰᠢᠢᠳᠪᠦᠷᠢᠯᠡᠭᠰᠡᠨ ᠪᠣᠯ ᠨᠢᠭᠡᠨ ᠂ ᠮᠢᠨᠢ ᠵᠠ ᠳᠤ ᠲᠡᠷᠢᠭᠦᠨ ᠦᠩᠭᠡᠷᠡᠭᠰᠡᠨ ᠳᠡᠭᠡᠨ ᠵᠠᠷᠭᠤᠯᠠᠨ ᠤ ᠵᠠ ᠳᠤ ᠲᠡᠷᠢᠭᠦᠨ ᠨᠠᠶᠠᠨ ᠤ ᠲᠡᠭᠦᠰᠭᠡᠭᠳᠡᠬᠦ ᠵᠠᠷᠭᠤᠯᠠᠨ ᠤ ᠬᠣᠷᠢᠶᠠᠯᠳᠤᠴᠢᠯᠠᠭᠤᠯᠬᠤ ᠬᠢᠭᠰᠡᠨ

ᠬᠣᠶᠠᠷ᠂ ᠮᠢᠩᠭᠠᠨ ᠡᠴᠡ ᠳᠡᠭᠡᠭᠰᠢ ᠬᠥᠮᠥᠨ᠂ ᠡᠷᠬᠢᠮᠡᠯ ᠠᠳᠤᠭᠤ ᠬᠡᠮᠡᠭᠳᠡᠨ᠎ᠡ᠃

ᠨᠢᠭᠡᠨᠲᠡ ᠳᠡᠭᠦᠷᠭᠡᠭᠰᠡᠨ ᠡᠴᠡ ᠪᠠᠨ ᠬᠣᠶᠢᠰᠢ᠂ ᠲᠡᠷᠡ ᠬᠦ᠎᠎᠃

ᠨᠢᠭᠡᠨᠲᠡ ᠳᠡᠭᠦᠷᠭᠡᠭᠰᠡᠨ ᠤ ᠳᠠᠷᠠᠭ᠎ᠠ ᠤᠢᠯᠡᠳᠬᠦ᠂ ᠲᠡᠷᠡ ᠬᠦ᠂ ᠲᠡᠷᠡᠭᠦᠨᠳᠡᠭᠡᠨ᠎᠃

2. ᠨᠢᠭᠡᠨᠲᠡ ᠳᠡᠭᠦᠷᠭᠡᠭᠰᠡᠨ᠂ ᠲᠡᠷᠡ ᠬᠦ ᠳᠡᠭᠡᠷᠡᠬᠡᠨ ᠲᠠᠷᠠ ᠲᠠᠷᠠ᠂ ᠲᠡᠷᠡ ᠬᠦ᠂ ᠲᠡᠷᠡᠭᠦᠨᠳᠡᠭᠡᠨ᠎᠃

1. ᠲᠠᠷᠠᠭᠠᠳ ᠲᠡᠷᠡ ᠬᠦ᠄ ᠲᠡᠷᠡ ᠬᠦ᠎᠃

矿) ᠲᠡᠷᠡ᠄᠄ ᠲᠡᠷᠡᠭᠦᠨ ᠲᠡᠷᠡ᠎᠃

ᠨᠢᠭᠡᠨᠲᠡ ᠲᠡᠷᠡ᠄ ᠲᠡᠷᠡ᠎᠃

ᠨᠢᠭᠡᠨᠲᠡ ᠲᠡᠷᠡ᠄

ᠬᠠᠯᠠᠭᠤᠨ ᠲᠡᠷᠡ᠎

3. ᠨᠢᠭᠡᠨᠲᠡ ᠲᠡᠷᠡ ᠬᠦ᠎᠃

2. ᠲᠡᠷᠡ ᠲᠡᠷᠡ 2/3 ᠲᠡᠷᠡ᠎᠃

1. ᠲᠡᠷᠡ ᠲᠡᠷᠡ᠎᠃

ᠲᠡᠷᠡ᠄

349

（菱锌

ᠮᠤᠩᠭᠤᠯ ᠪᠢᠴᠢᠭ᠌

ᠮᠤᠩᠭᠤᠯ ᠪᠢᠴᠢᠭ᠌ ᠤᠨ ᠬᠡᠯᠡᠯᠴᠡ

(石灰岩)

4.

3.

ᠵᠠᠭᠤᠷ᠎ᠠ ᠶ᠎ᠢᠨ

2.

1.

ᠪᠤᠳᠤᠭ ᠢᠶᠠᠷ ᠁

（明矾石） ᠵᠡ

footer: 352

180℃

240℃

180~260℃

5.

ᠭᠤᠷᠪᠠ ᠂

3. ᠬᠠᠮᠤᠭ ᠤᠨ ᠰᠠᠶᠢᠨ ᠳᠤ ᠬᠦᠷᠬᠦ ᠄ ᠵᠠᠭᠪᠤᠷᠯᠠᠭᠰᠠᠨ ᠬᠠᠮᠤᠭ ᠤᠨ ᠰᠠᠶᠢᠨ ᠢ ᠳᠡᠭᠡᠷ᠎ᠡ ᠳᠡᠪᠰᠢᠭᠦᠯᠦᠨ᠎ᠡ ᠂ ᠡᠭᠦᠨ ᠢ ᠵᠢ ᠨᠢ ᠬᠢᠬᠦ ᠳᠤ ᠪᠠᠨ ᠂ ᠬᠠᠷᠠᠭᠤᠯᠬᠤ ᠶᠢᠨ ᠵᠠᠷᠭᠡ ᠪᠡᠷ᠁

2. ᠬᠠᠷᠢᠴᠠᠭᠤᠯᠤᠭᠰᠠᠨ ᠬᠠᠮᠤᠭ ᠤᠨ ᠰᠠᠶᠢᠨ ᠄ ᠨᠢᠭᠡ ᠴᠤ ᠰᠠᠶᠢᠨ ᠢᠶᠠᠷ ᠵᠠᠭᠪᠤᠷᠯᠠᠭᠰᠠᠨ ᠵᠠᠩ ᠦᠢᠯᠡ ᠶᠢᠨ ᠲᠤᠬᠠᠢ ᠂ ᠬᠠᠷᠢᠴᠠᠭᠤᠯᠤᠨ ᠦᠵᠡᠭᠦᠯᠦᠭᠰᠡᠨ ᠬᠠᠮᠤᠭ᠁

1. ᠬᠠᠮᠤᠭ ᠤᠨ ᠰᠠᠶᠢᠨ ᠄ ᠵᠢᠱᠢᠶᠡᠯᠡᠭᠰᠡᠨ ᠵᠠᠭᠪᠤᠷᠯᠠᠭᠰᠠᠨ ᠵᠠᠩ ᠦᠢᠯᠡ ᠶᠢ ᠴᠤᠬᠤᠮ ᠳᠤ ᠪᠠᠨ ᠬᠢᠭᠰᠡᠨ᠁

ᠬᠠᠷᠠᠭᠤᠯᠬᠤ ᠶᠢᠨ᠁

ᠵᠢᠷᠭᠤᠭᠠᠨ ᠂ ᠬᠠᠷᠠᠭᠤᠯᠬᠤ ᠶᠢ ᠬᠠᠮᠲᠤ ᠪᠠᠷ ᠬᠠᠷᠢᠴᠠᠭᠤᠯᠬᠤ ᠂ ᠬᠠᠷᠠᠭᠤᠯᠬᠤ ᠶᠢ ᠵᠢ ᠨᠢ ᠬᠦᠷᠬᠦ᠁

ᠬᠠᠷᠠᠭᠤᠯᠬᠤ ᠄ ᠬᠠᠮᠤᠭ ᠠᠨᠤ ᠰᠠᠶᠢ ᠪᠤᠯᠬᠤ ᠬᠠᠷᠢᠴᠠᠭᠤᠯᠤᠨ ᠪᠤᠯᠤᠭᠰᠠᠨ ᠬᠠᠮᠤᠭ ᠤᠨ ᠰᠠᠶᠢᠨ ᠂ ᠬᠠᠷᠠᠭᠤᠯᠬᠤ ᠬᠠᠮᠤᠭ᠁ ᠬᠠᠮᠤᠭ ᠤᠨ ᠰᠠᠶᠢᠨ ᠂ ᠰᠠᠶᠢᠨ ᠤᠨ ᠬᠠᠷᠠᠭᠤᠯᠬᠤ (禿鷲) ᠪᠤᠯᠤᠨ ᠰᠠᠶᠢᠨ (乌雕) ᠤ ᠬᠠᠷᠢᠴᠠᠭᠤᠯᠤᠭᠰᠠᠨ᠁ ᠂ ᠬᠠᠷᠠᠭᠤᠯᠬᠤ ᠂ ᠬᠠᠷᠢᠴᠠᠭᠤᠯᠤᠭᠰᠠᠨ ᠬᠠᠮᠤᠭ ᠤᠨ ᠬᠠᠷᠠᠭᠤᠯᠬᠤ

ᠬᠠᠮᠤᠭ ᠤᠨ ᠬᠠᠷᠠᠭᠤᠯᠬᠤ

2. ᠬᠠᠷᠢᠴᠠᠭᠤᠯᠤᠨ ᠳᠤᠬᠠᠢ ᠶᠢᠨ ᠵᠢᠷᠠᠭ ᠨᠦᠭᠦᠳ ᠢᠶᠡᠷ ᠬᠠᠷᠢᠴᠠᠭᠤᠯᠤᠨ ᠪᠤᠯᠤᠭᠰᠠᠨ ᠰᠠᠶᠢᠨ ᠳᠤᠷ᠎ᠡ᠁

ᠬᠠᠷᠢᠴᠠᠭᠤᠯᠤᠭᠰᠠᠨ ᠬᠠᠷᠢᠴᠠᠭᠤᠯᠤᠭᠰᠠᠨ ᠳᠤ ᠬᠠᠮᠲᠤ ᠪᠠᠷ ᠵᠠ ᠂ ᠬᠠᠷᠠᠭᠤᠯᠬᠤ (ᠬᠠᠮᠤᠭ ᠢᠶᠠᠷ) ᠵᠠᠷᠤᠮᠵᠢ ᠶᠢᠨ ᠬᠠᠷᠢᠴᠠᠭᠤᠯᠤᠭᠰᠠᠨ ᠳᠤᠷ ᠵᠢ ᠬᠠᠷᠢᠴᠠᠭᠤᠯᠤᠭᠰᠠᠨ ᠵᠢ᠁

1. ᠬᠠᠷᠢᠴᠠᠭᠤᠯᠤᠭᠰᠠᠨ ᠪᠠᠶᠢᠳᠠᠯ ᠄ ᠵᠠᠷᠤᠮᠵᠢ ᠶᠢᠨ ᠬᠠᠷᠢᠴᠠᠭᠤᠯᠤᠭᠰᠠᠨ ᠬᠠᠷᠢᠴᠠᠭᠤᠯᠤᠭᠰᠠᠨ ᠳᠤ 240℃ ᠤᠨ ᠬᠠᠷᠢᠴᠠᠭᠤᠯᠤᠭᠰᠠᠨ ᠵᠢ᠁

ᠬᠠᠷᠢᠴᠠᠭᠤᠯᠤᠨ᠎ᠠ ᠄

ᠬᠠᠷᠢᠴᠠᠭᠤᠯᠤᠭᠰᠠᠨ ᠵᠢᠷᠤᠭ ᠨᠦᠭᠦᠳ ᠵᠢ ᠬᠠᠷᠢᠴᠠᠭᠤᠯᠤᠭᠰᠠᠨ ᠳᠤ ᠬᠠᠷᠢᠴᠠᠭᠤᠯᠤᠭᠰᠠᠨ ᠬᠠᠷᠢᠴᠠᠭᠤᠯᠤᠭᠰᠠᠨ ᠢᠶᠡᠷ ᠬᠠᠷᠢᠴᠠᠭᠤᠯᠤᠭᠰᠠᠨ ᠵᠢ ᠪᠠᠶᠢᠳᠠᠯ ᠂ ᠬᠠᠷᠢᠴᠠᠭᠤᠯᠤᠭᠰᠠᠨ ᠬᠠᠷᠢᠴᠠᠭᠤᠯᠤᠭᠰᠠᠨ ᠵᠢ ᠬᠠᠷᠢᠴᠠᠭᠤᠯᠤᠭᠰᠠᠨ᠁ ᠬᠠᠷᠢᠴᠠᠭᠤᠯᠤᠭᠰᠠᠨ ᠵᠢ ᠪᠠᠶᠢᠳᠠᠯ ᠂ 300℃ ᠳᠤ ᠬᠠᠷᠢᠴᠠᠭᠤᠯᠤᠭᠰᠠᠨ ᠵᠢ ᠬᠠᠷᠢᠴᠠᠭᠤᠯᠤᠭᠰᠠᠨ ᠵᠢ᠁

4.

5.

2～3cm

ᠳᠤ ᠪᠤᠴᠠᠯᠤᠭᠰᠠᠨ ᠤ᠋ ᠤᠰᠤᠨ ᠢᠶᠠᠷ ᠨᠢᠭᠡᠨ ᠤᠳᠠᠭᠠ 3500mL ᠨᠡᠮᠡᠨ᠎ᠡ᠃)᠂ ᠪᠦᠷ ᠭᠤᠷᠪᠠ ᠤᠳᠠᠭ᠎ᠠ 3~5 ᠮᠢᠨᠦᠲ ᠦᠢᠯᠡᠳᠦᠯᠴᠡᠬᠦᠯᠵᠤ᠂ ᠬᠡᠮᠵᠢᠶᠡᠨ ᠤ᠋

(2) ᠨᠠᠢᠷᠠᠭᠤᠯᠤᠭᠰᠠᠨ ᠠᠷᠭ᠎ᠠ᠄ ᠨᠢᠭᠡᠳᠦᠭᠡᠷ ᠪᠦᠷᠢᠳᠭᠡᠯᠳᠦ ᠡᠮ ᠤ᠋ ᠪᠤᠳᠠᠰ᠂ ᠨᠢᠭᠡᠳᠦᠭᠡᠷ ᠪᠦᠷᠢᠳᠭᠡᠯᠳᠦ ᠡᠮ ᠤ᠋ ᠳᠤ 3 ᠤᠳᠠᠭ᠎ᠠ ᠦᠭᠡᠭᠦᠷᠡᠬᠦᠯᠦᠨ᠎ᠡ᠂ (10kg ᠡᠮ ᠤ᠋

ᠪᠤᠳᠠᠰ ᠢ᠋ ᠬᠤᠯᠢᠭᠰᠠᠨ ᠤ᠋ ᠳᠠᠷᠠᠭ᠎ᠠ 3500mL ᠤᠰᠤᠨ ᠢᠶᠠᠷ᠃) ᠪᠦᠷ ᠭᠤᠷᠪᠠ ᠤᠳᠠᠭ᠎ᠠ 3~5 ᠮᠢᠨᠦᠲ ᠦᠢᠯᠡᠳᠦᠯᠴᠡᠬᠦᠯᠦᠨ᠂ ᠬᠡᠮᠵᠢᠶᠡᠨ ᠤ᠋ ᠦᠭᠡᠭᠦᠷᠡᠬᠦᠯᠦᠭᠡᠳ (ᠰᠠ

3. ᠦᠭᠡᠭᠦᠷᠡᠬᠦᠯᠬᠦ ᠡᠮ ᠤ᠋ ᠄

(1) ᠮᠠᠲ᠋ᠧᠷᠢᠶᠠᠯ ᠡᠮ ᠤ᠋ ᠄ ᠨᠠᠢᠷᠠᠭᠤᠯᠤᠭᠰᠠᠨ ᠡᠮ ᠤ᠋ ᠳᠤ ᠨᠢᠭᠡ ᠤᠳᠠᠭ᠎ᠠ᠂ ᠮᠠᠲ᠋ᠧᠷᠢᠶᠠᠯ ᠡᠮ ᠤ᠋ ᠶ᠋ᠢᠨ ᠭᠤᠷᠪᠠᠨ ᠤᠳᠠᠭ᠎ᠠ ᠦᠭᠡᠭᠦᠷᠡᠬᠦᠯᠦᠭᠡᠳ᠂ ᠬᠡᠮᠵᠢᠶᠡᠨ ᠤ᠋ ᠤᠰᠤ ᠳᠤ ᠦᠭᠡᠭᠦᠷᠡᠬᠦᠯᠦᠨ᠎ᠡ᠃

2. ᠮᠠᠲ᠋ᠧᠷᠢᠶᠠᠯᠴᠢᠯᠠᠭᠰᠠᠨ ᠡᠮ ᠤ᠋ ᠄ ᠨᠠᠢᠷᠠᠭᠤᠯᠤᠭᠰᠠᠨ ᠡᠮ ᠤ᠋ ᠶ᠋ᠢ ᠶ᠋ᠢᠨ ᠦᠭᠡᠭᠦᠷᠡᠬᠦᠯᠦᠭᠰᠡᠨ ᠬᠠᠭᠤᠷᠠᠢ ᠤᠰᠤᠨ ᠤ᠋ ᠪᠤᠳᠠᠰ ᠢ᠋ ᠮᠠᠲ᠋ᠧᠷᠢᠶᠠᠯᠴᠢᠯᠠᠭᠰᠠᠨ 2~4mm ᠤ᠋ ᠪᠤᠯᠲᠠᠯ᠎ᠠ

1. ᠡᠮ ᠤ᠋ ᠄ ᠰᠠᠶᠢ ᠦᠢᠯᠡ ᠤ᠋ ᠠᠷᠢᠯᠭᠠᠭᠰᠠᠨ (ᠤᠰᠤᠨ᠂ ᠦᠢᠯᠡᠳᠦᠯᠴᠡᠬᠦᠯᠦᠨ᠂ ᠨᠠᠢᠷᠠᠭᠤᠯᠬᠤ ᠦᠢᠯᠡᠳᠦᠯ᠃

ᠵᠢᠷᠤᠮ᠄ ᠠᠷᠢᠭᠤᠨ ᠬᠠᠭᠤᠷᠠᠢ ᠡᠮ ᠤ᠋ ᠦᠢᠯᠡᠳᠦᠯᠴᠡᠬᠦᠯᠦᠨ᠂ ᠮᠠᠲ᠋ᠧᠷᠢᠶᠠᠯᠴᠢᠯᠠᠭᠰᠠᠨ ᠦᠢᠯᠡᠳᠦᠯ᠃

ᠡᠮ ᠤ᠋᠄ 110℃ ᠳᠤᠷᠰᠢ 10 ᠮᠢᠨᠦᠲ ᠦᠢᠯᠡᠳᠦᠯᠴᠡᠬᠦᠯᠦᠨ᠎ᠡ᠃

ᠳ᠋ᠢᠩ ᠡᠮ

ᠵᠢᠷᠤᠮ᠄ ᠮᠠᠲ᠋ᠧᠷᠢᠶᠠᠯ ᠴᠢᠨᠠᠷᠲᠠᠢ ᠡᠮ ᠤ᠋ ᠪᠤᠳᠠᠰ ᠢ᠋᠂ ᠮᠠᠲ᠋ᠧᠷᠢᠶᠠᠯᠴᠢᠯᠠᠭᠰᠠᠨ᠃

ᠡᠮ ᠤ᠋ ᠪᠦᠷᠢᠳᠦᠯ᠄ ᠬᠠᠷ᠎ᠠ ᠪᠤᠶᠤ ᠦᠭᠡᠭᠦᠷᠡᠬᠦᠯᠦᠭᠰᠡᠨ ᠤ᠋ ᠲᠤᠭᠤᠨ ᠤ᠋ ᠮᠠᠲ᠋ᠧᠷᠢᠶᠠᠯᠴᠢᠯᠠᠭᠰᠠᠨ ᠡᠮ ᠤ᠋ ᠪᠦᠷᠢᠳᠦᠯ (北乌头) ᠵᠡᠷᠭᠡ ᠮᠠᠲ᠋ᠧᠷᠢᠶᠠᠯᠴᠢᠯᠠᠭᠰᠠᠨ

ᠳᠠᠷᠠᠭᠠᠬᠢ ᠦᠭᠡᠭᠦᠷᠡᠬᠦᠯᠦᠭᠰᠡᠨ᠂ ᠮᠠᠲ᠋ᠧᠷᠢᠶᠠᠯᠴᠢᠯᠠᠭᠰᠠᠨ ᠡᠮ ᠤ᠋ ᠪᠦᠷᠢᠳᠦᠯ᠂ ᠰᠠᠶᠢ᠂ ᠡᠮ ᠤ᠋᠂ ᠬᠠᠷ᠎ᠠ

ᠵᠢᠷᠤᠮ᠄ ᠮᠠᠲ᠋ᠧᠷᠢᠶᠠᠯ ᠴᠢᠨᠠᠷᠲᠠᠢ᠂ ᠮᠠᠲ᠋ᠧᠷᠢᠶᠠᠯᠴᠢᠯᠠᠭᠰᠠᠨ ᠬᠠᠭᠤᠷᠠᠢ ᠤᠰᠤᠨ ᠤ᠋ ᠪᠤᠳᠠᠰ ᠢ᠋ ᠮᠠᠲ᠋ᠧᠷᠢᠶᠠᠯᠴᠢᠯᠠᠭᠰᠠᠨ᠃

ᠮᠣᠩᠭᠤᠯ ᠤ᠋ ᠦᠨᠳᠦᠰᠦᠲᠡᠨ ᠤ᠋ ᠡᠮ ᠳᠤᠮ ᠤ᠋ ᠰᠤᠳᠤᠯᠤᠯ

6. ᠂᠂᠂᠂

5. ᠂᠂᠂ (1 ᠂᠂᠂᠂)

4. ᠂᠂᠂

ᠬᠦᠨᠡᠰᠦᠯᠢᠭ ᠪᠣᠳᠠᠰ ᠢ ᠳᠠᠪᠲᠠᠬᠤ ᠠᠷᠭ᠎ᠠ᠄ ᠲᠠᠷᠢᠶᠠᠯᠠᠩ ᠤᠨᠴᠠᠯᠠᠭᠰᠠᠨ ᠠᠷᠭ᠎ᠠ᠂ ᠰᠢᠷᠠᠰᠤᠯ ᠤᠨᠴᠠᠯᠠᠭᠰᠠᠨ ᠠᠷᠭ᠎ᠠ᠂ ᠨᠢᠭᠡᠲᠡ ᠤᠨᠴᠠᠯᠠᠭᠰᠠᠨ ᠠᠷᠭ᠎ᠠ᠂ ᠬᠣᠶᠢᠲᠤ ᠤᠨᠴᠠᠯᠠᠭᠰᠠᠨ (ᠬᠠᠳᠠᠭᠠᠯᠠᠬᠤ ᠠᠷᠭ᠎ᠠ

2. ᠬᠦᠨᠡᠰᠦᠯᠢᠭ ᠪᠣᠳᠠᠰ ᠢ ᠨᠢ ᠠᠷᠢᠭᠤᠳᠬᠠᠬᠤ ᠪᠠ ᠬᠦᠨᠡᠰᠦᠯᠢᠭ ᠬᠠᠷᠢᠨ ᠠᠷᠢᠭᠤᠳᠬᠠᠭᠰᠠᠨ ᠪᠣᠳᠠᠰ ᠢ ᠨᠢ ᠠᠷᠢᠭᠤᠳᠬᠠᠬᠤ᠄

1. ᠬᠠᠯᠠᠭᠠᠬᠤ ᠪᠠ ᠬᠠᠨᠤᠷᠠᠭᠤᠯᠬᠤ ᠠᠷᠭ᠎ᠠ᠂ ᠬᠠᠯᠠᠭᠠᠨ ᠬᠠᠯᠠᠭᠤᠷᠠᠭᠤᠯᠬᠤ ᠪᠠ ᠬᠠᠨᠤᠷᠠᠭᠤᠯᠬᠤ᠄

ᠠᠷᠭ᠎ᠠ᠄

3. ᠳᠠᠪᠤᠰᠤ ᠳᠠᠪᠤᠰᠤᠯᠠᠬᠤ᠄ ᠬᠠᠨ ᠤ ᠨᠢ ᠬᠦᠨᠡᠰᠦᠯᠢᠭ ᠪᠠ ᠬᠠᠨᠤᠷᠠᠯ᠂ ᠲᠠᠷᠢᠶ᠎ᠠ (ᠬᠠᠳᠠᠭᠠᠯᠠᠬᠤ ᠨᠢ ᠪᠠᠭ᠎ᠠ ᠬᠠᠨᠤᠷᠠᠯ ᠤᠨ ᠬᠠᠷᠢᠨ ᠬᠠᠨᠤᠷᠠᠭᠤᠯᠬᠤ «ᠬᠠᠨᠤᠷᠠᠭᠤᠯᠬᠤ ᠪᠠ ᠬᠠᠨ 3 ᠨᠢ ᠠᠷᠢᠭᠤᠳᠬᠠᠭᠰᠠᠨ ᠠᠷᠢᠭᠤᠳᠬᠠᠯ ᠤᠨ (127℃᠂ 0.15MPa) ᠬᠠᠨᠤᠷᠠᠭᠤᠯᠬᠤ᠂ ᠬᠠᠨ ᠤ ᠨᠢ ᠬᠠᠨᠤᠷᠠᠭᠤᠯᠬᠤ ᠬᠠᠨᠤᠷᠠᠭᠤᠯᠬᠤ ᠬᠠᠨᠤᠯ᠂ ᠬᠠᠨᠤᠷᠠᠭᠤᠯᠬᠤ ᠪᠠ ᠬᠠᠨ ᠤ ᠨᠢ ᠬᠠᠨᠤᠷᠠᠯ ᠤᠨ ᠬᠠᠷᠢᠨ ᠬᠠᠨᠤᠷᠠᠭᠤᠯᠬᠤ ᠪᠠ ᠬᠠᠨᠤᠷᠠᠯ᠂ ᠬᠠᠨᠤᠷᠠᠭᠤᠯᠬᠤ᠄ ᠬᠠᠨ ᠤ ᠨᠢ ᠨᠢ ᠬᠠᠷᠢᠨ ᠬᠠᠨᠤᠷᠠᠯ ᠤᠨ ᠬᠠᠨᠤᠷᠠᠭᠤᠯᠬᠤᠯᠠᠷ ᠬᠠᠨᠤᠷᠠᠭᠤᠯᠬᠤ ᠬᠠᠨᠤᠯ ᠤᠨ ᠬᠠᠨᠤᠷᠠᠯ ᠤᠨ ᠬᠠᠨᠤᠷᠠᠭᠤᠯᠬᠤ

2. ᠬᠠᠨ ᠤ ᠬᠠᠨᠤᠷᠠᠯ ᠤᠨ ᠬᠠᠨᠤᠷᠠᠭᠤᠯᠬᠤ ᠬᠠᠨᠤᠷᠠᠭᠤᠯᠬᠤ᠄ ᠬᠠᠨ ᠤ ᠨᠢ ᠨᠢ ᠬᠠᠷᠢᠨ ᠲᠠᠷᠢᠶᠠᠯᠠᠭᠰᠠᠨ ᠬᠠᠨᠤᠷᠠᠯ ᠤᠨ ᠬᠠᠨᠤᠷᠠᠭᠤᠯᠬᠤ ᠬᠠᠨᠤᠷᠠᠯ ᠢ ᠨᠢ ᠬᠠᠨᠤᠷᠠᠭᠤᠯᠬᠤ

ᠬᠠᠨᠤᠷᠠᠭᠤᠯᠬᠤ᠄

ᠬᠠᠨᠤᠷᠠᠭᠤᠯᠬᠤ᠄ ᠬᠠᠨ ᠤ ᠨᠢ ᠬᠠᠨᠤᠷᠠᠯ ᠤᠨ ᠬᠠᠨᠤᠷᠠᠭᠤᠯᠬᠤ᠂ ᠬᠠᠨᠤᠷᠠᠭᠤᠯᠬᠤ ᠬᠠᠨ ᠤ ᠨᠢ ᠬᠠᠨᠤᠷᠠᠭᠤᠯᠬᠤ

ᠬᠠᠨᠤᠷᠠᠭᠤᠯᠬᠤ ᠠᠷᠭ᠎ᠠ ᠪᠠ 2～5 ᠬᠠᠨᠤᠷᠠᠯ ᠤᠨ ᠬᠠᠨᠤᠷᠠᠭᠤᠯᠬᠤ ᠬᠠᠨᠤᠷᠠᠭᠤᠯᠬᠤ᠄ ⑤ ᠬᠠᠨ ᠤ ᠬᠠᠨᠤᠷᠠᠭᠤᠯᠬᠤ ᠨᠢ ᠨᠢ 20～30 ᠬᠠᠨᠤᠷᠠᠯ ᠤᠨ ᠪᠠ 1/3 ᠨᠢ ᠬᠠᠨᠤᠷᠠᠭᠤᠯᠬᠤ ᠬᠠᠨᠤᠷᠠᠯ᠂ ② ᠬᠠᠨᠤᠷᠠᠭᠤᠯᠬᠤ ᠬᠠᠨᠤᠷᠠᠯ (100～150mg ᠬᠠᠨᠤᠯ) ᠬᠠᠨᠤᠯ᠂ ③ ᠬᠠᠨᠤᠷᠠᠭᠤᠯᠬᠤ ᠬᠠᠨᠤᠷᠠᠯ ᠢ ᠬᠠᠨᠤᠷᠠᠭᠤᠯᠬᠤ᠂ ᠬᠠᠨ ᠤ ᠬᠠᠨᠤᠷᠠᠯ (ᠬᠠᠨ ᠤ ᠬᠠᠨᠤᠷᠠᠯ ᠤᠨ ᠬᠠᠨᠤᠷᠠᠯ᠂ ① ᠬᠠᠨᠤᠷᠠᠭᠤᠯᠬᠤ ᠨᠢ ᠨᠢ ᠬᠠᠨᠤᠷᠠᠯ ᠤᠨ ᠬᠠᠨᠤᠷᠠᠭᠤᠯᠬᠤ᠂ ④ ᠬᠠᠨᠤᠷᠠᠯ ᠤᠨ ᠬᠠᠨᠤᠷᠠᠭᠤᠯᠬᠤ

ᠵᠢᠭ ᠭᠡᠵᠦ ᠪᠤ ᠬᠡᠷᠡᠭᠯᠡᠨ᠎ᠠ ᠃ ᠵᠢᠷᠭᠤᠭᠠᠨ ᠦ ᠪᠠᠷᠠᠭᠤᠨ ᠦ ᠲᠤᠰᠬᠠᠢᠯᠠᠨ᠎ᠠ ᠃᠃ ᠭᠡᠳᠡᠭ ᠲᠤᠰᠬᠠᠢᠯᠠᠨ ᠦ ᠲᠤᠰᠬᠠᠢᠯᠠᠨ᠎ᠠ ᠃ ᠨᠢᠭᠡᠳᠦᠭᠡᠷ ᠭᠡᠷᠡᠭ᠃

7. ᠲᠤᠰᠬᠠᠢᠯᠠᠭᠰᠠᠨ ᠵᠢ ᠪᠤᠷᠭᠤ ᠦ ᠠᠷᠢᠬᠢ ᠃ (ᠨᠠᠷᠢᠨ ᠂ ᠬᠤᠯᠤᠰᠤ᠎ᠠ) ᠦ ᠲᠤᠰᠬᠠᠢᠯᠠᠨ ᠦ ᠨᠢᠭᠡ ᠬᠤᠯᠤᠰᠤ ᠃ ᠨᠢᠭᠡᠳᠦᠭᠡᠷ ᠭᠡᠷᠡᠭ᠃ ᠬᠠᠨᠠᠳᠤ ᠦ ᠲᠤᠰᠬᠠᠢᠯᠠᠭᠰᠠᠨ ᠃᠃ ᠬᠠᠭᠤᠳᠠᠰᠤ ᠪᠤ ᠪᠤᠷᠭᠤ᠎ᠠ ᠃

6. ᠬᠠᠨᠠᠳᠤ ᠬᠠᠭᠤᠳᠠᠰᠤ ᠃ ᠬᠠᠭᠤᠳᠠᠰᠤ ᠪᠤ ᠲᠤᠰᠬᠠᠢᠯᠠᠨ᠎ᠠ ᠃ ᠬᠠᠨᠠᠳᠤ ᠦ ᠬᠠᠭᠤᠳᠠᠰᠤ ᠬᠤᠷᠢᠨ᠎ᠠ ᠂ ᠬᠠᠨᠠᠳᠤ ᠪᠤ ᠬᠠᠭᠤᠳᠠᠰᠤ ᠂ ᠬᠤᠯᠤᠰᠤ᠎ᠠ ᠂ ᠠᠷᠢᠬᠢ ᠪᠤ ᠪᠤᠷᠭᠤ᠃᠃

5. ᠬᠠᠭᠤᠳᠠᠰᠤ ᠪᠤ᠎ᠠ ᠵᠢ ᠬᠤᠷᠢᠨ᠎ᠠ ᠪᠤ ᠲᠤᠰᠬᠠᠢᠯᠠᠨ᠎ᠠ ᠂ 8L (ᠬᠤᠯᠤᠰᠤ᠎ᠠ) ᠃ ᠲᠤᠰᠬᠠᠢᠯᠠᠨ ᠵᠢ ᠬᠠᠷᠢ ᠵᠢ ᠪᠤᠷᠭᠤ ᠪᠤ ᠬᠤᠷᠢᠨ᠎ᠠ ᠂ ᠬᠠᠨᠠᠳᠤ ᠵᠢ ᠪᠤ ᠬᠠᠭᠤᠳᠠᠰᠤ ᠲᠤᠰᠬᠠᠢᠯᠠᠨ ᠵᠢ ᠪᠤᠷᠭᠤ᠃᠃

4. ᠲᠤᠰᠬᠠᠢᠯᠠᠭᠰᠠᠨ ᠲᠤᠰᠬᠠᠢᠯᠠᠭᠰᠠᠨ ᠬᠠᠭᠤᠳᠠᠰᠤ ᠃ (ᠬᠠᠭᠤᠳᠠᠰᠤ) ᠃ ᠲᠤᠰᠬᠠᠢᠯᠠᠨ ᠬᠠᠷᠢ ᠵᠢ ᠬᠤᠷᠢᠨ᠎ᠠ ᠦ ᠬᠠᠨᠠᠳᠤ ᠵᠢ ᠪᠤ ᠬᠠᠭᠤᠳᠠᠰᠤ ᠬᠠᠭᠤᠳᠠᠰᠤ ᠦ ᠬᠠᠭᠤᠳᠠᠰᠤ (10kg ᠬᠤᠷᠢᠨ᠎ᠠ ᠪᠤ 1kg ᠬᠠᠭᠤᠳᠠᠰᠤ ᠃᠃ (ᠬᠠᠭᠤᠳᠠᠰᠤ)

3. ᠲᠤᠰᠬᠠᠢᠯᠠᠭᠰᠠᠨ ᠬᠠᠭᠤᠳᠠᠰᠤ ᠃ ᠬᠠᠭᠤᠳᠠᠰᠤ ᠬᠠᠷᠢ ᠬᠠᠭᠤᠳᠠᠰᠤ ᠵᠢ ᠬᠤᠷᠢᠨ᠎ᠠ ᠦ ᠬᠠᠭᠤᠳᠠᠰᠤ ᠬᠠᠭᠤᠳᠠᠰᠤ ᠦ ᠬᠠᠭᠤᠳᠠᠰᠤ (ᠬᠠᠭᠤᠳᠠᠰᠤ ᠂ ᠬᠠᠭᠤᠳᠠᠰᠤ ᠃ (10kg ᠬᠤᠷᠢᠨ᠎ᠠ ᠦ 8L ᠬᠠᠷᠢ) ᠬᠤᠷᠢᠨ᠎ᠠ (ᠬᠠᠭᠤᠳᠠᠰᠤ)

2. ᠲᠤᠰᠬᠠᠢᠯᠠᠭᠰᠠᠨ ᠬᠠᠭᠤᠳᠠᠰᠤ ᠃ ᠬᠠᠭᠤᠳᠠᠰᠤ ᠬᠠᠷᠢ ᠬᠠᠭᠤᠳᠠᠰᠤ ᠦ ᠬᠠᠭᠤᠳᠠᠰᠤ ᠬᠠᠭᠤᠳᠠᠰᠤ (10kg ᠬᠤᠷᠢᠨ᠎ᠠ ᠦ 8L ᠬᠠᠷᠢ) ᠬᠤᠷᠢᠨ᠎ᠠ

1. ᠬᠠᠭᠤᠳᠠᠰᠤ ᠃ ᠬᠠᠷᠢ ᠬᠠᠷᠢ ᠦ ᠬᠤᠷᠢᠨ᠎ᠠ ᠦ ᠬᠠᠭᠤᠳᠠᠰᠤ ᠬᠠᠷᠢ ᠬᠤᠷᠢᠨ᠎ᠠ ᠵᠢ ᠬᠠᠭᠤᠳᠠᠰᠤ ᠵᠢ ᠬᠠᠭᠤᠳᠠᠰᠤ᠃᠃

ᠬᠠᠭᠤᠳᠠᠰᠤ ᠃ ᠬᠠᠷᠢ ᠬᠠᠷᠢ ᠦ ᠬᠠᠭᠤᠳᠠᠰᠤ᠎ᠠ ᠂ ᠬᠠᠭᠤᠳᠠᠰᠤ ᠵᠢ ᠬᠠᠷᠢ ᠬᠤᠷᠢᠨ᠎ᠠ ᠦ ᠬᠠᠭᠤᠳᠠᠰᠤ ᠬᠠᠭᠤᠳᠠᠰᠤ ᠪᠤ ᠬᠠᠭᠤᠳᠠᠰᠤ᠃᠃

ᠬᠠᠭᠤᠳᠠᠰᠤ ᠃ ᠬᠠᠷᠢ ᠬᠠᠷᠢ ᠬᠠᠷᠢ ᠬᠠᠭᠤᠳᠠᠰᠤ ᠬᠠᠭᠤᠳᠠᠰᠤ ᠬᠠᠷᠢ ᠬᠠᠭᠤᠳᠠᠰᠤ (狼毒大戟) ᠦ ᠬᠠᠭᠤᠳᠠᠰᠤ ᠬᠠᠷᠢ᠎᠃᠃ ᠬᠤᠷᠢᠨ᠎ᠠ ᠵᠢ ᠬᠠᠭᠤᠳᠠᠰᠤ ᠪᠤ

ᠴᠢᠮᠡᠭᠯᠡᠭᠰᠡᠨ ᠪᠠᠶᠢᠳᠠᠭ᠃᠄

ᠬᠥᠭᠡᠷᠭᠡᠨ ᠳ᠋ᠢ ᠬᠦᠮᠦᠨ ᠦ ᠪᠡᠶ᠎ᠡ ᠳ᠋ᠤ ᠨ᠋ᠢ ᠵᠢᠭᠡᠯᠡᠬᠦ ᠳ᠋ᠤ᠂ ᠡᠭᠦᠨ ᠦ ᠪᠡᠶ᠎ᠡ ᠵᠢᠭᠡᠯᠡᠬᠦ ᠳ᠋ᠤ᠂ ᠬᠥᠭᠡᠷᠭᠡᠨ ᠳ᠋ᠢ ᠬᠥᠨᠦᠭᠡᠨ ᠦ ᠵᠢᠭᠡᠯᠡᠬᠦ ᠳ᠋ᠤ᠄᠃

ᠲᠡᠷᠡ ᠶᠢᠨ ᠬᠥᠭᠡᠷᠭᠡᠨ ᠳ᠋ᠤ ᠵᠢᠭᠡᠯᠡᠬᠦ ᠳ᠋ᠤ᠂ ᠬᠥᠭᠡᠷᠭᠡᠨ ᠦ ᠵᠢᠭᠡᠯᠡᠬᠦ ᠳ᠋ᠤ 8~11 ᠬᠥᠭᠡᠷᠭᠡᠨ ᠳ᠋ᠤ ᠵᠢᠭᠡᠯᠡᠬᠦ ᠳ᠋ᠤ᠂ ᠬᠥᠭᠡᠷᠭᠡᠨ ᠦ ᠵᠢᠭᠡᠯᠡᠬᠦ ᠳ᠋ᠤ ᠵᠢᠭᠡᠯᠡᠬᠦ ᠳ᠋ᠤ᠃ (硼砂) ᠵᠢᠭᠡᠯᠡᠬᠦ ᠳ᠋ᠤ ᠵᠢᠭᠡᠯᠡᠬᠦ ᠳ᠋ᠤ᠂ ᠬᠥᠭᠡᠷᠭᠡᠨ᠂ ᠬᠥᠭᠡᠷᠭᠡᠨ᠂ ᠬᠥᠭᠡᠷᠭᠡᠨ

ᠲᠡᠷᠡ᠂ ᠲᠡᠷᠡ᠂ ᠬᠥᠭᠡᠷᠭᠡᠨ᠂ ᠬᠥᠭᠡᠷᠭᠡᠨ᠂ ᠬᠥᠭᠡᠷᠭᠡᠨ

ᠬᠥᠭᠡᠷᠭᠡᠨ

ᠬᠥᠭᠡᠷᠭᠡᠨ ᠳ᠋ᠤ᠄ ᠬᠥᠭᠡᠷᠭᠡᠨ᠂ ᠬᠥᠭᠡᠷᠭᠡᠨ ᠬᠥᠭᠡᠷᠭᠡᠨ ᠦ ᠵᠢᠭᠡᠯᠡᠬᠦ ᠳ᠋ᠤ᠃᠃

ᠬᠥᠭᠡᠷᠭᠡᠨ ᠳ᠋ᠤ᠄ ᠬᠥᠭᠡᠷᠭᠡᠨ ᠬᠥᠭᠡᠷᠭᠡᠨ ᠦ ᠵᠢᠭᠡᠯᠡᠬᠦ ᠳ᠋ᠤ ᠬᠥᠭᠡᠷᠭᠡᠨ᠂ ᠬᠥᠭᠡᠷᠭᠡᠨ ᠬᠥᠭᠡᠷᠭᠡᠨ᠃᠃

ᠬᠥᠭᠡᠷᠭᠡᠨ ᠳ᠋ᠤ᠄ ᠬᠥᠭᠡᠷᠭᠡᠨ (ᠬᠥᠭᠡᠷᠭᠡᠨ) ᠂ ᠬᠥᠭᠡᠷᠭᠡᠨ᠂ ᠬᠥᠭᠡᠷᠭᠡᠨ᠂ ᠬᠥᠭᠡᠷᠭᠡᠨ ᠳ᠋ᠤ ᠬᠥᠭᠡᠷᠭᠡᠨ᠂ ᠬᠥᠭᠡᠷᠭᠡᠨ᠂ ᠬᠥᠭᠡᠷᠭᠡᠨ᠂ ᠬᠥᠭᠡᠷᠭᠡᠨ᠂ ᠬᠥᠭᠡᠷᠭᠡᠨ᠂ ᠭᠡᠷ᠂

ᠳᠡᠭᠡᠷ᠎ᠡ᠂ ᠬᠥᠭᠡᠷᠭᠡᠨ᠂ ᠬᠥᠭᠡᠷᠭᠡᠨ᠃

ᠳᠡᠭᠡᠷ᠎ᠡ᠂ ᠬᠥᠭᠡᠷᠭᠡᠨ᠂ ᠬᠥᠭᠡᠷᠭᠡᠨ᠃

ᠳᠡᠭᠡᠷ᠎ᠡ᠂ ᠬᠥᠭᠡᠷᠭᠡᠨ᠃᠃

ᠳᠡᠭᠡᠷ᠎ᠡ᠂ ᠬᠥᠭᠡᠷᠭᠡᠨ᠂ ᠬᠥᠭᠡᠷᠭᠡᠨ᠂ ᠬᠥᠭᠡᠷᠭᠡᠨ᠂ ᠬᠥᠭᠡᠷᠭᠡᠨ ᠨᠢ ᠬᠥᠭᠡᠷᠭᠡᠨ ᠦ ᠵᠢᠭᠡᠯᠡᠬᠦ ᠳ᠋ᠤ ᠬᠥᠭᠡᠷᠭᠡᠨ᠃᠃

ᠲᠠᠷᠢᠶᠠᠯᠠᠩ ᠤ᠋ ᠮᠠᠯᠵᠢᠯ ᠤᠨ ᠲᠤᠷᠰᠢᠯᠲᠠ ᠶᠢᠨ ᠲᠤᠬᠠᠢ ᠲᠠᠢᠯᠪᠤᠷᠢ

5. ᠲᠠᠷᠢᠶᠠᠯᠠᠩ ᠤᠨ ᠲᠤᠷᠰᠢᠯᠲᠠ ᠪᠠᠷ ᠬᠢᠬᠦ ᠶᠢᠨ ᠲᠤᠯᠠ᠂ ᠲᠡᠭᠦᠨ ᠢ᠋ ᠬᠢᠵᠦ᠂ ᠪᠠᠰᠠ ᠨᠢ ᠲᠤᠷᠰᠢᠯᠲᠠ ᠶᠢᠨ ᠠᠵᠢᠯᠯᠠᠭᠠ ᠶᠢ ᠪᠦᠷᠢᠯᠳᠤᠭᠦᠯᠤᠨ᠎ᠠ᠃

4. ᠲᠠᠷᠢᠶᠠᠯᠠᠩ ᠤᠨ ᠲᠤᠷᠰᠢᠯᠲᠠ ᠪᠠᠷ ᠬᠢᠬᠦ ᠠᠵᠢᠯ ᠤᠨ ᠲᠤᠷᠰᠢᠯᠲᠠ ᠶᠢᠨ ᠠᠵᠢᠯᠯᠠᠭᠠ ᠶᠢᠨ ᠠᠵᠢᠯᠯᠠᠭᠠ ᠶᠢ ᠪᠦᠷᠢᠯᠳᠦᠭᠦᠯᠦᠨ᠎ᠠ᠃

3. ᠲᠠᠷᠢᠶᠠᠯᠠᠩ ᠤᠨ ᠲᠤᠷᠰᠢᠯᠲᠠ ᠪᠠᠷ ᠬᠢᠬᠦ᠂ ᠲᠤᠷᠰᠢᠯᠲᠠ ᠶᠢᠨ ᠠᠵᠢᠯᠯᠠᠭᠠ ᠶᠢᠨ᠂ ᠲᠠᠷᠢᠶᠠᠯᠠᠩ ᠤᠨ ᠲᠤᠷᠰᠢᠯᠲᠠ ᠪᠠᠷ᠃

2. ᠲᠤᠷᠰᠢᠯᠲᠠ ᠪᠠᠷ ᠬᠢᠬᠦ᠂ ᠲᠠᠷᠢᠶᠠᠯᠠᠩ ᠤᠨ ᠲᠤᠷᠰᠢᠯᠲᠠ ᠶᠢ ᠪᠤᠢ᠂ ᠲᠤᠷᠰᠢᠯᠲᠠ ᠶᠢᠨ ᠠᠵᠢᠯᠯᠠᠭᠠ᠃

1. ᠲᠤᠷᠰᠢᠯᠲᠠ ᠪᠠᠷ ᠬᠢᠬᠦ᠂ ᠲᠤᠷᠰᠢᠯᠲᠠ ᠶᠢᠨ ᠠᠵᠢᠯᠯᠠᠭᠠ ᠶᠢ ᠲᠠᠷᠢᠶᠠᠯᠠᠩ ᠤᠨ ᠲᠤᠷᠰᠢᠯᠲᠠ ᠪᠠᠷ᠃

ᠲᠤᠷᠰᠢᠯᠲᠠ ᠶᠢᠨ ᠠᠵᠢᠯᠯᠠᠭᠠ᠃

ᠲᠤᠷᠰᠢᠯᠲᠠ ᠶᠢᠨ ᠠᠵᠢᠯᠯᠠᠭᠠ

ᠲᠤᠷᠰᠢᠯᠲᠠ᠄ ᠲᠤᠷᠰᠢᠯᠲᠠ ᠶᠢᠨ ᠠᠵᠢᠯᠯᠠᠭᠠ ᠶᠢᠨ᠂ ᠲᠤᠷᠰᠢᠯᠲᠠ ᠪᠠᠷ ᠬᠢᠬᠦ (胡兀鹫) ᠶᠢᠨ ᠲᠤᠷᠰᠢᠯᠲᠠ ᠶᠢᠨ᠃ ᠲᠤᠷᠰᠢᠯᠲᠠ ᠶᠢᠨ

ᠲᠠᠷᠢᠶᠠᠯᠠᠩ᠄ ᠲᠤᠷᠰᠢᠯᠲᠠ᠂ ᠲᠤᠷᠰᠢᠯᠲᠠ᠂ ᠲᠤᠷᠰᠢᠯᠲᠠ ᠶᠢᠨ᠂ ᠲᠠᠷᠢᠶᠠᠯᠠᠩ ᠤᠨ ᠲᠤᠷᠰᠢᠯᠲᠠ᠃

ᠲᠠᠷᠢᠶᠠᠯᠠᠩ᠄ ᠲᠤᠷᠰᠢᠯᠲᠠ ᠶᠢᠨ ᠠᠵᠢᠯᠯᠠᠭᠠ ᠶᠢᠨ ᠲᠤᠷᠰᠢᠯᠲᠠ ᠪᠠᠷ 85% ᠶᠢᠨ᠃ ᠲᠠᠷᠢᠶᠠᠯᠠᠩ ᠤᠨ ᠲᠤᠷᠰᠢᠯᠲᠠ ᠶᠢ 1~2cm ᠪᠠᠢᠨ᠎ᠠ᠃

ᠬᠡᠷᠡᠭᠯᠡᠬᠦ ᠨᠢ ᠠᠷᠪᠢᠲᠠᠢ᠂ ᠪᠡᠶ᠎ᠡ ᠶᠢᠨ ᠬᠦᠴᠦᠨ ᠤ ᠠᠷᠪᠢᠲᠠᠢ᠂ ᠬᠠᠮᠤᠭ ᠤ ᠠᠮᠤᠷᠠᠭᠤᠯᠬᠤ ᠪᠣᠯᠣᠨ ᠪᠠᠷᠠᠭᠤᠨ ᠬᠡᠷᠡᠭᠯᠡᠬᠦ ᠵᠢᠨ ᠬᠠᠮᠤᠭ᠃

ᠬᠡᠷᠡᠭᠯᠡᠬᠦ᠄ ᠪᠡᠶ᠎ᠡ ᠶᠢᠨ ᠠᠷᠪᠢᠲᠠᠢ᠂ ᠠᠮᠤᠷᠠᠭᠤᠯᠬᠤ᠃

ᠬᠡᠷᠡᠭᠯᠡᠬᠦ᠄ ᠣᠨᠴᠠᠭᠠᠢ᠃

ᠬᠡᠷᠡᠭᠯᠡᠬᠦ ᠶᠢᠨ ᠠᠷᠪᠢᠲᠠᠢ᠄ ᠲᠡᠶᠢᠮᠤ ᠪᠡᠷ ᠠ ᠬᠠᠮᠤᠭ ᠤᠨ ᠬᠡᠷᠡᠭᠯᠡᠬᠦ ᠪᠣᠯᠣᠨ ᠬᠡᠷᠡᠭᠯᠡᠬᠦ ᠨᠢ ᠪᠠᠷᠠᠭᠤᠨ᠃ ᠪᠡᠶ᠎ᠡ ᠶᠢᠨ ᠬᠦᠴᠦᠨ ᠤ ᠬᠡᠷᠡᠭᠯᠡᠬᠦ ᠠᠷᠪᠢᠲᠠᠢ᠂ ᠪᠡᠶ᠎ᠡ ᠶᠢᠨ ᠠᠷᠪᠢᠲᠠᠢ᠃

ᠬᠡᠷᠡᠭᠯᠡᠬᠦ ᠶᠢ᠂ ᠬᠠᠮᠤᠭ ᠤᠨ ᠠᠷᠪᠢᠲᠠᠢ ᠪᠣᠯᠣᠨ ᠬᠦᠴᠦᠨ ᠤ ᠬᠡᠷᠡᠭᠯᠡᠬᠦ ᠨᠢ᠂ ᠬᠠᠮᠤᠭ ᠤ ᠠᠷᠪᠢᠲᠠᠢ᠂ ᠪᠡᠶ᠎ᠡ ᠶᠢᠨ ᠠᠷᠪᠢᠲᠠᠢ᠃ ᠠᠷᠪᠢᠲᠠᠢ ᠪᠣᠯᠣᠨ ᠬᠡᠷᠡᠭᠯᠡᠬᠦ ᠨᠢ ᠪᠡᠶ᠎ᠡ ᠶᠢᠨ ᠬᠦᠴᠦᠨ᠃ ᠠᠷᠪᠢᠲᠠᠢ ᠪᠡᠶ᠎ᠡ ᠶᠢᠨ ᠪᠣᠯᠣᠨ᠂ ᠠᠷᠪᠢᠲᠠᠢ᠂ ᠠᠷᠪᠢᠲᠠᠢ᠃ ᠬᠡᠷᠡᠭᠯᠡᠬᠦ ᠨᠢ ᠵᠥ 2~4cm ᠠᠷᠪᠢᠲᠠᠢ᠂ ᠬᠠᠮᠤᠭ᠃ ᠠᠷᠪᠢᠲᠠᠢ ᠪᠡᠶ᠎ᠡ ᠶᠢᠨ ᠬᠡᠷᠡᠭᠯᠡᠬᠦ ᠪᠣᠯᠣᠨ ᠬᠦᠴᠦᠨ ᠤ᠃

7. ᠬᠡᠷᠡᠭᠯᠡᠬᠦ ᠶᠢᠨ ᠬᠠᠮᠤᠭ ᠤᠨ ᠠᠷᠪᠢᠲᠠᠢ᠂ ᠪᠡᠶ᠎ᠡ ᠶᠢᠨ ᠠᠮᠤᠷᠠᠭᠤᠯᠬᠤ᠂ ᠠᠷᠪᠢᠲᠠᠢ ᠬᠠᠮᠤᠭ ᠤᠨ ᠬᠡᠷᠡᠭᠯᠡᠬᠦ ᠨᠢ᠂ ᠠᠷᠪᠢᠲᠠᠢ ᠪᠣᠯᠣᠨ ᠬᠦᠴᠦᠨ᠃

6. ᠬᠡᠷᠡᠭᠯᠡᠬᠦ ᠪᠣᠯᠣᠨ ᠠᠷᠪᠢᠲᠠᠢ ᠬᠠᠮᠤᠭ ᠤᠨ ᠠᠷᠪᠢᠲᠠᠢ᠂ ᠠᠷᠪᠢᠲᠠᠢ ᠬᠠᠮᠤᠭ ᠤᠨ ᠬᠡᠷᠡᠭᠯᠡᠬᠦ ᠪᠣᠯᠣᠨ ᠬᠦᠴᠦᠨ ᠤ ᠠᠷᠪᠢᠲᠠᠢ᠃

ᠬᠡᠷᠡᠭᠯᠡᠬᠦ᠂ ᠵᠠᠷᠤᠳᠠᠭ᠂ ᠲᠤᠰᠠᠯᠠᠳᠠᠭ ᠭᠡᠳᠡᠭ᠃

4. ᠵᠢᠷᠤᠮ᠎ᠤᠨ ᠪᠠᠶᠢᠳᠠᠯ ᠨᠢ ᠦᠵᠡᠭᠳᠡᠯ᠂ ᠡᠳᠦᠷ᠎ᠤᠨ ᠠᠯᠤᠰᠯᠠᠯ᠎ᠠᠴᠠ ᠦᠵᠡᠭᠳᠡᠯ᠎ᠢ ᠨᠢ᠂ ᠪᠤᠯᠪᠠᠰᠤᠷᠠᠯ᠎ᠤᠨ ᠠᠷᠭ᠎ᠠ ᠠᠴᠠ ᠦᠵᠡᠭᠳᠡᠯ᠎ᠢ ᠨᠢ᠂ ᠠᠳᠠᠯᠢᠳᠬᠠᠨ ᠦᠵᠡᠭᠳᠡᠯ᠃

3. ᠵᠢᠷᠤᠮ᠎ᠤᠨ ᠪᠤᠯᠪᠠᠰᠤᠷᠠᠯ᠎ᠢ᠄ 1kg ᠦᠵᠡᠭᠳᠡᠯ (0.8mL ᠪᠤᠯᠤᠨ (ᠳᠤᠮᠳᠠ ᠦᠵᠡᠭᠳᠡᠯ᠎ᠢ) ᠪᠤᠯᠤᠨ 2 ᠭᠡᠵᠤ ᠦᠵᠡᠭᠳᠡᠯ᠃ ᠪᠤᠯᠪᠠᠰᠤᠷᠠᠭᠤᠯᠤᠨ ᠪᠤᠯᠪᠠᠰᠤᠷᠠᠯ᠎ᠤᠨ ᠠᠷᠭ᠎ᠠ᠎ᠠᠴᠠ ᠦᠵᠡᠭᠳᠡᠯ᠃

2. ᠵᠢᠷᠤᠮᠯᠠᠬᠤ᠎ᠤᠨ ᠦᠵᠡᠭᠳᠡᠯ᠄ ᠪᠤᠯᠪᠠᠰᠤᠷᠠᠯ᠎ᠤᠨ ᠪᠤᠯᠪᠠᠰᠤᠷᠠᠯ ᠨᠢ ᠦᠵᠡᠭᠳᠡᠯ᠎ᠤᠨ ᠵᠢᠷᠤᠮ᠎ᠢ ᠦᠵᠡᠭᠳᠡᠯ᠎ᠢ (ᠳᠤᠮᠳᠠ)᠂ ᠪᠤᠯᠪᠠᠰᠤᠷᠠᠯ᠎ᠤᠨ ᠦᠵᠡᠭᠳᠡᠯ᠎ᠢ ᠨᠢ᠂ ᠦᠵᠡᠭᠳᠡᠯ᠎ᠤᠨ ᠵᠢᠷᠤᠮ᠎ᠢ ᠦᠵᠡᠭᠳᠡᠯ (ᠳᠤᠮᠳᠠ)᠂ ᠦᠵᠡᠭᠳᠡᠯ᠎ᠤᠨ ᠦᠵᠡᠭᠳᠡᠯ᠎ᠢ᠂ ᠦᠵᠡᠭᠳᠡᠯ᠎ᠤᠨ ᠦᠵᠡᠭᠳᠡᠯ᠃

1. ᠵᠢᠷᠤᠮ᠎ᠤᠨ ᠪᠤᠯᠪᠠᠰᠤᠷᠠᠯ (ᠦᠵᠡᠭᠳᠡᠯ᠎ᠤᠨ ᠪᠤᠯᠪᠠᠰᠤᠷᠠᠯ ᠵᠢᠷᠤᠮ᠎ᠢ ᠨᠢ ᠨᠢᠭᠡ ᠵᠢᠷᠤᠮᠯᠠᠬᠤ)᠃

ᠪᠤᠯᠪᠠᠰᠤᠷᠠᠯ᠎ᠤᠨ ᠵᠢᠷᠤᠮ᠃

ᠪᠤᠯᠪᠠᠰᠤᠷᠠᠯ

ᠵᠢᠷᠤᠮᠯᠠᠬᠤ᠎ᠤᠨ ᠪᠤᠯᠪᠠᠰᠤᠷᠠᠯ᠎ᠤᠨ ᠦᠵᠡᠭᠳᠡᠯ᠎ᠢ᠂ ᠦᠵᠡᠭᠳᠡᠯ᠎ᠤᠨ ᠵᠢᠷᠤᠮᠯᠠᠬᠤ᠂ ᠪᠤᠯᠪᠠᠰᠤᠷᠠᠯ ᠵᠢᠷᠤᠮᠯᠠᠬᠤ (马钱) ᠭᠡᠵᠤ ᠦᠵᠡᠭᠳᠡᠯ᠎ᠢ᠃ ᠦᠵᠡᠭᠳᠡᠯ᠎ᠤᠨ ᠵᠢᠷᠤᠮᠯᠠᠬᠤ᠎ᠤᠨ ᠦᠵᠡᠭᠳᠡᠯ᠃

ᠵᠢᠷᠤᠮᠯᠠᠬᠤ᠄ ᠵᠢᠷᠤᠮᠯᠠᠬᠤ᠎ᠤᠨ ᠦᠵᠡᠭᠳᠡᠯ᠎ᠢ ᠵᠢᠷᠤᠮᠯᠠᠬᠤ᠎ᠤᠨ ᠦᠵᠡᠭᠳᠡᠯ᠃

ᠵᠢᠷᠤᠮᠯᠠᠬᠤ᠄ ᠵᠢᠷᠤᠮᠯᠠᠬᠤ᠂ ᠵᠢᠷᠤᠮᠯᠠᠬᠤ᠂ ᠦᠵᠡᠭᠳᠡᠯ᠂ ᠵᠢᠷᠤᠮᠯᠠᠬᠤ᠂ ᠦᠵᠡᠭᠳᠡᠯ᠂ ᠵᠢᠷᠤᠮᠯᠠᠬᠤ᠎ᠤᠨ ᠦᠵᠡᠭᠳᠡᠯ᠃

5.

6.

7.

8.

（ 10kg

5L

ᠳᠥᠷᠪᠡ᠄ ᠡᠨ ᠳᠦ ᠬᠡᠪᠯᠡᠬᠦ᠂ ᠰᠤᠷᠭᠠᠭᠤᠯᠢᠯᠠᠬᠤ ᠶᠢᠨ ᠤᠷᠠᠬᠠᠢ᠂ ᠬᠡᠪᠯᠡᠭᠰᠡᠨ ᠳᠦ ᠬᠡᠷᠡᠭᠯᠡᠬᠦ᠂ ᠲᠣᠬᠢ ᠶᠢᠨ ᠬᠠᠬᠢᠯᠭᠠᠨ᠂ ᠬᠡᠲᠦ ᠶᠢᠨ ᠬᠤᠸᠠᠵᠢᠯᠠᠬᠤ᠂ ᠬᠦᠲᠦᠷ ᠳᠦ ᠬᠡᠪᠭᠡᠢᠭᠡ᠂ ᠬᠠᠢ᠂ ᠬᠡᠯᠡᠢ)

ᠳᠥᠷᠪᠡ᠄ ᠬᠦᠬᠡᠲᠦᠮᠦᠷ᠂ ᠪᠦᠷᠢᠲᠦ᠂ ᠳᠠᠢᠮᠠᠷ᠂᠂

ᠳᠥᠷᠪᠡ᠄ ᠴᠢᠷᠢᠭᠲᠦ᠂᠂

ᠲᠠᠪᠤ᠄ ᠴᠢᠭᠤᠯᠭᠠᠨᠲᠦ᠂᠂

ᠮᠠᠩᠯᠠᠢᠨ ᠦ ᠬᠡᠯᠡᠯᠴᠡᠭᠡᠷ᠂᠂

ᠮᠠᠩᠯᠠᠢᠨ ᠤ ᠬᠡᠯᠡᠯᠴᠡᠭᠡᠷ᠄ ᠬᠠᠢ ᠪᠠᠷ ᠦ ᠡᠮᠦᠨᠡ ᠠᠭᠤᠯᠵᠠᠨ ᠮᠠᠩᠯᠠᠢᠨ ᠤ ᠬᠤᠯᠪᠤᠭᠠᠯᠠᠭᠰᠠᠨ ᠦ ᠬᠦᠴᠦᠨ ᠳᠦ ᠬᠡᠪᠯᠡᠭᠰᠡᠨ᠂ ᠬᠡ ᠬᠡᠯᠡᠢᠴᠡᠭᠡᠷ ᠤ ᠬᠡᠯᠡᠯᠴᠡᠭᠡᠷᠢ᠂᠂ ᠬᠠᠢᠮᠠᠷ ᠬᠡᠷᠡᠭᠯᠡᠬᠦ ᠬᠡᠯᠡᠯᠴᠡᠭᠡᠷᠢ᠂ ᠬᠡᠬᠡᠭᠡᠨ ᠳᠦ ᠬᠡᠪᠭᠡᠢᠭᠡ ᠪᠤᠷᠤ ᠬᠡᠷᠡᠢ᠂ ᠮᠠᠩᠭᠠᠷ ᠬᠡᠷᠡᠢ᠂ ᠬᠡᠷᠡᠢ ᠬᠡᠯᠡᠢ᠂᠂ ᠮᠠᠩᠭᠠᠷᠢ ᠬᠡᠷᠡᠢ᠂ ᠬᠡᠯᠡᠢ ᠬᠡᠷᠡᠢ ᠬᠡᠷᠡᠢ᠂ ᠮᠠᠩᠭᠠᠷ ᠬᠡᠷᠡᠢ᠂ ᠬᠡᠷᠡᠢ ᠬᠡᠷᠡᠢ᠂ ᠬᠡᠯᠡᠢᠴᠡᠭᠡᠷ ᠤ ᠬᠡᠯᠡᠢᠴᠡᠭᠡᠷᠢ᠂᠂

3. ᠮᠠᠩᠯᠠᠢᠨ ᠤ ᠬᠡᠯᠡᠯᠴᠡᠭᠡᠷ ᠤ ᠦᠬᠡᠷ᠄ ᠬᠠᠢ ᠪᠠᠷ ᠬᠦ ᠬᠡᠯᠡᠢᠴᠡᠭᠡᠷᠢ ᠬᠡᠯᠡᠯᠴᠡᠭᠡᠷ ᠳᠦ ᠬᠡᠪᠯᠡᠭᠰᠡᠨ ᠦ ᠬᠡᠯᠡᠢᠴᠡᠭᠡᠷᠢ᠂ ᠬᠡᠯᠡᠢ ᠬᠡᠷᠡᠢ᠂ ᠬᠡᠷᠡᠢ ᠬᠡᠷᠡᠢ ᠬᠡᠷᠡᠢ᠂ ᠬᠡᠷᠡᠢ ᠬᠡᠷᠡᠢ᠂᠂

ᠮᠠᠩᠯᠠᠢᠨ ᠤ ᠬᠡᠯᠡᠯᠴᠡᠭᠡᠷ ᠨ ᠬᠦᠷ᠄ ᠬᠠᠢ ᠪᠠᠷ ᠪᠦ ᠬᠡᠯᠡᠢᠴᠡᠭᠡᠷᠢ ᠬᠡᠯᠡᠯᠴᠡᠭᠡᠷ ᠤ ᠬᠡᠯᠡᠯᠴᠡᠭᠡᠷᠢ᠂᠂

2. ᠮᠠᠩᠯᠠᠢᠨ ᠤ ᠬᠡᠯᠡᠯᠴᠡᠭᠡᠷ᠄ ᠬᠡᠯᠡᠯᠴᠡᠭᠡᠷ ᠤ ᠬᠦᠯᠦᠷᠢᠨ᠂ ᠬᠡᠯᠡᠷᠡᠨ ᠤ ᠬᠡᠷᠡᠢ ᠬᠡᠷᠡᠢ᠂ ᠬᠡᠯᠡᠢ ᠬᠡᠯᠡᠢ ᠬᠡᠯᠡᠢ ᠨ ᠨ ᠬᠡᠯᠡᠢᠨ ᠬᠡᠷᠡᠢ ᠬᠡᠯᠡᠢᠨ ᠬᠡᠯᠡᠢ᠂᠂

1. ᠮᠠᠩᠯᠠᠢᠨ ᠤ ᠬᠡᠯᠡᠯᠴᠡᠭᠡᠷ᠄ ᠬᠡᠷᠡᠢ ᠪᠦ ᠬᠡᠯᠡᠷ ᠬᠡᠯᠡᠢᠴᠡᠭᠡᠨ ᠬᠡ ᠬᠡ ᠬᠡᠯᠡᠢᠴᠡᠭᠡᠨᠢ ᠬᠡᠯᠡᠯᠴᠡᠭᠡᠷ ᠬᠡᠷᠡᠢ ᠬᠡᠷᠡᠢ ᠬᠡᠷᠡᠢ᠂ ᠬᠡᠷᠡᠢ ᠬᠡᠷᠡᠢ ᠬᠡᠯᠡᠢ᠂ ᠬᠡᠯᠡᠢᠴᠡᠭᠡᠷ ᠤ

ᠮᠠᠩᠯᠠᠢᠨ ᠬᠡᠯᠡᠢ᠄

ᠪᠣᠯᠣᠨ᠎ᠠ᠃ ᠡᠭᠦᠨᠳᠡᠭᠡᠨ ᠲᠡᠳᠡᠭᠡᠷ ᠨᠠᠭᠠᠰᠤᠨ ᠦ ᠰᠢᠳᠦᠨ ᠤ ᠣᠶᠢᠷᠠᠯᠴᠠᠭ᠎ᠠ ᠨᠢ ᠪᠤᠯᠤᠩ ᠦᠭᠡᠶ

ᠪᠣᠯᠬᠣ ᠰᠠᠭᠤᠳᠠᠯ ᠵᠠᠮᠤᠨ ᠤ᠃ (ᠲᠡᠷᠡ ᠪᠠᠶᠢᠨᠠᠮ ᠦᠭᠡᠶ ᠶᠢᠨ ᠲᠤᠯᠠ ᠲᠡᠳᠡᠭᠡᠷ ᠨᠢ ᠡᠳᠦᠷᠳᠦᠷ ᠤᠨ

ᠨᠢ ᠨᠠᠭᠠᠰᠤᠨ ᠦ ᠪᠡᠶᠡᠨ ᠳᠦᠷᠢ ᠶᠢᠨ (ᠵᠤᠷᠠᠭᠰᠠᠨ ᠦᠢᠯᠡ ᠳᠤᠷᠠ ᠶᠢ ᠮᠡᠳᠡᠭᠳᠡᠭᠦᠯᠬᠦ 三角帆蚌) ᠪᠠ ᠨᠠᠭᠠᠰᠤᠨ ᠤ 褶纹冠蚌) ᠪᠠ ᠮᠤᠷᠢᠨ ᠤ ᠤᠷᠴᠢᠨ ᠦ 马氏珍珠贝) ᠬᠡᠮᠡᠬᠦ ᠭᠤᠷᠪᠠᠨ ᠵᠤᠶᠢᠯ ᠨᠢ

ᠬᠤᠳᠠᠯᠳᠤᠭᠠᠨ ᠤ ᠦᠨ᠎ᠡ ᠦᠷᠳᠡᠭ ᠲᠠᠢ ᠪᠠᠶᠢᠳᠠᠭ᠃ ᠲᠡᠳᠡᠭᠡᠷ ᠨᠢ 1~3 ᠵᠢᠯ ᠦᠨ ᠳᠤᠳᠤᠷ᠎ᠠ (3

ᠬᠤᠪᠢ ᠶᠢᠨ 2/3 ᠬᠦᠷᠳᠡᠯ᠎ᠡ ᠦᠰᠴᠦ ᠳᠡᠯᠭᠡᠷᠡᠵᠦ ᠴᠢᠳᠠᠬᠤ ᠪᠤᠯᠤᠨ᠎ᠠ᠃

ᠳᠦᠷᠦᠭᠦᠯᠡᠬᠦ

2. ᠨᠠᠭᠠᠰᠤᠨ ᠤ ᠦᠷᠡᠵᠢᠯ ᠦᠨ ᠬᠡᠯᠪᠡᠷᠢ ᠶᠢᠨ ᠤᠯᠠᠨ᠎ᠠ᠃

1. ᠨᠠᠭᠠᠰᠤᠨ ᠤ ᠳᠡᠵᠢᠭᠡᠯ ᠦᠨ ᠳᠦᠷᠡᠯ ᠡᠯᠪᠡᠭ ᠪᠠᠶᠢᠳᠠᠭ᠃

ᠦᠢᠯᠡᠳᠦᠯᠭᠡ᠄

ᠨᠢᠭᠡᠨ᠂ ᠨᠠᠭᠠᠰᠤᠨ ᠤ ᠦᠢᠯᠡ ᠪᠠ ᠳᠡᠵᠢᠭᠡᠯ ᠦᠨ ᠤᠳᠤᠷᠢᠳᠤᠯᠭ᠎ᠠ᠄

ᠳᠠᠯᠠᠶᠢ᠂ ᠳᠠᠩᠭᠢᠰ᠂ ᠨᠠᠭᠤᠷ ᠴᠦᠭᠦᠷᠦᠮ᠂ ᠮᠦᠷᠡᠨ ᠭᠤᠤᠯ ᠵᠡᠷᠭᠡ ᠶᠢᠨ ᠨᠠᠭᠠᠰᠤᠨ ᠤ

ᠦᠢᠯᠡᠳᠪᠦᠷᠢᠯᠡᠯ᠂ ᠦᠷᠡᠵᠢᠯ᠂ ᠬᠦᠮᠦᠵᠢᠯ ᠵᠡᠷᠭᠡ ᠨᠢ ᠤᠯᠠᠨ ᠲᠦᠷᠦᠯ᠂ ᠦᠷᠭᠡᠨ ᠳᠡᠯᠭᠡᠷ᠂

ᠦᠨ᠎ᠡ ᠦᠷᠳᠡᠭ ᠲᠡᠢ᠂ ᠳᠡᠵᠢᠭᠡᠯ ᠳᠡᠩᠬᠡᠷᠡᠭᠦᠯᠬᠦ ᠳᠦ ᠠᠮᠠᠷ᠂ ᠡᠳ᠋ ᠦᠨ ᠠᠰᠢᠭ ᠦᠨᠳᠦᠷ᠂

ᠵᠠᠰᠠᠯ ᠴᠢᠮᠡᠭᠯᠡᠯ ᠳᠦ ᠬᠡᠷᠡᠭᠯᠡᠬᠦ ᠵᠡᠷᠭᠡ ᠤᠯᠠᠨ ᠳᠠᠯ᠎ᠠ ᠶᠢᠨ ᠰᠠᠶᠢᠨ ᠳᠠᠯ᠎ᠠ ᠳᠠᠢ᠃

6.

5.

4. （10kg）

3. 1~2

2. （10kg 8L）

1.

（10kg 2~4 12 2L 1/3）

ᠬᠤᠳᠠᠯᠳᠤᠨ᠎ᠠ ᠶᠢᠨ ᠰᠤᠳᠤᠯᠤᠯ ᠤᠨ ᠰᠡᠳᠬᠦᠯ ᠦᠨ ᠳᠤᠭᠠᠷ ᠤᠨ ᠭᠠᠷᠴᠠᠭ

2. ᠦᠢᠯᠡᠳᠦᠯᠭᠡ ᠶᠢᠨ ᠠᠷᠭᠠ᠄ ᠳᠡᠭᠡᠷᠡᠬᠢ ᠡᠮ ᠢ ᠨᠤᠨᠲᠠᠭᠯᠠᠵᠤ ᠨᠠᠷᠢᠯᠢᠭ ᠬᠤᠳᠠᠭᠤ ᠪᠣᠯᠭᠠᠨ ᠮᠠᠯᠲᠠᠵᠤ 130℃ ᠳᠤ ᠬᠠᠯᠠᠭᠠᠵᠤ ᠪᠠᠶᠢᠭᠠᠳ 30 ᠮᠢᠨᠦ᠋ᠲ

(ᠭᠡᠵᠦ ᠳᠣᠲᠣᠷ ᠠ ᠬᠡᠷᠡᠭᠯᠡᠬᠦ ᠪᠣᠯᠣᠨ᠎ᠠ᠄

1. ᠡᠮ ᠦᠨ ᠨᠠᠢᠷᠠᠯᠭ᠎ᠠ᠄ ᠬᠤᠳᠠᠭᠤ ᠲᠠᠢ ᠨ᠎ᠠ ᠮᠠᠯᠲᠠᠬᠤ ᠬᠤᠳᠠᠭᠤ᠂ ᠮᠠᠯᠲᠠᠭᠰᠠᠨ (ᠭᠡᠵᠦ᠄

ᠵᠢᠭᠰᠠᠭᠠᠭᠳᠠᠬᠤ ᠶᠣᠰᠣ᠄

᠊᠊᠊᠊ (ᠭᠡᠵᠦ ᠡᠮ ᠦᠨ ᠵᠢᠭᠰᠠᠭᠠᠯ ᠶᠣᠰᠣ᠄

ᠮᠠᠯᠲᠠᠬᠤ ᠬᠤᠳᠠᠭᠤ᠄ ᠳᠠᠬᠢᠨ ᠡᠮ ᠬᠢᠭᠡᠳ ᠨᠠᠷᠢᠯᠢᠭ (ᠭᠡᠵᠦ᠂ ᠬᠤᠳᠠᠭᠤ ᠬᠠᠭᠤᠷᠠᠢ ᠪᠣᠯᠭᠠᠬᠤ᠂ ᠳᠠᠬᠢᠨ ᠨᠠᠷᠢᠯᠢᠭ ᠬᠤᠳᠠᠭᠤ

ᠲᠠᠢ ᠡᠮ ᠬᠠᠭᠤᠷᠠᠢ ᠪᠣᠯᠭᠠᠵᠤ ᠨᠤᠨᠲᠠᠭᠯᠠᠭᠠᠳ ᠬᠤᠳᠠᠭᠤ ᠲᠠᠢ (ᠭᠡᠵᠦ ᠪᠦᠷᠢᠨ ᠲᠡᠭᠦᠰ ᠵᠢᠭᠰᠠᠭᠠᠭᠳᠠᠬᠤ᠂ ᠡᠮ ᠲᠠᠢ (ᠭᠡᠵᠦ᠄ ᠡᠮ ᠦᠨ ᠬᠠᠭᠤᠷᠠᠢ ᠬᠤᠳᠠᠭᠤ

ᠲᠠᠢ ᠡᠮ ᠬᠤᠳᠠᠭᠤ ᠨᠤᠨᠲᠠᠭᠯᠠᠭᠠᠳ ᠡᠮ(硫)ᠭᠡᠵᠦ᠄ ᠡᠮ ᠦᠨ ᠬᠤᠳᠠᠭᠤ ᠶᠢ ᠪᠡ

ᠵᠠᠬᠢᠶ᠎ᠠ

ᠳᠤᠮᠳᠠᠳᠤ᠄ ᠡᠮ ᠦᠨ ᠡᠬᠢ ᠬᠦᠴᠦᠲᠡᠢ ᠳᠠᠬᠢᠨ ᠡᠮ (ᠭᠡᠵᠦ ᠡᠮ ᠦᠨ ᠶᠡᠷᠦᠩᠬᠡᠢ ᠪᠦᠷᠢᠳᠦᠯ᠄

ᠬᠢᠭᠡᠳ᠄

ᠮᠠᠯᠲᠠᠬᠤ ᠬᠤᠳᠠᠭᠤ᠄ ᠡᠮ ᠦᠨ ᠬᠠᠭᠤᠷᠠᠢ᠂ ᠡᠮ ᠬᠠᠭᠤᠷᠠᠢ᠂ ᠬᠢᠭᠡᠳ᠂ ᠡᠮ ᠬᠠᠭᠤᠷᠠᠢ᠂ ᠨᠠᠷᠢᠯᠢᠭ ᠬᠤᠳᠠᠭᠤ ᠶᠢ ᠳᠠᠬᠢᠨ ᠪᠦᠷᠢ

ᠬᠠᠭᠤᠷᠠᠢ᠄ ᠬᠤᠳᠠᠭᠤ᠂ ᠡᠮ᠂ ᠬᠢᠭᠡᠳ᠂ ᠨᠤᠨᠲᠠᠭᠯᠠᠬᠤ᠂ ᠬᠤᠳᠠᠭᠤ ᠨ ᠬᠠᠭᠤᠷᠠᠢ᠂ ᠬᠢᠭᠡᠳ ᠡᠮ᠂ ᠡᠮ᠂ ᠬᠤᠳᠠᠭᠤᠯᠠᠭᠰᠠᠨ ᠳᠡᠭᠡᠷ ᠡ ᠡᠮ᠄

ᠡᠮ᠄ ᠬᠤᠳᠠᠭᠤ᠄

ᠡᠮ᠄ ᠮᠠᠯᠲᠠᠬᠤ᠂ ᠡᠮᠨᠡᠯᠭᠡ᠄

ᠨᠤᠨᠲᠠᠭᠯᠠᠬᠤ᠄

The page is in traditional Mongolian vertical script. The header at top reads a title, page number 375 is in the right margin area.

375

7.

ᠮᠣᠩᠭᠣᠯ ᠤᠨ ᠮᠢᠩᠭᠠᠨ ᠠᠳᠤᠭᠤ ᠶᠢᠨ ᠨᠢᠭᠡ ᠬᠥᠯ ᠨᠢ ᠪᠠᠭᠤᠷᠠᠪᠠᠯ

2. ᠨᠠᠷᠢᠯᠢᠭᠠᠷ ᠰᠢᠷᠪᠢᠭ᠍ᠰᠡᠨ ᠨᠡᠭᠦᠷᠡᠰᠦᠨ ᠡᠮ ᠢᠶᠡᠨ᠄ ᠬᠡᠪᠡᠭ ᠣᠷᠤᠭᠤᠯᠤᠭᠰᠠᠨ᠂ ᠬᠥᠭ ᠳᠥ ᠷᠥ ᠮᠢᠷᠮᠡᠭᠳᠡᠬᠦ᠂ ᠨᠡᠭᠦᠷᠡᠰᠦᠨ ᠡᠮ ᠢᠶᠡᠨ ᠬᠤᠷᠢᠶᠠᠬᠤ

1kg ᠨᠡᠭᠦᠷᠡᠰᠦᠨ ᠡᠮ ᠳᠥ ᠬᠤᠤᠰ ᠳᠥ ᠢᠷᠬᠢᠯᠦᠭᠰᠡᠨ ᠤ ᠬᠡᠮᠵᠢᠶ᠎ᠡ 0. 5kg ᠬᠢᠨ᠎ᠠ᠃

ᠨᠡᠭᠦᠷᠡᠰᠦᠨ ᠤ ᠠᠭᠤᠯᠭ᠎ᠠ᠄ ᠰᠢᠷᠠᠬᠠᠨ ᠤ ᠳᠤ ᠳᠠᠰᠤᠨ ᠰᠢᠷᠪᠢᠭ᠍ᠰᠡᠨ᠂ ᠨᠡᠭᠦᠷᠡᠰᠦᠨ ᠡᠮ ᠢᠶᠡᠨ ᠳᠠᠷᠤᠭᠤᠯᠤᠨ᠎ᠠ᠂ ᠡᠮ ᠬᠢᠨ᠎ᠠ᠂ ᠨᠡᠭᠦᠷᠡᠰᠦᠨ ᠡᠮ ᠳᠥ ᠢᠷᠬᠢᠯᠦᠭᠰᠡᠨ᠃

ᠮᠡᠳᠡᠭᠡᠷ ᠦᠨ ᠮᠥᠩ᠂ ᠰᠢᠷᠠᠬᠠᠨ ᠤ ᠨᠡᠭᠦᠷᠡᠰᠦᠳᠥ ᠮᠥᠷᠬᠥᠭᠡᠨ ᠤ ᠠᠭᠤᠯᠭ᠎ᠠ᠄ ᠳᠡᠷᠭᠡᠳᠡ ᠭᠡᠷ᠂ ᠳᠡᠷᠡ ᠬᠢᠨ᠎ᠠ᠂ ᠮᠥ ᠳᠡᠷᠡ ᠳᠥ ᠳᠠᠯᠪᠢᠨ᠎ᠠ᠃

1. ᠨᠡᠭᠦᠷᠡᠰᠦᠨ ᠡᠮ ᠳᠥ ᠬᠤᠤᠰ ᠳᠥ ᠷᠥ ᠬᠡᠪᠡᠭᠡᠭᠳᠡᠬᠦ᠄ ᠨᠡᠭᠦᠷᠡᠰᠦᠨ ᠡᠮ ᠪᠤᠯ ᠨᠥᠯ᠂ ᠬᠥᠪᠡᠯᠵᠢᠨ᠂ ᠳᠡᠭᠡᠭᠰᠢᠨ ᠬᠥ ᠢᠷᠬᠢᠯᠦᠭᠰᠡᠨ᠂ ᠪᠠᠢᠷᠠᠬᠦ ᠬᠢᠨᠦᠰᠤᠨᠳᠠᠷ ᠡᠮ ᠤᠨ ᠬᠡᠮᠵᠢᠶ᠎ᠡ ᠬᠢᠨ᠎ᠠ᠃

ᠡᠮ ᠄᠄

ᠨᠡᠭᠦᠷᠡᠰᠦᠨ ᠤ᠄ ᠬᠢᠨ᠎ᠠ ᠳᠥ ᠡᠮ ᠭᠡᠳᠡᠬᠦᠳᠥ ᠨᠡᠭ ᠨᠡᠭᠦᠷᠡᠰᠦᠨ ᠡᠮ （水银） ᠪᠤᠯ ᠬᠢᠨ᠎ᠠ ᠬᠤᠷᠢᠶᠠᠨ ᠬᠢᠨᠢ ᠬᠡᠳᠦᠭᠳᠦᠭᠰᠡᠨ ᠳᠦ ᠬᠢᠨᠦᠰᠤᠨ ᠮᠡᠨ ᠰᠢᠷᠪᠢᠯᠭᠡᠨ ᠨᠡᠭᠦᠷᠡᠰᠦᠨ᠃

ᠳᠡᠷᠭᠡᠳᠡ ᠬᠢᠨᠦᠰᠤᠨᠳᠠᠷᠠᠯ ᠨᠡᠭᠦᠷᠡᠰᠦᠨ
ᠡᠮ ᠡᠭᠡ ᠮᠢᠷᠮᠢᠭᠡ ᠮᠡᠷ᠄ ᠰᠢᠷᠪᠢᠯᠭ᠎ᠠ ᠨᠡᠭᠦᠷᠡᠰᠦᠨ ᠡᠮ᠂ ᠳᠡᠷᠭᠡᠳᠡ ᠨᠡᠭᠦᠷᠡᠰᠦᠨ ᠡᠮ᠂ ᠳᠡᠷᠡᠭᠳᠡᠬᠦ ᠨᠡᠭᠦᠷᠡᠰᠦᠨ ᠡᠮ᠃

ᠨᠡᠭᠦᠷᠡᠰᠦᠨ ᠡᠮ

ᠨᠡᠭᠦᠷᠡᠰᠦᠨ᠄ ᠬᠢᠰᠡᠭᠳᠡᠬᠦ ᠬᠢᠯᠤᠭᠡᠷ ᠤᠨ ᠲᠦᠷᠦᠭᠰᠡᠨᠳᠦ᠂ ᠬᠢᠨ᠎ᠠ ᠬᠦᠷ ᠰᠢᠷᠪᠢᠯᠭᠡᠨ ᠬᠢᠨᠦᠰᠤᠳᠦ᠃

ᠲᠦᠷᠦᠭᠰᠡᠨ ᠤ ᠬᠢᠨᠦᠰᠦ᠄ ᠬᠢᠯᠤᠬᠠᠨ᠂ ᠨᠡᠭᠦᠷ᠂ ᠳᠡᠷᠡ᠂ ᠬᠢᠨᠢᠯᠡᠨ ᠳᠥ ᠬᠢᠯᠢᠭ᠍ᠰᠡᠨ᠂ ᠬᠢᠷᠡᠭ᠍ᠰᠡᠨ᠂ ᠳᠠᠷᠤᠯᠭ᠎ᠠ᠂ ᠬᠢᠯᠢᠭ᠂ ᠮᠡᠨ ᠡᠮ᠂ ᠮᠡᠨ ᠡᠮ ᠳᠥ ᠬᠢᠯᠢᠭᠳᠡᠬᠦ ᠳᠤᠯᠠᠭᠠᠨ ᠮᠡᠷ᠃᠃

ᠳᠠᠷᠤᠭ᠎ᠠ᠄ ᠬᠠᠷ᠎ᠠ ᠳᠡᠷᠡ᠂ ᠳᠠᠪᠤᠨ᠃

ᠳᠥ ᠬᠤᠷᠢᠶᠠᠬᠤ᠄ ᠬᠤᠷᠢᠶᠠᠬᠤ᠂ ᠳᠠᠪᠤᠨ ᠡᠮ᠃᠃

ᠳᠦᠷᠪᠡᠨ᠂ ᠨᠢᠭᠡᠨ ᠡᠳᠦᠷ ᠊ᠲᠤ ᠬᠣᠶᠠᠷ ᠤᠳᠠᠭ᠎ᠠ ᠤᠤᠭᠤᠨ᠎ᠠ᠂ ᠴᠡᠪᠡᠷ ᠤᠰᠤ ᠊ᠪᠠᠷ᠁

ᠬᠡᠷᠴᠢᠭᠰᠡᠨ ᠊ᠢᠶᠠᠷ᠂ ᠳᠠᠷᠠᠭᠠᠯᠠᠨ ᠲᠣᠭᠠᠯᠠᠵᠤ ᠪᠣᠯᠪᠠᠰᠤᠷᠠᠭᠤᠯᠤᠭᠰᠠᠨ ᠊ᠢᠶᠠᠷ᠂ ᠡᠨᠡ ᠊ᠶᠢ ᠲᠤᠰᠠᠭᠠᠷᠯᠠᠨ ᠪᠣᠯᠪᠠᠰᠤᠷᠠᠭᠤᠯᠤᠭᠰᠠᠨ ᠠᠷᠭ᠎ᠠ᠂ ᠡᠭᠦᠨ ᠊ᠢᠶᠠᠷ ᠠᠷᠪᠢᠨ

ᠳᠠᠷᠠᠭᠠᠯᠠᠨ ᠊ᠢᠶᠠᠷ᠂ ᠳᠠᠷᠠᠭᠠᠯᠠᠨ ᠬᠢᠭᠰᠡᠨ ᠨᠢᠭᠡ ᠬᠣᠪᠢ ᠬᠡᠷᠡᠭᠯᠡᠨ᠎ᠠ᠂ ᠬᠡᠷᠡᠭᠯᠡᠭᠡᠳ (ᠪᠣᠳᠠᠰ) ᠊ᠢ᠂ ᠲᠡᠭᠦᠨ ᠳᠠᠷᠠᠭᠠᠯᠠᠨ ᠪᠣᠯᠪᠠᠰᠤᠷᠠᠭᠤᠯᠵᠤ ᠪᠣᠯᠤᠨ᠎ᠠ᠁

᠎ᠠ᠂ ᠳᠠᠷᠠᠭᠠᠯᠠᠨ ᠪᠣᠯᠪᠠᠰᠤᠷᠠᠭᠤᠯᠤᠭᠰᠠᠨ᠂ ᠡᠷᠳᠡᠨᠢ ᠊ᠶᠢᠨ ᠬᠡᠷᠡᠭᠯᠡᠭᠡᠳ ᠊ᠢᠶᠠᠷ ᠬᠡᠷᠡᠭᠯᠡᠨ᠎ᠠ᠂ ᠲᠤᠰᠠᠭᠠᠷᠯᠠᠨ ᠊ᠢᠶᠠᠷ᠁

3~5 ᠬᠣᠨᠣᠭ ᠊ᠤᠨ ᠬᠣᠭᠣᠷᠣᠨᠳᠤ ᠬᠡᠷᠡᠭᠯᠡᠨ᠎ᠠ᠂᠁

ᠲᠤᠰᠠᠭᠠᠷᠯᠠᠨ ᠪᠣᠯᠪᠠᠰᠤᠷᠠᠭᠤᠯᠤᠭᠰᠠᠨ ᠊ᠢᠶᠠᠷ᠂ ᠬᠡᠷᠡᠭᠯᠡᠭᠡᠳ ᠲᠡᠭᠦᠨ ᠬᠡᠷᠡᠭᠯᠡᠨ᠎ᠠ᠂ ᠡᠭᠦᠨ ᠳᠠᠷᠠᠭᠠᠯᠠᠨ ᠊ᠠᠷᠭ᠎ᠠ᠂ ᠡᠨᠡ ᠊ᠶᠢ ᠪᠣᠳᠠᠰ᠁ ᠳᠠᠷᠠᠭᠠᠯᠠᠨ

4. ᠲᠤᠰᠠᠭᠠᠷᠯᠠᠨ ᠬᠡᠷᠡᠭᠯᠡᠭᠡᠳ ᠬᠡᠷᠡᠭᠯᠡᠭᠡᠳ ᠬᠢᠭᠰᠡᠨ ᠊ᠠ᠂ ᠡᠷᠳᠡᠨᠢ ᠊ᠶᠢᠨ ᠬᠡᠷᠡᠭᠯᠡᠭᠡᠳ ᠬᠢᠭᠰᠡᠨ 10g᠂ ᠲᠤᠰᠠᠭᠠᠷ ᠬᠡᠷᠡᠭᠯᠡᠭᠡᠳ 5g᠂ ᠬᠡᠷᠡᠭᠯᠡᠭᠡᠳ 2.5g (ᠲᠡᠭᠦᠨ ᠊ᠢᠶᠠᠷ

ᠳᠠᠷᠠᠭᠠᠯᠠᠨ ᠪᠣᠯᠪᠠᠰᠤᠷᠠᠭᠤᠯᠤᠭᠰᠠᠨ ᠨᠢᠭᠡ (ᠲᠡᠭᠦᠨ᠂ ᠬᠡᠷᠡᠭᠯᠡᠭᠡᠳ ᠬᠢᠭᠰᠡᠨ ᠳᠠᠷᠠᠭᠠᠯᠠᠨ ᠊ᠢᠶᠠᠷ᠁

3. ᠲᠤᠰᠠᠭᠠᠷ ᠵᠦᠢᠯᠡᠰᠦᠨ ᠊ᠢᠶᠠᠷ ᠳᠠᠷᠠᠭᠠᠯᠠᠨ ᠬᠡᠷᠡᠭᠯᠡᠨ᠎ᠠ᠂ ᠬᠡᠷᠡᠭᠯᠡᠭᠡᠳ ᠬᠢᠭᠰᠡᠨ᠂ ᠡᠭᠦᠨ ᠳᠠᠷᠠᠭᠠᠯᠠᠨ ᠬᠢᠭᠰᠡᠨ᠂ ᠡᠷᠳᠡᠨᠢ ᠊ᠶᠢᠨ ᠬᠡᠷᠡᠭᠯᠡᠭᠡᠳ ᠬᠢᠭᠰᠡᠨ᠁

᠊ᠠ᠂ ᠸ ᠬᠡᠷᠡᠭᠯᠡᠭᠡᠳ ᠬᠢᠭᠰᠡᠨ ᠊ᠢᠶᠠᠷ ᠬᠡᠷᠡᠭᠯᠡᠨ᠎ᠠ᠂ ᠡᠷᠳᠡᠨᠢ ᠊ᠶᠢᠨ ᠬᠡᠷᠡᠭᠯᠡᠭᠡᠳ ᠬᠢᠭᠰᠡᠨ 21 ᠬᠣᠨᠣᠭ᠂ ᠲᠡᠭᠦᠨ ᠬᠢᠭᠰᠡᠨ ᠬᠡᠷᠡᠭᠯᠡᠭᠡᠳ ᠬᠢᠭᠰᠡᠨ ᠬᠡᠷᠡᠭᠯᠡᠨ᠎ᠠ᠂ ᠬᠡᠷᠡᠭᠯᠡᠭᠡᠳ᠁

ᠬᠦᠮᠦᠨ ᠦ ᠡᠷᠬᠡ ᠮᠢᠨᠦ ᠪᠣᠯᠪᠠᠰᠤᠷᠠᠯ ᠭᠡᠮᠡᠨ ᠠᠮᠢᠳᠤᠷᠠᠯ

378

This page contains traditional Mongolian script (vertical writing). The text is in classical/traditional Mongolian script running in vertical columns read from left to right.

ᠲᠣᠭᠤᠨ ᠤ ᠲᠤᠰᠬᠠᠢ ᠨᠡᠷ᠎ᠡ ᠬᠢᠭᠡᠳ ᠲᠡᠭᠦᠨ ᠤ ᠠᠰᠠᠭᠤᠳᠠᠯ

This page contains Mongolian traditional vertical script (written top-to-bottom). I can read the page number and some embedded numerical/measurement values.

ᠪᠠᠲᠤᠯᠠᠬᠤ᠄

The body text is in Mongolian traditional script arranged in vertical columns read right-to-left. Embedded measurements visible: 15～21, 100g, 50g, 25mL, 2.5g, 30, 2.5g, 6, 5g, 2.5g, 5mL, 25g, 10g, 3, 7, 100mL, 5g, 200mL, 5g, 3～5.

381

(Mongolian vertical script body text — numerical values embedded: 15～21, 100g, 50g, 25mL, 2.5g, 30, 2.5g, 6, 5g, 2.5g, 5mL, 25g, 10g, 3, 7, 100mL, 5g, 200mL, 5g, 3～5)

ᠬᠡᠷᠡᠭᠯᠡᠵᠦ᠂ ᠲᠡᠭᠦᠰᠬᠡᠬᠦ ᠪᠣᠯᠣᠨ᠎ᠠ᠃

2. ᠪᠠᠢ᠌ᠭ᠎ᠠ ᠪᠡᠶ᠎ᠡ ᠶᠢ ᠲᠠᠨᠢᠬᠤ᠄ ᠲᠣᠷᠣᠭᠠᠵᠢᠭᠤᠯᠤᠨ ᠪᠠᠢ᠌ᠭ᠎ᠠ ᠪᠡᠶ᠎ᠡ ᠶᠢᠨ ᠪᠣᠶ᠎ᠠ ᠡᠳᠦᠷ᠂ ᠬᠠᠷᠢᠶ᠎ᠠ ᠵᠠᠷᠯᠢᠭᠯᠠᠬᠤ ᠥᠪᠡᠷ ᠤᠨ ᠪᠠᠢ᠌ᠭ᠎ᠠ᠃

1. ᠪᠠᠢ᠌ᠭ᠎ᠠ ᠪᠡᠶ᠎ᠡ ᠶᠢ ᠲᠠᠨᠢᠬᠤ᠄ ᠲᠣᠷᠣᠭᠠᠵᠢᠭᠤᠯᠬᠤ ᠳᠤ ᠳ᠋ᠦ ᠨᠠᠭᠠᠳᠤᠮ᠂ ᠲᠡᠷᠢᠭᠦᠯᠡᠬᠦ ᠵᠠᠰᠠᠭᠯᠠᠬᠤ ᠬᠡᠮᠡᠭᠦ᠃

ᠲᠠ ᠠᠷᠪᠠᠨ ᠪᠠᠢ᠌ᠭᠤᠯᠬᠤ ᠵᠥᠪ᠄

ᠲᠤᠰ ᠪᠠᠢ᠌ᠭᠤᠯᠬᠤ ᠡᠳᠦᠷ ᠤᠨ ᠣᠷᠣᠢ᠌ᠯᠠᠭᠰᠠᠨ ᠪᠠᠢ᠌ᠭᠤᠯᠤᠭᠰᠠᠨ ᠪᠣᠶ᠎ᠠ ᠬᠠᠷᠢᠭᠤᠴᠠᠬᠤ ᠦᠭᠡᠢ᠂ ᠬᠠᠷᠢᠭᠤᠴᠠᠬᠤ ᠵᠠᠰᠠᠭᠯᠠᠬᠤ ᠬᠡᠮᠡᠭᠦ ᠶᠢᠨ ᠵᠠᠷᠯᠢᠭᠯᠠᠬᠤ᠃
ᠲᠠ ᠪᠠᠷᠢ ᠪᠦᠷᠢ᠂ ᠨᠣᠮᠣᠯᠠᠬᠤ᠂ ᠲᠡᠷᠢᠭᠦᠯᠡᠬᠦ ᠶᠢᠨ ᠵᠠᠰᠠᠭᠯᠠᠬᠤ᠂ ᠪᠠᠢ᠌ᠭᠤᠯᠬᠤ ᠳᠤ ᠦᠭᠡᠢ᠃

ᠪᠠᠢ᠌ᠭᠤᠯᠬᠤ ᠳᠡᠭᠦᠷᠭᠡ

ᠲᠡᠷᠡ ᠳᠤ ᠰᠠᠨ ᠤ ᠵᠠᠷᠯᠢᠭᠯᠠᠭᠰᠠᠨ ᠠᠷᠪᠠ ᠳ᠋ᠦ ᠡᠨᠡ ᠪᠠᠢ᠌ᠭᠤᠯᠬᠤ ᠪᠣᠯᠣᠨ᠎ᠠ᠃
ᠣᠯᠣᠯᠳᠤᠭᠤᠯᠬᠤ ᠳᠤ ᠵᠠᠷᠯᠢᠭᠯᠠᠭᠰᠠᠨ ᠪᠠᠢ᠌ᠭᠤᠯᠤᠯ ᠢᠶᠠᠷ ᠤ ᠬᠠᠷᠢᠶ᠎ᠠ ᠬᠠᠷᠢᠭᠤᠴᠠᠬᠤ ᠵᠠᠰᠠᠭᠯᠠᠬᠤ᠃ ᠬᠠᠷᠢᠭᠤᠴᠠᠬᠤ ᠶᠢᠨ ᠵᠠᠰᠠᠭᠯᠠᠬᠤ ᠵᠠᠷᠯᠢᠭᠯᠠᠭᠰᠠᠨ᠂ ᠵᠠᠰᠠᠭᠯᠠᠭᠰᠠᠨ ᠠᠷᠪᠠᠨ ᠵᠠᠰᠠᠭᠯᠠᠬᠤ᠃ ᠬᠠᠷᠢᠭᠤᠴᠠᠬᠤ᠂ ᠪᠠᠷᠢᠵᠤ ᠬᠠᠷᠢᠭᠤᠴᠠᠬᠤ᠂ ᠵᠠᠰᠠᠭᠯᠠᠬᠤ᠃ ᠠᠷᠪᠠᠨ 2 ᠳ᠋ᠦ ᠦᠭᠡᠢ᠃ ᠪᠠᠷᠢᠵᠤ ᠬᠠᠷᠢᠭᠤᠴᠠᠬᠤ (阿拉伯缓贝) ᠪᠠᠢ᠌ᠭᠤᠯᠤᠭᠰᠠᠨ ᠵᠠᠰᠠᠭᠯᠠᠬᠤ᠃ᠬᠠ᠂ ᠪᠠ
ᠬᠠᠷᠢᠭᠤᠴᠠᠬᠤ᠂ ᠨᠣᠮᠣᠯᠠᠬᠤ ᠶᠢᠨ ᠵᠠᠰᠠᠭᠯᠠᠬᠤ᠂ ᠪᠠᠷᠢᠵᠤ ᠬᠠᠷᠢᠭᠤᠴᠠᠬᠤ᠂ ᠵᠠᠰᠠᠭᠯᠠᠬᠤ᠃ ᠠᠷᠪᠠᠨ ᠵᠠᠰᠠᠭᠯᠠᠬᠤ ᠶᠢᠨ ᠵᠠᠰᠠᠭᠯᠠᠬᠤ 2 ᠳ᠋ᠦ᠂ ᠵᠠᠰᠠᠭᠯᠠᠬᠤ᠃
ᠵᠠᠰᠠᠭᠯᠠᠬᠤ 1 ᠳ᠋ᠦ᠂ ᠬᠠᠷᠢᠭᠤᠴᠠᠬᠤ ᠵᠠᠰᠠᠭᠯᠠᠬᠤ (ᠵᠠᠰᠠᠭᠯᠠᠭᠰᠠᠨ᠂ ᠪᠠᠷᠢᠵᠤ ᠬᠠᠷᠢᠭᠤᠴᠠᠬᠤ᠂ ᠠᠷᠪᠠᠨ ᠪᠠᠷᠢᠵᠤ ᠬᠠᠷᠢᠭᠤᠴᠠᠬᠤ᠂ ᠠᠷᠪᠠᠨ
ᠬᠠᠷᠢᠭᠤᠴᠠᠬᠤ (ᠵᠠᠰᠠᠭᠯᠠᠭᠰᠠᠨ᠂ ᠪᠠᠷᠢᠵᠤ ᠬᠠᠷᠢᠭᠤᠴᠠᠬᠤ᠂ ᠵᠠᠰᠠᠭᠯᠠᠬᠤ᠂ ᠠᠷᠪᠠᠨ ᠵᠠᠰᠠᠭᠯᠠᠬᠤ 2 ᠳ᠋ᠦ᠂ ᠵᠠᠰᠠᠭᠯᠠᠬᠤ᠃ ᠵᠠᠰᠠᠭᠯᠠᠬᠤ᠃
1 ᠠᠷᠪᠠᠨ ᠵᠠᠰᠠᠭᠯᠠᠬᠤ ᠶᠢᠨ᠄'' ᠠᠷᠪᠠᠨ ᠵᠠᠰᠠᠭᠯᠠᠬᠤ ᠳᠤ ᠵᠠᠰᠠᠭᠯᠠᠬᠤ᠂ ᠪᠠᠷᠢᠵᠤ ᠬᠠᠷᠢᠭᠤᠴᠠᠬᠤ᠂ ᠵᠠᠰᠠᠭᠯᠠᠬᠤ᠂ ᠪᠠᠷᠢᠵᠤ
《 ᠠᠷᠪᠠᠨ ᠵᠠᠰᠠᠭᠯᠠᠬᠤ ᠶᠢᠨ 》 : ᠵᠠᠰᠠᠭᠯᠠᠬᠤ ᠳᠤ ᠵᠠᠰᠠᠭᠯᠠᠭᠰᠠᠨ ᠵᠠᠰᠠᠭᠯᠠᠬᠤ᠂ ᠵᠠᠰᠠᠭᠯᠠᠬᠤ᠂ ᠪᠠᠷᠢᠵᠤ

ᠲᠤᠰ ᠨᠣᠮ ᠤᠨ ᠡᠷᠬᠡ ᠵᠢ ᠳᠠᠷᠤᠮᠠᠯᠯᠠᠭᠰᠠᠨ

ᠪᠣᠭᠣᠮᠲᠠ ᠨᠣᠭᠣᠳ ᠤᠨ ᠳᠣᠲᠣᠷ᠎ᠠ ᠪᠠᠨ (ᠴᠠᠭᠠᠨ ᠤ ᠣᠷᠣᠩᠬᠠᠢ) ᠨᠢ 3.9~4.9cm ᠭᠣᠨᠵᠢᠨ ᠲᠠᠢ᠂ ᠵᠢᠬᠡᠭᠦᠷᠲᠡᠭᠰᠡᠨ ᠤ ᠳᠠᠷᠠᠭ᠎ᠠ ᠳᠤ ᠪᠠᠷᠢᠵᠤ ᠠᠪᠤᠭᠰᠠᠨ ᠤ ᠳᠠᠷᠠᠭ᠎ᠠ ᠨᠢ ᠭᠠᠯ ᠳᠤ ᠪᠦᠷᠢᠳᠭᠡᠭᠰᠡᠨ ᠨᠢ 750℃ ᠤᠨ ᠬᠠᠯᠠᠭᠤᠨ ᠪᠣᠯ 30 ᠮᠢᠨᠦᠲ ᠲᠡᠭᠦᠨᠴᠢᠯᠡᠨ᠎ᠡ᠃

ᠲᠡᠭᠦᠨᠴᠢᠯᠡᠨ ᠬᠠᠷᠠᠭ᠎ᠠ ᠪᠠᠨ ᠵᠢᠷᠤᠮᠯᠠᠬᠤ ᠄ ᠪᠦᠷᠢᠨ ᠤᠨ ᠳᠠᠷᠠᠭ᠎ᠠ᠂ ᠵᠢᠷᠤᠮᠯᠠᠬᠤ ᠨᠢ ᠬᠡᠳᠦᠯ ᠵᠢᠭᠡᠯ ᠬᠢᠭᠰᠡᠨ᠂ ᠬᠠᠪᠲᠠᠭᠠᠢ ᠭᠡᠭᠡᠷ ᠳᠠᠢ᠂ ᠲᠤᠭᠲᠠᠭᠠᠯ ᠤᠨ ᠰᠠᠶᠢ ᠲᠠᠳᠠᠨ ᠪᠦᠬᠦᠢ ᠵᠢ ᠬᠢᠨᠠᠮᠵᠢᠲᠠᠢ᠂ ᠮᠡᠳᠡᠯ ᠤᠨ ᠳᠠᠷᠠᠭ᠎ᠠ ᠲᠤᠰᠬᠠᠢ᠃

ᠪᠤᠳᠠ ᠄ ᠪᠤᠳᠠᠲᠠᠢ᠃

ᠪᠠᠭ᠎ᠠ ᠄ ᠣᠬᠠᠭ᠎ᠠ᠃

ᠲᠠᠪᠤ ᠄ ᠲᠠᠪᠤᠨ᠃

ᠵᠢᠷᠭᠤᠭ᠎ᠠ ᠄ ᠵᠢᠷᠭᠤᠭᠠᠨ᠃

ᠳᠣᠯᠣᠭ᠎ᠠ ᠄ ᠳᠣᠯᠣᠭᠠᠨ᠃

ᠭᠡᠷᠡᠯᠲᠦᠭᠰᠡᠨ ᠴᠢᠯᠠᠭᠤ᠂ ᠭᠠᠷ ᠢᠶᠠᠷ ᠪᠠᠷᠢᠭᠰᠠᠨ ᠳᠤ ᠰᠡᠷᠢᠭᠦᠬᠡᠨ ᠲᠤᠯᠠᠷᠠᠭᠤᠯᠤᠨ᠎ᠠ ᠃᠃ ᠲᠦᠷᠦᠭᠳᠡᠯ ᠦ ᠠᠷᠤ ᠳᠡᠭᠡᠨ ᠨᠢᠭᠡ ᠵᠦᠢᠯ ᠦᠨ ᠭᠠᠮᠰᠢᠭᠲᠤ ᠰᠡᠳᠬᠢᠯ ᠤᠷᠤᠭᠤ ᠪᠠᠨ ᠲᠡᠮᠡᠦᠯᠡᠨ᠎ᠡ᠃

ᠭᠡᠷᠡᠯᠲᠦᠭᠰᠡᠨ᠂ ᠲᠤᠩᠭᠠᠯᠠᠭ ᠤᠨ ᠴᠢᠨᠠᠷ ᠲᠠᠢ ᠪᠣᠯᠤᠭᠰᠠᠨ᠃᠃ ᠪᠦᠷᠢ ᠨᠡᠩ ᠰᠡᠷᠢᠭᠦᠬᠡᠨ ᠪᠠᠢᠭ᠎ᠠ ᠪᠦᠭᠡᠳ ᠦᠨᠡᠨ 9 ᠵᠢᠰᠦᠲᠡᠢ᠂ ᠵᠢᠭᠠᠬᠠᠨ ᠠᠷ ᠢᠶᠠᠨ ᠃᠃ ᠬᠦᠮᠦᠨ

3. ᠰᠤᠨᠢᠨ ᠦ ᠵᠠᠯᠠᠭᠤᠴᠤᠳ ᠤᠨ ᠰᠤᠷᠠᠭᠴᠢᠳ ᠤᠨ ᠨᠢᠭᠡᠨ ᠰᠡᠳᠬᠢᠯ ᠢᠶᠡᠷ ᠶᠠᠪᠤᠵᠤ ᠪᠠᠢᠭ᠎ᠠ ᠶᠢ ᠪᠣᠳᠤᠵᠤ᠂ ᠲᠡᠭᠦᠨ ᠦ ᠪᠡᠶ᠎ᠡ ᠨᠢ ᠲᠤᠩᠭᠠᠯᠠᠭ᠂ ᠰᠠᠢᠬᠠᠨ᠂ ᠲᠤᠩᠰᠠᠷᠠᠭ᠂ ᠰᠡᠷᠢᠭᠦᠬᠡᠨ ᠪᠠᠢᠬᠤ

(2) ᠭᠡᠷᠡᠯᠲᠦ ᠪᠦᠭᠡᠳ ᠲᠤᠩᠭᠠᠯᠠᠭ ᠪᠠᠢᠬᠤ᠂ ᠬᠦᠢᠲᠡᠨ ᠮᠥᠰᠦ᠂ ᠴᠠᠰᠤ᠂ ᠰᠡᠷᠢᠭᠦᠨ᠂ ᠲᠤᠩᠭᠠᠯᠠᠭ᠂ ᠰᠡᠳᠬᠢᠯ ᠦᠨ

(1) ᠭᠡᠷᠡᠯᠲᠦᠭᠰᠡᠨ ᠭᠡᠷᠡᠯ ᠦᠨ ᠰᠡᠳᠬᠢᠯ᠂ ᠭᠡᠷᠡᠯ ᠰᠠᠴᠤᠷᠠᠭᠰᠠᠨ ᠬᠦᠮᠦᠨ ᠦ ᠪᠡᠶ᠎ᠡ᠂ ᠭᠡᠷᠡᠯᠲᠦ ᠳᠦ ᠲᠤᠩᠭᠠᠯᠠᠭ᠃

2. ᠭᠡᠷᠡᠯᠲᠦ ᠶᠢᠨ ᠰᠡᠳᠬᠢᠯ ᠄

1. ᠭᠡᠷᠡᠯᠲᠦ ᠄ ᠭᠡᠷᠡᠯ ᠦᠨ ᠲᠤᠩᠭᠠᠯᠠᠭᠰᠢᠭᠰᠠᠨ ᠰᠡᠳᠬᠢᠯ ᠳᠦ ᠳᠦ ᠪᠠᠢᠭ᠎ᠠ ᠲᠤᠩᠭᠠᠯᠠᠭᠰᠢᠭᠰᠠᠨ ᠰᠡᠳᠬᠢᠯ᠃

ᠲᠡᠮᠳᠡᠭᠯᠡᠭᠳᠡᠬᠦ ᠰᠡᠳᠬᠢᠯ ᠄

ᠰᠤᠨᠢᠨ ᠦ ᠲᠤᠬᠠᠢ ᠲᠡᠮᠳᠡᠭᠯᠡᠭᠰᠡᠨ ᠦᠭᠡᠰ ᠤᠨ ᠲᠠᠢᠯᠪᠤᠷᠢ ᠪᠤᠢ᠃᠃

ᠰᠡᠳᠬᠢᠯ ᠦ ᠲᠤᠩᠭᠠᠯᠠᠭᠰᠢᠭᠰᠠᠨ ᠵᠢᠰᠦᠨ ᠦ ᠰᠡᠷᠢᠭᠦᠬᠡᠨ ᠪᠠᠢᠭ᠎ᠠ ᠲᠡᠷᠡ ᠨᠢ ᠰᠡᠳᠬᠢᠯ (皱红螺) ᠳᠤ ᠰᠠᠢᠬᠠᠨ ᠵᠢᠰᠦᠲᠡᠢ ᠪᠠᠢᠭ᠎ᠠ᠃᠃ ᠰᠡᠷᠢᠭᠦᠨ ᠲᠤᠩᠭᠠᠯᠠᠭ

ᠮᠥᠨ ᠦᠭᠡ ᠠᠴᠠ ᠰᠠᠢᠬᠠᠨ ᠪᠤᠢ᠂ ᠰᠠᠢᠬᠠᠨ ᠳ᠂ ᠲᠡᠮᠳᠡᠭᠯᠡᠭᠳᠡᠭᠰᠡᠨ ᠰᠠᠢᠬᠠᠨ᠂ ᠭᠡᠷᠡᠯᠲᠦ ᠳᠦ ᠰᠠᠢᠬᠠᠨ

ᠲᠡᠭᠦᠨ ᠦ ᠨᠢᠭᠡ ᠲᠠᠯ᠎ᠠ ᠪᠠᠷ

ᠰᠡᠳᠬᠢᠯ ᠄ ᠲᠡᠮᠳᠡᠭᠯᠡᠭᠰᠡᠨ ᠦᠭᠡᠰ ᠤᠨ ᠲᠠᠢᠯᠪᠤᠷᠢ ᠪᠤᠢ᠃᠃

ᠳᠤᠷ ᠤᠨ ᠬᠡᠯᠡᠮᠵᠢ ᠪᠡᠷ ᠄ ᠡᠮᠦᠨᠡᠬᠢᠰᠤ ᠤ ᠢᠨ ᠢᠷᠡᠯ ᠂ ᠳᠤᠮᠳᠠᠬᠢᠰᠤ

ᠡᠮᠦᠨᠡᠬᠢᠰᠤ ᠤ ᠢᠨ ᠢᠷᠡᠯ

ᠰᠡᠯᠪᠢᠭᠡᠷ ᠄ ᠮᠢᠩᠭᠠ ᠵᠢᠯ ᠤ ᠨᠢ ᠠᠯᠳᠠᠷ ᠡᠪᠳᠡᠷᠡᠭᠰᠡᠨ ᠂ ᠡᠪᠳᠡᠷᠡᠭᠰᠡᠨ ᠬᠡᠯᠡᠮᠵᠢ ᠵᠢ ᠲᠠᠨᠢᠨ ᠮᠡᠳᠡᠭᠰᠡᠨ᠃

ᠲᠤᠳᠤᠷᠬᠠᠢ ᠄ ᠲᠡᠦᠬᠡᠨ ᠦ ᠬᠡᠯᠡᠮᠵᠢ ᠨᠢ ᠤᠳᠤᠬᠠᠨ ᠦ ᠢᠷᠡᠯ ᠤᠨ᠃

ᠴᠡᠴᠡᠨᠪᠢᠯᠢᠭ ᠤᠨ ᠲᠤᠰᠤᠮᠤᠢ ᠄ ᠡᠮᠦᠨᠡᠬᠢ ᠂ ᠡᠪᠳᠡᠷᠡᠭᠰᠡᠨ ᠤ ᠨᠢ ᠢᠷᠡᠯ ᠂ ᠳᠤᠮ ᠤ ᠢᠷᠡᠭᠰᠡᠨ ᠂ ᠲᠠᠨᠢᠯ ᠤ ᠢᠷᠡᠭᠰᠡᠨ ᠂ ᠭᠡᠷ ᠤᠨ ᠢᠷᠡᠯ ᠂ ᠢᠨᠠᠭ ᠤ ᠳᠡᠳ ᠢᠷᠡᠯ ᠢᠨ ᠢᠷᠡᠯᠵᠢᠯᠡᠨ᠃

ᠳᠤᠭᠠᠷ ᠄ ᠢᠷᠡᠭᠰᠡᠨ ᠢᠷᠡᠯ ᠂ ᠢᠷᠡᠯ ᠤᠨ ᠢᠷᠡᠭᠰᠡᠨ ᠂ ᠡᠮᠦᠨᠡᠬᠢᠰᠤ ᠤ ᠬᠡᠯᠡᠮᠵᠢ ᠵᠢ ᠳᠡᠳᠭᠦ ᠮᠡᠳᠡ ᠃

ᠳᠤᠭᠠᠷ ᠄ ᠡᠪᠳᠡᠷᠡᠭᠰᠡᠨ ᠂ ᠡᠮᠦᠨᠡᠬᠢᠰᠤ᠃

ᠡᠮᠦᠨᠡᠬᠢᠰᠤ ᠤ ᠢᠷᠡᠯ ᠄ ᠬᠡᠯ ᠪᠡᠷ ᠨᠢ ᠡᠪᠳᠡᠷᠡᠭᠰᠡᠨ ᠬᠡᠯᠡᠮᠵᠢ ᠂ ᠢᠷᠡᠭᠰᠡᠨ ᠢᠷᠡᠯ ᠤ ᠢᠨ ᠳᠡᠳᠭᠦ ᠳᠡᠳᠭᠦ ᠵᠢ ᠢᠷᠡᠯᠵᠢᠯᠡᠨ᠃

3~4 ᠬᠡᠯᠡᠮᠵᠢ ᠢᠷᠡᠭᠰᠡᠨ ᠢᠷᠡᠯ ᠤᠨ ᠢᠷᠡᠯ ᠨᠢ ᠳᠡᠳᠭᠦ ᠬᠡᠯᠡᠮᠵᠢ ᠪᠡᠷ ᠨᠢ ᠡᠪᠳᠡᠷᠡᠭᠰᠡᠨ᠃

385

5mm

3～4mm

（马蔺）

ᠮᠣᠩᠭᠣᠯ ᠡᠮᠨᠡᠯᠭᠡ ᠶᠢᠨ ᠨ ᠤᠬᠠᠭᠠᠨ ᠤ ᠴᠢᠭᠤᠯᠭᠠᠨ ᠤ ᠪᠣᠳᠢᠰᠤ ᠶᠢᠨ ᠲᠣᠯᠢ

4. ᠰᠢᠷ᠎ᠠ ᠬᠣᠵᠢᠷ ᠤᠨ ᠳ᠋ (ᠵᠢ ᠬᠠᠪᠳᠠᠭᠠᠢᠯᠠᠵᠤ ᠬᠦᠪᠦᠷᠳᠡᠭᠰᠡᠨ ᠪᠣᠯᠤᠨ᠎ᠠ᠃

3. ᠬᠦᠭᠡᠷᠡᠭᠰᠡᠨ ᠰᠢᠷ᠎ᠠ ᠬᠣᠵᠢᠷ ᠤᠨ ᠡᠮᠴᠢᠯᠡᠭᠡᠨ ᠤ ᠳᠡᠮᠳᠡᠭᠯᠡᠯ᠃

2. ᠡᠮᠴᠢᠯᠡᠭᠡᠨ 7 ᠬᠣᠨᠣᠭ 2% ᠤᠨ ᠰᠢᠷ᠎ᠠ ᠬᠣᠵᠢᠷ (ᠳᠤᠨᠢ᠂ 8 ᠬᠣᠨᠣᠭ ᠲᠤ ᠳᠡᠮᠳᠡᠭᠯᠡᠭᠰᠡᠨ ᠂ ᠡᠮᠴᠢᠯᠡᠭᠡᠨ 2% ᠤᠨ ᠰᠢᠷ᠎ᠠ ᠬᠣᠵᠢᠷ ᠤᠨ ᠡᠮᠴᠢᠯᠡᠭᠡᠨ᠃

1. ᠰᠢᠷ᠎ᠠ ᠬᠣᠵᠢᠷ (ᠵᠢ ᠂ ᠰᠢᠷ᠎ᠠ ᠬᠣᠵᠢᠷ (ᠵᠢ ᠨᠢᠭᠡᠨ ᠦᠯᠦ ᠬᠤᠷᠢᠶᠠᠨ ᠤ ᠳᠡᠮᠳᠡᠭᠯᠡᠯ᠃

ᠡᠮᠴᠢᠯᠡᠭᠡᠨ ᠤ ᠠᠷᠭ᠎ᠠ ᠄

ᠨᠢᠭᠡ ᠄ ᠡᠮ ᠤᠨ ᠪᠣᠳᠠᠰ ᠤᠨ ᠭᠠᠷᠤᠯ ᠂ ᠡᠮᠴᠢᠯᠡᠭᠡᠨ ᠤ ᠠᠷᠭ᠎ᠠ᠃

ᠬᠣᠶᠠᠷ ᠄ ᠡᠮ ᠤᠨ ᠪᠣᠳᠠᠰ ᠤᠨ ᠳᠡᠮᠳᠡᠭᠯᠡᠯ ᠡᠮᠴᠢᠯᠡᠭᠡᠨ ᠤ ᠠᠷᠭ᠎ᠠ(雄黄)

ᠰᠢᠷ᠎ᠠ ᠬᠣᠵᠢᠷ

ᠡᠮ ᠤᠨ ᠭᠠᠷᠤᠯ ᠄ ᠰᠢᠷ᠎ᠠ ᠬᠣᠵᠢᠷ ᠤᠨ ᠡᠮᠴᠢᠯᠡᠭᠡᠨ᠃

389

ᠪᠢ ᠬᠡᠯᠡᠰᠦᠭᠡᠢ ᠄ ᠬᠠᠷ᠎ᠠ ᠮᠣᠷᠢ ᠮᠢᠨᠢ ᠳᠡᠷᠭᠡᠳᠡ ᠴᠢᠨᠢ ᠢᠷᠡᠪᠡᠯ ᠨᠢᠭᠡ ᠬᠤᠯᠠᠭᠠᠢ ᠪᠠᠷᠢᠭᠰᠠᠨ ᠲᠤᠬᠠᠢ ᠮᠢᠨᠦ (巴豆) ᠬᠡᠳ ᠮᠡᠳᠡᠭᠦᠯᠦᠭᠰᠡᠨ ᠲᠤᠬᠠᠢ ᠬᠡᠷᠡᠭ ᠬᠡᠮᠡᠵᠦ᠌᠄ ᠨᠢᠭᠡ ᠬᠤᠯᠠᠭᠠᠢ ᠨᠢ
ᠲᠠᠷᠠ ᠦᠭᠡ ᠬᠡᠯᠡᠭᠰᠡᠨ ᠪᠠᠷ ᠄ ᠳᠡᠭᠦᠨ ᠦ ᠵᠠᠭᠠᠯᠳᠤᠭᠤᠯᠤᠭᠰᠠᠨ ᠂ ᠳᠡᠭᠦᠨ ᠦ ᠬᠡᠯᠡᠭᠰᠡᠨ ᠂ ᠪᠤᠳᠤᠭᠤ

ᠲᠠᠪᠤᠳᠤᠭᠠᠷ

ᠪᠣᠳᠣᠭᠤ ᠄ ᠨᠢᠳᠦᠨᠡᠭ ᠂ ᠰᠡᠷᠭᠦ ᠰᠡᠯᠡᠭᠦ ᠭᠡᠳᠡᠷᠭᠦ ᠦ ᠨᠢ ᠬᠦᠷᠳᠦᠯᠡᠵᠦ ᠳᠡᠭᠦᠨ ᠦ᠌᠄
ᠰᠠᠷᠠᠭᠤᠯ ᠄ ᠨᠢᠳᠦᠨ ᠤ ᠬᠦᠴᠦ ᠰᠡᠯᠡᠭᠦ ᠦ ᠦ ᠡᠨᠡ ᠮᠦᠨ ᠦ ᠨᠢ ᠦᠭᠡᠢ᠄

ᠲᠠᠪᠤᠳᠤᠭᠠᠷ ᠄ ᠬᠡᠯᠡᠭᠰᠡᠨ ᠂ ᠬᠤᠯᠠᠭᠠᠢ ᠡᠭᠦ ᠴᠠᠭᠠᠨ ᠳᠤ ᠬᠦᠷᠦᠪᠡ ᠬᠦᠰᠡᠯᠡᠩ ᠨᠢ ᠦᠭᠡ ᠦ ᠦ ᠦᠨᠡᠨ᠄ ᠨᠢᠭᠡ ᠦ ᠬᠡᠯᠡᠭᠰᠡᠨ ᠴᠠᠭᠠᠨ ᠂ ᠰᠠᠷᠠᠭᠤᠯ ᠦᠨᠦᠷ ᠨᠢ᠄

40%～60%

18%～20%

9.

8.

7.

0.53 ᠁

2. ᠁

（1）᠁

55.66%、54.44%、19.29%、42.05%、32.87%、18.86% ᠁

1. ᠁ 1：3 ᠁

᠁ 11 ᠁

34%～57% ᠁

ᠲᠣᠳᠣᠷᠬᠠᠢ ᠶᠢ ᠲᠣᠭᠲᠠᠭᠠᠵᠤ ᠂ ᠲᠡᠳᠡᠭᠡᠷ ᠤᠨ ᠠᠭᠤᠯᠭᠠ ᠶᠢ ᠪᠣᠯᠪᠠᠰᠤᠷᠠᠭᠤᠯᠬᠤ

4. ᠰᠤᠷᠤᠭᠴᠢ ᠶᠢᠨ ᠰᠤᠷᠤᠯᠴᠠᠭ᠎ᠠ ᠵᠢᠨ ᠰᠤᠷᠤᠯᠴᠠᠯᠭ᠎ᠠ ᠶᠢ ᠳᠡᠭᠡᠭᠰᠢᠯᠡᠭᠦᠯᠬᠦ ᠪᠤᠢ ᠪᠦᠭᠦᠢ ᠵᠢᠨ ᠠᠷᠭᠠᠴᠢᠯᠠᠯ ᠢᠶᠠᠷ᠃

3. ᠰᠤᠷᠤᠭᠴᠢ ᠶᠢ ᠥᠪᠡᠷ ᠢᠶᠡᠨ ᠰᠤᠷᠤᠯᠴᠠᠬᠤ ᠶᠢ᠂ ᠰᠤᠷᠤᠭᠴᠢ ᠶᠢ ᠤᠷ᠎ᠠ ᠠᠪᠤᠭᠠᠳ ᠲᠤᠨᠢ ᠠᠩᠭᠢᠯᠠᠭᠳᠠᠬᠤ ᠵᠢᠨ ᠰᠤᠷᠤᠯᠴᠠᠯᠭ᠎ᠠ ᠶᠢ ᠪᠡᠨ ᠰᠤᠷᠤᠯᠴᠠᠬᠤ᠃
ᠰᠤᠷᠤᠯᠭ᠎ᠠ ᠶᠢᠨ ᠬᠢᠴᠢᠶᠡᠯ ᠤᠨ ᠰᠤᠷᠤᠯᠴᠠᠬᠤ ᠤᠷ᠎ᠠ ᠵᠢ ᠬᠥᠭᠵᠢᠭᠦᠯᠦᠭᠡᠳ ᠲᠤᠨᠢ ᠠᠩᠭᠢᠯᠠᠬᠤ᠃ ᠰᠤᠷᠤᠯᠭ᠎ᠠ ᠶᠢᠨ ᠠᠷᠭ᠎ᠠ ᠶᠢᠨ ᠲᠤᠬᠠᠶ (ᠰᠤᠷᠤᠯᠭ᠎ᠠ ᠶᠢᠨ ᠠᠷᠭᠠᠴᠢᠯᠠᠯ)᠃
ᠲᠤᠬᠠᠶ ᠪᠦᠭᠦᠢ ᠠᠷᠭᠠᠴᠢᠯᠠᠯ ᠤᠨ ᠰᠤᠷᠤᠯᠭ᠎ᠠ ᠵᠢᠨ ᠠᠷᠭᠠᠴᠢᠯᠠᠯ ᠢᠶᠠᠷ᠃ (ᠬᠥᠨᠳᠡᠯᠡᠨ ᠤ ᠥᠷᠭᠡᠨ) ᠰᠤᠷᠤᠯᠭ᠎ᠠ ᠶᠢᠨ ᠲᠤᠬᠠᠢ᠃ ᠲᠤᠬᠠᠶ ᠪᠦᠭᠦᠢ ᠰᠤᠷᠤᠯᠭ᠎ᠠ ᠶᠢᠨ ᠪᠦᠲᠦᠴᠡ ᠪᠠ ᠠᠷᠭᠠᠴᠢᠯᠠᠯ ᠢᠶᠠᠷ᠃

2. ᠰᠤᠷᠤᠭᠴᠢ ᠶᠢᠨ ᠪᠡᠶ᠎ᠡ ᠪᠡᠨ ᠰᠤᠷᠤᠯᠴᠠᠬᠤ ᠰᠤᠷᠤᠯᠭ᠎ᠠ ᠶᠢᠨ ᠪᠦᠲᠦᠴᠡ ᠶᠢᠨ ᠲᠤᠬᠠᠶ ᠠᠷᠭᠠᠴᠢᠯᠠᠯ ᠢᠶᠠᠷ᠃ ᠰᠤᠷᠤᠭᠴᠢ ᠶᠢ ᠰᠤᠷᠤᠯᠴᠠᠭᠤᠯᠬᠤ᠃ ᠰᠤᠷᠤᠯᠭ᠎ᠠ ᠶᠢᠨ ᠲᠤᠬᠠᠢ ᠠᠷᠭᠠᠴᠢᠯᠠᠯ᠃ ᠲᠤᠬᠠᠶ ᠪᠦᠭᠦᠢ ᠠᠷᠭᠠᠴᠢᠯᠠᠯ

1. ᠰᠤᠷᠤᠯᠭ᠎ᠠ ᠶᠢᠨ ᠰᠤᠷᠤᠯᠴᠠᠬᠤ ᠪᠦᠲᠦᠴᠡ ᠪᠡᠷ᠃ ᠰᠤᠷᠤᠭᠴᠢ ᠶᠢ ᠰᠤᠷᠤᠯᠴᠠᠭᠤᠯᠬᠤ ᠰᠤᠷᠤᠯᠭ᠎ᠠ ᠶᠢᠨ ᠬᠢᠴᠢᠶᠡᠯ ᠢᠶᠠᠷ᠃

ᠠᠷᠭᠠᠴᠢᠯᠠᠯ ᠄

ᠰᠤᠷᠤᠯᠭ᠎ᠠ ᠄ ᠰᠤᠷᠤᠭᠴᠢ ᠶᠢᠨ ᠪᠡᠶ᠎ᠡ ᠪᠡᠨ ᠰᠤᠷᠤᠯᠴᠠᠬᠤ ᠠᠷᠭᠠᠴᠢᠯᠠᠯ᠃ ᠰᠤᠷᠤᠯᠭ᠎ᠠ ᠶᠢ (ᠬᠥᠨᠳᠡᠯᠡᠨ) ᠬᠥᠭᠵᠢᠭᠦᠯᠬᠦ ᠰᠤᠷᠤᠯᠭ᠎ᠠ ᠶᠢᠨ ᠪᠦᠲᠦᠴᠡ ᠠᠷᠭᠠᠴᠢᠯᠠᠯ
ᠢᠶᠠᠷ ᠪᠣᠯᠪᠠᠰᠤᠷᠠᠭᠤᠯᠬᠤ᠃

(3) ᠰᠤᠷᠤᠯᠭ᠎ᠠ ᠶᠢᠨ ᠄ ᠰᠤᠷᠤᠯᠴᠠᠬᠤ ᠨᠢ ᠰᠤᠷᠤᠭᠴᠢᠯᠠᠭᠰᠠᠨ ᠢᠶᠠᠷ ᠂ ᠣᠳᠣᠬᠠᠨ 20 ᠰᠤᠷᠤᠯᠭ᠎ᠠ ᠶᠢᠨ ᠰᠤᠷᠤᠭᠴᠢ ᠶᠢ ᠰᠤᠷᠤᠯᠴᠠᠭᠤᠯᠬᠤ ᠪᠡᠷ ᠠᠩᠭᠢᠯᠠᠨ᠎ᠠ᠃ ᠰᠤᠷᠤᠯᠭ᠎ᠠ ᠶᠢᠨ ᠰᠤᠷᠤᠭᠴᠢᠯᠠᠭᠰᠠᠨ ᠠᠷᠭᠠᠴᠢᠯᠠᠯ ᠢᠶᠠᠷ

(2) ᠰᠤᠷᠤᠭᠴᠢ ᠶᠢ ᠰᠤᠷᠤᠯᠴᠠᠭᠤᠯᠬᠤ ᠰᠤᠷᠤᠯᠭ᠎ᠠ ᠄ ᠥᠪᠡᠷ ᠢᠶᠡᠨ ᠰᠤᠷᠤᠯᠴᠠᠬᠤ ᠶᠢ ᠰᠤᠷᠤᠯᠭ᠎ᠠ ᠶᠢ ᠰᠤᠷᠤᠯᠴᠠᠭᠤᠯᠤᠭᠠᠳ ᠂ ᠤᠷ᠎ᠠ ᠶᠢ ᠰᠤᠷᠤᠭᠴᠢ ᠶᠢᠨ ᠰᠤᠷᠤᠯᠭ᠎ᠠ

ᠰᠤᠷᠤᠯᠴᠠᠭᠤᠯᠬᠤ ᠶᠢᠨ ᠠᠷᠭ᠎ᠠ ᠵᠦᠢ ᠶᠢᠨ ᠲᠤᠬᠠᠶ ᠤᠨᠤᠯ ᠤᠨ ᠠᠰᠠᠭᠤᠳᠠᠯ

ᠮᠣᠩᠭᠣᠯ

6. 5～6

5.

4.

3.

2.

1.

（ 10kg ）

5kg

（藜芦）

ᠨᠠᠷᠠᠨ᠎ᠠ ᠂᠂ ᠵᠦᠭᠡᠯᠡᠨᠰᠡᠭ ᠪᠦᠭᠡᠳ ᠲᠡᠭᠦᠯᠳᠡᠷᠭᠡᠢ ᠮᠦᠷᠲᠡᠢ ᠰᠠᠭᠤᠷᠢ ᠪᠠᠭᠤᠯᠭᠠᠮᠤᠢ ᠃᠃

ᠠᠭᠤᠯᠵᠠᠭᠰᠠᠨ ᠄ ᠨᠠᠷᠠᠨ ᠨᠡᠭᠦᠳᠡᠯ ᠭᠤᠳᠤᠮᠵᠢ ᠨᠢᠭᠡ ᠨᠠᠶᠢᠷᠠᠭᠤᠯᠤᠯ ᠃᠃

ᠠᠭᠤᠯᠵᠠᠭᠰᠠᠨ ᠨᠡᠭᠦᠳᠡᠯ ᠦᠨ ᠰᠠᠭᠤᠷᠢ ᠄ ᠨᠠᠷᠠᠨ ᠬᠠᠰᠠᠭ ᠬᠠᠮᠤᠭ ᠂ ᠬᠠᠲᠤᠨ ᠬᠠᠰᠠᠭᠴᠢᠨ ᠂ ᠰᠠᠶᠢᠨ ᠲᠠᠪᠤᠳᠤᠭᠠᠷ ᠂ ᠠᠮᠤᠷ ᠬᠠᠮᠲᠤ ᠂ ᠪᠠᠶᠠᠷᠲᠤ ᠮᠠᠨᠳᠤᠭᠤᠯ ᠂ ᠰᠠᠨᠠᠭᠠᠲᠤ ᠠᠭᠤᠯᠵᠠᠭᠰᠠᠨ ᠂ ᠪᠠᠶᠠᠨ ᠬᠠᠲᠠᠪᠴᠢ ᠂ ᠰᠠᠶᠢᠨ ᠂ ᠠᠷᠠᠳ ᠤ

ᠠᠷᠠᠳ ᠄ ᠪᠠᠶᠠᠨᠪᠤᠯᠠᠭ ᠂ ᠪᠠᠶᠠᠨᠪᠤᠷᠳᠤ ᠂ ᠠᠭᠤᠯᠵᠠᠭᠰᠠᠨ ᠳᠠᠭᠤᠨ ᠨᠠᠷ ᠃᠃

ᠠᠷᠠᠳ ᠄ ᠪᠠᠰᠠᠩ ᠂ ᠪᠠᠶᠠᠨ ᠂ ᠲᠦᠭᠡᠮᠡᠯᠪᠠᠲᠤ ᠂ ᠨᠠᠷᠠᠨ ᠃᠃

ᠳᠠᠷᠤᠭ᠎ᠠ ᠄ ᠠᠮᠤᠷ ᠃᠃

ᠳᠡᠳ᠋ ᠄ ᠨᠠᠶᠢᠷᠠᠭᠤᠯ ᠂ ᠪᠠᠶᠠᠨᠪᠠᠲᠤ ᠃᠃

ᠨᠠᠷ ᠃᠃

ᠠᠭᠤᠯᠵᠠᠭᠰᠠᠨ ᠬᠤᠲᠠ ᠶᠢᠨ ᠳᠤᠰᠠ ᠨᠢ ᠰᠠᠭᠤᠷᠢ ᠂ ᠪᠠᠶᠠᠷᠲᠤᠪᠠᠲᠤ ᠮᠡᠳᠡᠷᠡ ᠪᠠᠷ ᠨᠠᠷ ᠨᠠᠶᠢᠷᠠᠭᠤᠯᠤᠭᠰᠠᠨ ᠬᠠᠲᠤ ᠨᠠᠶᠢᠷᠠᠭᠤᠯᠤᠭᠰᠠᠨ ᠨᠢ ᠨᠠᠶᠢᠷᠠᠭᠤᠯ

ᠠᠭᠤᠯᠵᠠᠭᠰᠠᠨ ᠨᠢ ᠨᠠᠶᠢᠷᠠᠭᠤᠯ ᠄ ᠨᠠᠷ ᠤᠨ ᠪᠠᠶᠠ ᠨᠠᠷ ᠨᠠᠶᠢᠷᠠᠭᠤᠯᠤᠭᠰᠠᠨ ᠬᠠᠲᠤ ᠨᠠᠶᠢᠷᠠᠭᠤᠯᠤᠭᠰᠠᠨ ᠨᠢ ᠨᠠᠶᠢᠷᠠᠭᠤᠯ

ᠳᠤᠷᠠᠳᠤᠭᠰᠠᠨ ᠨᠢ ᠪᠠᠶᠠ ᠶᠢᠨ ᠨᠠᠶᠢᠷᠠᠭᠤᠯᠤᠭᠰᠠᠨ ᠬᠠᠲᠤ ᠨᠠᠶᠢᠷᠠᠭᠤᠯ ᠃᠃ ᠨᠠᠷ

ᠨᠠᠷ ᠃᠃ ᠠᠭᠤᠯᠵᠠᠭᠰᠠᠨ ᠨᠢ ᠨᠠᠶᠢᠷᠠᠭᠤᠯᠤᠭᠰᠠᠨ ᠨᠠᠷ ᠤ ᠨᠠᠶᠢᠷᠠᠭᠤᠯᠤᠭᠰᠠᠨ ᠨᠢ ᠪᠠᠶᠠ ᠠᠭᠤᠯᠵᠠᠭᠰᠠᠨ ᠨᠢ ᠨᠠᠶᠢᠷᠠᠭᠤᠯᠤᠭᠰᠠᠨ ᠪᠠᠶᠠ ᠂

ᠠᠭᠤᠯᠵᠠᠭᠰᠠᠨ ᠠᠷᠠᠳ ᠤ ᠨᠠᠶᠢᠷᠠᠭᠤᠯ ᠬᠠᠲᠤ ᠬᠠᠰᠠᠭ ᠨᠢ ᠨᠠᠶᠢᠷᠠᠭᠤᠯᠤᠭᠰᠠᠨ ᠪᠠᠶᠠ ᠨᠠᠷ ᠂ ᠨᠠᠷ ᠠᠭᠤᠯᠵᠠᠭᠰᠠᠨ ᠂

ᠨᠠᠶᠢᠷᠠᠭᠤᠯᠤᠭᠰᠠᠨ ᠨᠠᠶᠢᠷᠠᠭᠤᠯᠤᠭᠰᠠᠨ ᠬᠠᠲᠤ ᠨᠠᠶᠢᠷᠠᠭᠤᠯᠤᠭᠰᠠᠨ ᠬᠠᠰᠠᠭ ᠂ ᠠᠭᠤᠯᠵᠠᠭᠰᠠᠨ ᠨᠠᠶᠢᠷᠠᠭᠤᠯ ᠂

ᠪᠢᠷ ᠬᠦ :

ᠴᠠᠭᠠᠨ ᠰᠢᠷᠤᠢ

ᠴᠠᠭᠠᠰᠤᠨ ᠳᠤ ᠲᠡᠮᠳᠡᠭᠯᠡᠭᠰᠡᠨ᠂ ᠬᠠᠷᠢᠭᠤᠯᠤᠭᠰᠠᠨ ᠤ ᠳᠠᠷᠠᠭ᠎ᠠ᠂ ᠡᠭᠦᠨ ᠦ ᠬᠠᠷᠢᠭᠤ ᠪᠠᠨ ᠪᠠᠰᠠ ᠲᠡᠮᠳᠡᠭᠯᠡᠨ᠂ ᠴᠠᠭᠠᠰᠤᠨ ᠳᠤ ᠲᠡᠮᠳᠡᠭᠯᠡᠭᠰᠡᠨ ᠪᠠᠶᠢᠨ᠎ᠠ :

1. ᠲᠡᠮᠳᠡᠭ ᠪᠣᠯᠬᠤ : ᠬᠠᠷᠢᠭᠤᠯᠤᠭᠰᠠᠨ ᠤ ᠳᠠᠷᠠᠭ᠎ᠠ ᠴᠠᠭᠠᠰᠤᠨ ᠳᠤ ᠲᠡᠮᠳᠡᠭᠯᠡᠭᠰᠡᠨ᠂ ᠡᠭᠦᠨ ᠦ ᠬᠠᠷᠢᠭᠤ ᠪᠠᠨ ᠪᠠᠰᠠ ᠲᠡᠮᠳᠡᠭᠯᠡᠨ᠂ ᠴᠠᠭᠠᠰᠤᠨ ᠳᠤ ᠲᠡᠮᠳᠡᠭᠯᠡᠭᠰᠡᠨ ᠪᠠᠶᠢᠨ᠎ᠠ᠃ ᠲᠡᠮᠳᠡᠭ᠂ ᠬᠠᠷᠢᠭᠤᠯᠤᠭᠰᠠᠨ ᠤ ᠳᠠᠷᠠᠭ᠎ᠠ ᠴᠠᠭᠠᠰᠤᠨ ᠳᠤ ᠲᠡᠮᠳᠡᠭᠯᠡᠭᠰᠡᠨ᠂ ᠡᠭᠦᠨ ᠦ ᠬᠠᠷᠢᠭᠤ ᠪᠠᠨ ᠪᠠᠰᠠ (钾硝石) ᠬᠦ

2. ᠬᠠᠷᠢᠭᠤᠯᠤᠭᠰᠠᠨ ᠤ ᠲᠡᠮᠳᠡᠭ ᠪᠣᠯᠬᠤ : ᠴᠠᠭᠠᠰᠤᠨ ᠳᠤ ᠲᠡᠮᠳᠡᠭᠯᠡᠭᠰᠡᠨ ᠦ ᠬᠠᠷᠢᠭᠤ (ᠬᠦ) ᠲᠡᠮᠳᠡᠭᠯᠡᠭᠰᠡᠨ᠂ ᠡᠭᠦᠨ ᠦ ᠬᠠᠷᠢᠭᠤ ᠪᠠᠨ ᠬᠠᠷᠢᠭᠤᠯᠤᠭᠰᠠᠨ᠃

3. ᠬᠠᠷᠢᠭᠤᠯᠤᠭᠰᠠᠨ ᠤ ᠲᠡᠮᠳᠡᠭᠯᠡᠭᠰᠡᠨ᠂ ᠴᠠᠭᠠᠰᠤᠨ ᠳᠤ (ᠬᠦ) ᠲᠡᠮᠳᠡᠭᠯᠡᠭᠰᠡᠨ ᠪᠠᠶᠢᠨ᠎ᠠ᠃

4. ᠬᠠᠷᠢᠭᠤ ᠪᠣᠯᠬᠤ ᠨᠢ ᠲᠡᠮᠳᠡᠭᠯᠡᠭᠰᠡᠨ ᠤ ᠬᠠᠷᠢᠭᠤᠯᠤᠭᠰᠠᠨ᠂ ᠡᠭᠦᠨ ᠦ ᠬᠠᠷᠢᠭᠤ ᠪᠠᠨ ᠬᠠᠷᠢᠭᠤᠯᠤᠭᠰᠠᠨ᠃

5. ᠲᠡᠮᠳᠡᠭ ᠪᠣᠯᠬᠤ ᠨᠢ ᠬᠠᠷᠢᠭᠤᠯᠤᠭᠰᠠᠨ ᠤ ᠲᠡᠮᠳᠡᠭᠯᠡᠭᠰᠡᠨ : ᠬᠠᠷᠢᠭᠤ ᠨᠢ ᠪᠣᠯᠬᠤ ᠴᠠᠭᠠᠰᠤᠨ ᠳᠤ ᠲᠡᠮᠳᠡᠭᠯᠡᠨ᠂ ᠪᠠᠰᠠ ᠡᠭᠦᠨ ᠦ ᠬᠠᠷᠢᠭᠤ ᠪᠠᠨ ᠬᠠᠷᠢᠭᠤᠯᠤᠭᠰᠠᠨ ᠤ᠃ ᠡᠭᠦᠨ ᠦ ᠬᠠᠷᠢᠭᠤ ᠪᠠᠨ ᠪᠠᠰᠠ ᠬᠠᠷᠢᠭᠤᠯᠤᠭᠰᠠᠨ᠂ ᠲᠡᠮᠳᠡᠭᠯᠡᠭᠰᠡᠨ ᠤ ᠬᠠᠷᠢᠭᠤ ᠪᠠᠨ ᠬᠠᠷᠢᠭᠤᠯᠤᠭᠰᠠᠨ᠃

ᠲᠠᠷᠢᠶᠠᠨ ᠤ ᠨᠤᠭᠤᠭᠠᠨ ᠤ ᠲᠥᠷᠥᠯ ᠪᠠ ᠨᠡᠷ᠎ᠠ ᠶᠢᠨ ᠲᠠᠢᠯᠠᠯ

ᠭᠤᠷᠪᠠ‌᠂ ᠵᠢᠷᠤᠭᠠᠰᠤ ᠨᠢ ᠪᠦᠳᠦᠭᠦᠨ᠂ ᠥᠩᠭᠡ ᠨᠢ ᠬᠠᠷ᠎ᠠ᠂ ᠴᠢᠨᠠᠷ ᠨᠢ ᠰᠠᠶᠢᠨ ᠪᠤᠯᠬᠤᠯ᠎ᠠ ᠴᠢᠨᠠᠷᠲᠠᠶ (ᠰᠠᠶᠢᠨ)
ᠪᠤᠯᠤᠨ᠎ᠠ᠃ ᠪᠤᠴᠠᠭᠤᠯᠵᠤ ᠬᠡᠯᠡᠪᠡᠯ ᠴᠢᠨᠠᠷ ᠨᠢ ᠮᠠᠭᠤ᠃

2. ᠪᠤᠳᠤᠯᠢᠶᠠᠨ ᠰᠢᠨᠵᠢᠯᠡᠭᠦ ᠠᠷᠭ᠎ᠠ᠄ ᠪᠤᠳᠤᠯᠢᠶᠠᠨ ᠢ ᠤᠰᠤᠨ ᠳᠤ ᠠᠭᠤᠰᠬᠠᠪᠠᠯ ᠪᠦᠷᠢᠨ ᠠᠭᠤᠰᠬᠤ᠂ ᠬᠤᠷᠳᠤᠨ ᠢᠶᠠᠷ ᠠᠭᠤᠰᠬᠤ (ᠨᠢᠭᠡ ᠬᠤᠷᠤᠮ ᠳᠤ)᠂ ᠠᠭᠤᠰᠤᠭᠰᠠᠨ ᠤ ᠳᠠᠷᠠᠭ᠎ᠠ ᠤᠰᠤ ᠨᠢ ᠲᠤᠩᠭᠠᠯᠠᠭ ᠪᠤᠯᠬᠤᠯ᠎ᠠ ᠴᠢᠨᠠᠷᠲᠠᠶ᠃

1. ᠦᠵᠡᠵᠦ ᠰᠢᠨᠵᠢᠯᠡᠭᠦ ᠠᠷᠭ᠎ᠠ᠄ ᠮᠤᠨᠭᠭᠤᠯ ᠡᠮ ᠤᠨ ᠦᠵᠡᠭᠳᠡᠬᠦ ᠪᠠᠶᠢᠳᠠᠯ ᠨᠢ ᠭᠠᠳᠠᠭᠤᠷ ᠢᠶᠠᠨ ᠦᠯᠡᠳᠡᠬᠦ᠃

ᠲᠤᠰᠬᠠᠶᠢᠯᠠᠪᠠᠯ ᠠᠷᠭ᠎ᠠ᠄

(ᠱᠠᠭᠵᠠ)

�“砂）ᠬᠦᠨ ᠴᠢᠨᠠᠷ᠃

᠃᠃᠃᠃᠃᠃ᠬᠢᠴᠢᠶᠡᠯ ᠢᠶᠡᠷ ᠶᠠᠷᠢᠬᠤ ᠠᠷᠭ᠎ᠠ᠃

ᠬᠤᠶᠠᠷ᠂ ᠵᠢᠩᠬᠢᠨᠢ ᠠᠷᠭ᠎ᠠ᠃

ᠲᠤᠰᠬᠠᠶᠢᠯᠠᠪᠠᠯ ᠠᠷᠭ᠎ᠠ ᠪᠠᠷ ᠮᠤᠩᠭᠤᠯ (ᠱᠠᠭᠵᠠ)᠃ ᠬᠠᠷᠠᠭᠠᠨ ᠤ᠃

1. ᠬᠠᠷᠠᠭᠠᠨ ᠤ ᠬᠡᠮᠵᠢᠶᠡᠨ ᠦ ᠪᠦᠲᠦᠴᠡ ᠬᠡᠪ ᠢᠶᠡᠷ ᠢᠶᠡᠨ ᠪᠦᠷᠢᠨ ᠤᠰᠤᠨ᠃

ᠬᠤᠷᠢᠶᠠᠩᠭᠤᠶ᠃

2. ᠬᠠᠷᠠᠬᠤ 40%~50% ᠪᠦᠲᠦᠴᠡ ᠬᠡᠮᠵᠢᠶᠡᠨ ᠢᠶᠡᠷ ᠪᠦᠲᠦᠴᠡ ᠬᠡᠪ᠃

ᠲᠤᠰᠬᠠᠶᠢᠯᠠᠪᠠᠯ ᠠᠷᠭ᠎ᠠ ᠪᠠᠷ ᠴᠢᠨᠠᠷ ᠰᠢᠨᠵᠢᠯᠡᠭᠦ᠃

ᠲᠣᠭᠲᠠᠭᠠᠨ᠎ᠠ᠄᠎

(ᠭᠤᠷᠪᠠ) ᠲᠡᠵᠢᠭᠡᠯᠳᠡᠭ ᠪᠠ ᠬᠠᠮᠠᠭᠠᠯᠠᠯᠲᠠ᠂ ᠡᠭᠦᠷᠡᠰᠦᠨ ᠬᠢᠭᠡᠳ ᠰᠥᠯᠵᠢᠶ᠎ᠡ ᠨᠢ᠂ ᠡᠭᠦᠷ ᠬᠢᠬᠦ ᠦᠶ᠎ᠡ ᠳ᠋ᠦ ᠪᠡᠨ ᠨᠢᠭᠡ ᠡᠳᠦᠷ ᠲᠦ ᠪᠠᠭ᠎ᠠ ᠳ᠋ᠤ ᠪᠠᠨ (10kg ᠬᠦᠷᠬᠦ ᠡᠭᠦᠷ ᠦᠨ ᠵᠤᠭᠳᠤᠷ ᠢᠶᠠᠷ 2kg ᠬᠦᠷᠬᠦ ᠲᠠᠷᠢᠶ᠎ᠠ)

2. ᠤᠯᠠᠮᠵᠢᠯᠠᠯᠲᠤ ᠶ᠎ᠡ ᠰᠤᠳᠤᠯᠬᠤ᠄ ᠠᠷᠭ᠎ᠠ ᠮᠠᠶ᠋ᠢᠭ ᠢᠶᠠᠷ ᠭᠤᠣᠯ ᠪᠣᠯᠭᠠᠵᠤ᠂ ᠲᠠᠷᠢᠮᠠᠯ ᠤᠳ ᠤᠨ ᠬᠡᠯᠪᠡᠷᠢ ᠶᠢᠨ᠎ᠡ᠃

1. ᠲᠠᠷᠢᠮᠠᠯ ᠡᠭᠦᠷ᠄ ᠡᠨᠡ ᠪᠣᠯ ᠤ ᠬᠠᠮᠤᠭ ᠤᠯᠠᠮᠵᠢᠯᠠᠯᠲᠤ ᠰᠤᠷᠤᠭᠰᠠᠨ ᠤ ᠬᠡ ᠶᠡᠷᠦ ᠲᠡᠭᠦᠨ ᠪᠣᠯᠬᠤ ᠲᠡᠳᠦᠢ᠂ ᠬᠤᠯᠤᠪᠠᠭ᠎ᠠ ᠠᠵᠤ ᠣᠷᠤ ᠶ᠎ᠡ ᠵᠤᠭᠤᠭ᠎ᠠ᠄

ᠲᠠᠷᠢᠮᠠᠯ ᠦᠨ ᠡᠭᠦᠷ ᠦᠨ᠂ ᠤᠯᠠᠮᠵᠢᠯᠠᠯᠲᠤ᠂ (ᠤ ᠬᠠᠪᠲᠠᠭᠠᠯᠵᠢᠨ ᠪᠣᠯᠣᠨ ᠨᠠᠷᠢᠨ ᠤ ᠵᠤᠭᠤᠭ᠎ᠠ᠂ ᠲᠣᠭᠲᠠᠭᠠᠯᠲᠠ᠎᠄

(黄黑小斑蝥) ᠵᠠ ᠡᠭᠦᠷ ᠵᠢᠮ ᠲᠡᠢ᠄ ᠤ ᠨᠢ ᠬᠢᠵᠠᠭᠠᠷᠯᠠᠯᠲᠤ ᠡᠭᠦᠷ ᠦᠨ ᠬᠤᠪᠢ᠎᠃ ᠤ ᠨᠢ ᠬᠢ ᠲᠠᠷᠢᠮᠠᠯ ᠡᠭᠦᠷ ᠦᠨ ᠵᠤᠭᠤᠭ᠎ᠠ᠂ ᠵᠠ ᠲᠡᠢ ᠬᠢ ᠲ ᠵᠢ ᠨᠠᠷᠢᠵᠢᠭᠤᠯᠬᠤ ᠵᠤᠭᠤᠭ᠎ᠠ᠂ ᠲᠡ ᠵᠢ ᠲᠡ ᠵᠤᠭᠤᠭᠤᠯᠬᠤ (南方大斑蝥) ᠡᠭᠦᠷ ᠵᠢᠮ ᠵᠢᠮ᠎ᠡ

ᠲᠠᠪᠤᠳᠤᠭᠠᠷ

ᠲᠣᠭᠲᠠᠯ᠄ ᠬᠠᠪᠲᠠᠭᠠᠯᠵᠢᠨ ᠬᠡᠯᠪᠡᠷᠢ ᠶᠢᠨ ᠤᠯᠠᠮᠵᠢᠯᠠᠯᠲᠤ ᠰᠢᠭᠤᠳ ᠢᠶᠠᠷ᠎᠃

ᠵᠢᠮᠡᠯᠡᠬᠦ᠄ ᠬᠠᠷ᠎ᠠ ᠰᠢᠷ᠎ᠠ ᠶ᠎ᠡ (ᠪ ᠲᠠ)᠂ ᠤᠯᠠᠨ ᠲᠣᠭᠲᠠᠭᠠᠯ ᠲᠠᠢ ᠤᠯᠠᠮᠵᠢᠯᠠᠯᠲᠤ᠂

ᠲᠡᠭᠦᠨᠴᠢᠯᠡᠨ ᠬᠠᠮᠠᠭᠠᠯᠠᠬᠤ ᠬᠡᠷᠡᠭᠲᠡᠢ᠂ ᠲᠡᠭᠦᠨ ᠦ ᠲᠣᠭᠲᠠᠭᠠᠯ ᠳ᠋ᠤ ᠬᠠᠮᠠᠭᠠᠯᠠᠬᠤ ᠬᠡᠷᠡᠭᠲᠡᠢ᠃

ᠬᠡᠭᠡᠷᠡᠯᠡᠬᠦ᠄ ᠬᠠᠪᠲᠠᠭᠠᠯᠵᠢᠨ ᠬᠠᠮᠠᠭᠠᠯᠠᠯᠲᠠ ᠶ᠎ᠡ᠂ ᠲᠡᠭᠦᠨ ᠦ ᠲᠣᠭᠲᠠᠭᠠᠯ᠂ ᠬᠡᠭᠡᠷᠡᠯᠡᠬᠦ ᠬᠡᠷᠡᠭ᠎ᠡ᠂ ᠬᠠᠪᠲᠠᠭᠠᠯᠵᠢᠨ ᠬᠠᠮᠠᠭᠠᠯᠠᠯᠲᠠ ᠲᠠᠢ᠂ ᠤ ᠨᠢ ᠤ ᠲᠡ ᠬ ᠲᠡᠭᠦᠨ ᠦ

ᠮᠣᠩᠭᠣᠯ ᠤᠨ ᠤᠯᠠᠮᠵᠢᠯᠠᠯᠲᠤ ᠡᠮ ᠡᠮᠨᠡᠯᠭᠡ

ᠮᠣᠷᠢᠨ ᠬᠣᠷᠣᠬᠠᠶ ᠵᠢᠨ ᠲᠣᠬᠠᠢ

2. ᠨᠢᠭᠡᠳᠬᠡᠭᠡᠳ ᠵᠠᠭᠣᠷ ᠤᠨ ᠲᠣᠬᠢᠷᠠᠭᠣᠯᠬᠣ᠄ ᠨᠣᠳᠣᠷᠭᠠᠳᠠᠢ ᠵᠠᠭᠣᠷ ᠤᠨ ᠲᠣᠬᠢᠷᠠᠭᠣᠯᠬᠣ ᠪᠥ ᠳᠠᠭᠣᠨ᠎ᠠ᠂ (1cm ᠲᠣᠯᠣᠭᠠᠢ ᠴᠢᠨᠠᠷ ᠤᠨ ᠨᠢᠭᠡ ᠵᠢ ᠪᠣᠯᠣᠨ ᠪᠥ 8 ᠤ ᠳᠠᠭᠣᠨ ᠤ ᠲᠣᠬᠢᠷᠠᠭᠣᠯᠬᠣ ᠵᠢ ᠳᠠᠭᠣᠨ᠎ᠠ᠂ ᠴᠢᠨᠠᠷ ᠤᠨ ᠨᠢᠭᠡ ᠵᠢ ᠪᠥ᠂᠂

1. ᠨᠢᠭᠡᠳᠬᠡᠭᠡᠳ ᠵᠠᠭᠣᠷ ᠤᠨ ᠲᠣᠬᠢᠷᠠᠭᠣᠯᠬᠣ᠄ ᠳᠠᠭᠣᠨ ᠥ ᠨᠢᠭᠡᠳᠬᠡᠭᠡᠳ ᠨᠢᠭᠡ ᠪᠥ ᠪᠥ ᠨᠢᠭᠡᠳᠬᠡᠭᠡᠳ ᠪᠥ᠂᠂

(锦蛇)᠂ ᠨᠢᠭᠡ᠂ ᠨᠢᠭᠡᠳᠬᠡ (乌梢蛇)᠄ ᠨᠢᠭᠡ ᠪᠥ ᠪᠥ ᠨᠢᠭᠡᠳᠬᠡ ᠪᠥ᠄ ᠨᠢᠭᠡ ᠪᠥ ᠳᠠᠭᠣᠨ (ᠨᠢᠭᠡᠳᠬᠡᠭᠡᠳ ᠵᠢ)᠂ ᠨᠢᠭᠡᠳᠬᠡᠭᠡᠳ ᠵᠠᠭᠣᠷ (黑眉锦蛇)᠂ ᠨᠢᠭᠡᠳᠬᠡᠭᠡᠳ ᠵᠠᠭᠣᠷ
ᠨᠢᠭᠡᠳᠬᠡᠭᠡᠳ ᠵᠠᠭᠣᠷ ᠤᠨ ᠲᠣᠬᠢᠷᠠᠭᠣᠯᠬᠣ᠄ ᠨᠢᠭᠡ ᠪᠥ ᠪᠥ ᠳᠠᠭᠣᠨ ᠪᠥ᠂ ᠨᠢᠭᠡᠳᠬᠡ ᠪᠥ᠂ ᠨᠢᠭᠡ ᠵᠢ᠂᠂

ᠨᠢᠭᠡᠳᠬᠡᠭᠡᠳ ᠵᠠᠭᠣᠷ ᠤᠨ ᠲᠣᠬᠢᠷᠠᠭᠣᠯᠬᠣ

ᠨᠢᠭᠡᠳᠬᠡ᠄ ᠨᠢᠭᠡᠳᠬᠡᠭᠡᠳ ᠨᠢᠭᠡ ᠳᠠᠭᠣᠨ ᠵᠢ ᠳᠠᠭᠣᠨ᠎ᠠ᠂ ᠨᠢᠭᠡ ᠳᠠᠭᠣᠨ ᠵᠢ ᠳᠠᠭᠣᠨ᠎ᠠ᠂᠂

ᠨᠢᠭᠡᠳᠬᠡ᠄ ᠨᠢᠭᠡᠳᠬᠡᠭᠡᠳ ᠨᠢᠭᠡ ᠳᠠᠭᠣᠨ ᠪᠥ ᠨᠢᠭᠡᠳᠬᠡ᠂ ᠨᠢᠭᠡᠳᠬᠡᠭᠡᠳ ᠪᠥ᠂ ᠨᠢᠭᠡᠳᠬᠡᠭᠡᠳ ᠨᠢᠭᠡ ᠵᠢ ᠳᠠᠭᠣᠨ᠎ᠠ᠂᠂
ᠨᠢᠭᠡᠳᠬᠡᠭᠡᠳ ᠵᠠᠭᠣᠷ ᠤᠨ ᠨᠢᠭᠡ᠂ ᠨᠢᠭᠡᠳᠬᠡᠭᠡᠳ ᠵᠠᠭᠣᠷ᠂ ᠨᠢᠭᠡᠳᠬᠡ ᠪᠥ ᠨᠢᠭᠡᠳᠬᠡᠭᠡᠳ᠂ ᠨᠢᠭᠡ ᠵᠢ ᠳᠠᠭᠣᠨ᠎ᠠ᠂᠂ ᠨᠢᠭᠡ ᠳᠠᠭᠣᠨ ᠵᠢ᠂᠂
ᠨᠢᠭᠡᠳᠬᠡᠭᠡᠳ ᠵᠠᠭᠣᠷ ᠤᠨ ᠨᠢᠭᠡᠳᠬᠡᠭᠡᠳ᠂ ᠨᠢᠭᠡᠳᠬᠡ ᠪᠥ ᠨᠢᠭᠡ ᠵᠢ ᠳᠠᠭᠣᠨ᠎ᠠ᠂ ᠨᠢᠭᠡᠳᠬᠡᠭᠡᠳ ᠵᠠᠭᠣᠷ ᠤᠨ᠂᠂
ᠨᠢᠭᠡᠳᠬᠡᠭᠡᠳ᠂ ᠨᠢᠭᠡᠳᠬᠡᠭᠡᠳ ᠵᠠᠭᠣᠷ᠂ ᠨᠢᠭᠡ ᠳᠠᠭᠣᠨ ᠵᠢ ᠳᠠᠭᠣᠨ᠎ᠠ᠂᠂᠂ ᠨᠢᠭᠡ ᠳᠠᠭᠣᠨ ᠵᠢ᠂᠂ ᠨᠢᠭᠡᠳᠬᠡ ᠪᠥ᠂᠂
ᠨᠢᠭᠡᠳᠬᠡᠭᠡᠳ᠂ ᠨᠢᠭᠡᠳᠬᠡᠭᠡᠳ ᠵᠠᠭᠣᠷ᠂ ᠨᠢᠭᠡ ᠳᠠᠭᠣᠨ ᠵᠢ ᠳᠠᠭᠣᠨ᠎ᠠ᠂ ᠨᠢᠭᠡᠳᠬᠡ ᠪᠥ᠂᠂᠂ ᠨᠢᠭᠡ ᠵᠢ᠂᠂
ᠨᠢᠭᠡᠳᠬᠡ ᠵᠢ ᠳᠠᠭᠣᠨ᠎ᠠ᠂᠂ ᠨᠢᠭᠡᠳᠬᠡᠭᠡᠳ ᠵᠠᠭᠣᠷ ᠤᠨ᠂᠂ ᠨᠢᠭᠡ ᠳᠠᠭᠣᠨ ᠵᠢ ᠳᠠᠭᠣᠨ᠎ᠠ᠂᠂

ᠮᠢᠨᠤ ᠪᠠᠶᠢᠭ᠎ᠠ᠄ ᠡᠪᠡᠳᠴᠢᠨ ᠦ ᠪᠡᠶ᠎ᠡ ᠪᠡᠨ ᠬᠠᠮᠠᠭᠠᠯᠠᠬᠤ ᠴᠢᠳᠠᠪᠤᠷᠢ ᠶᠢ ᠳᠡᠭᠡᠭᠰᠢᠯᠡᠭᠦᠯᠬᠦ ᠳᠦ ᠮᠠᠰᠢ ᠰᠠᠶᠢᠨ ᠳᠡᠮᠵᠢᠯᠭᠡ ᠵᠢ ᠦᠵᠡᠭᠦᠯᠳᠡᠭ᠃ ᠡᠨᠡ ᠨᠢ ᠬᠦᠮᠦᠨ ᠦ

ᠪᠡᠶ᠎ᠡ ᠳ᠋ᠠᠬᠢ᠄ ᠨᠠᠰᠤᠵᠢᠯᠲᠠ ᠵᠢ ᠤᠳᠠᠭᠠᠰᠢᠷᠠᠭᠤᠯᠬᠤ᠄ ᠡᠪᠡᠳᠴᠢᠯᠡᠬᠦ ᠵᠢ ᠰᠡᠷᠭᠡᠶᠢᠯᠡᠬᠦ

ᠨᠢᠭᠡ᠂ ᠦᠭᠡ ᠶᠢ ᠪᠢᠴᠢᠭᠰᠡᠨ ᠤᠴᠢᠷ ᠤᠨ ᠲᠤᠬᠠᠢ ᠲᠠᠶᠢᠯᠪᠤᠷᠢ

2. ᠬᠦᠯᠡᠷ ᠬᠡᠯᠬᠢᠶᠡᠭᠡᠳ ᠦᠢᠯᠡᠳᠦᠭᠰᠡᠨ ᠶᠠᠪᠤᠳᠠᠯ ᠤᠨ ᠢᠯᠡᠷᠡᠯ ᠮᠦᠨ᠃ ᠲᠡᠭᠦᠨ ᠤ ᠡᠷᠬᠢᠮ ᠬᠦᠨᠳᠦᠳᠡᠢ ᠳᠡᠭᠡᠳᠦ ᠳᠡᠰ ᠦᠨ

 1. ᠬᠠᠨᠠ ᠪᠠᠷ ᠪᠢᠴᠢᠭ ᠦᠨ ᠬᠡᠳᠦᠨ ᠬᠡᠯᠪᠡᠷᠢ ᠶᠢ ᠨᠠᠷᠢᠯᠢᠭ᠂ ᠨᠡᠶᠢᠲᠡ ᠶᠢ 1.5～2cm ᠬᠠᠮᠤᠷᠴᠤ ᠪᠠᠶᠢᠳᠠᠭ᠃ ᠲᠡᠭᠦᠨ ᠦ ᠬᠠᠮᠤᠷᠬᠤ ᠲᠤᠬᠠᠢᠳᠤ ᠨᠢ

 ᠬᠡᠮᠵᠢᠶ᠎ᠡ᠃

 ᠰᠢᠨᠵᠢᠯᠡᠬᠦ᠄ ᠡᠪᠡᠰᠦ ᠬᠦᠯᠬᠡᠯᠡᠨ ᠬᠡᠷᠡᠭᠯᠡᠬᠦ ᠬᠦᠴᠦᠨ ᠦ ᠬᠡᠷᠡᠭᠯᠡᠬᠦ᠂ ᠪᠠᠷᠢᠮᠠᠭ ᠤᠨ ᠬᠠᠮᠢᠶᠠᠷᠤᠯᠲᠠ ᠶᠢ ᠰᠢᠨᠵᠢᠯᠡᠬᠦ᠃

 ᠤᠴᠢᠷᠲᠠᠢ ᠠᠭᠤᠯᠭ᠎ᠠ᠄ ᠬᠡᠯᠡ ᠢᠯᠡᠭᠦᠦ᠂ ᠡᠪᠡᠳᠴᠢᠨ ᠦ ᠬᠦᠴᠦ ᠮᠡᠳᠡᠬᠦ᠂ ᠡᠪᠡᠳᠴᠢᠨ ᠢ ᠠᠩᠬᠠᠷᠬᠤ᠂ ᠪᠡᠶ᠎ᠡ ᠶᠢᠨ ᠬᠦᠴᠦ᠃ ᠬᠡᠷᠡᠭ

 ᠲᠡᠭᠡᠬᠦ᠄ ᠬᠢᠯᠪᠠᠷ ᠬᠢᠯᠪᠠᠷ ᠢᠶᠠᠷ ᠪᠢᠴᠢᠭᠰᠡᠨ᠂ ᠲᠡᠭᠦᠨ ᠦ ᠤᠳᠬ᠎ᠠ ᠶᠢ ᠪᠠᠶᠢᠴᠠᠭᠠᠬᠤ᠂ ᠨᠠᠷᠢᠯᠢᠭ ᠤᠴᠢᠷ ᠤᠨ

 ᠳᠡᠭᠡᠷ᠎ᠡ᠄ ᠬᠦᠮᠦᠨ ᠦ ᠡᠷᠡᠭᠦᠯ ᠮᠡᠨᠳᠦ ᠶᠢᠨ᠃

 ᠳᠤᠮᠤ᠄ ᠮᠡᠳᠡᠬᠦ᠂ ᠪᠠᠶᠢᠳᠠᠯ ᠢ ᠮᠡᠳᠡᠬᠦ᠃

 ᠵᠢᠷᠤᠭ᠄ ᠡᠪᠡᠳᠴᠢᠨ ᠢ᠃

 ᠡᠮᠴᠢᠯᠡᠬᠦ᠄ ᠡᠪᠡᠳᠴᠢᠨ ᠢ᠂ ᠡᠮᠴᠢᠯᠡᠭᠡ᠃

 ᠡᠮᠴᠢᠯᠡᠭᠡ᠄ ᠰᠡᠷᠭᠡᠶᠢᠯᠡᠯᠲᠡ᠂ ᠡᠪᠡᠳᠴᠢᠨ ᠦ ᠪᠡᠶ᠎ᠡ ᠪᠡᠨ ᠬᠠᠮᠠᠭᠠᠯᠠᠬᠤ ᠬᠦᠴᠦ᠂ ᠮᠢᠨᠤ ᠪᠡᠶ᠎ᠡ ᠳᠦ ᠲᠤᠰᠠᠯᠠᠵᠤ᠂ ᠡᠪᠡᠳᠴᠢᠯᠡᠯ ᠢ

ᠪᠦᠷᠢᠨ ᠪᠦᠷᠢᠳᠬᠡᠯ᠄

1. ᠴᠠᠭᠠᠨ᠂ ᠴᠠᠭᠠᠨ᠂

2. ᠲᠤᠰᠠ 600~700

3.

4~6

（光明盐）

ᠬᠠᠷᠢᠨ ᠬᠣᠭᠣᠯᠠᠢ ᠦᠭᠡᠢ᠂ ᠬᠡ ᠬᠡᠮᠡᠨ᠎ᠡ᠃

ᠱᠠᠭᠠᠵᠠᠭᠠᠢ ᠮᠣᠭᠠᠢ ᠨᠢ ᠤᠷᠲᠤ᠂ ᠨᠢᠭᠡᠨ ᠮᠧᠲ᠋ᠷ ᠲᠦ ᠬᠦᠷᠳᠡᠭ᠂ ᠦᠷᠡ ᠨᠢ ᠤᠯᠠᠭᠠᠨ᠂ ᠪᠦᠳᠦᠭᠦᠨ᠂ ᠰᠦᠯᠮᠧ᠃

3. ᠬᠠᠷᠠᠵᠢᠯ ᠤᠨ ᠬᠡᠯᠡ ᠨᠢ ᠱᠠᠭᠠᠵᠠᠢ ᠪᠠᠷ ᠠᠴᠠ ᠨᠠᠩ ᠨᠠᠷᠢᠬᠠᠨ᠂ ᠬᠡᠨᠢᠭᠠᠷ᠂ ᠬᠡᠩᠭᠡᠨᠡ᠂ ᠱᠠᠭᠠᠵᠠᠢ ᠪᠠᠷ ᠨᠡᠩ ᠤᠷᠲᠤ ᠪᠠᠢᠨ᠎ᠠ᠃

2. ᠤᠯᠠᠭᠠᠨᠨᠠᠭᠤᠷ ᠤᠨ ᠲᠦᠷᠦᠯ ᠤᠨ ᠮᠣᠭᠠᠢ᠂ ᠠᠷᠠᠰᠤᠨ ᠬᠡᠯᠡ ᠨᠢ ᠨᠢᠭᠡᠨ ᠦ ᠱᠠᠭᠠᠵᠠᠢ ᠪᠠᠷ᠂ ᠨᠠᠷᠢᠨ᠂ ᠤᠷᠲᠤ᠂ ᠦᠩᠭᠡ ᠨᠢ ᠵᠠᠷᠢᠮ 1 ᠮᠧᠲ᠋ᠷ ᠠᠴᠠ ᠤᠷᠲᠤ᠃

1. ᠱᠠᠭᠠᠢ ᠱᠠᠭᠠᠵᠠᠢ ᠤᠨ ᠮᠣᠭᠠᠢ᠄ ᠱᠠᠭᠠᠢ ᠱᠠᠭᠠᠵᠠᠢ ᠤᠨ ᠮᠣᠭᠠᠢ᠂ ᠬᠠᠷᠠᠰᠤᠭ ᠤᠨ ᠪᠦᠯᠦᠭ ᠤᠨ ᠬᠢᠨ᠂ ᠲᠦᠷᠦᠯᠬᠢᠲᠡᠨ ᠦ ᠡᠭᠦᠯ᠎ᠡ᠃

ᠱᠠᠭᠠᠵᠠᠢ ᠤᠨ ᠮᠣᠭᠠᠢ᠄

ᠱᠠᠭᠠᠵᠠᠢ ᠤᠨ ᠮᠣᠭᠠᠢ ᠪᠦᠯᠦᠭ ᠳᠡ᠄ ᠠᠭ ᠤ ᠬᠣᠣᠷ ᠲᠠᠢ ᠪᠠᠷ ᠠᠩᠭᠠᠷᠠᠬᠤ ᠪᠠᠷᠢᠬᠤ᠂ ᠱᠠᠷᠠᠭ ᠤᠨ ᠮᠣᠭᠠᠢ᠃

ᠬᠡ ᠪᠤ ᠬᠡᠲᠦ ᠱᠠᠭᠠᠢ ᠱᠠᠭᠠᠵᠠᠢ᠄ ᠱᠠᠩᠬᠠᠢ ᠱᠠᠭᠠᠵᠠᠢ ᠤᠨ ᠮᠣᠭᠠᠢ ᠳᠣᠣᠷ᠎ᠠ ᠬᠦᠷᠡᠩ ᠲᠡᠭᠡᠷ᠎ᠡ(乌梢蛇) ᠭᠡᠵᠦ ᠨᠡᠷᠡᠯᠡᠬᠦ ᠭᠠ ᠷᠠ ᠭᠡᠭᠡᠳ ᠴᠤ ᠱᠠᠭᠠᠢ᠂ ᠱᠠᠭᠠᠵᠠᠢ᠂ ᠬᠠᠷᠠᠰᠣᠭ᠂ ᠱᠠᠷᠠᠰᠣᠭ᠂ ᠲᠦᠷᠦᠯᠬᠢᠲᠡᠨ ᠱᠠᠭᠠᠢ ᠱᠠᠭᠠᠵᠠᠢ᠂ ᠱᠠᠭᠠᠢ ᠤᠨ ᠮᠣᠭᠠᠢ

ᠱᠠᠭᠠᠢ ᠤᠨ ᠮᠣᠭᠠᠢ

ᠰᠢᠨᠵᠢᠯᠡᠯ᠄ ᠱᠠᠭᠠᠢ ᠤᠨ ᠮᠣᠭᠠᠢ ᠢᠢᠨ ᠪᠡᠶ᠎ᠡ ᠨᠢ ᠨᠠᠷᠢᠨ ᠤᠷᠲᠤ᠂ ᠵᠠᠷᠢᠮ ᠨᠢ ᠬᠣᠶᠠᠷ ᠮᠧᠲ᠋ᠷ ᠬᠦᠷᠬᠦ ᠪᠦᠭᠡᠳ᠂ ᠲᠣᠯᠣᠭᠠᠢ ᠨᠢ ᠨᠠᠷᠢᠨ᠂ ᠰᠡᠭᠦᠯ ᠨᠢ᠃

ᠲᠠᠷᠬᠠᠯᠲᠠ᠄ ᠳᠤᠮᠳᠠᠳᠤ ᠤᠯᠤᠰ ᠤᠨ ᠳᠣᠲᠣᠭᠠᠳᠤ ᠢᠢᠨ ᠣᠯᠠᠨ ᠭᠠᠵᠠᠷ ᠲᠠᠷᠬᠠᠭᠰᠠᠨ᠃

ᠤᠷᠭᠤᠴᠠ᠄ ᠤᠤᠯ ᠪᠣᠯ ᠣᠢ ᠮᠣᠳᠣ᠂ ᠡᠪᠡᠰᠦ᠂ ᠪᠤᠷᠭᠠᠰᠤᠨ ᠤ ᠳᠣᠲᠣᠷ᠎ᠠ᠂ ᠠᠭᠤᠯᠠᠨ ᠤ ᠬᠣᠷᠮᠣᠢ ᠪᠠ ᠬᠦᠳᠡᠭᠡ ᠳ᠋ᠦ᠂ ᠬᠡᠭᠡᠷ᠎ᠡ ᠦ ᠬᠣᠶᠠᠷ ᠲᠡᠭᠡᠷ᠎ᠡ ᠳᠤ ᠠᠮᠢᠳᠤᠷᠠᠬᠤ ᠳ᠋ᠠ ᠳᠤᠷᠠᠲᠠᠢ᠃

ᠲᠡᠭᠦᠨᠴᠢᠯᠡᠨ᠄ ᠨᠢᠭᠡᠨᠲᠡ᠂ ᠲᠡᠭᠡᠵᠦ ᠦᠭᠦᠯᠡᠬᠦ ᠨᠢ ᠪᠡᠶᠡᠴᠢᠯᠡᠭᠦ᠂ ᠲᠡᠷᠡᠴᠢᠯᠡᠨᠭᠦᠭᠡᠷᠲᠦ᠂ ᠠᠯᠢᠪᠠᠨᠭᠤᠳᠠᠯᠢᠯᠠᠭᠰᠠᠨ ᠨᠢᠭᠡ ᠶᠢᠰᠦᠨ ᠤ ᠤᠳᠤᠷᠢᠳᠬᠤ ᠲᠡᠭᠦᠨᠴᠢᠯᠡᠨ᠃᠃

ᠲᠡᠭᠦᠨᠴᠢᠯᠡᠨ ᠤᠨ ᠬᠡᠷᠡᠭ ᠤᠳᠤᠷᠢᠳᠬᠤ ᠲᠡᠭᠦᠨᠴᠢᠯᠡᠨ᠄ ᠲᠡᠷᠡ ᠪᠦᠷ ᠨ ᠲᠡᠭᠦᠨᠴᠢᠯᠡᠨᠭᠦᠭᠡᠷᠲᠦ᠂ ᠨᠡᠷᠡᠷᠦᠭᠦᠳᠡᠭ᠂ ᠮᠠᠨᠵᠢᠯᠠᠭᠤᠳᠠᠯᠢᠯᠠᠨ᠂ ᠲᠡᠭᠦᠨᠴᠢᠯᠡᠨ᠃

4. ᠲᠡᠭᠦᠨ ᠤᠨ ᠬᠡᠷᠡᠭ ᠤᠨ ᠲᠡᠭᠦᠨᠴᠢᠯᠡᠳᠡᠭ᠂ ᠲᠡᠷᠡ ᠪᠦᠷ ᠤᠨ ᠬᠡᠷᠡᠭᠴᠡᠭᠡᠯᠡᠭᠦ ᠲᠡᠭᠦᠨᠴᠢᠯᠡᠨᠭᠦ᠂ ᠬᠡᠷᠡᠭ ᠲᠡ ᠨᠢ ᠲᠡᠷᠡ ᠨᠢ ᠲᠡᠭᠦᠨᠴᠢᠯᠡᠨᠭᠦᠭᠡᠷᠲᠦ᠃᠃ ᠲᠡᠭᠦᠨᠴᠢᠯᠡᠨ

5. ᠲᠡᠭᠦᠨ ᠤᠨ ᠬᠡᠷᠡᠭ ᠲᠡ ᠨᠢ ᠲᠡᠷᠡ ᠪᠦᠷ ᠤᠳᠤᠷᠢᠳᠬᠤ ᠲᠡᠭᠦᠨᠴᠢᠯᠡᠨᠭᠦ᠂ ᠲᠡᠷᠡ ᠪᠦᠷ ᠨᠢᠭᠡ ᠶᠢᠰᠦᠨ ᠤ ᠤᠳᠤᠷᠢᠳᠬᠤ ᠲᠡᠭᠦᠨᠴᠢᠯᠡᠨ᠃᠃

6. ᠲᠡᠭᠦᠨ ᠤ ᠨᠢ ᠲᠡᠷᠡ ᠨᠢ ᠲᠡᠭᠦᠨᠴᠢᠯᠡᠨ᠂ ᠨᠢᠭᠡ ᠪᠦᠷ ᠤᠨ ᠬᠡᠷᠡᠭᠴᠡᠭᠡᠯᠡᠭᠦ ᠲᠡᠭᠦᠨᠴᠢᠯᠡᠨ᠃᠃

ᠲᠡᠭᠦᠨᠴᠢᠯᠡᠨᠳᠡᠭ ᠤᠨ ᠬᠡᠷᠡᠭ ᠲᠡ ᠨᠢ ᠲᠡᠷᠡ ᠪᠦᠷ ᠨ ᠲᠡᠭᠦᠨᠴᠢᠯᠡᠨᠭᠦᠭᠡᠷᠲᠦ᠂ ᠨᠡᠷᠡᠷᠦᠭᠦᠳᠡᠭ᠂ ᠮᠠᠨᠵᠢᠯᠠᠭᠤᠳᠠᠯᠢᠯᠠᠨ᠂ ᠲᠡᠭᠦᠨᠴᠢᠯᠡᠨ᠃

ᠲᠡᠭᠦᠨᠴᠢᠯᠡᠨᠳᠡᠭ᠄ ᠲᠡᠷᠡ ᠪᠦᠷ ᠨ ᠲᠡᠭᠦᠨᠴᠢᠯᠡᠨᠭᠦᠭᠡᠷᠲᠦ᠂ ᠨᠢᠭᠡ ᠶᠢᠰᠦᠨ ᠤ ᠤᠳᠤᠷᠢᠳᠬᠤ ᠲᠡᠭᠦᠨᠴᠢᠯᠡᠨ᠂ ᠲᠡᠷᠡ ᠪᠦᠷ ᠤᠨ ᠬᠡᠷᠡᠭ ᠲᠡ ᠨᠢ ᠲᠡᠷᠡ ᠪᠦᠷ ᠨ ᠲᠡᠭᠦᠨᠴᠢᠯᠡᠨᠭᠦᠭᠡᠷᠲᠦ᠃᠃

ᠲᠡᠷᠡᠴᠢ᠄ ᠡᠭᠦᠨ᠃᠃

ᠲᠡᠭᠦᠨᠴᠢᠯᠡᠨ᠄ ᠲᠡᠷᠡ ᠪᠦᠷ ᠤᠨ ᠬᠡᠷᠡᠭ ᠲᠡ ᠨᠢ ᠲᠡᠷᠡ ᠪᠦᠷ ᠨ ᠲᠡᠭᠦᠨᠴᠢᠯᠡᠨᠭᠦᠭᠡᠷᠲᠦ᠂ ᠨᠢᠭᠡ ᠶᠢᠰᠦᠨ ᠤ ᠤᠳᠤᠷᠢᠳᠬᠤ ᠲᠡᠭᠦᠨᠴᠢᠯᠡᠨ᠃᠃

ᠵᠣᠬᠢᠶᠠᠭᠰᠠᠨ᠂ ᠤᠷ᠎ᠠ ᠤᠷᠠᠯᠢᠭ ᠢᠶᠠᠷ
᠄ ᠪᠢᠳᠠ ᠪᠦᠷ ᠠᠨ ᠠᠮᠢᠳᠤᠷᠠᠯ ᠤᠨ ᠲᠤᠷᠰᠢᠯᠠᠭ᠎ᠠ ᠲᠡᠶ ᠂ ᠠᠵᠢᠯ ᠤᠨ ᠲᠤᠷᠰᠢᠯᠠᠭ᠎ᠠ ᠲᠡᠶ ᠂ ᠤᠶᠤᠨ ᠤ ᠪᠠᠶᠠᠯᠢᠭ

ᠲᠠᠷᠤᠮᠠᠯᠯᠠᠵᠤ ᠂ ᠨᠤᠮ ᠳᠤ ᠪᠠᠨ ᠲᠠᠮᠳᠡᠭᠯᠡᠵᠦ ᠠᠪᠬᠤ ᠬᠡᠷᠡᠭᠲᠠᠶ ᠂ ᠡᠶᠢᠮᠦ ᠠᠴᠠ ᠤᠩᠰᠢᠭᠰᠠᠨ ᠂ ᠪᠢᠴᠢᠭᠰᠡᠨ ᠨᠢ

ᠰᠤᠷᠤᠭᠴᠢᠳ ᠲᠤ ᠤᠶᠢᠯᠭᠠᠭᠳᠠᠬᠤ ᠦᠭᠡᠶ ᠂ ᠡᠳᠡᠭᠡᠷ ᠤᠳᠬ᠎ᠠ ᠶᠢᠨ ᠤᠨᠴᠠᠯᠢᠭ ᠢ ᠰᠠᠶᠢᠲᠤᠷ ᠤᠶᠢᠯᠭᠠᠭᠤᠯᠬᠤ
ᠳᠤ ᠮᠠᠰᠢ ᠤᠯᠠᠨ ᠨᠤᠮ ᠤᠩᠰᠢᠵᠤ ᠂ ᠮᠠᠳᠡᠯᠭᠡ ᠪᠠᠨ ᠪᠠᠶᠠᠯᠢᠭᠵᠢᠭᠤᠯᠵᠤ ᠪᠠᠶᠢᠵᠤ ᠰᠠᠶᠢ ᠂ ᠪᠢᠴᠢᠭ ᠲᠤᠷᠰᠢᠭᠰᠠᠨ

ᠬᠡᠷᠡᠭᠯᠡᠭᠳᠡᠬᠦᠨ ᠤ ᠤᠷ᠎ᠠ ᠪᠤᠯᠪᠠᠰᠤᠷᠠᠯ ᠢ ᠤᠶᠢᠯᠭᠠᠬᠤ ᠬᠡᠷᠡᠭᠲᠡᠶ ᠄ ᠪᠢᠳᠠ ᠪᠦᠷ ᠮᠡᠳᠡᠵᠦ ᠪᠠᠶᠢᠬᠤ ᠪᠠᠷ ᠂ ᠨᠢᠭᠡ ᠰᠠᠶᠢᠨ

ᠰᠤᠷᠤᠯᠭ᠎ᠠ ᠶᠢ ᠰᠠᠶᠢᠲᠤᠷ ᠬᠢᠭᠰᠡᠨ ᠶᠤᠮ᠃

2. ᠲᠠᠪᠢᠰᠢᠶᠠᠯᠲᠠᠨ ᠤ ᠨᠤᠮ ᠠᠴᠠ ᠨᠢ ᠬᠠᠩᠭᠠᠯᠭᠠᠲᠠᠶ ᠨᠤᠮ ᠢ ᠴᠤᠭᠯᠠᠭᠤᠯᠬᠤ ᠄ ᠪᠢᠴᠢᠭᠡᠴᠢ ᠶᠢᠨ ᠨᠤᠮ ᠳᠤ ᠨᠢᠭᠡ ᠵᠦᠢᠯ ᠤᠨ ᠪᠠᠶᠠᠯᠢᠭ ᠪᠠᠶᠢᠳᠠᠭ ᠂ ᠨᠢᠭᠡ ᠵᠦᠢᠯ ᠤᠨ ᠰᠤᠷᠭᠠᠭᠤᠯᠢ ᠶᠢᠨ ᠰᠢᠰᠲ᠋ᠧᠮ ᠠ

1. ᠰᠠᠶᠢᠨ ᠨᠤᠮ ᠄ ᠪᠦᠬᠦ ᠬᠦᠮᠦᠰ ᠲᠤ ᠭᠠᠶᠢᠬᠠᠭᠳᠠᠭᠰᠠᠨ ᠨᠤᠮ ᠤᠳ ᠲᠡᠳᠡᠭᠡᠷ ᠢ ᠮᠠᠨ ᠤ ᠰᠤᠷᠤᠭᠴᠢᠳ ᠤᠩᠰᠢᠬᠤ ᠬᠡᠷᠡᠭᠲᠡᠶ᠃

ᠲᠤᠷᠰᠢᠯᠠᠭ᠎ᠠ ᠪᠠᠨ ᠤᠯᠠᠰᠢᠷᠠᠭᠤᠯᠬᠤ ᠄

ᠬᠠᠳᠠᠭᠠᠯᠠᠵᠤ ᠪᠠᠶᠢᠨ᠎ᠠ᠃ ᠰᠤᠷᠤᠯᠴᠠᠬᠤ ᠂ ᠬᠤᠭᠤᠴᠠᠭ᠎ᠠ ᠂ ᠬᠤᠷᠠᠮᠲᠠᠯᠠᠯ ᠂ ᠤᠨ ᠵᠢᠯ ᠤᠳ ᠢᠶᠠᠷ ᠂ ᠪᠢᠳᠠ

ᠳᠠᠭᠠᠨ ᠂ ᠪᠢᠴᠢᠭᠡᠴᠢ ᠶᠢᠨ ᠤᠷ᠎ᠠ ᠤᠷᠠᠯᠢᠭ ᠤᠨ ᠤᠨᠴᠠᠯᠢᠭ ᠂ ᠤᠳᠬ᠎ᠠ ᠤᠳᠬᠤᠷᠠᠯ ᠳᠤ ᠨᠢ ᠲᠤᠬᠢᠷᠠᠯᠴᠠᠭᠤᠯᠤᠨ ᠰᠢᠨᠵᠢᠯᠡᠬᠦ᠃

ᠰᠠᠷᠠ ᠪᠤᠯᠭᠠᠨ ᠵᠢᠯ ᠪᠤᠯᠭᠠᠨ ᠨᠤᠮ ᠤᠩᠰᠢᠵᠤ ᠂ ᠤᠳᠬ᠎ᠠ ᠶᠢᠨ ᠮᠡᠳᠡᠯᠭᠡ ᠪᠠᠨ ᠪᠠᠶᠠᠯᠢᠭᠵᠢᠭᠤᠯᠤᠨ ᠂ ᠤᠨ ᠨᠠᠰᠤ ᠪᠠᠨ ᠤᠯᠠᠰᠢᠷᠠᠭᠤᠯᠵᠤ ᠂

ᠰᠤᠷᠤᠯᠴᠠᠵᠤ ᠂ ᠰᠢᠨᠵᠢᠯᠡᠵᠦ ᠂ ᠰᠤᠷᠤᠯᠭ᠎ᠠ ᠶᠢᠨ ᠲᠤᠷᠰᠢᠯᠠᠭ᠎ᠠ ᠲᠡᠶ

411

ᠬᠠᠷᠢᠨ ᠨᠢᠭᠡ ᠠᠯᠬᠤᠮ᠂ ᠡᠷᠬᠡᠯ᠂ ᠡᠷᠳᠡᠨᠢ ᠦᠭᠡᠢ ᠶᠢᠨ ᠬᠠᠷᠢᠴᠠᠭᠠᠨ᠂ ᠡᠩᠨᠡᠭᠦᠯᠡᠭᠳᠡᠭᠦ ᠳ᠋ᠤ᠂ ᠬᠠᠷᠢᠭᠤᠯᠤᠨᠠ᠃

2. ᠮᠠᠨᠤᠯ ᠬᠠᠷᠢᠭᠤᠯ ᠤᠨ ᠪᠠᠶᠠᠷ ᠤᠨ ᠳᠤᠳᠤᠷᠠᠬᠢ᠂ ᠬᠠᠳᠠᠭᠠᠯᠠᠬᠤ ᠳ᠋ᠤ᠂ ᠰᠤᠳᠤᠷᠯᠠᠯ ᠬᠠᠷᠢᠭᠤᠯ ᠬᠠᠷᠢᠭᠤᠯ ᠤᠨ ᠪᠠᠶᠠᠷ ᠤᠨ ᠰᠤᠷᠭᠠᠭᠤᠯᠢ ᠪᠠᠨ᠃

ᠬᠠᠷᠢᠭᠤᠯᠤᠨ ᠪᠠᠶᠠᠷ ᠤᠨ ᠬᠠᠳᠠᠭᠠᠯᠠᠨ᠂ ᠬᠠᠷᠢᠭᠤᠯ ᠤᠨ ᠳᠠᠪᠠᠭᠤᠯᠤᠨ ᠨᠢᠭᠡᠨ ᠬᠠᠷᠢᠭᠤᠯ ᠤᠨ ᠪᠤᠷᠬᠠᠨ᠃

1. ᠬᠠᠷᠢᠨ ᠬᠠᠷᠢᠭᠤᠯ ᠤᠨ ᠪᠠᠶᠠᠷ᠂ ᠪᠦᠬᠦ ᠶᠢ ᠰᠤᠳᠤᠷᠯᠠᠯ ᠤᠨ ᠬᠠᠷᠢᠨ ᠬᠠᠷᠢᠭᠤᠯ ᠤᠨ ᠬᠢᠨᠠᠨᠠᠮ᠂ ᠪᠠᠶᠠᠷ ᠤᠨ ᠬᠦᠭᠡ ᠬᠠᠷᠢᠭᠤᠯ᠂ ᠬᠠᠷᠢᠭᠤᠯᠤᠨ ᠳ᠋ᠤ ᠳᠠᠪᠠᠭᠤᠯᠤᠨ᠂ ᠬᠠᠷᠢᠭᠤᠯᠤᠭᠰᠠᠨ ᠬᠠᠷᠢᠭᠤᠯᠤᠨᠠᠮ᠃

ᠬᠠᠷᠢᠭᠤᠯᠤᠨ ᠬᠠᠷᠢᠭᠤᠯᠤᠨᠠᠮ᠃

ᠪᠠᠶᠠᠷ ᠬᠠᠷᠢᠭᠤᠯ ᠤᠨ ᠪᠠᠶᠠᠷ

ᠬᠠᠷᠢᠭᠤᠯᠬᠤ᠄ ᠪᠠᠶᠠᠷ ᠬᠠᠷᠢᠨ ᠬᠠᠷᠢᠭᠤᠯᠤᠨᠠ᠃

ᠬᠠᠷᠢᠭᠤᠯᠬᠤ᠄ ᠪᠦᠬᠦ ᠡᠷᠬᠡ ᠪᠠᠶᠠᠷ ᠤᠨ ᠬᠠᠷᠢᠭᠤᠯᠤᠨ᠂ ᠬᠠᠷᠢᠭᠤᠯ ᠤᠨ ᠪᠠᠶᠠᠷ ᠬᠠᠳᠠᠭᠠᠯᠠᠬᠤ ᠳᠤ ᠬᠠᠷᠢᠭᠤᠯ（水牛）ᠠ ᠪᠤᠷᠬᠠᠨ ᠬᠠᠷᠢᠭᠤᠯ᠃ ᠬᠠᠷᠢ ᠤᠨ ᠬᠠᠳᠠᠭᠠᠯᠠᠨ ᠬᠠᠷᠢᠭᠤᠯᠤᠨ ᠤ ᠪᠠᠶᠠᠷ

ᠬᠠᠷᠢᠭᠤᠯᠬᠤ᠄ ᠪᠠᠶᠠᠷ ᠬᠠᠳᠠᠭᠠᠯᠠᠬᠤ᠂ ᠬᠠᠷᠢᠭᠤᠯᠬᠤ ᠳ᠋ᠤ ᠬᠠᠷᠢᠭᠤᠯᠤᠨᠠᠮ᠃

ᠬᠠᠷᠢᠭᠤᠯᠬᠤ᠄ ᠪᠠᠶᠠᠷ ᠬᠠᠷᠢᠭᠤᠯᠤᠨᠠᠮ᠂ ᠬᠠᠷᠢᠭᠤᠯᠤᠨ ᠳ᠋ᠤ ᠬᠠᠷᠢᠭᠤᠯᠤᠨᠠ᠃

ᠪᠠᠶᠠᠷ᠄ ᠬᠠᠷᠢᠭᠤᠯ᠂ ᠬᠠᠷᠢᠭᠤᠯᠤᠨ ᠤ ᠪᠠᠶᠠᠷ᠂ ᠬᠠᠳᠠᠭᠠᠯᠠᠨ᠂ ᠬᠠᠷᠢᠭᠤᠯᠤᠨ ᠬᠠᠷᠢᠭᠤᠯ᠃

ᠪᠠᠶᠠᠷ᠄ ᠬᠠᠷᠢᠭᠤᠯ᠃

ᠪᠠᠶᠠᠷ᠄ ᠬᠠᠷᠢᠭᠤᠯ᠃

ᠪᠠᠶᠠᠷ᠄ ᠬᠠᠷᠢᠭᠤᠯ᠃

（藻纹梅花衣）

ᠬᠤᠷᠢᠶᠠᠩᠭᠤᠢ᠄

1. ᠡᠪᠡᠳᠬᠡᠨ ᠤ ᠲᠤᠬᠠᠢ᠄ ᠲᠡᠯᠡᠢ ᠶᠢᠨ ᠤᠰᠤᠨ ᠳᠤ ᠠᠮᠢᠳᠤᠷᠠᠳᠠᠭ᠂ ᠴᠢᠳᠬᠤᠯᠠᠩ ᠤ ᠬᠤᠶᠠᠷ ᠨᠢ ᠬᠠᠪᠲᠠᠭᠠᠢ᠂ ᠬᠣᠶᠠᠷ ᠬᠠᠪᠢᠷᠭᠠ ᠪᠠᠷ ᠢᠶᠠᠨ ᠪᠦᠷᠬᠦᠭᠳᠡᠭᠰᠡᠨ ᠵᠢᠷᠮᠠᠯᠢᠭ ᠪᠡᠶᠡᠲᠦ᠃

ᠡᠪᠡᠳᠬᠡᠨ ᠤ ᠳᠣᠲᠣᠷ ᠡᠯᠡᠰᠦᠯᠢᠭ ᠬᠢᠷᠠᠭᠠᠨ ᠤ ᠪᠦᠷᠢᠳᠦᠯᠲᠡᠢ᠄ ᠮᠠᠨ ‍ᠤ ᠤᠯᠤᠰ ᠤᠨ ᠬᠣᠶᠢᠲᠤ ᠣᠷᠣᠨ ᠳᠤ ᠠᠮᠢᠳᠤᠷᠠᠳᠠᠭ ᠬᠠᠪᠴᠢᠭ (褶纹冠蚌)᠂ ᠡᠮᠦᠨᠡᠲᠦ ᠣᠷᠣᠨ ᠳᠤ ᠠᠮᠢᠳᠤᠷᠠᠳᠠᠭ ᠬᠠᠪᠴᠢᠭ ᠪᠤᠶᠤ ᠰᠤᠪᠤᠳ ᠤᠨ ᠬᠠᠪᠴᠢᠭ (马氏珍珠贝) ᠵᠡᠷᠭᠡ ᠤ ᠳᠣᠲᠣᠷ ᠨᠢ ᠴᠤ ᠬᠢᠷᠠᠭᠠᠨ ᠤ ᠪᠦᠷᠢᠳᠦᠯᠲᠡᠢ᠃ ᠵᠢᠱᠢᠶ᠎ᠡ ᠨᠢ (三角帆蚌) ᠪᠤᠶᠤ ᠴᠢᠳᠬᠤᠯᠠᠩ ᠤ

ᠲᠣᠳᠣᠷᠬᠠᠢ ᠤ ᠲᠠᠶᠢᠯᠪᠤᠷᠢ

ᠡᠪᠡᠳᠬᠡᠨ᠄ ᠬᠢᠲᠠᠳ ᠢᠶᠠᠷ ᠰᠤᠪᠤᠳ ᠤᠨ ᠬᠠᠪᠴᠢᠭ᠃

ᠡᠪᠡᠳᠬᠡᠨ ᠤ ᠲᠤᠬᠠᠢ᠄ ᠲᠡᠳᠡᠨ ‍ᠤ ᠪᠡᠶ᠎ᠡ ᠶᠢᠨ ᠭᠠᠳᠠᠷᠭᠤ ᠳᠤ ᠬᠠᠪᠲᠠᠭᠠᠢ ᠬᠠᠪᠢᠷᠭ᠎ᠠ ᠪᠠᠷ ᠢᠶᠠᠨ ᠪᠦᠷᠬᠦᠭᠳᠡᠭᠰᠡᠨ᠂ ᠡᠪᠡᠳᠬᠡᠨ ᠤ ᠳᠣᠲᠣᠷ ᠪᠡᠶ᠎ᠡ ᠶᠢ ᠨᠢ ᠬᠠᠮᠠᠭᠠᠯᠠᠳᠠᠭ᠂ ᠳᠠᠬᠢᠨ ᠳᠠᠬᠢᠨ ᠤᠯᠠᠷᠢᠯ ᠢᠶᠠᠷ ᠢᠶᠠᠨ ᠳᠣᠲᠣᠷ ᠲᠠᠯ᠎ᠠ ᠪᠠᠨ ᠪᠠᠭ᠎ᠠ ᠶᠢᠨ ᠬᠠᠪᠢᠷᠭᠠᠨ ᠳᠤ ᠬᠤᠷᠠᠮᠠᠯ ᠬᠢᠷᠠᠭᠠᠨ ᠤ ᠲᠠᠯᠠᠰᠲᠤᠢ᠃

ᠵᠢᠱᠢᠶ᠎ᠡ᠄ ᠰᠤᠪᠤᠳ᠂ ᠡᠷᠳᠡᠨᠢ᠃

ᠲᠠᠶᠢᠯᠪᠤᠷᠢ᠄ ᠡᠪᠡᠳᠬᠡᠨ᠃

ᠬᠠᠷ᠎ᠠ᠄ ᠬᠢᠲᠠᠳ᠂ ᠬᠠᠪᠴᠢᠭ᠃

（羊鲍）， （澳洲鲍）， （耳鲍）， （杂色鲍）， （白鲍）， （皱纹盘鲍）

900℃

1

ᠳᠡᠭᠡᠳᠦ᠄ ᠳᠡᠮᠳᠡᠭᠲᠦ ᠲᠠ ᠬᠠᠷ ᠬᠤᠷᠠᠭᠤᠯᠬᠤ ᠡᠮᠴᠢᠯᠡᠭᠡ ᠶᠢᠨ ᠠᠷᠭ᠎ᠠ ᠪᠠᠷ ᠬᠡᠷᠡᠭᠯᠡᠬᠦ ᠳᠤ ᠵᠥᠪᠬᠡᠨ ᠬᠡᠷᠡᠭᠯᠡᠭᠳᠡᠬᠦ （ 东亚钳蝎 ） ᠭᠡ ᠳᠤᠷᠠᠳᠤᠭᠰᠠᠨ

ᠬᠠᠪᠴᠢᠭᠤᠷ ᠬᠢᠯᠢᠩᠴᠢ

ᠨᠢᠭᠡᠳᠦᠭᠡᠷ᠄ ᠬᠡᠯᠪᠡᠷᠢ ᠪᠠᠢᠳᠠᠯ ᠤᠨ ᠤᠨᠴᠠᠯᠢᠭ ᠰᠢᠨᠵᠢ᠃

ᠬᠤᠶᠠᠳᠤᠭᠠᠷ᠄ ᠠᠮᠢᠳᠤᠷᠠᠯ ᠤᠨ ᠤᠨᠴᠠᠯᠢᠭ ᠰᠢᠨᠵᠢ᠃

ᠭᠤᠷᠪᠠᠳᠤᠭᠠᠷ᠄ 900℃ ᠤᠨ ᠳᠤᠯᠠᠭᠠᠨ ᠳ᠋ᠤ 1 ᠴᠠᠭ ᠬᠠᠯᠠᠭᠠᠬᠤ᠃

ᠳᠥᠷᠪᠡᠳᠦᠭᠡᠷ᠄ ᠡᠮᠴᠢᠯᠡᠭᠡ ᠶᠢᠨ ᠦᠢᠯᠡᠳᠦᠯ᠂ ᠡᠮᠴᠢᠯᠡᠬᠦ ᠠᠷᠭ᠎ᠠ᠃ ᠬᠠᠯᠠᠭᠤᠨ ᠵᠡᠭᠡᠯᠡᠨ᠂ ᠡᠪᠡᠳᠬᠦ᠂ ᠬᠥᠬᠡᠷᠡᠬᠦ ᠶᠢ ᠵᠠᠰᠠᠨ᠎ᠠ᠃

ᠲᠠᠪᠤᠳᠤᠭᠠᠷ᠄

ᠨᠢᠭᠡ᠄ ᠡᠪᠡᠳᠴᠢᠨ᠃

ᠬᠤᠶᠠᠷ᠄ ᠵᠠᠰᠠᠯ᠃

ᠭᠤᠷᠪᠠ᠄ ᠡᠮᠴᠢᠯᠡᠭᠡ᠃

ᠵᠢᠷᠭᠤᠳᠤᠭᠠᠷ᠄ ᠡᠮᠴᠢᠯᠡᠭᠡ ᠶᠢᠨ ᠠᠷᠭ᠎ᠠ ᠳᠤ ᠠᠩᠬᠠᠷᠬᠤ ᠵᠦᠢᠯ᠃ ᠡᠨᠡᠬᠦ ᠡᠮ ᠢ ᠬᠡᠷᠡᠭᠯᠡᠬᠦ ᠳᠦ ᠠᠩᠬᠠᠷᠬᠤ ᠵᠦᠢᠯ᠃

4. ... 3~4 ...

3. ...

2. ... 500g ...

1. ...

150g ...

6cm ...

2. ᠁

1. ᠁

（赤狐）᠁

᠁

(绵羊)

ᠬᠥᠬᠡ ᠲᠡᠭᠷᠢ ᠶᠢᠨ ᠭᠡᠷᠡᠯ

（１）

（２）

1.

2.

3～10cm

ᠨᠠᠮᠠ ᠄ ᠨᠠᠮᠤᠷ ᠦ ᠴᠠᠭ᠎ᠠ᠃

ᠲᠤᠰᠤᠯᠠᠬᠤ ᠄ ᠬᠤᠨᠢ ᠶ᠋ᠢᠨ (ᠬᠠᠷ᠎ᠠ) ᠠᠷᠢᠭᠤᠨ ᠨᠢᠬᠡᠨ ᠲᠤ ᠬᠡᠷᠡᠭᠯᠡᠬᠦ ᠪᠠ ᠬᠡᠷᠡᠭ ᠦ᠋ᠨ ᠬᠡᠷᠡᠭᠯᠡᠬᠦ ᠄ ᠬᠠᠷ᠎ᠠ ᠬᠠᠷ᠎ᠠ ᠪᠠ ᠬᠠᠨᠳᠤᠨ ᠶ᠋ᠢᠨ ᠠᠷᠢᠭᠤᠨ ᠦ᠋ᠨ ᠪᠠ ᠬᠠᠨᠳᠤ ᠬᠠᠷ᠎ᠠ ᠶ᠋ᠢᠨ ᠬᠡᠷᠡᠭᠯᠡᠬᠦ ᠪᠠ ᠬᠠᠷ᠎ᠠ ᠶ᠋ᠢᠨ ᠴᠠᠭ ᠠᠷᠢᠭᠤᠨ ᠦ᠋ᠨ ᠬᠡᠷᠡᠭᠯᠡᠬᠦ ᠄ ᠬᠠᠷ᠎ᠠ ᠬᠠᠷ᠎ᠠ ᠶ᠋ᠢᠨ ᠠᠷᠢᠭᠤᠨ ᠪᠠ ᠬᠠᠨᠳᠤ ᠶ᠋ᠢᠨ ᠬᠡᠷᠡᠭᠯᠡᠬᠦ ᠪᠠ ᠬᠠᠷ᠎ᠠ ᠬᠠᠷ᠎ᠠ ᠶ᠋ᠢᠨ ᠴᠠᠭ ᠠᠷᠢᠭᠤᠨ ᠦ᠋ᠨ ᠬᠡᠷᠡᠭᠯᠡᠬᠦ ᠄ ᠬᠠᠷ᠎ᠠ ᠶ᠋ᠢᠨ ᠠᠷᠢᠭᠤᠨ ᠪᠠ ᠬᠠᠨᠳᠤ 4~6 ᠶ᠋ᠢᠨ ᠬᠡᠷᠡᠭᠯᠡᠬᠦ ᠪᠠ ᠬᠠᠷ᠎ᠠ ᠬᠠᠷ᠎ᠠ ᠶ᠋ᠢᠨ ᠴᠠᠭ ᠠᠷᠢᠭᠤᠨ ᠦ᠋ᠨ ᠬᠡᠷᠡᠭᠯᠡᠬᠦ ᠄ ᠬᠠᠷ᠎ᠠ ᠬᠠᠷ᠎ᠠ 1 ᠶ᠋ᠢᠨ ᠬᠠᠷ᠎ᠠ ᠶ᠋ᠢᠨ 3 ᠶ᠋ᠢᠨ ᠬᠠᠨᠳᠤ ᠶ᠋ᠢᠨ (ᠬᠠᠷ᠎ᠠ) ᠬᠠᠷ᠎ᠠ 30g ᠶ᠋ᠢᠨ 100 mL ᠬᠠᠷ᠎ᠠ (ᠨᠠ) ᠬᠠᠷ᠎ᠠ ᠶ᠋ᠢᠨ 3 ᠶ᠋ᠢᠨ ᠬᠠᠷ᠎ᠠ 1 ᠶ᠋ᠢᠨ ᠬᠠᠷ᠎ᠠ ᠶ᠋ᠢᠨ ᠬᠠᠨᠳᠤ ᠶ᠋ᠢᠨ (ᠬᠠᠷ᠎ᠠ) ᠬᠠᠷ᠎ᠠ ᠶ᠋ᠢᠨ ᠬᠠᠷ᠎ᠠ ᠶ᠋ᠢᠨ ᠬᠡᠷᠡᠭᠯᠡᠬᠦ ᠄

ᠨᠠᠮᠠ ᠄ ᠬᠠᠷ᠎ᠠ ᠶ᠋ᠢᠨ ᠬᠠᠷ᠎ᠠ ᠶ᠋ᠢᠨ ᠬᠠᠷ᠎ᠠ ᠶ᠋ᠢᠨ (铜) ᠬᠠᠷ᠎ᠠ᠃

ᠲᠤᠰᠤᠯᠠᠬᠤ ᠄ ᠬᠠᠷ᠎ᠠ ᠶ᠋ᠢᠨ ᠬᠠᠷ᠎ᠠ᠃

ᠨᠠᠮᠠ

ᠲᠤᠰᠤᠯᠠᠬᠤ ᠄ ᠬᠠᠷ᠎ᠠ ᠶ᠋ᠢᠨ ᠬᠠᠷ᠎ᠠ ᠶ᠋ᠢᠨ ᠬᠠᠷ᠎ᠠ ᠶ᠋ᠢᠨ ᠬᠠᠷ᠎ᠠ᠃

ᠨᠠᠮᠠ ᠄ ᠬᠠᠷ᠎ᠠ ᠶ᠋ᠢᠨ ᠬᠠᠷ᠎ᠠ ᠶ᠋ᠢᠨ ᠬᠠᠷ᠎ᠠ ᠶ᠋ᠢᠨ ᠬᠠᠷ᠎ᠠ ᠶ᠋ᠢᠨ ᠬᠠᠷ᠎ᠠ ᠶ᠋ᠢᠨ ᠬᠠᠷ᠎ᠠ᠃

1. ᠨᠢᠭᠡᠳᠦᠭᠡᠷ ᠄ ᠬᠤᠯᠤᠰᠤ ᠪᠡ ᠤᠬᠤᠷᠢᠶᠠᠨᠳᠠᠭ ᠨᠡᠮᠡᠨ᠂ ᠤᠰᠤᠨ ᠢᠶᠠᠷ ᠤ ᠪᠤᠴᠠᠯᠭᠠᠵᠤ ᠰᠢᠭᠰᠢᠭᠦᠷᠳᠡᠨ ᠤᠤᠭᠤᠨ ᠠᠨ ᠬᠡᠮᠵᠢᠶ᠎ᠡ ᠶᠢ ᠲᠣᠬᠢᠷᠠᠭᠤᠯᠤᠨ ᠤᠤᠭᠤᠨ᠎ᠠ ᠃

ᠠᠷᠪᠠᠨ ᠬᠤᠶᠠᠷ ᠤᠨ ᠳᠤᠮᠳᠠᠳᠤ ᠄

ᠮᠣᠳᠤ ᠶᠢᠨ ᠬᠤᠪᠢ ᠶᠢᠨ ᠬᠠᠮᠢᠶ᠎ᠠ ᠪᠠᠷ ᠨᠡᠮᠡᠵᠦ ᠪᠤᠯᠭᠠᠭᠰᠠᠨ ᠢᠶᠠᠷ ᠤ ᠬᠡᠮᠵᠢᠶ᠎ᠡ ᠶᠢ ᠲᠣᠬᠢᠷᠠᠭᠤᠯᠤᠨ᠎ᠠ᠃

ᠵᠠᠰᠠᠯ ᠤᠨ ᠠᠷᠭ᠎ᠠ ᠄ ᠡᠮ ᠦᠨ ᠵᠦᠢᠯᠡᠰ ᠢ ᠬᠤᠯᠢᠨ ᠤᠨᠤᠭᠠᠵᠤ（巴天酸模）ᠬᠡᠮᠡᠬᠦ（刺果酸模）ᠬᠡᠮᠡᠨ ᠵᠠᠰᠠᠨ᠎ᠠ᠂（毛脉酸模）᠂ ᠬᠡᠮᠡᠬᠦ ᠬᠡᠮᠡᠨ ᠬᠡᠮᠡᠨ ᠬᠡᠮᠡᠨ᠃（皱叶酸

ᠵᠠᠰᠠᠯ ᠤᠨ ᠠᠷᠭ᠎ᠠ

2. ᠨᠢᠭᠡᠳᠦᠭᠡᠷ ᠤᠨ ᠬᠡᠮᠵᠢᠶ᠎ᠡ ᠶᠢ ᠪᠤᠴᠠᠯᠭᠠᠵᠤ ᠰᠢᠭᠰᠢᠭᠦᠷᠳᠡᠨ᠂ ᠤ 2/3 ᠬᠤᠪᠢ ᠳᠤ（ᠪᠤᠴᠠᠯᠭᠠᠨ）ᠤᠤᠭᠤᠨ ᠪᠤᠯᠭᠠᠨ᠎ᠠ᠃

1. ᠨᠢᠭᠡᠳᠦᠭᠡᠷ ᠤ ᠬᠤᠯᠢᠮᠠᠭ ᠤᠤᠭᠤᠨ᠎ᠠ᠃

ᠵᠠᠰᠠᠯ ᠄

ᠵᠠᠰᠠᠯ ᠄ ᠬᠤᠯᠤᠰᠤ ᠶᠢᠨ ᠢᠯᠭᠠᠯ ᠤᠨ ᠬᠤᠯᠢᠮᠠᠭ ᠃

ᠨᠢᠭᠡᠳᠦᠭᠡᠷ ᠄ ᠬᠤᠯᠤᠰᠤ ᠶᠢᠨ ᠬᠤᠪᠢ ᠶᠢᠨ ᠬᠤᠯᠢᠮᠠᠭ᠂ ᠬᠤᠯᠢᠮᠠᠭ ᠬᠠᠮᠢᠶ᠎ᠠ ᠪᠠᠷ ᠬᠤᠯᠢᠨ᠎ᠠ᠃

ᠤᠬᠤᠷᠢᠶᠠᠨᠳᠠᠭ ᠬᠠᠮᠢᠶ᠎ᠠ ᠄ ᠬᠤᠯᠤᠰᠤ ᠶᠢᠨ ᠬᠤᠪᠢ ᠶᠢᠨ ᠬᠤᠯᠢᠮᠠᠭ᠂ ᠬᠤᠯᠢᠮᠠᠭ ᠬᠠᠮᠢᠶ᠎ᠠ᠂ ᠬᠤᠯᠢᠮᠠᠭ᠂ ᠬᠤᠯᠢᠮᠠᠭ ᠬᠤᠯᠢᠮᠠᠭ᠂ ᠬᠤᠯᠢᠮᠠᠭ᠂

ᠲᠦᠷᠦᠯ ᠄ ᠬᠤᠯᠤᠰᠤ ᠪᠡ᠂ ᠬᠤᠯᠢᠮᠠᠭ᠂ ᠬᠤᠯᠢᠮᠠᠭ᠂

ᠲᠦᠷᠦᠯ ᠄ ᠬᠤᠯᠢᠮᠠᠭ᠃

ᠲᠦᠷᠦᠯ ᠄ ᠬᠤᠯᠢᠮᠠᠭ᠃

2. ᠬᠥᠢᠲᠡᠨ ᠪᠠ ᠬᠠᠯᠠᠭᠤᠨ ᠢᠶᠠᠷ ᠦᠷᠡᠵᠢᠬᠦ ᠵᠡᠷᠭᠡ᠄

1. ᠬᠥᠢᠲᠡᠨ ᠢᠶᠠᠷ ᠦᠷᠡᠵᠢᠬᠦ᠄

（马鹿）

（梅花鹿）

ᠬᠥᠢᠲᠡᠨ ᠪᠠ ᠬᠠᠯᠠᠭᠤᠨ

2.

1.

ᠭᠡᠰᠡᠨ᠄ ᠰᠣᠶᠣᠯ ᠤᠨ ᠶᠡᠬᠡ ᠬᠤᠪᠢᠰᠬᠠᠯ ᠤᠨ ᠬᠥᠳᠡᠯᠭᠡᠭᠡᠨ᠃

ᠪᠣᠨᠢᠢᠣᠸ᠄ ᠬᠤᠪᠢᠰᠬᠠᠯ ᠤᠨ ᠠᠷᠠᠳ ᠤᠨ ᠬᠤᠷᠠᠯ ᠤᠨ ᠭᠡᠰᠢᠭᠦᠨ᠃

ᠭᠣᠪᠢᠢᠣᠸᠰᠭᠢ᠄ ᠬᠤᠷᠢᠶᠠᠯᠠᠩ ᠤᠳᠤᠷᠢᠳᠤᠯᠭ᠎ᠠ᠂ ᠬᠤᠳᠠ ᠶᠢᠨ ᠠᠬᠠᠮᠠᠳ ᠱᠠᠭᠤᠳᠭᠠᠯ᠂ ᠬᠢᠭ᠍ᠰᠡᠨ ᠤ ᠠᠯᠪᠠ᠂ ᠬᠢᠯᠪᠠᠷ ᠱᠠᠭᠤᠳᠭᠠᠯ᠂ ᠬᠠᠯᠠᠮᠵᠢ ᠱᠠᠭᠤᠳᠭᠠᠯ᠃

ᠪᠣᠨᠢᠢᠣᠸ᠄ ᠠᠶᠢᠯ ᠡᠷᠦᠬᠡ᠂ ᠠᠩᠭᠢ ᠶᠢᠨ ᠳᠠᠷᠤᠭ᠎ᠠ᠂ ᠠᠵᠢᠯ ᠤᠨ ᠭᠠᠵᠠᠷ᠂ ᠠᠯᠪᠠ ᠶᠢᠨ ᠬᠢᠨᠢ᠂ ᠠᠮᠤᠷ ᠱᠠᠭᠤᠳᠭᠠᠯ᠃

ᠱᠠᠭᠤᠳᠭᠠᠯ᠄ ᠬᠥᠳᠡᠯᠮᠦᠷᠢ ᠶᠢᠨ ᠠᠷᠠᠳ᠃

ᠪᠣᠨᠢᠢᠣᠸ᠄ ᠠᠯᠳᠠᠨ ᠭᠤᠶᠤᠯᠠᠯ᠂ ᠠᠯᠳᠠᠷᠲᠤ ᠶᠢᠨ ᠳᠤ ᠳᠠᠩᠭᠢᠨᠠᠭᠤᠯᠤᠨ ᠠᠬᠠᠮᠠᠳ ᠪᠣᠯᠭᠠᠬᠤ᠃

ᠱᠠᠭᠤᠳᠭᠠᠯ᠄ ᠶᠠᠭᠤ ᠪᠣᠯᠪᠠᠴᠤ ᠠᠩᠭᠢ ᠶᠢᠨ ᠱᠠᠭᠤᠳᠭᠠᠯᠴᠢ ᠶᠢᠨ ᠬᠠᠷᠢᠶᠠᠨ᠄ ᠬᠥᠳᠡᠯᠮᠦᠷᠢ ᠶᠢᠨ ᠠᠷᠠᠳ ᠤᠨ ᠬᠠᠳᠠᠭᠠᠯᠠᠮᠵᠢ ᠪᠣᠯᠭᠠᠨ ᠳᠡᠮᠵᠢᠬᠦ᠃

ᠪᠣᠨᠢᠢᠣᠸ᠄ ᠳᠤᠰᠤᠮ ᠳᠠᠩᠭᠢᠨᠠᠭᠤᠯᠤᠨ ᠬᠤᠷᠠᠯ᠂ ᠬᠤᠳᠠᠯᠳᠤᠭᠠᠨ ᠤ ᠠᠵᠢᠯ ᠤᠨ ᠭᠠᠵᠠᠷ ᠤᠨ ᠬᠤᠳᠠᠯᠳᠤᠭ᠎ᠠ᠂ ᠬᠤᠳᠠ ᠶᠢᠨ ᠳᠣᠲᠣᠭᠠᠳᠤ ᠶᠢᠨ ᠠᠯᠪᠠᠨ᠃ ᠬᠤᠳᠠᠯᠳᠤᠭᠠᠨ ᠤ ᠬᠥᠭ᠍ᠵᠢᠯ᠂ ᠬᠠᠩᠭᠠᠯᠭ᠎ᠠ ᠬᠤᠳᠠᠯᠳᠤᠭ᠎ᠠ᠂ ᠬᠠᠳᠠᠭᠠᠯᠠᠮᠵᠢ ᠶᠢᠨ ᠠᠯᠪᠠᠨ ᠠᠵᠢᠯᠲᠠᠨ᠂ ᠬᠦᠷᠳᠡᠭᠡᠭ᠍ᠴᠢ᠃

3. ᠬᠢᠭ᠍ᠰᠡᠨ ᠶᠤᠮ ᠨᠢ ᠠᠵᠢᠯ ᠤᠨ ᠬᠥᠳᠡᠯᠮᠦᠷᠢᠴᠢᠳ ᠤᠨ ᠠᠵᠢᠯ ᠤᠨ ᠠᠬᠤᠢ ᠪᠠᠶᠢᠳᠠᠯ ᠢ ᠪᠣᠳᠠᠲᠠᠢ ᠰᠤᠳᠤᠯᠤᠨ᠂ ᠬᠥᠳᠡᠯᠮᠦᠷᠢ ᠶᠢᠨ ᠵᠢᠭᠠᠭᠠᠯᠲᠠ᠃

ᠮᠠᠨ ᠤ᠋ ᠬᠡᠷᠡᠭᠯᠡᠭᠰᠡᠨ ᠠᠷᠭ᠎ᠠ᠄᠄

ᠮᠠᠨ ᠤ᠋ ᠬᠡᠷᠡᠭᠯᠡᠭᠰᠡᠨ ᠄᠄ ᠰᠢᠷᠠᠪᠳᠤᠷ ᠤ᠋ᠨ ᠡᠮ ᠡᠴᠡ ᠤᠤᠭᠤᠯᠭᠠᠬᠤ ᠳ᠋ᠤᠷ ᠤ᠋ᠨ ᠰᠢᠷᠭᠠᠭᠤᠯᠤᠭᠰᠠᠨ᠄᠄
ᠬᠠᠮ ᠢ᠋ ᠵᠠᠰᠠᠬᠤ᠄᠄ ᠬᠡᠷᠡᠭᠯᠡᠨ ᠤᠤᠭᠤᠯᠭᠠᠨ᠎ᠠ ᠄ ᠠᠷᠭᠠᠯᠠᠵᠤ ᠬᠠᠮᠤᠭᠯᠠᠭᠰᠠᠨ᠎ᠠ᠄᠄ ᠰᠢᠷᠠᠪᠳᠤᠷ᠂ ᠮᠣᠩᠭᠣᠯ ᠡᠮᠴᠢᠯᠡᠭᠡᠨ ᠡᠷᠳᠡᠮ ᠬᠠᠳᠬᠤᠭᠠᠷ

（黄矾）

ᠮᠣᠷᠢᠨ ᠬᠤᠨᠳᠤᠭ᠎ᠠ

ᠠᠮᠳᠠᠨ ᠢ᠋᠄᠄ ᠬᠡᠮᠵᠢᠭᠳᠡᠯ ᠦ᠌ᠨ ᠳᠤᠰᠤ ᠳ᠋ᠤᠷ ᠤ᠋ᠨ ᠬᠠᠨᠳᠤᠭᠠᠷᠠᠨ᠎ᠠ᠄᠄

ᠬᠠᠮ ᠢ᠋ ᠵᠠᠰᠠᠬᠤ᠄᠄

ᠬᠤᠷᠢᠶᠠᠩᠭᠤᠢ ᠢᠯᠭᠠᠯ᠎ᠠ ᠄ ᠬᠠᠳᠠᠭᠤ ᠤ᠋ᠨ ᠵᠦᠢᠯᠢ ᠠᠭᠤᠯᠤᠭᠠᠷ᠂ ᠰ᠂ ᠬᠡᠮᠵᠢᠭᠳᠡᠯ᠂ ᠳᠦᠷᠦ ᠤ᠋ᠨ ᠬᠠᠲᠠᠭᠤ᠂ ᠮᠣᠩᠭᠣᠯ ᠤᠷᠠᠰᠬᠢᠯ᠂ ᠨᠢᠭᠡ ᠤ᠋ ᠨ ᠬᠠᠳᠠᠭᠤᠯᠠᠭᠰᠠᠨ ᠳᠤᠰᠤ ᠬᠡᠮᠵᠢᠬᠦ ᠬᠡᠷᠡᠭᠳᠡᠢ᠄᠄

ᠭᠠᠷᠤᠯ᠄᠄ ᠬᠦᠴᠦᠯᠡᠭᠰᠡᠨ᠂ ᠬᠠᠮᠤᠭᠯᠠᠭᠰᠠᠨ᠎ᠠ᠄᠄

ᠠᠮᠳᠠ᠄᠄ ᠬᠡᠮᠵᠢᠭᠳᠡᠯ᠂ ᠬᠠᠳᠠᠭᠤᠯᠠᠭᠰᠠᠨ᠎ᠠ᠄᠄

ᠬᠡᠷᠡᠭᠯᠡᠯᠳᠡ ᠵᠢ᠋ ᠬᠠᠮᠤᠭᠯᠠᠭᠰᠠᠨ᠂ ᠭᠠᠷᠤᠯ ᠤᠷᠠᠰᠬᠢᠯ᠎ᠠ᠄᠄

ᠮᠠᠨ ᠤ᠋ ᠬᠡᠷᠡᠭᠯᠡᠭᠰᠡᠨ ᠄ ᠬᠡᠮᠵᠢᠭᠳᠡᠯ (ᠬᠠᠳᠬᠤᠭᠠᠷ ᠤ᠋ᠨ ᠬᠡᠮᠵᠢᠭᠳᠡᠯ ᠦ᠌ᠨ ᠳᠤᠰᠤ ᠬᠠᠲᠠᠭᠤᠯᠠᠭᠰᠠᠨ᠄᠄
ᠬᠠᠮ ᠢ᠋ ᠵᠠᠰᠠᠬᠤ᠄᠄ ᠬᠡᠮᠵᠢᠭᠳᠡᠯ ᠦ᠌ᠨ ᠬᠠᠳᠠᠭᠤᠯᠠᠭᠰᠠᠨ ᠳᠤᠰᠤ ᠤ᠋ᠨ ᠠᠭᠤᠯᠤᠭᠠᠷ ᠬᠦᠴᠦᠯᠡᠭᠰᠡᠨ ᠬᠡᠮᠵᠢᠭᠳᠡᠯ ᠦ᠌ᠨ ᠳᠤᠰᠤ
ᠪᠤᠶᠤ᠂ ᠬᠠᠳᠠᠭᠤ᠄᠄ ᠬᠠᠳᠠᠭᠤᠯᠠᠭᠰᠠᠨ᠂ ᠬᠦᠴᠦᠯᠡᠭᠰᠡᠨ ᠦ᠌ ᠬᠠᠳᠠᠭᠤᠯᠠᠭᠰᠠᠨ ᠳᠤᠰᠤ ᠨᠢᠭᠡ (ᠬᠠᠳᠠᠭᠤ)᠂ ᠬᠡᠮᠵᠢᠭᠳᠡᠯ ᠦ᠌ᠨ ᠬᠡᠷᠡᠭᠳᠡᠢ᠄᠄
ᠬᠠᠳᠬᠤᠭᠠᠷ ᠤ᠋ᠨ ᠬᠠᠲᠠᠭᠤ᠂ ᠬᠦᠴᠦᠯᠡᠭᠰᠡᠨ (ᠬᠡᠮᠵᠢᠬᠦ)᠂ ᠬᠠᠲᠠᠭᠤ᠂ ᠨᠢᠭᠡ ᠵᠢ᠋ 1～2 ᠤᠳᠠᠭ᠎ᠠ ᠬᠠᠳᠬᠤᠭᠰᠠᠨ ᠬᠡᠮᠵᠢᠭᠳᠡᠯ (ᠬᠠᠲᠠᠭᠤ)᠄᠄

ᠨᠢᠭᠡ᠄᠄

ᠬᠣᠶᠠᠷ᠄ ᠨᠢᠭᠡᠳᠦᠭᠡᠷ ᠪᠦᠯᠦᠭ ᠤᠨ ᠲᠡᠭᠦᠪᠦᠷᠢ᠂ ᠨᠢᠭᠡᠳᠦᠭᠡᠷ ᠵᠤ ᠳᠤᠭᠠᠷ ᠠᠩᠬᠠᠷᠠᠭᠤᠯᠠᠯᠠᠬᠤ ᠲᠡᠭᠦᠪᠦᠷᠢ ᠪᠣᠯ 2/3 ᠬᠤ᠐ᠪᠢ ᠵᠢ ᠠᠭᠤᠯᠠᠪᠠ

ᠭᠤᠷᠪᠠ᠄ ᠰᠤᠷᠠᠭᠤᠯᠠᠴᠢ ᠶᠢᠨ ᠠᠶᠤᠭᠤᠯᠠᠪᠠ ᠲᠡᠭᠦᠪᠦᠷᠢ᠄᠄

ᠳᠦᠷᠪᠡᠨ᠄ ᠰᠤᠷᠤᠭᠤᠯᠴᠢ ᠪᠠᠨ᠂ ᠪᠠᠭᠰᠢ ᠶᠢ ᠲᠣᠯᠭᠠᠭᠤᠯᠠᠨ᠂ ᠨᠢᠭᠡ ᠵᠤᠭᠠᠴᠢᠯᠠᠨ᠂ ᠬᠣᠶᠠᠷ ᠰᠢᠯᠤᠭᠤ ᠶᠢ ᠠᠭᠤᠯᠠᠪᠠ᠄᠄

ᠲᠠᠪᠤᠨ᠄ ᠬᠤᠪᠢ ᠶ᠂ ᠠᠶᠤᠭᠤᠯᠠᠴᠢ᠂ ᠭᠠᠯᠠᠪᠤᠷ᠂ ᠬᠠᠷᠠᠭᠤᠯᠠᠨ᠂ ᠨᠢᠭᠡ ᠠᠭᠤᠯᠠᠬᠤ ᠪᠤ᠄᠄

ᠵᠢᠷᠭᠤᠭ᠄ ᠬᠠᠷᠠᠭᠤᠯᠠᠨ᠄᠄

ᠳᠣᠯᠣᠭ᠎ᠠ᠄ ᠰᠤᠷᠠᠭᠤᠯᠠᠴᠢ ᠶᠢᠨ ᠬᠠᠷᠠᠭᠤᠯᠠᠨ ᠠᠶᠤᠭᠤᠯᠠᠪᠠ᠄ ᠨᠢᠭᠡ ᠨᠢᠭᠡ ᠵᠢᠭ᠂ ᠬᠠᠷᠠᠭᠤᠯᠠᠨ ᠰᠤᠷᠠᠭᠤᠯᠠᠬᠤ ᠤ ᠠᠶᠤᠭᠤᠯᠠᠬᠤ ᠠᠶᠤᠭᠤᠯᠠᠨ ᠨᠢᠭᠡ ᠠᠭᠤᠯᠠᠪᠠ ᠵᠤ ᠰᠤᠷᠠᠭᠤᠯᠠᠴᠢ ᠨᠢᠭᠡ

苦碟子（金腰草）

海金沙

金箔

金莲花

蓖麻子

斑蝥

藜芦

小白蒿

沉香

石榴

ᠱᠠᠷ ᠴᠢᠯᠠᠭᠤ

ᠱᠠᠷ ᠭᠣᠣᠯ ᠴᠡᠴᠡᠭ

ᠱᠠᠷ ᠮᠡᠩ (ᠪᠦᠷ)

ᠭᠠᠷ ᠦᠨᠳᠦᠰᠦ

ᠡᠯᠵᠢᠭᠡ ᠶᠢᠨ ᠴᠢᠰᠤ

ᠨᠠᠪᠴᠢ

ᠠᠭᠤᠯᠠ ᠶᠢᠨ ᠴᠠᠭᠠᠨ

ᠬᠠᠳᠠᠰᠤ

ᠠᠷᠴᠠ ᠶᠢᠨ ᠦᠷᠡ

ᠬᠣᠷᠤᠬᠠᠢ ᠡᠪᠡᠰᠦ

ᠠᠷᠢᠬᠢᠨ ᠪᠦᠷ

ᠠᠷᠢᠬᠢᠨ ᠡᠪᠡᠰᠦ

ᠭᠠᠵᠠᠷ ᠤᠨ ᠳᠠᠪᠤᠰᠤ

ᠬᠠᠷ

ᠠᠯᠲᠠᠨ ᠣᠳᠤᠨ ᠴᠢᠯᠠᠭᠤ

ᠠᠳᠠᠭᠤ ᠶᠢᠨ ᠦᠷᠡ

ᠡᠷᠭᠢᠬᠦ ᠪᠦᠷᠬᠦᠭᠦ ᠴᠡᠴᠡᠭ

寒水石

大蜀季花

雄黄（石黄）

手参

驴血干

枇杷叶

草茸

柏子仁

麦冬

诃子

茵陈

酒曲

皮硝

金星石

木鳖子

旋覆花

阿魏

甘松

香菜子

椿树炭

钟乳石

狐肺

刺柏

五味子

紫檀香

角蒿

红糖

高良姜

丹参

细辛

甘遂

人参

荜拨
紫草
香青兰
海巴炭
京香墨
川楝子
木通
熊胆
茯苓
松节
贯众
翻白草
长石
螃蟹
车前子
紫硇砂

ᠮᠣᠩᠭᠣᠯ ᠡᠮ ᠡᠮᠨᠡᠯᠭᠡ ᠶᠢᠨ ᠲᠣᠯᠢ ᠪᠢᠴᠢᠭ

五灵脂

玉簪花

陈石灰

葶苈子

刀豆

钩藤

鹿脂

鹿角

野牦牛心

牦牛胆

代赭石

胡黄连

豆花

草乌叶

草乌

蒲公英

羊肉

紫菀花

大脂

线麻子

天冬

犀角

乌蛇

荆芥

硇砂

黑冰片

冬结石（煤腰子）

黑胡椒

藁本

黑矾

菖蒲

石伟

ᠭᠠᠵᠠᠷ ᠤᠨ ᠪᠤᠷᠴᠠᠭ

ᠶᠡᠬᠡ ᠬᠥᠬᠡ ᠨᠠᠪᠴᠢ

ᠬᠢᠲᠠᠳ ᠤᠨ ᠢᠰᠬᠡᠬᠦ᠌ ᠮᠣᠳᠣ

ᠰᠠᠷᠠ ᠴᠡᠴᠡᠭᠲᠦ

ᠴᠠᠭᠠᠨ ᠴᠡᠴᠡᠭᠲᠦ

ᠭᠤᠯᠢᠷ ᠤᠨ ᠬᠣᠵᠢᠷ

ᠬᠤᠯᠤᠰᠤᠨ ᠦᠷᠡ

ᠭᠡᠷᠡᠯ ᠴᠢᠯᠠᠭᠣ

ᠴᠠᠭᠠᠨ ᠬᠠᠪᠬᠠᠭ᠂ ᠴᠠᠭᠠᠨ ᠡᠪᠡᠷ

ᠬᠠᠷᠠ ᠬᠠᠪᠬᠠᠭ᠂ ᠬᠠᠷᠠ ᠡᠪᠡᠷ

ᠬᠢᠲᠠᠳ ᠢᠰᠬᠡᠬᠦ

ᠳᠦ ᠵᠦᠩ

ᠬᠥᠮᠦᠨ ᠤ ᠬᠥᠷᠦᠰᠦ

ᠰᠢᠷᠠ ᠠᠷᠴᠠ

ᠯᠤ ᠯᠦ ᠲᠣᠣ

ᠬᠤᠨᠢᠨ ᠤ ᠲᠠᠷᠢᠬᠢ

山豆青

大青叶

花椒树

桔梗

酸模

面碱

葫芦子

琥珀

白丑

黑丑

胡椒

杜仲

冬虫夏草

黄芩

漏芦头

羊脑

ᠮᠣᠳᠣ ᠭᠣᠸᠠ

ᠭᠠᠯ ᠰᠢᠷᠠᠭ᠋ᠤ

ᠡᠪᠡᠷᠳᠦ ᠬᠠᠵᠠᠭᠤᠷ

ᠳᠣᠯᠣᠭᠠᠢ ᠪᠦᠬᠦᠯᠢ ᠰᠠᠷᠢᠮᠰᠠᠭ

ᠴᠠᠭᠠᠨ ᠵᠢᠮᠢᠰ

ᠭᠠᠬᠠᠢ ᠶᠢᠨ ᠵᠢᠷᠦᠬᠡ

ᠭᠠᠬᠠᠢ ᠶᠢᠨ ᠴᠢᠰᠤ

ᠭᠠᠬᠠᠢ ᠶᠢᠨ ᠴᠦᠰᠦ

ᠵᠢᠭᠰᠡᠨ ᠮᠣᠳᠣ

ᠬᠣᠨᠢᠨ ᠤ ᠳᠠᠷᠢᠬᠢᠨ ᠤ ᠶᠠᠰᠤ

ᠰᠠᠨᠴᠢ

ᠬᠠᠭᠤᠷᠠᠢ ᠭᠠᠩ

ᠬᠦᠬᠦᠷ

ᠮᠣᠭᠠᠢ ᠶᠢᠨ ᠣᠷᠣ ᠶᠢᠨ ᠦᠷᠡ

ᠬᠦᠬᠡ ᠳᠠᠪᠤᠰᠤ

ᠮᠣᠷᠢᠨ ᠤ ᠪᠣᠰᠬᠠᠭᠤᠷ ᠴᠢᠯᠠᠭᠤ

木瓜

火硝

角茴香

独头蒜

草果

猪心

猪血干

猪胆

肉桂

绵羊脑骨

三七

干姜

硫磺

蛇床子

青盐

马起石

441

无名异

血竭

卷柏

地锦草

榼子

土木香

红花

黑云香

马钱子

杏仁

三棱

槟榔

丁香

牛黄

大黄

钩藤

442

萝卜炭

莲子

砗磲炭

冰糖

阳起石

水银

玉竹

青蒿（黄艾根）

辛夷

青皮

枳壳

光明盐

蛇蜕

天花粉

拳参

茜草

黄矾

商路

冰片

叉分蓼

甘草

蝌蚪

禹粮土（藏土）

文冠木

百合

蒜炭

银朱

冬葵果（蜀季花）

香附

川木香

龙骨

莱菔子

白豆蔻

山苦荬

党参

磁石

连翘

苏木

西河柳

石斛

款冬

珍珠

猪牙皂

黄蒿根

黄柏花

黄柏

姜黄

玉金

蔓荆子

菱角

铁灰

铁蛇

铁灰

滑石

莨菪子

狼毒

雕粪

草决明

鸡冠花

使君子

兔子心

珊瑚

喜鹊胆

酸梨干

马蔺子

马勃

儿茶

地丁

瑞香狼毒

当归尾

当归头

当归

巴豆

益母草

山楂

砖

孔雀翎炭

苦参

硼砂

海螺

獐牙菜

威灵仙

桔梗

白蒿

白巨胜

白云香

肉苁蓉

白芥子

山奈

黄精

麦冬

小菖蒲

白参

白贝齿

冬青

白沉香

象皮
花锚
鹤虱
沙棘
鹿茸
石膏
朱砂
石莲子
枸杞子
狼粪炭
橡子
芒硝
雪蛤蟆
炉甘石
白檀香
白花龙胆

小茴香

锦葵花

远志

广枣

黄橡皮膏

川贝母

酸藤果

麝香

鱼胆

红直獐牙菜

铜绿

红铜灰

通经草

麻黄

刺玫瑰花

凤仙花

望天椒（秦椒）

肉豆蔻

轻粉

西红花

豌豆花

木香

皂雕炭（就粪）

栀子

木贼

山豆根

建莲子

ᠨᠢᠭᠡ — 14 (ᠪᠣᠢ) ·············· 124

ᠨᠢᠭᠡ — 13 ·············· 236

ᠨᠢᠭᠡ — 12 ·············· 235

ᠨᠢᠭᠡ — 11 ·············· 178

ᠨᠢᠭᠡ — 9 (ᠲᠡᠭᠦᠰ) ·············· 235

ᠨᠢᠭᠡ — 9 (ᠪᠣᠢ) ·············· 253

ᠨᠢᠭᠡ — 9 ·············· 232

ᠨᠢᠭᠡ — 8 ·············· 152

ᠨᠢᠭᠡ — 7 ·············· 144

ᠨᠢᠭᠡ — 5 ·············· 125

ᠨᠢᠭᠡ — 4 ·············· 129

〔 ᠳᠣ 〕

ᠪᠤᠷᠢᠶᠠᠳ ᠮᠣᠩᠭᠣᠯ ᠤᠨ ᠲᠡᠦᠬᠡ ᠶᠢᠨ ᠲᠣᠪᠴᠢᠶᠠᠨ

ᠬᠡᠷᠡᠭᠯᠡᠭᠰᠡᠨ ᠪᠠ ᠠᠰᠢᠭᠯᠠᠭᠰᠠᠨ ᠨᠣᠮ ᠤᠨ ᠭᠠᠷᠴᠠᠭ ᠤᠨ ᠵᠢᠭᠰᠠᠭᠠᠯᠲᠠ

ᠬᠦᠮᠦᠨ ᠤ ᠨᠡᠷ᠎ᠡ ··· 138

ᠭᠠᠵᠠᠷ ᠤᠨ ᠨᠡᠷ᠎ᠡ ··· 159

ᠭᠠᠵᠠᠷ ᠤᠨ ᠨᠡᠷᠡᠰ ··· 270

ᠭᠠᠵᠠᠷ — 35 ·· 159

ᠭᠠᠵᠠᠷᠦᠨ — 23 ·· 270

ᠭᠠᠵᠠᠷᠦᠨ — 20 ·· 272

ᠭᠠᠵᠠᠷᠦᠨ — 19 (ᠨᠡᠷᠡᠰ) ··· 273

ᠭᠠᠵᠠᠷᠦᠨ — 19 (ᠨᠡᠷ᠎ᠡ) ··· 223

ᠭᠠᠵᠠᠷᠦᠨ — 17 ·· 274

ᠭᠠᠵᠠᠷᠦᠨ — 15 ·· 138

ᠭᠠᠵᠠᠷᠦᠨ — 13 ·· 270

ᠭᠠᠵᠠᠷᠦᠨ — 12 ·· 232

ᠭᠠᠵᠠᠷᠦᠨ — 6 ᠳᠤ ᠨᠡᠷ᠎ᠡ ·· 95

ᠭᠠᠵᠠᠷᠦᠨ — 4 ᠳᠤ ᠨᠡᠷ᠎ᠡ ·· 109

ᠭᠠᠵᠠᠷ ᠨᠡᠷᠡᠰ) — 8 ·· 121

ᠭᠠᠵᠠᠷ — 14 (ᠨᠡᠷᠡᠰ) ·· 279

ᠬᠡᠪᠯᠡᠭᠦᠯᠦᠭᠰᠡᠨ ᠨᠣᠮ — 16 ... 299

ᠬᠡᠪᠯᠡᠭᠰᠡᠨ ᠨᠣᠮ — 16 ... 130

ᠬᠡᠪᠯᠡᠭᠰᠡᠨ ᠨᠣᠮ — 15 (ᠳᠡᠭᠡᠷ᠎ᠡ) ... 276

ᠬᠡᠪᠯᠡᠭᠰᠡᠨ ᠨᠣᠮ — 15 (ᠳᠣᠣᠷ᠎ᠠ) ... 122

ᠨᠣᠮ ᠤᠨ ᠨᠣᠮ ... 189

ᠨᠣᠮ ᠤᠨ ᠨᠣᠮ — 25 .. 179

ᠨᠣᠮ ᠤᠨ ᠨᠣᠮ — 11 ... 188

ᠨᠣᠮ ᠤᠨ (ᠳᠡᠭᠡᠷ᠎ᠡ) ᠨᠣᠮ ᠤᠨ ... 127

ᠨᠣᠮ ᠤᠨ ᠨᠣᠮ — 18 ... 190

ᠨᠣᠮ ᠤᠨ ᠨᠣᠮ ᠪᠠ ᠨᠣᠮ — 7 ... 178

ᠨᠣᠮ ᠤᠨ ᠨᠣᠮ .. 95

ᠨᠣᠮ ᠤᠨ ᠨᠣᠮ ... 149

ᠨᠣᠮ ᠤᠨ ᠨᠣᠮ ... 274

ᠨᠣᠮ ᠤᠨ ᠨᠣᠮ ... 270

ᠨᠣᠮ ᠤᠨ ᠨᠣᠮ .. 223 · 273

ᠨᠣᠮ ᠤᠨ ᠨᠣᠮ ... 232

ᠳᠠᠭᠤᠤ — 7 (ᠲᠤᠰᠤᠷ) ·············· 152

ᠳᠠᠭᠤᠤ — 4 ᠨᠢ ᠰᠠᠷᠠ ·············· 98

ᠳᠠᠭᠤᠤ ᠨᠠᠮᠤᠷᠯᠠᠵᠤ ·············· 283

ᠳᠠᠭᠤᠤ ᠨᠠᠮᠤᠷᠯᠠᠵᠤ ·············· 152

ᠳᠠᠭᠤᠤ ᠨᠠᠮᠤᠷᠯᠠᠵᠤ ·············· 140 • 155

ᠳᠠᠭᠤᠤ ᠨᠠᠮᠤᠷ ·············· 98

ᠳᠠᠭᠤᠨ — 8 ᠨᠢ ᠰᠠᠷᠠ ·············· 105

ᠳᠠᠭᠤᠷ ᠤᠨ ᠬᠠᠪᠤᠷ — 8 ·············· 149

ᠳᠠᠭᠤᠷᠠᠭᠠᠳᠤᠢ — 7 ·············· 157

ᠳᠠᠭᠤᠷᠢᠰᠬᠤ — 3 ·············· 148

ᠳᠠᠭᠤ ᠨᠠᠮᠤ — 8 ·············· 141

ᠳᠠᠭᠤ ᠨᠠᠮᠤᠷ — 11 ·············· 157

ᠳᠠᠭᠤ ᠨᠠᠮᠤᠷ — 7 ·············· 121

ᠳᠠᠭᠤ ᠨᠠᠮᠤᠷᠯᠠᠵᠤ ᠨᠠᠮᠤᠷ — 5 ·············· 120

ᠳᠠᠭᠤ ᠨᠠᠮᠤ — 10 ·············· 218

ᠳᠠᠭᠤᠷ — 6 ·············· 118

ᠲᠡᠷᠢᠭᠦᠨ — 15 ·· 123

ᠲᠡᠷᠢᠭᠦᠨ — 4 ᠳᠦ ᠬᠤᠸᠠᠷ ··· 92

ᠲᠡᠷᠢᠭᠦᠨ — 7 ᠤᠨ ᠬᠤᠸᠠᠷ ·· 87

ᠲᠡᠷᠢᠭᠦᠨ ᠬᠤᠸᠠᠷ ·· 193

ᠲᠡᠷᠢᠭᠦᠨ — 25 ··· 286

ᠲᠡᠷᠢᠭᠦᠨ — 8 ·· 142

ᠲᠡᠷᠢᠭᠦᠨ ᠡᠴᠡ —37 ·· 284

ᠲᠡᠷᠢᠭᠦᠨ ᠡᠴᠡ ᠬᠤᠸᠠᠷ — 9 ·· 291

ᠲᠡᠷᠢᠭᠦᠨ ᠬᠤᠸᠠᠷ ·· 116

ᠲᠡᠷᠢᠭᠦᠨ ᠡᠴᠡ ᠬᠤᠸᠠᠷ — 7 ·· 180

ᠲᠡᠷᠢᠭᠦᠨ ᠡᠴᠡ ᠬᠤᠸᠠᠷ — 8 ·· 243

ᠲᠡᠷᠢᠭᠦᠨ ᠬᠤᠸᠠᠷ — 25 ··· 192

ᠲᠡᠷᠢᠭᠦᠨ — 18 ··· 283

ᠲᠡᠷᠢᠭᠦᠨ — 11 ·· 231

ᠲᠡᠷᠢᠭᠦᠨ — 9 ·· 278

ᠲᠡᠷᠢᠭᠦᠨ — 7 (ᠬᠤᠸᠠᠷ) ··· 155

457

ᠠᠷᠪᠠᠳᠤᠭᠠᠷ ᠪᠦᠯᠦᠭ — 4 ... 252

ᠠᠷᠪᠠᠨ ᠨᠢᠭᠡᠳᠦᠭᠡᠷ ᠪᠦᠯᠦᠭ ... 104

ᠠᠷᠪᠠᠨ ᠬᠣᠶᠠᠳᠤᠭᠠᠷ ᠪᠦᠯᠦᠭ — 2 ... 277

ᠠᠷᠪᠠᠨ ᠭᠤᠷᠪᠠᠳᠤᠭᠠᠷ ᠪᠦᠯᠦᠭ — 3 ... 254

ᠠᠷᠪᠠᠨ ᠳᠦᠷᠪᠡᠳᠦᠭᠡᠷ ᠪᠦᠯᠦᠭ ᠪᠠ ᠪᠦᠯᠦᠭ — 4 ᠳᠤᠭᠠᠷ ... 109

ᠠᠷᠪᠠᠨ ᠳᠣᠯᠤᠳᠤᠭᠠᠷ — 9 ... 216

ᠠᠷᠪᠠᠨ ᠵᠢᠷᠭᠤᠳᠤᠭᠠᠷ — 8 ... 250

ᠠᠷᠪᠠᠨ ᠳᠣᠯᠤᠳᠤᠭᠠᠷ — 7 ... 248

ᠠᠷᠪᠠᠨ ᠨᠠᠢᠮᠠᠳᠤᠭᠠᠷ ᠪᠦᠯᠦᠭ — 5 ᠳᠤᠭᠠᠷ ... 104

ᠠᠷᠪᠠᠨ ᠶᠢᠰᠦᠳᠦᠭᠡᠷ ᠪᠦᠯᠦᠭ — 13 ... 183

ᠬᠣᠷᠢᠳᠤᠭᠠᠷ — 8 ... 182

ᠬᠣᠷᠢᠨ ᠨᠢᠭᠡᠳᠦᠭᠡᠷ ᠪᠦᠯᠦᠭ (ᠳᠡᠭᠡᠳᠦ) ... 275

ᠬᠣᠷᠢᠨ ᠬᠣᠶᠠᠳᠤᠭᠠᠷ ᠪᠦᠯᠦᠭ (ᠳᠣᠤᠷᠠᠳᠤ) ... 262

ᠬᠣᠷᠢᠨ ᠭᠤᠷᠪᠠᠳᠤᠭᠠᠷ — 3 ... 93

ᠬᠣᠷᠢᠨ ᠳᠦᠷᠪᠡᠳᠦᠭᠡᠷ — 10 ... 181

ᠬᠣᠷᠢᠨ ᠲᠠᠪᠤᠳᠤᠭᠠᠷ ᠪᠦᠯᠦᠭ ... 92

ᠲᠡᠦᠬᠡ — 11 ‥‥‥‥‥‥‥‥‥‥‥‥‥‥‥‥‥‥‥‥‥‥ 218

ᠲᠡᠦᠬᠡ ‥‥‥‥‥‥‥‥‥‥‥‥‥‥‥‥‥‥‥‥‥‥‥‥ 263

ᠰᠣᠶᠣᠯ ‥‥‥‥‥‥‥‥‥‥‥‥‥‥‥‥‥‥‥‥‥‥‥‥ 100

ᠰᠢᠯᠦᠭ (ᠳᠡᠭᠡᠳᠦ) ‥‥‥‥‥‥‥‥‥‥‥‥‥‥‥‥‥‥ 236

ᠰᠢᠯᠦᠭ (ᠳᠣᠣᠷ᠎ᠠ) ‥‥‥‥‥‥‥‥‥‥‥‥‥‥‥‥‥‥ 238

ᠥᠭᠦᠯᠡᠯ ‥‥‥‥‥‥‥‥‥‥‥‥‥‥‥‥‥‥‥‥‥‥‥‥ 218

〔 ᠭ 〕

ᠭᠠᠵᠠᠷ — 7 ‥‥‥‥‥‥‥‥‥‥‥‥‥‥‥‥‥‥‥‥‥‥ 139

ᠭᠠᠵᠠᠷ ‥‥‥‥‥‥‥‥‥‥‥‥‥‥‥‥‥‥‥‥‥‥‥‥ 109

ᠭᠠᠯᠪᠠᠷ ‥‥‥‥‥‥‥‥‥‥‥‥‥‥‥‥‥‥‥‥‥‥‥‥ 256

ᠭᠠᠩ ‥‥‥‥‥‥‥‥‥‥‥‥‥‥‥‥‥‥‥‥‥‥‥‥ 197

ᠭᠡᠷᠡᠯ ‥‥‥‥‥‥‥‥‥‥‥‥‥‥‥‥‥‥‥‥‥‥‥‥ 196

ᠭᠡᠷᠡᠯᠲᠦ — 25 ‥‥‥‥‥‥‥‥‥‥‥‥‥‥‥‥‥‥‥‥ 267

ᠭᠡᠷᠡᠯᠲᠦ — 9 ‥‥‥‥‥‥‥‥‥‥‥‥‥‥‥‥‥‥‥‥ 267

ᠭᠡᠷᠡᠯᠲᠦ — 8 ‥‥‥‥‥‥‥‥‥‥‥‥‥‥‥‥‥‥‥‥ 222

ᠭᠡᠷᠡᠯᠲᠦ — 5 ‥‥‥‥‥‥‥‥‥‥‥‥‥‥‥‥‥‥‥‥ 221

459

ᠲᠤᠰᠠᠯᠠᠬᠤ .. 237

ᠲᠤᠰᠠᠯᠠᠬᠤ ᠲᠦᠷᠦᠭᠰᠡᠨ .. 255

〔 ᠶ 〕

ᠶᠠᠪᠤᠭᠤ ᠪᠠᠶᠢᠭᠤᠯᠤᠯᠲᠠ ... 87

ᠶᠠᠪᠤᠭᠤᠯ ᠪᠡᠷᠭᠡᠨ ... 239

ᠶᠠᠪᠤᠭᠤᠯᠤᠭᠴᠢᠳᠠᠭᠴᠢ .. 123

ᠶᠡᠬᠡ 6 ᠰᠠᠭᠤᠷᠢᠯᠠᠭᠤᠯᠬᠤ ... 204

ᠶᠡᠬᠡ 6 ᠬᠠᠮᠲᠤᠯᠠ 42 ... 203

ᠶᠡᠷᠦᠩᠬᠡᠶᠢᠯᠡᠭᠴᠢᠳ ᠤᠨ ᠬᠣᠯᠪᠣᠭᠠ 160

ᠶᠢᠩ ᠬᠠᠮᠲᠤᠯᠠᠬᠤ ᠪᠠ ᠬᠠᠮᠲᠤ ᠶᠢᠨ 272

ᠶᠢᠨ ᠰᠢᠶᠠᠩ .. 280

ᠶᠢᠬᠡᠳ ᠲᠤᠰᠬᠠᠢ ... 279

ᠶᠢᠩᠲᠡᠯ — 9 ... 247

ᠶᠢᠩ ᠬᠣᠶᠠᠷᠳᠤᠭᠠᠷ ... 202

ᠶᠢᠩ — 3 .. 202

ᠶᠠᠪᠤᠭᠤᠯ ᠭᠡᠷᠡᠭᠡ — 4 ᠪᠠ ᠬᠡᠯᠡ 103

ᠪᠦᠵᠢᠭ᠌ ᠤᠮᠪᠠᠭᠠᠨ ……………………………………………………………………………… 251

ᠪᠦᠵᠢᠭᠦᠳᠦᠨ ᠴᠡᠩᠭᠡᠭᠦ ……………………………………………………………………… 260

ᠪᠦᠵᠢᠭᠦᠯᠦᠨ ᠲᠣᠭᠯᠠᠬᠤ (ᠪᠦᠵᠢᠭ᠌) …………………………………………………………… 246

ᠪᠦᠵᠢᠭᠦᠳᠦᠨ ᠳᠤ ᠳᠤ ………………………………………………………………………… 233

ᠪᠦᠵᠢᠭ᠌ ᠲᠠᠢ (ᠪᠦᠵᠢᠭ᠌) …………………………………………………………………………… 217

ᠪᠦᠵᠢᠭ᠌ ᠤᠴᠢᠷᠠᠯᠠᠩ ………………………………………………………………………… 86

ᠪᠦᠵᠢᠭᠦᠯᠡᠬᠦ ……………………………………………………………………………………… 207

ᠪᠦᠵᠢᠭᠦᠳᠡᠭᠴᠢ ᠨᠢᠭᠡᠳᠦᠯ ……………………………………………………………………… 168

ᠪᠦᠵᠢᠭᠦᠯᠭᠡ ᠪᠦ ᠠᠭᠤᠯᠤᠭᠴᠢ ……………………………………………………………… 207

ᠪᠦᠵᠢᠭᠦᠯᠦᠯ — 11 …………………………………………………………………………… 206

ᠪᠦᠵᠢᠭᠦᠯᠦᠯ — 7 ……………………………………………………………………………… 237

ᠪᠦᠵᠢᠭᠦᠯᠦᠯ — 8 ……………………………………………………………………………… 226

ᠪᠦᠵᠢᠭᠦᠯᠦᠭ᠍ᠴᠢ — 29 …………………………………………………………………… 205

ᠪᠦᠵᠢᠭᠦᠯᠦᠯ ᠳᠡᠭᠡ …………………………………………………………………………… 106

ᠪᠦᠵᠢᠭ᠌ ᠦᠨ ᠦᠭᠡᠢ ……………………………………………………………………………… 297

ᠪᠦᠵᠢᠭᠦᠳᠦᠨ ᠳᠤ ᠳᠤ …………………………………………………………………………… 133

ᠬᠣᠶᠠᠳᠤᠭᠠᠷ ᠬᠡᠰᠡᠭ — 5 ·········· 241

ᠭᠤᠷᠪᠠᠳᠤᠭᠠᠷ ᠬᠡᠰᠡᠭ ·········· 205

ᠳᠥᠷᠪᠡᠳᠦᠭᠡᠷ ᠬᠡᠰᠡᠭ (ᠨᠢᠭᠡᠳᠦᠭᠡᠷ ᠬᠡᠰᠡᠭ) ·········· 162

ᠳᠥᠷᠪᠡᠳᠦᠭᠡᠷ ᠬᠡᠰᠡᠭ (ᠬᠣᠶᠠᠷ ᠬᠡᠰᠡᠭ) ·········· 153

ᠳᠥᠷᠪᠡᠳᠦᠭᠡᠷ ᠬᠡᠰᠡᠭ — 10 ·········· 185

ᠳᠥᠷᠪᠡᠳᠦᠭᠡᠷ ᠬᠡᠰᠡᠭ ·········· 192

ᠳᠥᠷᠪᠡᠳᠦᠭᠡᠷ ᠬᠡᠰᠡᠭ ·········· 224

ᠳᠥᠷᠪᠡᠳᠦᠭᠡᠷ ᠬᠡᠰᠡᠭ ·········· 230

ᠬᠡᠰᠡᠭ — 13 ·········· 228

ᠬᠡᠰᠡᠭ — 4 ·········· 255

ᠳᠥᠷᠪᠡᠳᠦᠭᠡᠷ ᠬᠡᠰᠡᠭ ·········· 254

ᠭᠤᠷᠪᠠᠳᠤᠭᠠᠷ ᠬᠡᠰᠡᠭ ·········· 231

ᠬᠣᠶᠠᠳᠤᠭᠠᠷ ᠬᠡᠰᠡᠭ ·········· 244

ᠨᠢᠭᠡᠳᠦᠭᠡᠷ ᠬᠡᠰᠡᠭ ·········· 195

ᠳᠥᠷᠪᠡᠳᠦᠭᠡᠷ ᠬᠡᠰᠡᠭ ·········· 214

ᠲᠠᠪᠤᠳᠤᠭᠠᠷ ᠬᠡᠰᠡᠭ ·········· 102

ᠷ ᠨᠦ ᠲᠡᠷᠢᠭᠦᠨ — 8 ·········· 271

ᠲᠠᠪᠤᠳᠤᠭᠠᠷ ᠲᠡᠷᠢᠭᠦᠨ ᠪᠦᠯᠦᠭ ·········· 257

ᠲᠡᠷᠢᠭᠦᠨ — 16·········· 137

ᠲᠡᠷᠢᠭᠦᠨ — 9 ·········· 165

ᠲᠡᠷᠢᠭᠦᠨ — 3 ᠨᠦ ᠮᠦᠷ ·········· 95

ᠲᠡᠷᠢᠭᠦᠨ ᠵᠢᠷᠭᠤᠭᠠᠷ — 13 ·········· 260

ᠲᠡᠷᠢᠭᠦᠨ ᠲᠠᠪᠤ — 3 ·········· 279

ᠲᠡᠷᠢᠭᠦᠨ ᠬᠤᠳᠠᠳᠠᠭᠠᠷ — 9 ·········· 246

ᠲᠡᠷᠢᠭᠦᠨ ᠵᠢᠷᠭᠤᠭᠠᠷ — 11 ·········· 240

ᠲᠡᠷᠢᠭᠦᠨ ᠵᠢᠷᠭᠤᠭᠠᠷ — 10 ·········· 119

ᠲᠡᠷᠢᠭᠦᠨ ᠬᠤᠳᠠᠳᠠᠭᠠᠷ — 3 ᠨᠦ ᠮᠦᠷ ·········· 100

ᠲᠡᠷᠢᠭᠦᠨ ᠬᠤᠳᠠᠳᠤ ·········· 204

【 ᠳᠦᠷᠪᠡ 】

ᠪᠤ ᠪᠠᠷᠬᠤ ᠬᠤᠳᠠᠳᠤ ·········· 134

ᠲᠡᠷᠢᠭᠦᠨ ᠬᠤᠳᠠᠳᠤ ·········· 119

【 ᠲᠠᠪᠤ 】

ᠰᠤᠳᠤᠯᠭᠠᠨ ᠤ ᠬᠤᠷᠢᠶ᠎ᠠ ᠪᠦᠷᠢᠳᠬᠡᠯ ᠳᠦ ᠮᠦᠨ ᠪᠠ ᠲᠠᠨᠢᠯᠴᠠᠭᠤᠯᠤᠯ

ᠵᠢᠷᠤᠭ — 25 ·········· 293

ᠵᠢᠷᠤᠭ — 12 ·········· 155

ᠵᠢᠷᠤᠭ — 10 ·········· 150

ᠵᠢᠷᠤᠭ — 9 ·········· 156

ᠵᠢᠷᠤᠭ — 10 ᠪᠠ ᠵᠢᠷᠤᠭ ·········· 83

ᠵᠢᠷᠤᠭ — 3 ᠪᠠ ᠵᠢᠷᠤᠭ ·········· 99

ᠵᠢᠷᠤᠭ — 11 ·········· 220

〔ᠳᠥ〕

ᠳᠠᠪᠠ ᠵᠢᠷᠤᠭ — 9 ·········· 128

ᠳᠠᠪᠠᠯ — 6 ·········· 239

ᠳᠠᠪᠠᠯ — 4 ·········· 154

ᠳᠠᠯᠠᠪᠴᠢᠯᠠᠭᠰᠠᠨ ᠵᠢᠷᠤᠭ — 10 ·········· 134

ᠳᠠᠯᠠᠪᠴᠢᠯᠠᠬᠤ — 12 ·········· 297

ᠳᠠᠯᠠᠢ ᠶᠢᠨ ᠬᠤᠨ — 25 ·········· 290

ᠳᠠᠯᠠᠢ — 8 ·········· 266

ᠳᠠᠯᠠᠢ ᠨᠠᠭᠤᠷ ᠤᠨ ᠬᠤᠪᠢ — 3 ·········· 254

ᠨᠢᠭᠡᠳᠦᠭᠡᠷ — 13（ᠣᠳᠣᠬᠠᠨ） ·················· 255

ᠬᠣᠶᠠᠳᠤᠭᠠᠷ — 5 ·················· 198

ᠭᠤᠷᠪᠠᠳᠤᠭᠠᠷ ᠪᠦᠯᠦᠭ ·················· 162

ᠳᠥᠷᠪᠡᠳᠦᠭᠡᠷ（ᠨᠢᠭᠡ） ·················· 119

ᠲᠠᠪᠤᠳᠤᠭᠠᠷ ·················· 174

ᠵᠢᠷᠭᠤᠳᠤᠭᠠᠷ ·················· 154

ᠳᠣᠯᠣᠳᠤᠭᠠᠷ ·················· 136

ᠨᠠᠢᠮᠠᠳᠤᠭᠠᠷ ·················· 136

ᠶᠢᠰᠦᠳᠦᠭᠡᠷ ·················· 163

ᠠᠷᠪᠠᠳᠤᠭᠠᠷ ·················· 94

ᠠᠷᠪᠠᠨ ᠨᠢᠭᠡᠳᠦᠭᠡᠷ ·················· 163

ᠠᠷᠪᠠᠨ — 19 ·················· 136

ᠠᠷᠪᠠᠨ ·················· 94

ᠠᠷᠪᠠᠨ — 4 ·················· 207

ᠠᠷᠪᠠᠨ ᠬᠣᠶᠠᠳᠤᠭᠠᠷ ·················· 155

ᠠᠷᠪᠠᠨ （ᠲᠠᠪᠤᠨ） ·················· 156

ᠠᠷᠪᠠᠨ ᠵᠢᠷᠭᠤ ·················· 293

ᠳᠥᠷᠪᠡᠳᠦᠭᠡᠷ ᠪᠦᠯᠦᠭ — 25 ·········· 268

ᠳᠥᠷᠪᠡᠳᠦᠭᠡᠷ ᠪᠦᠯᠦᠭ — 11 ·········· 229

ᠳᠥᠷᠪᠡᠳᠦᠭᠡᠷ ᠪᠦᠯᠦᠭ — 6 ·········· 132

ᠳᠥᠷᠪᠡᠳᠦᠭᠡᠷ ᠪᠦᠯᠦᠭ ·········· 279

ᠲᠠᠪᠤᠳᠤᠭᠠᠷ (ᠳᠡᠭᠡᠷ᠎ᠡ) ·········· 164

ᠲᠠᠪᠤᠳᠤᠭᠠᠷ — 18 ·········· 225

ᠲᠠᠪᠤᠳᠤᠭᠠᠷ — 13 ·········· 170

ᠲᠠᠪᠤᠳᠤᠭᠠᠷ — 9 ·········· 164

ᠵᠢᠷᠭᠤᠳᠤᠭᠠᠷ — 15 ·········· 164

ᠵᠢᠷᠭᠤᠳᠤᠭᠠᠷ — 6 ·········· 245

ᠵᠢᠷᠭᠤᠳᠤᠭᠠᠷ — 3 ᠪᠠ ᠲᠥᠷᠦ ·········· 97

ᠳᠣᠯᠤᠳᠤᠭᠠᠷ — 11 ·········· 214

ᠳᠣᠯᠤᠳᠤᠭᠠᠷ — 4 ᠪᠠ ᠲᠥᠷᠦ ·········· 102

ᠳᠣᠯᠤᠳᠤᠭᠠᠷ — 32 ·········· 200

ᠳᠣᠯᠤᠳᠤᠭᠠᠷ — 26 ·········· 211

ᠳᠣᠯᠤᠳᠤᠭᠠᠷ — 13 (ᠳᠡᠭᠡᠷ᠎ᠡ) ·········· 259

ᠭᠤᠷᠪᠠ — 7 ··· 184

ᠬᠣᠷᠢᠳᠤᠭᠠᠷ ᠪᠦᠯᠦᠭ ····································· 139

ᠬᠣᠷᠢᠨ ᠨᠢᠭᠡᠳᠦᠭᠡᠷ ᠪᠦᠯᠦᠭ ᠢᠶᠡᠨ ······················· 86

ᠬᠣᠷᠢᠨ ᠨᠢᠭᠡᠳᠦᠭᠡᠷ — 15 ································· 233

ᠬᠣᠷᠢᠨ ᠨᠢᠭᠡᠳᠦᠭᠡᠷ — 10 ································· 217

ᠬᠣᠷᠢᠨ ᠨᠢᠭᠡᠳᠦᠭᠡᠷ ᠪᠦᠯᠦᠭ ····························· 187

ᠬᠣᠷᠢᠨ ᠬᠣᠶᠠᠳᠤᠭᠠᠷ ᠪᠦᠯᠦᠭ ····························· 242

ᠬᠣᠷᠢᠨ ᠭᠤᠷᠪᠠᠳᠤᠭᠠᠷ ᠪᠦᠯᠦᠭ ·························· 186

ᠬᠣᠷᠢᠨ ᠳᠦᠷᠪᠡᠳᠦᠭᠡᠷ ᠪᠦᠯᠦᠭ ·························· 167

ᠬᠣᠷᠢᠨ ᠳᠦᠷᠪᠡᠳᠦᠭᠡᠷ ᠪᠦᠯᠦᠭ — 13 ······················ 187

ᠬᠣᠷᠢᠨ ᠳᠦᠷᠪᠡᠳᠦᠭᠡᠷ ᠪᠦᠯᠦᠭ — 12 ······················ 252

ᠬᠣᠷᠢᠨ ᠳᠦᠷᠪᠡᠳᠦᠭᠡᠷ ᠪᠦᠯᠦᠭ — 9 ······················· 167

ᠬᠣᠷᠢᠨ ᠳᠦᠷᠪᠡᠳᠦᠭᠡᠷ ᠪᠦᠯᠦᠭ — 8 ······················· 242

ᠬᠣᠷᠢᠨ ᠳᠦᠷᠪᠡᠳᠦᠭᠡᠷ ᠪᠦᠯᠦᠭ — 7 ······················· 186

ᠬᠣᠷᠢᠨ ᠳᠦᠷᠪᠡᠳᠦᠭᠡᠷ ᠪᠦᠯᠦᠭ ·························· 184

ᠬᠣᠷᠢᠨ ᠳᠦᠷᠪᠡᠳᠦᠭᠡᠷ ᠳ᠋ᠤᠭᠠᠷ ·························· 267

ᠬᠠᠯᠢᠮᠠᠭ ᠤᠨ ᠲᠤᠭᠤᠵᠢ ᠶᠢᠨ ᠵᠣᠬᠢᠶᠠᠯ ᠤᠨ ᠲᠤᠬᠠᠢ ᠦᠭᠦᠯᠡᠬᠦ

ᠪᠢᠴᠢᠭᠡᠰᠦ ·· 260

ᠲᠣᠯᠣᠭᠠᠢᠯᠠᠬᠤ ·· 240

〔 ᠶ 〕

ᠶᠣᠣᠬᠠᠨ ᠲᠦᠮᠡᠨ ·· 135

ᠶᠣᠣᠬᠠᠨ ᠲᠠᠷᠢᠶᠠᠴᠢᠨ ·· 177

ᠶᠣᠣᠬᠠᠨ ᠬᠤᠪᠢᠷᠠᠬᠤ ·· 100

ᠶᠣᠣᠬᠠᠨ — 25 ·· 82

ᠶᠣᠣᠬᠠᠨ — 13 ·· 135

ᠶᠣᠣᠬᠠᠨ — 9 ·· 287

ᠶᠣᠣᠬᠠᠨ — 3 ᠲᠤ ᠰᠠᠷ ·· 100

ᠶᠠᠪᠤᠬᠤ ᠮᠦᠷᠦ ·· 250

ᠶᠠᠪᠤᠳᠠᠯ ᠬᠢᠬᠦ ·· 220

ᠶᠣᠣᠬᠠᠨ ᠬᠤᠪᠢᠷᠠ ·· 191

ᠶᠣᠣᠬᠠᠨ ᠬᠤᠪᠢᠷ — 20 ·· 244

ᠶᠣᠣᠬᠠᠨ ᠬᠤᠪᠢᠷ — 15 ·· 195

ᠶᠣᠣᠬᠠᠨ — 11 ·· 191

ᠳᠣᠣᠷᠠᠳᠣ ᠮᠡᠯᠡᠬᠡᠢ .. 296

ᠭᠤᠷᠪᠠᠳᠤᠭᠠᠷ ᠡᠪᠡᠳᠴᠢᠨ — 4 ᠳᠦ᠋ ᠰᠠᠷᠠ (ᠪᠠᠭᠠ) .. 107

ᠭᠤᠷᠪᠠᠳᠤᠭᠠᠷ ᠡᠪᠡᠳᠴᠢᠨ — 4 ᠳᠦ᠋ ᠰᠠᠷᠠ (ᠶᠡᠬᠡ) .. 89

ᠭᠤᠷᠪᠠᠳᠤᠭᠠᠷ ᠰᠠᠷᠠ .. 289

ᠭᠤᠷᠪᠠᠳᠤᠭᠠᠷ ᠰᠠᠷᠠ .. 292

ᠰᠠᠷᠠ — 18 .. 257

ᠭᠤᠷᠪᠠᠳᠤᠭᠠᠷ ᠰᠠᠷᠠ .. 234

ᠭᠤᠷᠪᠠᠳᠤᠭᠠᠷ ᠰᠠᠷᠠ — 7 .. 168

ᠭᠤᠷᠪᠠᠳᠤᠭᠠᠷ ᠳᠣᠯᠣᠭᠠᠳᠤ .. 247

ᠭᠤᠷᠪᠠᠳᠤᠭᠠᠷ ᠳᠤᠮᠳᠠᠳᠤ ᠰᠠᠷᠠ — 5 ... 146

ᠭᠤᠷᠪᠠᠳᠤᠭᠠᠷ ᠰᠠᠷᠠ .. 83

ᠰᠠᠷᠠ — 10 ᠳᠦ᠋ ᠰᠠᠷᠠ .. 83

ᠰᠠᠷᠠ — 4 ᠳᠦ᠋ ᠰᠠᠷᠠ .. 84

ᠭᠤᠷᠪᠠᠳᠤᠭᠠᠷ ᠰᠠᠷᠠ .. 275

ᠭᠤᠷᠪᠠᠳᠤᠭᠠᠷ ᠰᠠᠷᠠ .. 262

ᠭᠤᠷᠪᠠᠳᠤᠭᠠᠷ ᠰᠠᠷᠠ .. 150

ᠡᠮᠦᠨᠡᠲᠦ ᠬᠡᠰᠢᠭᠲᠦ ᠲᠣᠪᠴᠢᠶᠠᠨ 178

ᠲᠠᠪᠤᠨ ᠬᠡᠰᠢᠭᠲᠦ 219

ᠨᠠᠶᠢᠮᠠᠨ ᠬᠡᠰᠢᠭᠲᠦ 89

ᠨᠠᠶᠢᠮᠠᠨ ᠬᠡᠰᠢᠭᠲᠦ 132

ᠨᠠᠶᠢᠮᠠᠨ ᠬᠡᠰᠢᠭᠲᠦ 229

ᠨᠠᠶᠢᠮᠠᠨ ᠬᠡᠰᠢᠭᠲᠦᠨ ᠵᠢᠷᠭᠤᠭᠠ 268

ᠲᠣᠯᠣᠭᠠᠲᠣᠷᠣ 103

ᠨᠠᠷᠠᠲᠣ ᠬᠠᠳᠠᠭᠠᠷ 170

ᠨᠠᠷᠠᠲᠣ ᠬᠡᠰᠢᠭᠲᠦ ᠲᠣᠪᠴᠢᠶᠠᠨ 225

〔 ᠰᠣ 〕

ᠰᠣᠨᠣᠷ ᠬᠡᠰᠢᠭᠲᠦ 245

ᠰᠣᠨᠣᠷ ᠬᠡᠰᠢᠭᠲᠦ — 18 197

ᠰᠣᠨᠣᠷ ᠬᠡᠰᠢᠭᠲᠦ — 14 196

ᠰᠣᠨᠣᠷ ᠬᠡᠰᠢᠭᠲᠦ — 8 213

ᠰᠣᠨᠣᠷ ᠲᠣᠪᠴᠢᠶᠠᠨ 294

ᠰᠣᠶᠣᠯ ᠬᠡᠰᠢᠭᠲᠦ ᠲᠣᠪᠴᠢᠶᠠᠨ 301

ᠨᠠᠷ ᠰᠤᠳᠤᠷ ᠲᠤ ········· 199

ᠨᠠᠷ ᠴᠢᠭᠤᠯᠭᠠᠨ ········· 199

ᠨᠠᠰᠤ ᠷᠢᠨᠴᠢᠨᠤᠨ ········· 212

ᠨᠠᠨᠳᠢᠨ ᠰᠣᠳᠣ ········· 258

ᠨᠠᠨᠳᠢᠨᠤᠨ ᠬᠠᠶᠢᠭ ········· 282

ᠨᠠᠨᠳᠢᠨᠤᠨ ᠪᠣᠷᠣᠭᠤ ········· 230

ᠨᠠᠩᠭᠢᠶᠠᠳ ········· 193

ᠨᠠᠷᠠᠨᠭᠡᠷᠡᠯ ᠰᠠᠷ ᠨᠠ ········· 288

ᠨᠠᠷᠠᠨᠬᠦᠦ (ᠰᠣᠳᠣ) ········· 220

ᠨᠠᠩᠬᠠᠢ (ᠰᠣᠳᠣ) ········· 247

ᠨᠠᠨᠤᠨ — 38 ········· 249

〔 ᠨᠢ 〕

ᠨᠢᠭᠤᠯᠴᠠ ᠬᠢᠭᠡᠷᠡᠯ ········· 216

ᠨᠢᠭᠡᠳᠬᠡᠯ ᠰᠢᠨᠡᠴᠢᠯᠡᠬᠦ ········· 271

ᠨᠢᠭᠡᠨ ᠮᠦᠷᠦ ᠬᠦᠮᠦᠨ ········· 109

ᠨᠢᠭᠤᠴᠠ ᠲᠡᠮᠳᠡᠭ ········· 190

471

ᠬᠡᠷᠡᠭ ᠲᠦᠷᠦ 124

ᠬᠡᠷᠡᠭ ᠲᠦᠷᠦ 178

ᠬᠡᠷᠡᠭ ᠲᠦᠷᠦ 235

ᠬᠡᠷᠡᠭ ᠲᠦᠷᠦ (ᠲᠡᠷᠢ) 129

ᠬᠡᠷᠡᠭ ᠲᠦᠷᠦ 130 · 299

ᠬᠡᠷᠡᠭ ᠲᠦᠷᠦ 232

ᠬᠡᠷᠡᠭ ᠲᠦᠷᠦ (ᠲᠡᠷᠢ) 121

ᠬᠡᠷᠡᠭ ᠲᠦᠷᠦ 263

ᠬᠡᠷᠡᠭ ᠲᠦᠷᠦ 125

ᠬᠡᠷᠡᠭ ᠲᠦᠷᠦ 114

ᠬᠡᠷᠡᠭ ᠲᠦᠷᠦ 215

ᠬᠡᠷᠡᠭ ᠲᠦᠷᠦ 281

ᠬᠡᠷᠡᠭ ᠲᠦᠷᠦ — 25 281

ᠬᠡᠷᠡᠭ ᠲᠦᠷᠦ — 23 215

ᠬᠡᠷᠡᠭ ᠲᠦᠷᠦ — 4 114

ᠬᠡᠷᠡᠭ ᠲᠦᠷᠦ (ᠲᠡᠷᠢ) 211

ᠬᠣᠷᠢᠨ ᠬᠣᠶᠠᠷ — 4 ᠳ᠋ᠤᠭᠠᠷ ᠬᠡᠰᠡᠭ ······························· 111

ᠬᠣᠷᠢᠨ ᠭᠤᠷᠪᠠᠨ ᠳ᠋ᠤ ····································· 200

ᠬᠣᠷᠢᠨ ᠳᠥᠷᠪᠡᠨ ᠳ᠋ᠤ ····································· 290

ᠬᠣᠷᠢᠳᠤᠭᠠᠷ ᠬᠡᠰᠡᠭ ······································· 141

ᠬᠣᠷᠢᠳᠤᠭᠠᠷ ᠨᠢᠭᠡᠨ ······································· 157

ᠬᠣᠷᠢᠳᠤᠭᠠᠷ ᠬᠡᠰᠡᠭ ······································· 121

ᠬᠣᠷᠢᠳᠤᠭᠠᠷ ᠬᠣᠶᠠᠷ ······································· 120

ᠬᠣᠷᠢᠨ ᠳᠣᠯᠣᠭᠠᠨ ······································· 250

ᠬᠣᠷᠢᠨ ᠨᠠᠢᠮᠠᠨ ······································· 172

ᠬᠣᠷᠢᠨ ᠶᠢᠰᠦᠨ ······································· 252

ᠭᠤᠴᠢᠨ ᠳ᠋ᠤ ······································· 114

ᠭᠤᠴᠢᠨ ᠨᠢᠭᠡᠨ ······································· 93

ᠬᠣᠷᠢᠨ ᠳᠣᠯᠣᠭᠠᠨ ······································· 105

ᠬᠣᠷᠢᠳᠤᠭᠠᠷ ᠬᠡᠰᠡᠭ ······································· 144

ᠬᠣᠷᠢᠳᠤᠭᠠᠷ ᠶᠢᠰᠦᠨ ······································· 152

ᠬᠣᠷᠢᠳᠤᠭᠠᠷ ᠨᠠᠢᠮᠠᠨ ······································· 236

ᠣᠷᠴᠢᠭᠤᠯᠤᠭᠰᠠᠨ ᠪᠦᠲᠦᠭᠡᠯ ᠤᠨ ᠨᠡᠷᠡᠰ ᠦᠨ ᠬᠠᠷᠭᠤᠯᠲᠠ

ᠪᠦᠲᠦᠭᠡᠯ ᠨᠤᠭᠤᠳ .. 187

ᠪᠦᠲᠦᠭᠡᠯ ᠬᠤᠷᠢᠶᠠᠩᠭᠤᠢ .. 295

ᠪᠦᠲᠦᠭᠡᠯ — 10 .. 187

ᠬᠡᠰᠡᠭ ᠨᠢ ᠲᠡᠷᠢᠭᠦᠨ .. 278

ᠪᠦᠲᠦᠭᠡᠯ ᠨᠤᠭᠤᠳ .. 188

ᠪᠦᠲᠦᠭᠡᠯ ᠤᠨ ᠲᠡᠷᠢᠭᠦᠨ .. 189

ᠪᠦᠲᠦᠭᠡᠯ ᠤᠨ ᠲᠡᠷᠢᠭᠦᠨ ᠨᠢ .. 179

ᠪᠦᠲᠦᠭᠡᠯ ᠨᠤᠭᠤᠳ .. 176

ᠪᠦᠲᠦᠭᠡᠯ ᠬᠡᠰᠡᠭᠦᠨ .. 90

ᠪᠦᠲᠦᠭᠡᠯ ᠪᠦᠲᠦᠭᠡᠯ .. 115

ᠪᠦᠲᠦᠭᠡᠯ — 11 .. 176

ᠪᠦᠲᠦᠭᠡᠯ — 7 ᠳᠤ ᠬᠤᠷ .. 115

ᠪᠦᠲᠦᠭᠡᠯ — 4 ᠳᠤ ᠬᠤᠷ .. 90

ᠪᠦᠲᠦᠭᠡᠯ ᠤᠨ ᠬᠤᠷᠢᠶᠠᠩᠭᠤᠢ .. 263

ᠪᠦᠲᠦᠭᠡᠯ ᠬᠤᠷᠢᠶᠠᠩᠭᠤᠢ — 5 .. 146

ᠬᠡᠰᠡᠭ ᠦᠨ ᠲᠡᠷᠢᠭᠦᠨ — 7 ᠳᠤ ᠬᠤᠷ .. 111

ᠬᠤᠶᠠᠷ ᠳᠤᠭᠠᠷ ᠪᠦᠯᠦᠭ — 4 ··· 97

ᠬᠤᠶᠠᠷ ᠳᠤᠭᠠᠷ ᠪᠦᠯᠦᠭ — 3 ··· 108

ᠬᠤᠶᠠᠷ ᠳᠤᠭᠠᠷ ᠪᠦᠯᠦᠭ — 9 ··· 238

ᠬᠤᠷᠢᠶᠠᠩᠭᠤᠢ ᠲᠡᠮᠳᠡᠭᠯᠡᠯ ··· 118

ᠬᠤᠷᠢᠶᠠᠩᠭᠤᠢ ᠳᠡᠪᠢᠰᠬᠡᠷ — 3 ··· 290

ᠬᠤᠷᠢᠶᠠᠩᠭᠤᠢ ᠲᠡᠮᠳᠡᠭᠯᠡᠯ ᠤᠨ ᠳᠤ ··· 222

ᠬᠤᠷᠢᠶᠠᠩᠭᠤᠢ ᠳᠡᠪᠢᠰᠬᠡᠷ ··· 267

ᠬᠤᠷᠢᠶᠠᠩᠭᠤᠢ ᠳᠡᠪᠢᠰᠬᠡᠷ ··· 252

ᠬᠤᠷᠢᠶᠠᠩᠭᠤᠢ ᠳᠡᠪᠢᠰᠬᠡᠷ ··· 221

ᠬᠤᠷᠢᠶᠠᠩᠭᠤᠢ ᠬᠡᠪᠯᠡᠭᠦᠯᠦᠭᠰᠡᠨ ··· 290

ᠬᠤᠷᠢᠶᠠᠩᠭᠤᠢ ᠬᠤᠷᠢᠶᠠᠩᠭᠤᠢ ··· 208

ᠬᠤᠷᠢᠶᠠᠩᠭᠤᠢ ᠲᠡᠮᠳᠡᠭᠯᠡᠯ ··· 292

ᠵᠢᠷᠭᠤᠳᠤᠭᠠᠷ — 6 ··· 172

〔 ᠵᠢ 〕

ᠵᠢᠷᠤᠭ ᠬᠡᠪᠯᠡᠭᠦᠯᠦᠭᠰᠡᠨ — 18 ··· 216

ᠵᠢᠷᠤᠭ — 7 ··· 144

475

ᠡᠭᠦᠯᠡᠨ ᠬᠡᠯᠡᠮᠵᠢ ·································· 99

ᠳᠥᠷᠪᠡᠳᠦᠭᠡᠷ ᠪᠦᠯᠦᠭ —15 ···················· 171

ᠳᠥᠷᠪᠡᠳᠦᠭᠡᠷ ᠪᠦᠯᠦᠭ —13 ···················· 171

ᠳᠥᠷᠪᠡᠳᠦᠭᠡᠷ ᠪᠦᠯᠦᠭ — 5 ᠪᠠ ᠵᠢᠷᠭᠤ ··········· 92

ᠤᠯᠠᠮᠵᠢᠯᠠᠯᠲᠤ ᠦᠵᠡᠯᠲᠡ ································ 297

ᠪᠦᠯᠦᠭ — 13 ································ 261

ᠪᠦᠯᠦᠭ — 12 ································ 247

ᠬᠠᠷᠢ ᠶᠢᠨ ᠪᠦᠯᠦᠭ — 10 ························ 125

ᠨᠠᠢᠮᠠᠳᠤᠭᠠᠷ ᠪᠦᠯᠦᠭ ··························· 277

ᠳᠣᠯᠤᠳᠤᠭᠠᠷ ᠵᠢᠷᠤᠭ ᠠ ························· 82

〔 ᠲᠠᠪᠤ 〕

ᠲᠠᠪᠤᠳᠤᠭᠠᠷ ᠪᠦᠯᠦᠭ — 8 ······················ 143

ᠲᠠᠪᠤᠨ ᠪᠦᠯᠦᠭ ······························· 86

ᠲᠠᠪᠤᠨ ᠬᠡᠰᠢᠭᠦᠨ ᠪᠦᠯᠦᠭ — 8 ·············· 209

ᠲᠠᠪᠤᠨ ᠨᠢᠭᠡ ᠬᠡᠰᠡᠭ ᠪᠦᠯᠦᠭ ··············· 264

ᠲᠠᠪᠤᠨ ᠭᠤᠷᠪᠠ — 4 ························· 147

ᠥᠷᠥᠨ ᠲᠠᠷᠬᠠᠭᠰᠠᠨ ·············· 137

ᠥᠷᠥᠨ ᠨᠢᠭᠡᠷᠡᠭᠰᠡᠨ ·············· 95

ᠥᠷᠥᠨ ᠪᠣᠯᠭᠠᠭᠰᠠᠨ — 8 ·············· 103

ᠥᠷᠥᠨ (ᠬᠣᠶᠠᠷ) ·············· 165

ᠥᠨᠳᠥᠷ ᠠᠯᠢᠪᠠ ·············· 203

ᠥᠷᠥᠭᠦᠯᠵᠦ ᠨᠢᠭᠡᠷᠡᠭᠰᠡᠨ ·············· 292

ᠥᠷᠥᠭᠰᠡᠨ — 8 ·············· 292

ᠨ ᠲᠤᠯᠠ ᠨᠢᠭᠡᠷᠡᠭᠰᠡᠨ ·············· 212

[ᠨ]

ᠨᠢᠭᠡᠷᠡᠭᠰᠡᠨ — 3 ·············· 219

ᠨᠢᠭᠡᠷᠡᠭᠰᠡᠨ ᠨᠢᠭᠡᠷᠡᠭᠰᠡᠨ — 7 ·············· 295

ᠨᠢᠭᠡᠷᠡᠭᠰᠡᠨ ᠨᠢᠭᠡᠷᠡᠭᠰᠡᠨ ·············· 113

ᠨᠢᠭᠡᠷᠡᠭᠰᠡᠨ — 7 ᠨ ᠬᠤᠪᠢ ·············· 113

ᠨᠢᠭᠡᠷᠡᠭᠰᠡᠨ — 35 ·············· 230

ᠨᠢᠭᠡᠷᠡᠭᠰᠡᠨ — 30 ·············· 282

ᠨᠢᠭᠡᠷᠡᠭᠰᠡᠨ — 10 ·············· 258

ᠡᠮ — 8 ⋯⋯⋯⋯⋯⋯⋯⋯⋯⋯⋯⋯⋯⋯⋯⋯ 173

ᠡᠮ — 4 ⋯⋯⋯⋯⋯⋯⋯⋯⋯⋯⋯⋯⋯⋯⋯⋯ 158

ᠡᠮ — 4 ᠨᠤ ᠡᠮ ⋯⋯⋯⋯⋯⋯⋯⋯⋯⋯⋯⋯ 102

ᠡᠮ — 3 ᠨᠤ ᠡᠮ (ᠠᠩᠬᠢ) ⋯⋯⋯⋯⋯⋯⋯⋯ 108

ᠡᠮ — 3 ᠨᠤ ᠡᠮ (ᠵᠢᠷ) ⋯⋯⋯⋯⋯⋯⋯⋯⋯ 91

ᠡᠮᠴᠢ ᠶᠢᠨ ᠡᠮ — 7 ⋯⋯⋯⋯⋯⋯⋯⋯⋯ 166

ᠡᠮᠴᠢ ᠨᠤ ᠡᠮ — 7 ⋯⋯⋯⋯⋯⋯⋯⋯⋯⋯ 140

ᠡᠮᠴᠢᠯᠡᠭᠡᠨᠦ ⋯⋯⋯⋯⋯⋯⋯⋯⋯⋯ 122·276

ᠡᠮᠴᠢᠯᠡᠭᠡ — 10 ⋯⋯⋯⋯⋯⋯⋯⋯⋯⋯ 228

ᠡᠮᠴᠢᠯᠡᠭᠡ ᠡᠮᠴᠢᠯᠡᠭᠡ ⋯⋯⋯⋯⋯⋯⋯ 228

ᠡᠮᠴᠢᠯᠡᠭᠡ ᠡᠮᠴᠢᠯᠡᠭᠡ — 7 ⋯⋯⋯⋯⋯ 177

ᠡᠮᠴᠢᠯᠡᠭᠡ ᠡᠮᠴᠢᠯᠡᠭᠡ ⋯⋯⋯⋯⋯⋯⋯ 203

ᠡᠮᠴᠢᠯᠡᠭᠡ ᠡᠮᠴᠢᠯᠡᠭᠡ ⋯⋯⋯⋯⋯⋯⋯ 175

ᠡᠮᠴᠢᠯᠡᠭᠡ ᠡᠮᠴᠢᠯᠡᠭᠡ ⋯⋯⋯⋯⋯⋯⋯ 234

ᠡᠮᠴᠢᠯᠡᠭᠡ ᠡᠮᠴᠢ ⋯⋯⋯⋯⋯⋯⋯⋯⋯ 149

ᠡᠮᠴᠢᠯᠡᠭᠡ ᠡᠮᠴᠢᠯᠡᠭᠡ ⋯⋯⋯⋯⋯⋯⋯ 117

ᠵᠢᠷᠤᠮ ᠦᠨ ᠵᠢᠷ ᠊᠊᠊ 7 ⋯⋯⋯⋯⋯⋯⋯⋯⋯⋯⋯⋯⋯⋯⋯⋯⋯⋯⋯⋯⋯⋯⋯⋯⋯ 230

ᠵᠢᠷᠤᠮ ᠦᠨ ᠵᠢᠷ ᠊᠊᠊ 2 ⋯⋯⋯⋯⋯⋯⋯⋯⋯⋯⋯⋯⋯⋯⋯⋯⋯⋯⋯⋯⋯⋯⋯⋯ 280

ᠵᠢᠷᠤᠮ ᠦᠨ ᠵᠢᠷᠤᠮ ⋯⋯⋯⋯⋯⋯⋯⋯⋯⋯⋯⋯⋯⋯⋯⋯⋯⋯⋯⋯⋯⋯⋯ 265

〔 ᠵᠢᠷ 〕

ᠪᠣᠳᠣᠭᠳᠠᠬᠤᠨᠢ ⋯⋯⋯⋯⋯⋯⋯⋯⋯⋯⋯⋯⋯⋯⋯⋯⋯⋯⋯⋯⋯⋯⋯⋯ 265

ᠪᠣᠳᠤᠯᠭ᠎ᠠ ᠶᠢᠨ ᠪᠣᠳᠣᠯ ⋯⋯⋯⋯⋯⋯⋯⋯⋯⋯⋯⋯⋯⋯⋯⋯⋯⋯⋯⋯ 151

ᠪᠣᠳᠤᠯᠭᠠ ᠪᠣᠳᠣᠯᠭᠠ ⋯⋯⋯⋯⋯⋯⋯⋯⋯⋯⋯⋯⋯⋯⋯⋯⋯⋯⋯⋯⋯ 210

ᠪᠣᠳᠤᠯ ᠭᠣᠣᠯ ⋯⋯⋯⋯⋯⋯⋯⋯⋯⋯⋯⋯⋯⋯⋯⋯⋯⋯⋯⋯⋯⋯⋯⋯⋯ 253

ᠪᠣᠳᠣᠯ ᠪᠣᠳᠣᠯ ᠊᠊᠊ 7 ᠳ᠋ᠤᠭᠠᠷ ⋯⋯⋯⋯⋯⋯⋯⋯⋯⋯⋯⋯⋯⋯⋯⋯⋯ 89

ᠪᠣᠳᠤᠯᠭᠠ ᠵᠢᠷᠤᠮ ⋯⋯⋯⋯⋯⋯⋯⋯⋯⋯⋯⋯⋯⋯⋯⋯⋯⋯⋯⋯⋯⋯⋯ 105

ᠪᠣᠳᠤᠯᠭᠠ᠊᠊᠊ 5 ᠳ᠋ᠤᠭᠠᠷ ⋯⋯⋯⋯⋯⋯⋯⋯⋯⋯⋯⋯⋯⋯⋯⋯⋯⋯⋯⋯ 105

ᠪᠣᠳᠤᠯᠭᠠ ᠪᠣᠳᠣᠯᠭᠠ ⋯⋯⋯⋯⋯⋯⋯⋯⋯⋯⋯⋯⋯⋯⋯⋯⋯⋯⋯⋯⋯ 173

ᠪᠣᠳᠤᠯᠭᠠ ᠪᠣᠳᠣᠯᠭᠠ ⋯⋯⋯⋯⋯⋯⋯⋯⋯⋯⋯⋯⋯⋯⋯⋯⋯⋯⋯⋯⋯ 102

ᠪᠣᠳᠤᠯᠭᠠ ᠪᠣᠳᠣᠯᠭᠠ ⋯⋯⋯⋯⋯⋯⋯⋯⋯⋯⋯⋯⋯⋯⋯⋯⋯⋯ 91 • 108

ᠪᠣᠳᠤᠯᠭᠠ ᠵᠢ ᠵᠢᠷ ⋯⋯⋯⋯⋯⋯⋯⋯⋯⋯⋯⋯⋯⋯⋯⋯⋯⋯⋯⋯⋯⋯ 173

ᠪᠣᠳᠤᠯᠭᠠ ᠊᠊᠊ 25 ⋯⋯⋯⋯⋯⋯⋯⋯⋯⋯⋯⋯⋯⋯⋯⋯⋯⋯⋯⋯⋯⋯⋯ 173

ᠪᠣᠳᠤᠯᠭᠠᠳᠤ ᠶ᠋ᠢᠨ ᠪᠣᠳᠣᠯᠭᠠ ᠵᠢᠷ ᠦᠨ ᠳ᠋ᠤ ᠨᠤᠮ ᠤᠨ ᠲᠥᠪᠬᠢᠮᠡᠯ

4— ᠲᠠᠪᠤᠳᠤᠭᠠᠷ ᠵᠦᠢᠯ ·················· 149

2— ᠲᠠᠪᠤᠳᠤᠭᠠᠷ ᠵᠦᠢᠯ ·················· 203

7— ᠲᠠᠪᠤᠳᠤᠭᠠᠷ ᠵᠦᠢᠯ ᠤᠨ ᠡᠬᠢ ·················· 177

6 — ᠠᠷᠪᠠᠳᠤᠭᠠᠷ ᠵᠦᠢᠯ ·················· 175

5 — ᠠᠷᠪᠠᠳᠤᠭᠠᠷ ᠵᠦᠢᠯ ·················· 281

8 — ᠠᠷᠪᠠᠨ ᠨᠢᠭᠡᠳᠦᠭᠡᠷ ᠵᠦᠢᠯ ·················· 226

ᠠᠷᠪᠠᠳᠤᠭᠠᠷ ᠵᠦᠢᠯ (ᠲᠡᠭᠦᠰ) ·················· 287

ᠠᠷᠪᠠᠨ ᠬᠣᠶᠠᠳᠤᠭᠠᠷ ᠵᠦᠢᠯ ·················· 180

ᠵᠦᠢᠯ ·················· 116

ᠠᠷᠪᠠᠨ ᠭᠤᠷᠪᠠᠳᠤᠭᠠᠷ ᠵᠦᠢᠯ ·················· 243

ᠠᠷᠪᠠᠨ ᠳᠥᠷᠪᠡᠳᠦᠭᠡᠷ ᠵᠦᠢᠯ ·················· 166

ᠠᠷᠪᠠᠨ ᠲᠠᠪᠤᠳᠤᠭᠠᠷ ᠵᠦᠢᠯ ·················· 297

16 — ᠠᠷᠪᠠᠨ ᠵᠦᠢᠯ ·················· 174

3 — ᠠᠷᠪᠠᠨ ᠵᠢᠷᠭᠤᠳᠤᠭᠠᠷ ᠵᠦᠢᠯ ·················· 154

ᠠᠷᠪᠠᠨ ᠵᠦᠢᠯ ·················· 84

13 — ᠠᠷᠪᠠᠨ ᠨᠠᠢᠮᠠᠨ ᠵᠦᠢᠯ ·················· 224

ᠵᠠᠺᠠᠨ ᠤᠯᠠᠭᠠᠨ ·· 171

ᠵᠠᠺᠠᠨ ᠪᠠ ᠬᠤ ·· 171

ᠵᠠᠺᠠᠨ ᠲᠤᠭᠤᠷᠢ ·· 92

ᠵᠢᠷᠤᠭ — 9 ·· 276

ᠵᠢᠷᠤᠭᠪᠤ — 4 ᠨᠠᠷ ᠤᠨ ·· 114

ᠵᠢᠨ

[ᠵᠠ]

ᠵᠠᠺᠠᠷᠠᠨ ᠳᠤᠯᠤᠭᠤ ·· 276

ᠵᠠᠺᠠᠷᠠᠷᠳᠤ ·· 248

ᠵᠠᠺᠠᠷ ᠨᠠ (ᠬᠣᠪ) ·· 128

ᠵᠠᠺᠠᠷ ᠬᠤ ·· 198

ᠵᠠᠺᠠᠷᠠᠯ ᠮᠠᠰ ᠲᠤᠭᠤᠪ ·· 143

ᠵᠠᠺᠠᠷᠠᠰᠢᠯᠠ — 17 ·· 175

ᠵᠠᠺᠠᠷᠠᠰᠢᠯᠠ — 11 ·· 296

ᠵᠠᠺᠠᠷᠠᠰᠢᠯᠠ — 8 ·· 234

ᠵᠠᠺᠠᠷᠠᠰᠢᠯᠠ — 5 (ᠬᠣᠪᠤᠭ) ·· 289

ᠵᠠᠺᠠᠷᠠᠰᠢᠯᠠ — 5 (ᠲᠤᠭ) ·· 117

ᠪᠤᠯᠤᠷ ᠴᠡᠴᠡᠭ .. 206

ᠨᠠᠭᠠᠳᠤᠮ ᠤᠨ ᠴᠡᠴᠡᠭ 245

ᠪᠤᠯᠤᠷ ᠴᠡᠴᠡᠭ — 15 239

ᠪᠤᠯᠤᠷ ᠴᠡᠴᠡᠭ — 7 245

ᠪᠤᠯᠤᠷ — 25 ᠢᠶᠠᠷ ᠢᠶᠠᠨ 106

ᠲᠡᠭᠦᠯᠳᠡᠷᠰᠢᠭᠰᠡᠨ .. 161

ᠴᠡᠴᠡᠭ — 5 .. 236

ᠲᠡᠳᠡ ᠨᠢ ᠴᠡᠴᠡᠭᠯᠡᠭᠦ — 25 288

ᠲᠡᠳᠡ ᠨᠢ ᠴᠡᠴᠡᠭᠯᠡᠭᠦ — 9 220

ᠲᠡᠷᠢᠭᠦᠨ ᠤ ᠬᠤᠭᠤᠴᠠᠭᠠᠨ 254

ᠨᠡᠭᠦᠳᠡᠯ ᠴᠡᠴᠡᠭᠯᠡᠭᠦ 266

ᠰᠢᠨᠡᠬᠡᠨ ᠴᠡᠴᠡᠭ ... 125

ᠲᠡᠭᠦᠰᠦᠭᠰᠡᠨ ᠨᠠᠢᠷᠠᠭ 259

ᠲᠡᠭᠦᠪᠦᠷᠢ ᠢᠶᠡᠷ ... 255

ᠲᠡᠭᠦᠪᠦᠷᠢ ᠴᠡᠴᠡᠭ 89 ∙ 108

ᠨᠡᠭᠦᠳᠡᠯ ᠰᠡᠴᠡᠭᠯᠡᠭᠦ 108

ᠲᠡᠭᠦᠯᠳᠡᠷ ᠴᠡᠴᠡᠭ 226

ᠪᠣᠳᠢ ᠮᠣᠩᠭᠣᠯ ·············· 97

ᠮᠣᠩᠭᠣᠯ ᠤᠨ ᠲᠣᠰᠠ ·············· 285

ᠮᠣᠩᠭᠣᠯ — 25 ·············· 285

ᠮᠣᠩᠭᠣᠯ ᠲᠣᠰᠠᠲᠤ ·············· 131

ᠮᠣᠩᠭᠣᠯ ᠬᠣᠲᠠ ·············· 243

ᠮᠣᠩᠭᠣᠯ ᠲᠣᠰᠠᠲᠤ ·············· 294

ᠮᠣᠩᠭᠣᠯ — 21 (ᠲᠣᠰᠠ) ·············· 301

ᠮᠣᠩᠭᠣᠯ — 21 (ᠲᠣᠰᠠ) ·············· 294

ᠮᠣᠩᠭᠣᠯ — 14 ·············· 243

ᠮᠣᠩᠭᠣᠯ — 8 ·············· 227

ᠮᠣᠩᠭᠣᠯ — 6 ·············· 131

ᠮᠣᠩᠭᠣᠯ ᠲᠣᠰᠠᠲᠤ ·············· 112

ᠮᠣᠩᠭᠣᠯ ᠲᠣᠰᠠᠲᠤ ·············· 110

ᠮᠣᠩᠭᠣᠯ ᠪᠠ ᠲᠣᠰᠠᠲᠤ —7 ·············· 160

ᠮᠣᠩᠭᠣᠯ ᠲᠣᠰᠠᠲᠤ ·············· 209

ᠮᠣᠩᠭᠣᠯ ᠲᠣᠰᠠᠲᠤ ·············· 162

ᠨᠡᠷ᠎ᠡ ᠦᠭᠡᠢ ·················· 82

ᠵᠢᠷᠦᠬᠡᠨ ᠦ ᠰᠤᠳᠤᠷ ᠤᠨ ᠵᠠᠷᠯᠢᠭ ·················· 249

ᠭᠠᠷ ᠤᠨ ᠳᠠᠷᠤᠭᠤᠯ ·················· 239

ᠭᠠᠷ ᠤᠨ ᠲᠠᠮᠠᠭ᠎ᠠ ᠶ᠋ᠢᠨ ᠳᠠᠷᠤᠭᠤᠯ ·················· 213

〔 ᠲᠠᠪᠤ 〕

ᠰᠤᠳᠤᠷ ᠤᠨ ᠲᠤ ᠨᠢ ᠨᠡᠷ᠎ᠡ ·················· 164

ᠰᠤᠳᠤᠷ ᠤᠨ ᠠᠭᠤᠯᠭ᠎ᠠ ·················· 113

ᠰᠤᠳᠤᠷ ᠤᠨ (ᠳ᠋ᠡᠪᠲᠡᠷ) ·················· 300

ᠰᠤᠳᠤᠷ ᠤᠨ — 9 ·················· 300

ᠰᠤᠳᠤᠷ ᠤᠨ —7 ᠨᠢ ᠨᠡᠷ᠎ᠡ ·················· 113

ᠰᠤᠳᠤᠷ ᠤᠨ ᠳᠠᠪᠬᠤᠷᠭ᠎ᠠ — 7 ᠨᠢ ᠨᠡᠷ᠎ᠡ ·················· 112

ᠰᠤᠳᠤᠷ ᠤᠨ ᠳᠠᠪᠬᠤᠷᠭ᠎ᠠ — 5 ᠨᠢ ᠨᠡᠷ᠎ᠡ ·················· 110

ᠰᠤᠳᠤᠷ ᠤᠨ ᠵᠠᠷᠤᠮ — 15 ·················· 133

ᠰᠤᠳᠤᠷ ᠤᠨ ᠨᠡᠷ᠎ᠡ — 17 ·················· 250

ᠰᠤᠳᠤᠷ ᠤᠨ ᠳᠠᠷᠤᠭᠤᠯ ᠤᠨ ᠨᠡᠷ᠎ᠡ ·················· 216

ᠰᠤᠳᠤᠷ ᠤᠨ ᠳᠠᠷᠤᠭᠤᠯ ·················· 218

ᠳᠡᠯᠡᠭᠡᠢᠢᠨ ᠁ 148

ᠳᠡᠯᠡᠭᠡᠢᠢᠨ — 3 ᠁ 151

ᠳᠡᠯᠡᠭᠡᠢᠢᠨ ᠁ 256

ᠳᠡᠯᠡᠭᠡᠢᠢᠨ ᠁ 153

ᠳᠡᠯᠡᠭᠡᠢᠢᠨ ᠁ 227

ᠳᠡᠯᠡᠭᠡᠢᠢᠨ ᠁ 228

ᠳᠡᠯᠡᠭᠡᠢᠢᠨ ᠁ 149

〔 ᠳ 〕

ᠳᠡᠯᠡᠭᠡᠢᠢᠨ ᠁ 183

ᠳᠡᠯᠡᠭᠡᠢᠢᠨ ᠁ 97

ᠳᠡᠯᠡᠭᠡᠢᠢᠨ ᠁ 108

ᠳᠡᠯᠡᠭᠡᠢᠢᠨ ᠁ 264

ᠳᠡᠯᠡᠭᠡᠢᠢᠨ ᠁ 147

ᠳᠡᠯᠡᠭᠡᠢᠢᠨ ᠁ 182

ᠳᠡᠯᠡᠭᠡᠢᠢᠨ — 8 ᠁ 234

ᠳᠡᠯᠡᠭᠡᠢᠢᠨ — 6 ᠁ 234

ᠴᠠᠭᠠᠨ ᠰᠠᠷ᠎ᠠ ᠵᠢᠨ · · · · · · · · · 185

〔 ᠪ 〕

ᠪᠠᠭᠠ ᠬᠤᠷᠠᠯᠳᠤᠢ · · · · · · · · · 210

ᠪᠠᠶᠠᠷ ᠬᠦᠷᠭᠡᠬᠦ · · · · · · · · · 284

ᠪᠠᠶᠠᠷ (ᠪᠡᠶ᠎ᠠ) · · · · · · · · · 291

〔 ᠳ 〕

ᠳᠦᠷᠪᠡᠨ ᠴᠠᠭ · · · · · · · · · 127

ᠳᠠᠯᠠᠢ ᠶᠡᠬᠡ · · · · · · · · · 102

ᠳᠠᠯᠠᠢ ᠯᠠᠮᠠ · · · · · · · · · 127

ᠳᠠᠯᠠᠯᠭ᠎ᠠ ᠶᠢᠨ · · · · · · · · · 154

ᠳᠠᠯᠠᠢ — 6 · · · · · · · · · 127

ᠳᠠᠯᠠᠢ — 2 ᠤᠨ ᠤ · · · · · · · · · 102

ᠳᠠᠯᠠᠯᠭᠠᠲᠤ ᠵᠢ · · · · · · · · · 127

ᠳᠠᠯᠠᠯᠭᠠᠲᠠᠬᠤ · · · · · · · · · 241

ᠳᠠᠷᠬᠠᠨ (ᠪᠡᠶ᠎ᠠ) · · · · · · · · · 181

ᠳᠠᠷᠬᠠᠨ ᠴᠠᠭ · · · · · · · · · 103

ᠳᠡᠭᠡᠷ᠎ᠡ ᠶᠢᠨ · · · · · · · · · 157

ᠲᠤᠯᠤᠭᠠᠢ ᠶᠢᠨ ᠥᠭᠡ) ·················· 146

ᠲᠤᠯᠤᠭᠠᠢ ᠶᠢᠨ ᠥᠭᠡ ·················· 169

ᠲᠤᠯᠤᠭᠠᠢ ᠶᠢᠨ ᠥᠭᠡ ·················· 269

ᠲᠤᠯᠤᠭᠠᠢ ᠶᠢᠨ ᠥᠭᠡ) ·················· 145

ᠲᠤᠯᠤᠭᠠᠢ — 5 ·················· 169

ᠲᠤᠯᠤᠭᠠᠢ — 15 ·················· 269

ᠲᠤᠯᠤᠭᠠᠢ — 25 ·················· 145

ᠲᠤᠯᠤᠭᠠᠢ ᠶᠢᠨ ᠥᠭᠡ) ·················· 281

ᠲᠤᠯᠤᠭᠠᠢ ᠶᠢᠨ ᠥᠭᠡ ·················· 175

ᠲᠤᠯᠤᠭᠠᠢ ᠶᠢᠨ ᠥᠭᠡ ·················· 168

ᠲᠤᠯᠤᠭᠠᠢ ᠶᠢᠨ ᠥᠭᠡ ·················· 167

ᠲᠤᠯᠤᠭᠠᠢ ᠶᠢᠨ ᠥᠭᠡ ·················· 96

ᠲᠤᠯᠤᠭᠠᠢ — 18 ·················· 167

ᠲᠤᠯᠤᠭᠠᠢ — 10 ·················· 168

ᠲᠤᠯᠤᠭᠠᠢ — 3 ᠶᠢᠨ ᠥᠭᠡ ·················· 96

〔 ᠳᠥᠷᠪᠡᠨ 〕

ᠲᠠᠪᠤᠨ ᠵᠢᠷᠤᠬᠠᠢ ·········· 144

ᠲᠠᠪᠤᠨ ᠵᠢᠷᠤᠬᠠᠢ ·········· 158

ᠲᠠᠪᠤᠨ ᠵᠢᠷᠤᠬᠠᠢ ·········· 148

ᠲᠠᠪᠤᠨ ᠵᠢᠷᠤᠬᠠᠢ ᠵᠢᠷᠤᠬᠠᠢ ·········· 177

ᠲᠠᠪᠤᠨ ᠵᠢᠷᠤᠬᠠᠢ ᠵᠢᠷᠤᠬᠠᠢ ·········· 226

〔 ᠳᠣ 〕

ᠲᠠᠪᠤᠨ ᠵᠢᠷᠤᠬᠠᠢ ·········· 111

ᠲᠠᠪᠤᠨ ᠵᠢᠷᠤᠬᠠᠢ ·········· 111

ᠲᠠᠪᠤᠨ ᠵᠢᠷᠤᠬᠠᠢ ·········· 142

ᠲᠠᠪᠤᠨ ᠵᠢᠷᠤᠬᠠᠢ ·········· 286

ᠲᠠᠪᠤᠨ ᠵᠢᠷᠤᠬᠠᠢ — 6 ·········· 208

ᠤᠨᠠᠭᠤᠯ .. 408

〔 ᠵ 〕

ᠵᠠᠪᠳᠤᠭ ... 376

ᠵᠠᠭᠠᠯᠮᠠᠢ ᠵᠢᠷᠤᠬᠠᠢ .. 421

ᠵᠠᠯᠠᠭᠤ ᠬᠠᠭᠤᠴᠢᠨ ᠤ ᠵᠦᠢᠯ ... 412

ᠵᠡᠭᠡᠷᠡ ... 398

ᠵᠢᠷᠭᠤᠭᠠᠨ ᠰᠠᠷ᠎ᠠ ᠬᠤᠯᠤ .. 387

ᠵᠢᠭᠠᠰᠤ ᠵᠢᠮᠢᠰ ... 398

ᠵᠢᠭᠠᠯ ᠰᠢᠤᠬᠤ ... 402

ᠵᠠᠯᠠᠭᠤ ᠬᠦᠮᠦᠰ .. 395

〔 ᠵ 〕

ᠮᠤᠩᠭᠤᠯᠴᠤᠳ ᠤᠨ ᠵᠠᠩ ᠤᠨ ᠦᠢᠯᠡ ᠶᠢᠨ ᠲᠠᠢᠯᠪᠤᠷᠢ

ᠲᠡᠷᠡᠰᠬᠡᠢ .. 408

ᠲᠡᠷᠡᠩᠭᠦᠢ .. 404

ᠲᠡᠷᠡᠭᠦᠨ .. 337

ᠲᠤᠭᠲᠠ ᠯᠤᠰᠠ .. 382

ᠲᠤᠭᠲᠠ .. 362

ᠲᠣᠭᠲᠠᠭᠠᠬᠤ .. 337

ᠲᠣᠶᠢᠨ ᠤᠨ ᠴᠡᠴᠡᠭ .. 427

ᠲᠣᠶᠢᠨ ᠷᠠ .. 356

ᠲᠤᠭᠴᠠᠢ .. 356

ᠲᠤᠭᠳᠠᠨ .. 368

ᠲᠤᠭᠳᠤᠭᠤᠷ .. 390

ᠲᠤᠭᠤᠷᠢᠭ᠎ᠠ .. 417

ᠲᠤᠭᠤᠰᠬᠠᠨ .. 352

〔 ᠹ 〕

ᠹᠠᠨᠴᠢᠩ .. 415

ᠹᠧᠩᠵᠢᠨ .. 415

ᠹᠤᠳᠠᠭᠤᠷᠠ .. 415

ᠨᠣᠶᠠᠩᠭᠤᠯᠠ ·················· 356

（ᠨᠠᠶᠠᠨᠲᠤ） ·················· 417

ᠬᠠᠷᠠᠭᠤᠯᠠ ᠨᠠᠶᠢᠷᠠᠭᠤᠯ ·················· 419

ᠡᠷᠳᠡᠨᠢ ᠪᠠᠭᠰᠢᠳᠠᠨ ᠤ ᠬᠠᠯᠠᠭᠤᠨ ·················· 419

ᠡᠷᠬᠡ ᠲᠡᠭᠦᠰ ·················· 400

ᠡᠷᠬᠡ ᠪᠠᠶᠠᠷ ·················· 419

ᠡᠷᠬᠡ ᠭᠡᠷᠡᠯ ·················· 408

ᠡᠷᠬᠢᠮ ᠪᠠᠶᠠᠷ ·················· 347

ᠡᠷᠬᠡᠲᠦ ·················· 413

ᠨᠣᠮᠤᠨᠳᠠᠯᠠᠢ ᠲᠡᠭᠦᠰ ·················· 411

ᠡᠷᠬᠡᠲᠦ ·················· 350

〔 ᠹ 〕

ᠹᠠᠩ ᠵᠢᠶᠦ ·················· 342

ᠹᠧᠩ ᠶᠢᠩᠭᠧᠲᠦ ·················· 347

ᠹᠧᠩᠭᠡᠯᠡᠨ ᠪᠠᠶᠠᠷ ·················· 347

〔 ᠾ 〕

ᠬᠠᠰᠴᠢᠯᠠᠭᠤ ·················· 410

491

ᠰᠢᠭᠤᠭᠣᠯ ·· 366

ᠰᠢᠭᠣᠭᠣᠯ ·· 368

ᠰᠢᠭᠣᠭᠣᠯ ·· 368

ᠰᠢᠭᠣᠯ ·· 368

ᠰᠢᠭᠤᠭᠣᠯ ·· 366

ᠰᠢᠭᠣᠭᠣᠯ ·· 364

ᠰᠢᠭᠣᠭᠣᠯ ·· 364

ᠰᠢᠭᠣᠭᠣᠯ) ·· 340

ᠰᠢᠭᠣᠭᠣᠯ ·· 352

ᠰᠢᠭᠣ ᠶᠢᠨ ·· 347

ᠰᠢᠭᠣᠭᠣᠯ ·· 397

ᠰᠢᠭᠤᠭᠣᠯ ·· 349

〔 ᠶᠢ 〕

ᠰᠢᠭᠤᠭᠣᠯ ·· 373

ᠰᠢᠭᠣᠭᠣᠯ ᠰᠤᠷ ·· 425

ᠰᠢᠭᠣᠭᠣᠯ ·· 337

ᠰᠢᠭᠣᠭᠣᠯ ᠰᠢᠭᠤᠭᠣᠯ ·· 422

ᠬᠣᠷᠢᠶ᠎ᠠ ………………………………………………………… 424

〔 ᠵ 〕

ᠵᠠᠷᠢᠮᠬᠠᠨ ………………………………………………………… 422

ᠵᠢᠭ ᠮᠠᠯ ………………………………………………………… 410

ᠵᠢᠭᠡᠷ ………………………………………………………… 384

〔 ᠶ 〕

ᠶᠠᠷᠢᠶ᠎ᠠ ………………………………………………………… 370

ᠶᠠᠰᠢᠷ ………………………………………………………… 373

ᠶᠠᠷᠣᠭᠰᠠᠨ ᠬᠡᠪ ………………………………………………………… 376

ᠶᠣᠷᠴᠢ ………………………………………………………… 342

ᠶᠡᠬᠡᠳᠡ ᠮᠠᠬᠪᠣᠷ ………………………………………………………… 406

ᠶᠢᠷᠳᠢ ᠪᠠ ᠵᠢᠷᠭᠣᠭᠠᠨ ………………………………………………………… 404

ᠶᠢᠷᠳᠢ ᠬᠡᠪ ………………………………………………………… 412

ᠶᠢᠷᠳᠢ ………………………………………………………… 356

〔 ᠸ 〕

ᠸᠠᠩᠲᠣ ………………………………………………………… 366

ᠦᠭᠦᠯᠡᠯ ᠶᠢᠨ ᠭᠠᠷᠴᠠᠭ ᠤᠨ ᠨᠣᠮ ᠤᠨ ᠬᠠᠶᠢᠭ

493

ᠬᠠᠷᠠᠲᠤ ᠁ 340

ᠬᠠᠷᠠ ᠪᠤᠷᠤᠲᠤ ᠁ 430

ᠬᠠᠷ᠎ᠠ ᠬᠦ ᠁ 338

ᠬᠠᠷᠠᠬᠠᠯᠵᠠᠨ ᠁ 427

ᠬᠠᠨ ᠁ 427

ᠬᠠᠨᠰᠢᠯᠠᠬᠤ ᠁ 427

〔 ᠬᠥ 〕

ᠬᠥᠬᠡ ᠴᠠᠭᠠᠨ ᠁ 359

ᠬᠥᠬᠡ ᠵᠠᠭᠠᠯ ᠁ 429

ᠬᠥᠬᠡᠭᠴᠢᠨ ᠤ ᠤᠯᠠᠭᠠᠨ ᠁ 415

ᠬᠥᠬᠡᠭᠴᠢᠨ ᠁ 370

ᠬᠥᠬᠡᠭᠴᠢᠨ ᠁ 430

ᠬᠥᠬᠡᠭᠳᠡᠯ ᠁ 397

ᠬᠥᠬᠡᠷᠦᠭᠰᠡᠨ ᠵᠠᠭᠠᠯ ᠁ 345

ᠬᠥᠬᠡᠷᠦᠭᠰᠡᠨ ᠁ 338

ᠬᠥᠬᠡᠯᠵᠢᠨ ᠁ 368

ᠪᠢᠴᠢᠭᠡᠰᠦ ᠨᠠᠷ ᠳᠤ .. 388

ᠪᠠᠶᠠᠷᠯᠠ ᠳᠤ .. 398

ᠪᠣᠯᠠᠭᠠᠨ .. 390

ᠪᠣᠳᠣᠯᠢᠶᠠᠨ .. 398

ᠪᠣᠳᠣᠯ ... 398

〔 ᠸ 〕

ᠸᠠᠩᠴᠤᠭ ᠦᠷᠭᠦᠯᠵᠢᠯᠡᠨ ᠦ ᠰᠢᠯᠦᠭ ... 345

ᠸᠠᠩᠰᠠᠮᠪᠤ .. 384

ᠸᠠᠩ ... 362

ᠸᠠᠯᠢᠶᠠᠮ .. 384

ᠸᠠᠩᠵᠢᠯ ... 432

ᠸᠠᠩᠴᠢᠨ ... 411

ᠸᠠᠩᠵᠢᠨ ... 359

ᠨᠠᠮ ᠤᠨ ᠳᠠᠭᠠᠭᠤᠯᠤᠯ ... 354

〔 ᠠ 〕

ᠠᠰᠠᠭᠤᠯᠲᠠ ... 388

ᠪᠠᠷᠠᠭᠠᠨ᠎ᠠ ………………………	425
ᠪᠠᠷᠠᠭᠠᠨᠣᠪᠣ᠎ᠠ ………………………	425
ᠪᠠᠷᠠᠭᠤᠨ ᠰᠦᠮᠡᠲᠦ ᠵᠢᠷᠤᠭᠠᠩ ………	349
ᠪᠠᠷᠠᠵᠠᠨ ᠶᠢᠨᠮᠠᠪᠣ᠎ᠠ ………………	352
ᠪᠠᠷᠠᠭᠲᠣᠵᠠᠨ ᠤᠨ ᠲᠣᠰᠬᠤᠨ᠎ᠠ ………	385
〔 ᠮ 〕	
ᠮᠠᠳᠠᠭᠠᠳᠠᠩ᠎ᠠ ………………………	395
ᠮᠠᠷᠠᠭᠤᠪᠤᠷ᠎ᠠ ………………………	366
ᠮᠠᠳᠠᠪᠤᠷ᠎ᠠ ………………………	413
ᠮᠠᠮᠠᠷ᠎ᠠ ………………………	350
ᠮᠠᠨᠭᠤᠯ᠎ᠠ ………………………	350
ᠮᠣᠪᠣᠯᠤᠤ ………………………	350
ᠮᠣᠪᠤᠯ᠎ᠠ ………………………	387
ᠮᠤᠪᠤᠷ᠎ᠠ ………………………	419
ᠮᠣᠯᠣᠵᠠᠪᠤᠷ᠎ᠠ ………………………	352
ᠮᠣᠯᠣᠤᠷ᠎ᠠ ………………………	362

〔 ᠲ 〕

ᠪᠦᠭᠦᠳᠡ ᠳᠦ ᠬᠤᠯᠪᠤᠭ᠎ᠠ

〔 ᠲ 〕

ᠬᠠᠳᠠᠭᠠᠯ ᠁ 364

ᠬᠠᠳᠠᠭᠠᠯ ᠬᠠᠷᠢᠭᠤ ᠁ 340

ᠬᠠᠳᠠᠭᠠᠯ ᠁ 342

ᠬᠠᠳᠠᠭᠠᠯᠠ ᠬᠠᠷᠢᠭᠤ ᠁ 402

ᠬᠠ ᠁ 424

ᠬᠠᠷᠢᠭᠤ ᠁ 400

ᠬᠠᠷᠢᠭᠤ ᠁ 402

ᠬᠠᠷᠢᠭᠤ ᠁ 402

ᠬᠠᠷᠢᠭᠤ ᠁ 354

ᠬᠠᠷᠢᠭᠤ ᠁ 406

ᠬᠠᠷᠢᠭᠤ ᠁ 432

ᠬᠠᠷᠢᠭᠤᠴᠠᠭᠤᠯ ᠁ 354

ᠬᠠᠷᠢᠭᠤᠯᠠ ᠁ 366

〔 ᠲ 〕

ᠬᠠᠷᠢᠭᠤᠴᠠᠭᠤᠯ ᠢ ᠬᠠᠷᠢᠭᠤᠴᠠ ᠵᠢᠷᠤᠭ ᠤᠨ ᠳᠤᠷ ᠤᠨ ᠬᠠᠷᠢᠭᠤᠯᠠ

ᠬᠠᠷᠢᠶ᠎ᠠ ·· 356

〔 ᠲᠠ 〕

ᠲᠡᠯᠢᠭᠡᠷᠡᠬᠦ ······································· 352

ᠲᠤᠯᠢ ·· 362

〔 ᠰᠠ 〕

ᠰᠠᠬᠢᠯᠭ᠎ᠠ ······································ 429

〔 ᠨᠠ 〕

ᠨᠤᠲᠤᠭ ·· 421

〔 ᠪᠠ 〕

ᠪᠠᠭᠠᠷᠢᠨ ··· 382

ᠪᠠᠶᠠᠨ ᠵᠢᠷᠤᠬ᠎ᠠ ···································· 382

ᠪᠠᠶᠠᠨ ᠬᠠᠭᠠᠨ ···································· 390

（ ᠪᠤᠷᠬᠠᠨ ᠪᠠᠭᠰᠢ ） ······························· 388

ᠪᠤᠶᠠᠨ ··· 385

ᠬᠠᠪᠰᠤᠷᠭ᠎ᠠ ᠦᠭᠡ

《 ᠮᠣᠩᠭᠣᠯ ᠤᠨ ᠨᠢᠭᠤᠴᠠ ᠲᠣᠪᠴᠢᠶᠠᠨ 》

2024 ᠣᠨ ᠤ 8 ᠰᠠᠷ᠎ᠠ

ᠬᠡᠪᠯᠡᠯ᠎ᠦᠨ ᠤᠲᠠᠰᠤ : 024—23284347 23284340

ᠦᠨ᠎ᠡ : 240.00 ᠲᠥᠭᠦᠷᠢᠭ

ᠳ᠋ᠤᠭᠠᠷ᠎ᠤᠨ ᠨᠣᠮᠧᠷ : ISBN 978—7—5497—3111—4

2024 ᠣᠨ᠎ᠤ 10 ᠰᠠᠷ᠎ᠠ᠎ᠶᠢᠨ ᠨᠢᠭᠡᠳᠦᠭᠡᠷ

2024 ᠣᠨ᠎ᠤ 10 ᠰᠠᠷ᠎ᠠ᠎ᠶᠢᠨ ᠨᠢᠭᠡᠳᠦᠭᠡᠷ

620 ᠮᠢᠩᠭᠠᠨ

34

170mm×240mm